金匮要略名方之开发与应用

主编　何本鸿　刘永伟　柏江锋

科学技术文献出版社
SCIENTIFIC AND TECHNICAL DOCUMENTATION PRESS

· 北京 ·

图书在版编目（CIP）数据

金匮要略名方之甘姜苓术汤 / 何本鸿，刘光伟，柏江锋主编. —北京：科学技术文献出版社，2023.12

ISBN 978-7-5235-0904-3

Ⅰ. ①金… Ⅱ. ①何… ②刘… ③柏… Ⅲ. ①《金匮要略方论》—研究 Ⅳ. ① R222.3

中国国家版本馆 CIP 数据核字（2023）第 209975 号

金匮要略名方之甘姜苓术汤

策划编辑：薛士滨 责任编辑：郭 蓉 樊梦玉 责任校对：张吲哚 责任出版：张志平

出 版 者 科学技术文献出版社
地 址 北京市复兴路15号 邮编 100038
编 务 部 （010）58882938，58882087（传真）
发 行 部 （010）58882868，58882870（传真）
邮 购 部 （010）58882873
官 方 网 址 www.stdp.com.cn
发 行 者 科学技术文献出版社发行 全国各地新华书店经销
印 刷 者 北京虎彩文化传播有限公司
版 次 2023 年 12 月第 1 版 2023 年 12 月第 1 次印刷
开 本 710×1000 1/16
字 数 376千
印 张 22.5
书 号 ISBN 978-7-5235-0904-3
定 价 78.00元

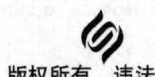

编委会

主　编

何本鸿　利川市人民医院
刘光伟　河南中医药大学第一附属医院
柏江锋　榆林市中医医院

副主编

曾双辉　北京中医药大学房山医院
刘　霞　重庆市垫江县人民医院
田卫东　北京中医药大学房山医院
吴玲艳　厦门市中医院
米虽才　厦门市中医院
张　骁　河南中医药大学第一附属医院
王亚梅　内蒙古医科大学
邢　忠　内蒙古自治区中医医院
翟阳蕾　太原市人民医院
夏志萍　重庆市永川区大安街道社区卫生服务中心
贾　睿　府谷县中医医院
郭保凤　上海市浦东新区上钢社区卫生服务中心
于笑艳　内蒙古医科大学中医学院

主编简介

何本鸿 利川市人民医院院长、二级教授、博士研究生导师。

学历学位：湖北中医药大学医学博士研究生。

社会任职：国家自然科学基金项目评审专家、世界中医药学会联合会中医药文化专业委员会理事、世界中医药学会联合会疟证专业委员会常务理事。中国医疗保健国际交流促进会副理事长、中华中医药学会医院管理分会委员、中华中医药学会血栓病分会理事、全国著名特色医疗专家鉴定委员会特色专科专家、全国科监委医疗卫生管理委员会委员。湖北省医师协会理事，湖北省中医药学会理事，湖北省中医中药学会男科专业委员会理事、老年病专业委员会理事、肺病专业委员会常委，湖北省中西医结合学会心脑血管分会常务委员，湖北省司法厅司法鉴定人，湖北中医药大学博士研究生导师、教授，湖北民族大学硕士研究生导师、教授，湖北省卫生技术高级职务评审委员会评委。恩施州医学会常务理事、医疗事故技术鉴定专家、心血管学会常务委员、神经内科学会副会长、风湿病学会副会长、男科专业委员会名誉主任委员，湖北省党代表、恩施州人大代表。

论文著作：主编专著6部，其中主编全国研究生教材1部、本科生规划教材1部。发表论文30余篇，其中SCI论文11篇。

科研成果：主持国家自然科学基金项目2项，主持湖北省科技项目2项。获国家专利1项，武汉市科技成果奖2项，恩施州科学技术进步三等奖1项。

所获荣誉：全国百名优秀医院院长、中国关爱公益爱心院长、全国首届百佳国医名师、全国优秀中医人才、湖北省医学领军人才、湖北省突出贡献专家、湖北省中青年知名中医、湖北省中医药工作先进个人、湖北省新世纪高层次人才、湖北中医药大学优秀校友。恩施州首批"硒谷英才"领军人才、恩施州中医大师、恩施州州级知名中医、恩施青年五四奖章、恩施州具有突出贡献专家、全州重视青年工作先进个人、全州扶贫开发先进工作者、全州民族团结进步模范个人、全州档案工作先进工作者，先后被利川市委、市人民政府、市委宣传部、市委统战部、市直机关工委、市总工会、市卫计局等部门多次授予消防工作先进个人、统战工作先进个人、宣传工作先进个人、优秀共产党员等荣誉称号。

刘光伟　河南中医药大学第一附属医院国家肝病区域诊疗中心主任、脾胃肝胆科主任、主任医师、教授，河南中医药大学博士研究生导师。

社会任职：中华民族医药学会肝病分会副秘书长、中华中医药学会肝胆病分会委员、中国中医药研究促进会中医肝胆病分会常务理事、河南省中医药学会中医肝病分会副主任委员、河南省中西医结合学会肝病分会副主任委员、河南省消化医学学会副主任委员。国家自然科学基金评审专家。

论文著作：主编专著 6 部，以第一作者或通讯作者发表学术论文 80 余篇，其中 SCI 统计源期刊 3 篇和中文核心刊物 20 余篇。

科研成果：主持国家自然科学基金 2 项及其他国家级项目 2 项，河南省自然科学基金及河南省科技攻关项目等省部级项目 6 项。获批国家发明专利 2 项："一种治疗急、慢性胆囊炎导致的右胁胀满、疼痛的药膏"（专利号 ZL20110362407.5）、"一种治疗原发性胆汁性肝硬化的中药组合物及其制备方法"（专利号 ZL201610613627.3）。

所获荣誉：第五批全国中医临床优秀人才、国家中医药创新骨干人才、中原名医。先后在上海中医药大学附属曙光医院、河南中医药大学第一附属医院从事临床、教学、科研工作 20 年，从事中医及中西医结合防治慢性消化系统疾病及肿瘤的基础及临床研究。担任国家中医重点专科科室主任 10 余年，具有丰富的科室管理工作经验。擅长应用经方治疗各种疑难消化系统疾病，尤其在中医药治疗慢性肝病、肝硬化、肝癌等方面积累了丰富的经验，诊治患者二十余万人次。

柏江锋　男，中国共产党党员，硕士研究生，中西医结合内科副主任医师。陕西省第四批老中医药专家高智先生学术经验继承人、榆林市中青年中医药优秀人才、榆林市高氏中医妇科流派传承人。先后在西京医院内分泌科、北京中医药大学东直门医院肾病内分泌科进修学习。

社会任职：现任中华中医药学会老年病分会委员、世界中医药学会联合会糖尿病分会理事、陕西省慢病管理专业委员会委员、陕西省医师协会风湿免疫分会委员、陕西省中西医结合学会老年病分会常务委员、榆林市内分泌代谢病学会委员等。从事内分泌专业工作 10 余年，临床经验丰富，擅长中西医结合治疗糖尿病及其并发症、甲状腺疾病、更年期综合征、痛风、骨质疏松、继发性高血压等内分泌代谢性疾病。

论文著作：在国家级医学杂志发表专业论文 10 余篇，参编专著《榆林百年医粹》《陕西省名老中医高智临床经验集》。

科研成果：参与省级科研课题 2 项，主持市级科研课题及院内中青年科研基金（重点研究）项目各 1 项。

所获荣誉：荣获陕西省优秀共产党员、陕西省医疗卫生对口帮扶先进个人、陕西省抗击新型冠状病毒先进个人、第七届榆林青年科技奖、榆林市科技新星奖、榆林市卫健系统优秀共产党员、十佳青年医师奖、榆林市科学技术进步二等奖 1 项、榆林市科学技术进步三等奖 2 项等。

前　言

　　《金匮要略》是我国现存最早的一部诊治杂病的专著，是张仲景创造辨证理论的代表作。古今医家对此书推崇备至，称之为方书之祖、医方之经、治疗杂病的典范。书名"金匮"，言其重要和珍贵之意；"要略"，言其简明扼要之意，表明本书内容精要，价值珍贵，应当慎重保藏和应用。

　　甘姜苓术汤是一个中医药方，由中国古代名医张仲景创建。该药方由多种草药组成，经过科学配伍和熬煮而成。甘姜苓术汤具有独特的功效，可以用于辅助治疗多种疾病。这个方剂在古代就被广泛应用于临床，且至今仍有许多人使用和推崇。

　　本书共分为四大章节，第一章主要是了解甘姜苓术汤这一方剂的出处和方名释义；第二章为药物组成与药理研究；第三章为临床应用，对身下痛、消化系统疾病、呼吸系统疾病、神经系统疾病、泌尿系统疾病进行详细讲解；第四章为类方研究及合方临床研究。

　　本书将着重介绍甘姜苓术汤的功效、作用及临床应用，希望本书有助于读者更直观、更具体地了解甘姜苓术汤。

金匮要略名方之甘姜苓术汤编委会

目　录

第一章 概述

甘姜苓术汤出自《金匮要略》，甘姜苓术汤又称甘草干姜茯苓白术汤，也被称作肾着汤。甘姜苓术汤为方剂名，身劳汗出、衣里冷湿、致患肾着、身重、腰及腰以下冷痛、如坐水中、腹重、口不渴、小便自利、饮食如故、寒病、骨痛、阴痹、腹胀腰痛、大便难、肩背颈项引痛、脉沉而迟，此寒邪干肾也，甘草干姜茯苓白术汤主之。

该方剂具有一定的抗炎、抗氧化损伤和促进、调节免疫功能的作用，同时有抗感染、改善心血管功能、改善循环及血液流变学的功能，而且具有一定的镇痛作用及调节神经、内分泌系统的作用，因此对风湿性关节炎、部分坐骨神经痛具有一定的疗效。其对消化系统功能及肾功能的积极作用，可能是其"除湿"的主要机制。但是对严重椎间盘突出、椎管狭窄等所致坐骨神经痛仅凭此药不可能根治，应结合手术治疗为宜。

甘姜术甘汤由甘草、甘姜、茯苓、白术组合而成，在《金匮要略》中记载为常用方，其药材分别为甘草二两、白术二两、干姜四两、茯苓四两。

第一节 出处

甘姜苓术汤出自《金匮要略》，由甘草、干姜、茯苓、白术组成，方中干姜辛热，温里散寒，为君药；白术、茯苓健脾利水为臣；甘草补气和中，调和诸药为佐使。主治肾着病，腰及腰以下重坠冷痛，口不渴，小便自利，苔白，脉沉细。临床常用于提高免疫力，调节内分泌失调，针对风湿性关节炎、坐骨神经痛等发挥镇痛祛寒湿的作用。

甘草干姜汤是《伤寒论》中极为重要的几个方子之一，虽然只有两味药，但是可以以它为核心组成很多方剂。甘草干姜汤的类方除分布在太阳病、少阳病外，更多的是分布在三阴病，唯有阳明病里没有出现甘草干姜汤的类方。甘姜苓术汤可以看作甘草干姜汤加上茯苓和白术，但药物的剂量与甘草干姜汤不一样。甘草干姜汤中甘草是四两，干姜只有三两；而甘姜苓术汤中的甘草量减少为二两，干姜则增加到四两，另外茯苓四两，白术二两。《金匮要略》里甘姜苓术汤的方名还保持着原始按药物次序命名的规律，即甘草干姜茯苓白术，但是方子里面的药物排列却因药物用量的缘故而改变，写成了甘草、白术各二两，干姜、茯苓各四两。

《类聚方广义》认为甘姜苓术汤最重要的治疗目标就是心下悸，小便不利，腰中冷好像坐在水中一样或重痛，形如水状。那这四味药在其中的作用主要体现在：茯苓治疗心下悸；白术、茯苓治疗小便不利；甘草、干姜治疗腰中冷；白术、甘草、干姜治疗如坐水中，或者重痛；白术、茯苓治疗形如水状。如要了解一个方子里边的药证，把握整个《伤寒论》的方证、药基证与药证有非常大的作用，临证时根据它的规律去进行加减即可。

《金匮要略》是我国东汉著名医学家张仲景所著《伤寒杂病论》的杂病部分，也是我国现存最早的一部论述杂病诊治的专书。"金匮"是存放古代帝王圣训和实录的地方，意指本书内容之珍贵。全书分上、中、下三卷，共25篇，载疾病60余种，收方剂262首。所述病证以内科杂病为主，兼及外科、妇科疾病及急救猝死、饮食禁忌等内容，被后世誉为"方书之祖"。《金匮要略》系统论述了急性热病之外的各科、各类疾病、病证的理、法、方、药等。第一篇为脏腑经络先后病脉证，是全书立论基础，主要是以脏腑经络学说为基础，阐明各类证候的发生变化及其与脏腑经络的关系。第二至第二十二篇分别论述痉湿暍病、百合狐惑阴阳毒病、疟病、中风历节病及妊娠病、产后病、妇人杂病等20余种、类病证。在病因方面，《金匮要略》明确划分为三类，认为："千般疢难，不越三条：一者，经络受邪，入脏腑，为内所因也；二者，四肢九窍，血脉相传，壅塞不通，为外皮肤所中也；三者，房室、金刃、虫兽所伤。以此详之，病由都尽。"对后世病因学说有直接启示作用。

《金匮要略》现存最早版本为元刻，注本颇多，以元代赵以德的《金匮方论衍义》较早，而以清代尤在泾的《金匮要略心典》最为著名。据统计，历代注释、发挥、方论及歌括也有百余家之多。《伤寒论》《金匮要略》不但在国内历代注家、研究著作有数百家之多，为历代研究、治疗急性热病的医学家所遵循，成为他们发展、发挥医学理论和医疗技术的基础、依据和教育后学的课本，在国外也有着广泛而深入的影响。例如，日本不但收藏和刻刊许多《伤寒论》之珍本，并由日本再传中国而发挥了巨大的影响，而且日本学者研究、注释《伤寒论》的著作，仅先后传到中国而现存者也有 60 多家。再如《金匮要略》较好版本也有收藏于日本者，日刻本也不少，日本医学家研究《金匮要略》而有专著流传至中国者，有 10 余种之多。关于将《伤寒论》《金匮要略》并作重编、方论者，日本名家专著流传中国者有近 20 种，由此可见张仲景《伤寒论》与《金匮要略》在日本的影响广泛而深远。在日本现代医学昌盛的今天，日本学者仍给予张仲景《伤寒杂病论》的研究以特殊的重视，许多医学家在临床医疗中，仍然十分重视该书原方之应用，并取得很好效果，运用该书中成方制造的成药，也为日本医界所依赖。

张仲景，名机，字仲景，南阳涅阳县（今河南省邓州市穰东镇张寨村）人。东汉末年的医学家，建安三神医之一，被后人尊称为"医圣"。出生于东汉桓帝元嘉、永兴年间，死于建安最后几年（公元 215—219 年）。

汉桓帝延熹四年（公元 161 年），张仲景 10 岁左右时，就拜同郡医师张伯祖为师，学习医术。张伯祖在当时是一位有名的医家，他性格沉稳，生活简朴，对医学刻苦钻研。每次给患者看病、开方，都十分精心仔细，深思熟虑，考虑周全。经他手治疗过的患者，十有八九都能痊愈康复，他非常受百姓尊重及爱戴。张仲景也不例外，他尊重师父张伯祖，孜孜不倦地向他请教医术。张仲景跟张伯祖学医非常用心刻苦，无论是外出诊病、抄方抓药，还是上山采药、回家炮制，都是不怕苦的。所以张伯祖非常喜欢这个勤快细心的学生，之后张伯祖将自己毕生行医所积累的丰富经验，毫无保留地传授给了张仲景。

张仲景从小博览群书，同时他也酷爱医学，他从《史记》等史书上读到扁鹊望诊齐桓侯的故事，十分钦佩扁鹊高超的医术，激发了对医学浓厚的兴趣。除了跟随老师学习，张仲景还仔细研读《黄帝内经》《难经》《阴阳大论》等古代医书，在学习书中医学理论的同时，结合实践对理论做了新的发展。

张仲景生活的东汉末年，是我国历史上极为动荡的一个时期，军阀豪强各自为战，百姓流离失所，瘟疫流行，给百姓增添了更多痛楚。据史书记载，东汉时期瘟疫暴发的次数十分频繁：桓帝时大疫 3 次，灵帝时 5 次，到献帝建安年间瘟疫流行更为厉害，很多人因此而丧命。在南阳地区的瘟疫大流行中，张仲景家族中原来多达 200 多人，在不到 10 年的时间里，有 2/3 的人死于疫症，这些人中又有 7/10 是死于伤寒。

张仲景开始潜心研究伤寒病的治疗，他仔细研读《黄帝内经》中相关的理论，其中《素问》对他影响最大。《素问》中有："夫热病者，皆伤寒之类也。"又说："人之伤于寒也，则为病热。"张仲景根据自己广泛的医疗实践对这个理论做了更深入的发展，提出了"六经论伤寒"的新见解。经过几十年的实践和研究，在大量收集资料、有丰富的临床实践经验的基础上，张仲景终于撰写完成了《伤寒杂病论》16卷，书中结合个人临床诊断经验，提出了治疗伤寒杂病的方法。

《伤寒杂病论》系统地概括提出了"辨证施治"的理论，为我国中医病因学说和方剂学说的发展做出了重要贡献，是继《黄帝内经》后最有影响的医学典籍，后来该书被奉为"方书之祖"，张仲景也被誉为"经方大师"。除《伤寒杂病论》外，张仲景的著述还有《辨伤寒》10卷、《评病药方》1卷、《疗妇人方》2卷、《五藏论》1卷、《口齿论》等，可惜因为战乱等诸多原因，这些著作都已经散佚不存。然而，即使是仅存一部《伤寒杂病论》，它对后世医学的发展也起到了巨大的推动作用，足以使张仲景成为海内外景仰的世界医学伟人。

第二节　方名释义

甘姜苓术汤记载于《金匮要略》，文中曰"肾着之病，其人身体重，腰中冷，如坐水中，形如水状，反不渴，小便自利，饮食如故，病属下焦，身劳汗出，衣里冷湿，久久得之，腰以下冷痛，腹重如带五千钱，甘草干姜茯苓白术汤主之"，此方为治疗湿伤腰痛所立，但后世在此方实际应用中有所发挥和改动，包括方药的剂量、所治病证均有所变化。其组成为甘草6g，白术6g，干姜12g，茯苓12g，具有驱寒祛湿、温脾健肾、镇痛消炎之效。同时对改善食欲缺乏、口渴、腹痛具有一定的效果，还对寒湿严重、身体沉重、饮食喜温、小便清长、脉沉细有一定的辅助治疗效果。而且甘姜苓术汤含有的营养物质很丰富，可以补充体内所需要的营养，也有利于促进食物的消化，防止便秘，还可治疗寒湿腰痛、慢性盆腔炎、尿频等病证。

一、功能主治

1. 温脾祛湿，主治肾着之病

其人身体重，腰中冷，如坐水中，形如水状，反不渴，小便自利，饮食如故，病属下焦，身劳汗出，夜里冷湿，久久得之，腰以下冷痛，腹重如带五千钱；阳气不行而致的胞痹证，症见少腹膀胱胀痛，小便不通。

2. 祛寒除湿，主治肾着病

身重腰下冷痛，腰重如带五千钱，饮食如故，口不渴，小便自利，舌淡苔白，脉沉迟或沉缓。

3. 暖土胜湿；补土制水，散寒渗湿；温脾化湿，主治肾着

治身劳汗出，衣里冷湿，致患肾着，身重，腰及腰以下冷痛，如坐水中，腹重，口不渴，小便自利，饮食如故。寒湿下侵，身重，腰以下冷重而痛，饮食如故，口不渴，小便自利；胞痹，小便不利，鼻出清涕者；呕吐腹泻，妊娠下肢浮肿，或老年人小便失禁，男女遗尿，妇女年久腰冷带下等，属脾阳不足而有寒湿者。

二、区别

高建忠老师常用甘姜苓术汤治疗腰痛。翻阅其跟师笔记，见冯世纶教授临床上也每每使用甘姜苓术汤。

甘姜苓术汤又名肾着汤，出自《金匮要略·五脏风寒积聚病脉证并治第十一》："肾着之病，其人身体重，腰中冷，如坐水中，形如水状，反不渴，小便自利，饮食如故，病属下焦，身劳汗出，衣里冷湿，久久得之，腰以下冷痛，腹重如带五千钱，甘姜苓术汤主之。"其药物组成为甘草、白术各二两，干姜、茯苓各四两。关于本病的病机，历代医家共识之处为"肾受冷湿，着而不去"。那么关于本方主治，顺理成章当为"补土以治水，散寒以渗湿"。方中这四味药，大都是走中焦、走脾胃的药。那么肾着之病为何治以脾药？尤在泾解释："其病不在肾之中脏，而在肾之外腑。故其治法，不在温肾以散寒，而在燠土以胜水。"肾着病最典型的是"腰中冷"，可以冷到"如坐水中"。如此切肤之寒，非亲试者不能体会。究其成因，非置身天寒冷湿之地，乃"身劳汗出，衣里冷湿"；论及起病，非一日而成，乃"久久得之"。肾家已被寒湿所犯，日久成积，坚寒不化。诸般肾药，入此冰寒之地，恐药力未至，而其热性已竭。

况其人"腹重如带五千钱"，虽"饮食如故"，然"病在下焦"，腰、腹何其困重，俱被寒湿所着，此时若以肾药治下，恐自腹以下，药力难以到达。故不得不以脾胃之药先驱开路。温振脾阳以胜内入之寒湿。高建忠老师常说，身体里津液的升降出入出现异常的话，会产生湿、痰、饮这三家邪气。而痰多责之于胃，湿多责之于脾。肾着之病，感于寒湿，以脾胃为切入点，实可谓点

睛、生花之妙笔。

由此可见，假若"燠土以胜水"当真为仲师本意，抑或为山重水复疑无路后的柳暗花明又一"方"。

甘姜苓术汤与苓桂术甘汤仅一味之差，若将方中的干姜四两易以桂枝三两，则为苓桂术甘汤。余药不但药味相同，剂量也分毫不差。如此看来，区别两方的关键在于干姜和桂枝。《中药学》教材谓干姜温肺化饮，桂枝助阳化气，看起来这两味药都可以治水。但是我们通过条文解读出甘姜苓术汤用来治疗因"衣里冷湿，久久得之"的"腰以下冷痛"；苓桂术甘汤用来治疗"心下逆满，气上冲胸"的"起则头眩"。前者责之寒湿，后者因于寒饮，即两方一个治湿、一个治饮。干姜是治湿的吗？如果您觉得不可思议，那么我们不妨听听古人的声音。《神农本草经》说："干姜，味辛温……逐风，湿痹，肠澼，下利。"《说文解字》云："姜，御湿之菜也。"诚然，依此来审视干姜，治湿是其本分。

关于苓桂术甘汤的主治，高建忠老师在《短气有微饮，当从小便去之》一文中已做阐释，认为该方可适用于治疗中、上二焦的饮邪。其中对于偏于中焦还是上焦的论述甚为精彩，高建忠老师说："笔者临证，如治疗中焦饮停，惯用苓、术、草加桂；治疗上焦阳虚饮停，惯用桂枝甘草汤加苓、术。思路不同，用方则一。"

甘姜苓术汤与理中丸两方的差别在于茯苓与人参。前方主治寒湿，后者侧重虚寒。正如高建忠老师在《理中丸是太阴病的主方吗？》一文中所问：这里的"寒"，究竟属虚还是属实？人们根据理中丸是太阴病的主方而回答"虚寒"。这时候高建忠老师又问了一个问题：中药中哪一味药物可以治疗虚寒？高建忠老师说："通常所说的虚寒，并不是真有虚寒之邪，而是虚与寒的组合，虚指正气，寒指邪气，此处的寒仍然属实。治疗的时候，正虚当补，寒实当温。正如理中丸方中，人参治虚，干姜治寒，合而为方治疗虚寒。这也能解释：我们可以找到治疗虚寒之方，而找不到治疗虚寒之药。"所以寒没有虚实之分，寒是客观存在的一团冰冷之气。

正如《黄帝内经》所说："邪气盛则实，精气夺则虚。"细察本方，可知其人素体不虚，因"身劳汗出，衣里冷湿"，而有了遭遇寒湿的客观条件，但这并不能马上形成此证，尚须"久久"方能"得之"。也就是说这个人的肾受此寒湿且"着而不去"的一个重要原因是"邪气盛则实"。邪气盛可以体现在两方面，一方面如钱塘大潮，汹涌澎湃，势如破竹；另一方面如涓涓小溪，细水长流，滴水石穿。而肾着寒湿，多似后者之盛，故不用人参来顾虚。清代医家周扬俊说："肾着之病，肾气本衰，故水火俱虚，而后湿气得以着之。"果真如此，则与理中丸之"虚寒"并无差别，恐与仲师之意不符。

第二章　药物组成与药理研究

第一节　药物组成

【组成】

1. 茯苓

人体的排水沟就是膀胱与三焦，膀胱乃水之大源，三焦乃水之小溪小流。只要通利膀胱与三焦，那么人体的水湿就能正常排泄，而能同时通利三焦与膀胱的，就是茯苓。有学者巧妙地将其比喻为"人体水利部部长"，为化水神药。水湿在人体三焦的不同部位，所引起的疾病亦不同。如水泛巅顶，引起眼睛蒙眬、看不清，以一味茯苓打粉便可将其利下。曾有一名中学生假性近视，仅一味茯苓打粉冲水，不到三个月便愈。又如水停中脘，肚腹中像是有水停留一般，晃荡有声，皆可以茯苓化之，如二陈汤乃化中焦痰水神剂。又如水乱二便，膀胱不能气化水液，导致大便溏稀，以一味茯苓偏渗膀胱亦可化之。而且茯苓这味药利水而不伤，还能健脾，不像商陆、大戟等利水之药，用多后反而会给身体带来伤害。

2. 白术

当水道通利以后，山路难免变得坑洼，这时便需要填平。对应我们人体，当某些地方有坑坑洼洼时，就需要通过健脾、生肌肉来填补坑洼。而健脾圣药，便是白术。有学者幽默地称其为"人体工程队队长"，为填土圣药。凡是脸上长痘后容易有坑的，以一味炒白术泡水，便可治愈。《难经》上说："损其脾者，饮食不为肌肤。"脾主肌肉，健脾则是补肌肉。且一味白术打粉，专治大便不成形。大便不成形皆因脾胃运化降低，而白术健脾，能帮助脾胃正常运化。广州一个长期坐办公室的白领，总是食凉果凉饮，伤其脾胃，导致大便溏稀。以一味炒白术打粉，令其泡水喝，不过两剂便治愈。

3. 干姜

当开沟渠与填坑洼的工作都已经到位了，但是路面的水湿依旧不能完全化干，这时就需要充足的阳光，阳光一出来，路面的湿气便会被轻松蒸发。如同雨后天晴，能给人体带来充足阳光的，便是干姜这味药。它通过升阳以化湿，能够制阳光、温阴翳。干姜代表的是整个温阳家族，包括肉桂、附子，都是它的后备支援。若是阳气不足，干姜不足以暖之，便请动它背后的肉桂来支援，若还不够，就请动附子来支援。整个温阳家族都出动了，哪怕身体是一座冰山，它们亦能将其融化。而茯苓代表的就是利水家族，它背后还有益母草、猪苓、泽泻，不管你水湿再重，整个利水家族一出动，岂容水湿在体内作怪。

4. 甘草

甘草既像一位军师，又像一位粮草官。它给上三味将能量补足，并振奋其士气，令它们齐心协力，同仇敌忾。三味药一受到甘草的鼓舞，便士气大增，共同将水邪打得落荒而逃。所以，甘草这位"和事佬"，并未见它出力多少，但它作用却是无药可及的。这整首汤方看下来。如同海陆空三军齐下，再加背后的粮草充足。若是湿重，便重用茯苓；寒重，便重用干姜；疲劳，便重用白术、甘草。

【用法】

上四味，以水四升，煮取三升，分温三服，腰中即温。

【作用功效】

温肾散寒，健脾利湿。

【主治】

肾着之病，其人身体重，腰中冷，如坐水中，形如水状，反不渴，小便自利，饮食如故，病属下焦，身劳汗出，衣里冷湿，久久得之，腰以下冷痛，腹重如带五千钱，甘姜苓术汤主之。

【功效配伍】

甘姜苓术汤散寒除湿。《本草纲目》谓："元素曰：干姜……其用有四：通心助阳，一也；去脏腑沉寒痼冷，二也；发诸经之寒气，三也；治感寒腹痛，四也。"方中干姜、甘草辛甘化阳，以温中阳，散寒气；茯苓甘淡渗湿，导水湿下行；白术苦温健脾燥湿，除皮间结肿。诸药合用，能使脾阳振奋，腰部肌腠水湿得以运化。上四味药，水煮，去滓，分三次温服。服药以腰部温暖为有效。

【配伍特点】

干姜、甘草二者组合即甘草干姜汤。甘草干姜汤主要功效为温补肺阳以摄津。《金匮要略·肺痿肺痈咳嗽上气病脉证治》用此方治疗肺阳虚不能摄津所致多唾涎、小便数的病证。"小便自利"乃上焦阳虚不足以摄水，《难经》第六十六难曰："三焦者，元气之别始也，主通行三气。"肺司呼吸，主一身之气，肺阳虚则三焦水道无气摄纳津液，小便自出。曹颖甫《金匮发微》云："水道虽通于下，而水之上源不能气化外出，则积日并趋于下。"汤本求真亦云："苓姜术甘汤是胚胎于本方，所以能治遗尿，可知也。""不渴"言其津液无伤。故用干姜配甘草温补肺阳，温通三焦水道。

白术、茯苓二者皆为健脾化湿之要药。仲师制苓桂术甘汤、五苓散、真武汤等皆取此义。《神农本草经》认为白术"性温，主风寒湿痹，死肌"。正合寒湿日久痹阻经络之病机。《难经》第二十九条曰："带之为病，腹满，腰溶溶若坐水中。"带脉走行环绕腰部，腰部受邪，则带脉亦不免也。李东垣认为白术可通过"利腰脐间血"达到利带脉之效。故用白术健脾燥湿以解肌。茯苓性味甘淡，甘能温中以补脾，合白术、干姜，取理中汤之意，温补中阳以散寒湿，淡能渗湿利窍。《本草纲目》认为"淡渗之药，俱皆上行而后下降"，故又合干姜甘草汤助肺宣肃，以通调三焦，驱腰间湿邪从水道而去。脾阳充足则阴气自消，寒湿自散；肺阳旺盛则三焦通畅，津自能摄。阳温寒散湿除，"肾着"之病自能解也。

方以干姜为主，取其辛热之性，温中祛寒。以茯苓为辅，淡渗利湿。两者配伍，一热一利，热以胜寒，利以渗湿，寒去湿消，则标本兼治。佐以白术健脾燥湿，以助除湿之力。使以甘草调诸药而和脾胃。诸药合用，有祛寒除湿之效，寒湿尽去之效，则冷重自愈。

1. 茯苓配伍白术

茯苓与白术的配伍是健脾利水药对中的经典。白术能够健脾燥湿，茯苓则通过渗湿来益脾，一燥一渗，运、利结合，健脾而去水。《得配本草》言"茯苓得白术，逐脾水"。《伤寒杂病论》见此配伍的方中，白术用量常在二两到四两，茯苓则用三两或四两，最多半斤，除个别方中白术用量大于茯苓，茯苓用量都大于或等于白术，着眼于渗湿以健脾。因茯苓甘淡性平，重用其健脾利水，佐白术健脾燥湿，助除湿之功。茯苓、白术用量多少还是要根据药物在方中的主次关系、病情虚实、湿邪部位、药味多少等来确定。苓桂术甘汤中则重用茯苓，以渗湿利水为主，辅以白术健脾燥湿以助脾胃运化功能。

白术甘补而苦燥，气香芳烈，温运脾胃，有健脾胃、运精微、温中阳、升清气、燥湿浊、消水肿、温分肉、实腠理、固卫表、止汗液、安胎气等作用，为健脾补气之要药。茯苓味甘而淡，主入心脾肾，甘能补脾，淡能渗湿，药性平和，既可祛邪，又可扶正，补而不峻，利而不猛，为利水消肿之要药，又有宁心安神之功。二药相伍，一补一渗，一燥一利，相反相成，使水湿除而脾气健，健脾气以运水湿，为平补平禾之剂。

茯苓配伍白术的临床应用如下。

（1）食少、便溏：白术、茯苓配伍为治脾虚诸证的要药，脾虚兼有停湿夹饮者尤为适宜。脾胃虚弱，症见倦怠乏力、食少者，白术、茯苓配伍人参、甘草同用，如四君子汤（《圣济总录》）。脾虚泄泻，白术、茯苓配伍人参、莲子、山药、薏苡仁、砂仁、桔梗、白扁豆、甘草同用，补脾渗湿止泻，如参苓白术散（《太平惠民和剂局方》）。脾虚带下，白术、茯苓配伍莲子、山药、车前子、椿皮同用。

（2）头晕目眩：脾虚生痰湿，症见胸胁满闷、目眩心悸或短气而咳，白术、茯苓配伍桂枝、甘草同用，温化痰饮，健脾利湿，如苓桂术甘汤（《金匮要略》）。

（3）水肿、小便不利：水湿内停之水肿、小便不利，白术、茯苓配伍猪苓、泽泻、桂枝同用，利水渗湿，温阳化气，如五苓散（《伤寒论》）。脾肾阳虚，水湿内停，症见小便不利、四肢沉重、肢体浮肿，白术、茯苓配伍白芍、生姜、附子同用，温阳利水，如真武汤（《伤寒论》）。

（4）梦遗、滑精：白术、茯苓配伍同用，治欲火甚、梦遗，如茯苓汤（《不居集》）。脾肾虚损，不能收摄，梦遗滑精，身体困倦者，白术、茯苓配伍莲子肉、山药、菟丝子、五味子、杜仲、炙甘草同用，补益脾肾，收涩固精，如苓术菟丝丸（《景岳全书》）。

（5）风湿腰痛：白术、茯苓配伍薏苡仁、防己同用，健脾除湿，如轻腰汤（《辨证录》）。

（6）小便赤白浊：脾虚湿浊下注所致的小便赤白浊，白术、茯苓配伍益智仁同用，健脾利湿，如通灵散（《证治准绳》）。

2.甘草配伍干姜

温中补虚散寒；温肺补虚祛寒；温脾化饮消痰；扶正湿经止血；回阳通脉救逆。甘草味甘，性平，通行十二经，生者泻火解毒、润肺祛痰，炙者能补中益气、缓急止痛、调和诸药。干姜味辛，性热，入心、肺、脾、胃经，辛开温通，能走能散，功能温中散寒，回阳通脉，温肺化痰，温经止血。两药相伍，取甘草之甘平补中，用干姜之辛热复阳，辛甘合用，脾胃健，痰饮化，中阳复，使寒邪散，脉络通，血归经，诸症解，病体康复。干姜配甘草，干姜辛热，功善温中散寒。治疗脾胃寒证，无论是外寒内侵之实寒证，还是脾胃阳气不足之虚寒证，均可应用。甘草甘平，功善益气补中，常用于治疗脾气虚弱，中气不足。二药伍用，温中散寒，健脾益气。治疗寒性胃脘痛，肠鸣腹泻，胸背彻痛，眩晕，喘咳，妇女经期腹痛等。

甘草配伍干姜的临床应用如下。

（1）主治中焦虚寒，症见腹痛、腹胀、食少、泄泻等。

（2）用于治疗误治亡阳所致的烦躁、咽干、四肢厥逆诸症。

（3）用于治疗中阳不足、水湿运化失常、痰饮内聚所致的咳喘、呕吐等症。

（4）用于治疗虚寒性肺痿和虚寒性出血。

3.茯苓配伍甘草、干姜

茯苓与甘草、干姜配伍可成茯苓甘草汤，方用茯苓甘淡，淡渗水湿，桂枝通阳化饮，平冲制悸，生姜温胃散水，甘草甘平而培中补土，健脾以制水。以温阳化饮为主，适用于阳虚而中焦水停之证。所见之厥而心下悸，由于阳气内伏，不能卫外，而致手足厥冷，阳气内伏使水气内停而出现心下悸。与由于肾阳虚衰，不能温煦肢体的厥有着本质差异。临床上见到冲气上逆、呕吐、心下悸、不欲饮、小便不利、指尖凉或微有寒热者，即可用本方治疗。伤寒汗出之后，有口渴与不渴之别。五苓散证是汗后表邪随经入腑，影响膀胱气化，致水蓄下焦，津不上承，故口渴，治宜通化膀胱阳气而利水。茯苓甘草汤证为汗后脾胃阳虚，水停中焦，津液尚能布化，故口淡不渴。此证可伴见舌淡苔滑、脉沉细缓等症。治宜温中化饮，通阳利水，方用茯苓甘草汤。

4.甘草在方中的配伍作用

分析《金匮要略》痰饮、水气病篇中方剂；甘草的配伍作用可总结为培土制水以厚中焦、滞药于中以图缓利、辛甘相合以发阳气。苓桂术甘汤所治为中阳不运所致水饮证，病位在脾、在中焦。苓桂术甘汤取甘草合白术、茯苓来培土制水、健脾渗湿，而成治痰饮主方。若方中纯用峻通快利之品渗利水湿，徒伤津液饮难去，有甘草则行缓和之性，使渗利化湿药物能滞于中焦缓缓发生作用，就避免了疏利之品直达下焦。另外，辛温之桂枝与甘温之甘草配伍，辛甘相合，更能激发阳气。综览全方，重用茯苓为君，渗湿健脾，祛痰化饮，使水饮从小便而出；臣以桂枝，以其辛温，温阳化气，布化津液，并平冲降逆，协君药加强化饮利水之力；佐以白术，健脾燥湿，助运化以杜绝生痰之源，合桂枝以温运中阳，协茯苓以健脾祛湿；佐使炙甘草补脾益气，合桂枝助化阳气，佐茯苓，制其渗利太多而伤津，兼和诸药。四药共奏健脾利湿、温阳化饮之功。

5. 干姜在方中的配伍作用

干姜味辛，性热。归脾、胃、心、肺、肾经。有温中散寒，回阳通脉，温肺化饮之功，治脾胃虚寒，阴寒内盛，脘腹冷痛，呕吐，泄泻。本品辛热燥烈，主入脾胃经而长于温中散寒、温运脾阳，为温补中焦的主药，用于脾胃虚寒、脘腹冷痛之证，用干姜温中阳散寒，常配伍白术、人参等。中寒水泻者，以干姜为末，米汤调服。胃虚寒呕吐，脘腹冷痛者，配伍高良姜。亡阳证本品辛热，归心、肾、脾经，能温心助阳、温阳守中、回阳通脉，用于阳气衰微、阴寒内盛、四肢厥冷、脉微欲绝之亡阳证，用干姜回阳通脉，常配伍附子。本品辛热，有回阳通脉、燥湿化痰之功，用于肺寒咳嗽、痰多清稀等症，常配伍细辛、五味子等。寒饮咳喘、形寒背冷者，配伍麻黄、细辛、五味子。本品炮熟之后有温中助阳、止血之功，用于虚寒吐衄、便血、崩漏之证，用炮姜温经止血，常配伍灶心土、三七等。

【药理研究】

本方有健胃助消化、利尿、增强吞噬和免疫功能、促进蛋白质代谢的作用。其中干姜可健胃助消化，催眠，增强胃肠张力和蠕动，扩张皮肤血管，升高体温，镇吐；茯苓可利尿，增强细胞和体液免疫功能，降低胃液酸度，调节电解质平衡，降血糖；白术、甘草可增强吞噬和免疫功能，促进蛋白质代谢，白术利尿、抗凝血，甘草保肝、抗炎、抗病原微生物。

【临床应用】

本方为治寒湿腰痛的常用方剂。以腰重冷痛、苔白不渴、脉沉迟或沉缓为据。冷较剧者，加附子、肉桂；疼痛较剧者，加川乌、草乌；兼腰痛者，加杜仲、补骨脂。用于风湿性关节炎、类风湿关节炎、坐骨神经痛属寒湿为患者。

第二节　甘草的功能功效

【别名】

甜草，蜜草，粉甘草。

【性味】

甘，平。

【作用功效】

补脾益气，清热解毒，祛痰止咳，缓急止痛，调和诸药。用于脾胃虚弱，倦怠无力，心悸气短，咳嗽痰多，脘腹、四肢挛急疼痛，痈肿疮毒，缓解药物毒性、烈性。炙甘草补脾和胃，益气复脉，用于脾胃虚弱，倦怠乏力，心动悸，脉结代。

【药理作用】

甘草、甘草浸膏、甘草酸、甘草次酸等对健康人及多种动物能促进钠、水潴留，排钾增加，呈现去氧皮质酮样作用。应用大剂量甘草治溃疡病等，部分患者可引起高血压和水肿。大量使用甘草酸引起假性醛固酮过多症，具有皮质激素样的抗炎作用，其抗炎成分为甘草酸和甘草次酸，并行一定抗过敏作用。对小鼠腹腔吞噬细胞的吞噬功能，因机体状态不同而起双向作用，即在应激状态下（冷、热和饥饿刺激），机体抵抗力受到损耗时有明显促进作用；但在安静状态下则呈抑制作用。可知甘草的补益作用，只宜于机体虚弱者，否则反有不利影响。有抗消化道溃疡、抑制胃酸分泌的作用，有解痉作用。对离体肠管有明显抑制作用，能解除乙酰胆碱、组胺、氯化钡引起的肠痉挛，肠管处于痉挛状态时，其解痉作用更明显，解痉的主要成分是黄酮类化合物。甘草及各种制剂对多种药物中毒、食物中毒、体内代谢产物中毒、细菌毒素及农药中毒等均有一定的解毒作用。解毒作用的有效成分为甘草酸。解毒机制可能为甘草水解后可释放出葡糖醛酸，与含有羟基或羧基的毒物结合而解毒。其次，甘草酸对毒物有吸附作用，与药用炭一样，在胃内吸附毒物，减少毒物吸收而解毒。亦有认为甘草次酸的肾上腺皮质激素样作用，以及改善垂体-肾上腺系统的调节作用等与解毒亦有关。对阿托品、毒扁豆碱、吗啡、锑剂有效，对麻黄碱及肾上腺素反而会轻度增加其毒性。有镇咳祛痰作用，镇咳作用与中枢有关。又能促进咽喉及支气管的分泌，使痰容易咳出，呈现镇咳祛痰作用。甘草 FM 100 有明显的镇痛作用，与芍药苷有协同作用。对阿米巴原虫及阴道滴虫也有抑制作用。甘草酸有明显降血脂作用，但并无预防减轻动脉粥样硬化的作用。有保肝作用，与柴胡合用有抗脂肪肝作用。此外，还有抗利尿、解热作用。甘草酸具有抑制艾滋病病毒增殖的效果。

1. 肾上腺皮质激素样作用

（1）糖皮质激素样作用：动物实验表明，甘草或甘草制剂（浸膏、甘草酸）可使胸腺萎缩、血中嗜酸性细胞和淋巴细胞减少、尿内游离型 17- 羟皮质醇增加而呈现糖皮质激素样作用。甘草与糖皮质激素合用有协同作用。甘草次酸在结构上与皮质激素相似，故对皮质激素在肝内的代谢失活起竞争性的抑制作用，从而间接提高了皮质激素的血浓度。有报道认为，甘草次酸对切除肾上腺皮质及切除脑垂体后的动物能产生潴钠、抗炎和抗利尿作用，但也有人认为甘草次酸对肾上腺功能减弱而未完全衰竭者才有作用，对切除双侧肾上腺者无效。

（2）盐皮质激素样作用：甘草、甘草浸膏、甘草酸、甘草次酸对健康人及多种动物能促进钠、水潴留，使排钾增加，呈现去氧皮质酮样作用。应用大剂量甘草治疗溃疡病，可引起部分患者血压增高和水肿，大量使用甘草酸可引起假醛固酮过多症、四肢瘫痪和低血钾。近年来研究表明，长期每日应用 500 mg 以上剂量的甘草黄苷，也可使部分患者出现高血压和低血钾；在摘除肾上腺的大鼠实验中，甘草黄苷的水钠潴留作用消失。甘草黄苷对肝脏的类固醇 $-5\beta-$ 还原酶有明显的抑制作用，并能明显降低醛固酮、可的松等的代谢清除率而具有强化类固醇的作用。

2. 抗炎及抗变态反应作用

甘草具有皮质激素样的抗炎作用，抗炎成分为甘草酸和甘草次酸。甘草次酸对大鼠棉球肉芽肿、甲醛性水肿、皮下肉芽肿性炎症等均有抑制作用，其抑制炎症反应的效价仅为氢化可的松的 1%。甘草酸、甘草次酸对角叉菜胶所致大鼠足跖水肿也有抑制作用，对马血清或鸡蛋白所致豚鼠过敏反应均有不同程度的抑制作用，其抗炎、抗过敏反应可能与抑制毛细血管通透性亢进、抗组胺或降低细胞对刺激的反应性有关。近年来研究表明，甘草酸铵对角叉菜胶、组胺、前列腺素 E_2（PGE2）、制菌霉素引起的大鼠足肿胀及热烫肿均有明显的抑制作用，可抑制前列腺素的合成或释放，抑制组胺、PGE2 的致炎作用，其抗炎作用原理与抑制缓激肽合成或释放及稳定溶酶体膜有关。甘草酸盐对大鼠的被动皮肤过敏反应、Forssman 皮肤血管炎反应、Arthus 反应、迟发型超敏反应、佐剂性关节炎等变态反应均有显著的抑制作用。甘草酸也可显著抑制小鼠的被动皮肤过敏反应，并能显著拮抗组胺、乙酰胆碱及慢性反应物质对兔离体回肠和豚鼠离体气管的收缩作用。

3. 对免疫功能的影响

1/300 浓度的甘草煎剂在体外能增强白细胞对金黄色葡萄球菌的吞噬功能，在体内对小鼠单核细胞的吞噬及消化功能有促进作用。甘草煎剂对小鼠腹腔巨噬细胞的吞噬功能，因机体状态不同而呈双向作用，在应激状态下（冷刺激、热刺激和饥饿刺激）机体抵抗力受到耗损时呈明显的促进作用，而在安静状态下呈抑制作用。大量研究表明，甘草多糖类化合物是一种免疫调节剂，研究发现甘草多糖主要通过刺激 T 淋巴细胞的增殖以增强机体抵抗力，同时甘草多糖还能激活内皮系统，诱导人体免疫球蛋白的产生，具有抗补体活性作用。直接刺激 B 淋巴细胞增殖，还可以诱导干扰素来增强机体杀伤细胞的能力。甘草酸可使小鼠脾、胸腺重量增加，白细胞总数、嗜中性粒细胞和单核细胞数目增加，并能提高小鼠对血中炭粒的廓清指数，增强网状内皮系统功能。

4. 解毒作用

甘草及其各种制剂对多种药物中毒（如水合氯醛、乌拉坦、组胺等）、食物中毒（如河豚毒、蛇毒）、体内代谢产物中毒及细菌毒素均有一定的解毒能力。甘草解毒作用的有效成分主要为甘草酸。甘草酸能对抗士的宁的毒性。甘草及甘草酸对四氯化碳等引起的动物肝损伤有保护作用。甘草酸可防止化学致癌剂引发肝损伤和肝癌，甘草酸铵可降低抗癌药喜树碱的毒性并提高其抗癌作用。甘草提取物对苯并芘、1- 萘胺等诱变剂所呈现的诱变性均有抑制作用。给予生甘草煎剂 1 周，可使小鼠肝匀浆细胞色素 P-450 含量明显增加。

5. 对消化系统的作用

（1）抗溃疡：甘草浸膏、甘草黄苷、异甘草黄苷、甘草苷元及 FM 100 对动物实验性溃疡均有明显抑制作用，作用原理主要与抑制胃酸分泌有关，其抑制机制可能是一方面直接在胃内吸收胃酸；另一方面通过抑制胃黏膜磷酸二酯酶，从而使胃黏膜内环磷酸腺苷含量增高。甘草 FM 100 与芍药苷同用，对抗溃疡病和抑酸效应有协同作用。

（2）护肝：甘草浸膏口服，对四氯化碳大鼠肝损伤有明显的保护作用，可使肝组织变性和坏死显著减轻、肝细胞内的糖原及核糖核酸恢复、血清谷丙转氨酶下降。甘草酸、甘草次酸可使大鼠实验性肝硬化的发生率降低，肝内胶原蛋白含量降低，血清 γ- 球蛋白含量明显下降，肝细胞坏死和球样变性明显减轻，此外，还能使小鼠血清甲胎蛋白检出率增高，提示有促进肝细胞再生的作用。甘草酸能明显降低肝匀浆甘油三酯含量，防止脂肪肝的发生。

（3）解痉：甘草煎剂、甘草流浸膏、甘草 FM 100、甘草苷元及异甘草苷元对离体肠管均有明显抑制作用，并能拮抗乙酰胆碱、氯化钡、组胺引起的肠管痉挛。甘草的解痉成分主要是黄酮类化合物。甘草 FM 100 与芍药苷合用，对上述作用有协同效果。

（4）对胃酸分泌的影响：甘草次酸和甘草 FM 100 有抑制胃酸分泌的作用，还能促进溃疡愈合，如甘草锌的抗溃疡作用与促进成纤维细胞合成纤维及基质有关。

6. 抗病毒作用

（1）抗艾滋病病毒：甘草酸能破坏试管内的艾滋病病毒（HIV），抑制体外 HIV 的增殖。0.5 mg/mL 的甘草酸对 HIV 的增殖抑制率达 98% 以上；50% 病灶形成抑制浓度为 0.125 mg/mL。给艾滋病患者连续注射甘草酸 1 个月，可使部分患者血清中病毒抗原浓度降至未能测出的水平，说明甘草酸能抗 HIV 复制；0.5 mg/mL 的甘草酸可使 98% 以上的 HIV 增殖受到抑制，具有预防艾滋病病毒的作用。甘草酸可明显抑制 HIV 增殖，并有免疫增强作用。

（2）抗单纯性疱疹病毒：甘草酸能直接抑制肝中单纯疱疹型病毒糖蛋白的合成，从而抑制病毒的复制；甘草次酸对单纯性疱疹病毒有特异性作用。甘草多糖有抗单纯疱疹病毒 I 型的作用。

（3）抗水痘带状疱疹病毒（VZV）：甘草酸对水痘带状疱疹病毒的增殖有抑制作用。甘草酸对疱疹病毒群的 VZV 感染的人胎儿成纤维细胞病灶有明显的抑制，其半数增殖抑制浓度为 0.55 mg/mL；体外实验 2 mg/mL 甘草酸可使 99% 以上的 VZV 失活。

（4）抗水疱性口炎病毒等：甘草多糖具有明显的抗水疱病毒、病毒 III 型和牛痘病毒活性的作用。

7. 对脂代谢的影响

甘草对正常人的脂质代谢无影响，但大多数高血压患者使用甘草酸后，血清胆固醇和甘油三酯水平下降，血压也相应降低。据报道，实验性动脉粥样硬化的家兔应用小剂量甘草酸能防止大动脉病灶的发展，与雌激素合用可使此作用加强，剂量过大反而无效。

8. 抗心律失常作用

炙甘草对多种原因引起的心律失常均有良好的治疗作用。甘草总黄酮等是甘草抗心律失常的主要物质基础，能够拮抗乌头碱、哇巴因等药物引起的心律失常，保护心肌收缩，具有明显的抗心肌缺血活性。炙甘草对缺血再灌注、低钾、低镁等引起的心律失常均有良好的治疗作用，能缩短氧化钡诱发大鼠心律失常的时间，显著减慢心率，并随药量增加作用增强。这可能与甘草蜜炙后，黄酮的质量分数略有增加有关。

9. 镇痛、抗惊厥作用

小鼠扭体反应法镇痛实验表明，FM 100 有明显的镇痛作用，但若采用压迫小鼠尾部测定痛阈的方法，则镇痛作用较弱，与芍药苷配伍有协同作用。FM 100 对戊四氮引起的惊厥有较弱的对抗作用，与芍药苷合用有协同作用。

10. 其他作用

（1）镇咳祛痰作用：甘草浸膏口服后能覆盖发炎的咽部黏膜，缓和炎症对其的刺激，达到镇咳作用。甘草次酸胆碱盐对化学性刺激（吸入氨水）及电刺激猫喉上神经引起的咳嗽均有明显的镇咳作用，故认为其镇咳作用与中枢有关。

（2）干扰素诱导作用：静脉注射复方甘草酸苷注射液（含甘草酸 0.2%，半胱氨酸 0.1%，甘氨酸 2%）20 mg/kg（按甘草酸计算），6 周龄的模型小鼠能诱导产生 γ- 干扰素；甘草次酸也具有同样的干扰素诱导作用；给肿瘤患者注射复方甘草酸苷注射液 40 mg，连续 10 天，发现有相当数量的干扰素，同时 NK 细胞活性增强。

（3）对酶的抑制作用：甘草黄酮中的主要活性成分具有较强的抗酪氨酸酶活性的作用，作用强度是维生素 C 的 80 倍。近年来又发现甘草黄酮能抑制多巴色素互变酶的活性，所以含甘草的药品可用来治疗黄褐斑。异甘草素 GU-17 对醛糖还原酶有抑制作用，可以预防和治疗各种糖尿病综合征。

（4）抗肿瘤作用：甘草酸、甘草苷可使大鼠腹腔积液癌及小鼠艾氏腹腔积液癌细胞发生形态学变化。甘草酸尚能抑制皮下注射移植的吉田肉瘤，还能防止多氧化联苯对雄性小鼠导致的肝癌。甘草次酸及其衍生物 3-O-（3- 甲氧基肉桂酰）- 甘草次酸酯对大鼠移植的 Oberling-Guerin 骨髓瘤有抑制作用。

（5）抗利尿作用：甘草酸、甘草次酸及其盐类具有明显的抗利尿作用。甘草酸能使切除肾上腺大鼠的钠和钾排出减少，说明其抗利尿作用不是通过肾上腺皮质来实现的。

（6）抗病原体作用：甘草乙酸乙酯提取物及甘草次酸在体外对金黄色葡萄球菌、结核分枝杆菌、大肠杆菌、阿米巴原虫及滴虫有抑制作用。

（7）解热作用：甘草次酸及甘草酸对发热的大鼠、小鼠、家兔有解热作用。

（8）抗衰老作用：甘草能明显降低红细胞中脂质过氧化产物丙二醛的含量，延缓红细胞衰老。

【临床应用】

1. 原发性慢性肾上腺皮质功能减退症（艾迪生病）

甘草流浸膏每日服 15 mL，疗效较好，用药后肾上腺皮质功能减退所引起的各种症状均明显好转。

2. 消化性溃疡

甘草流浸膏每次口服 15 mL，每日 4 次，或甘草粉每次 2.5～2.0 g 口服，或用甘草配以乌贼骨、瓦楞子、陈皮、蜜蜂，水煎服，治疗 2000 例，有效率在 90% 以上。

3. 病毒性肝炎

100% 甘草煎剂每次服 15～20 mL，每日 3 次。治疗 13 例，黄疸指数平均在 12.9 天恢复正常，尿三胆试验在 9.9 天转为阴性，肝大在 9.2 天显著缩小，肝痛在 7.8 天消失。甘草酸 200 mg 溶于 5% 葡萄糖注射液中静脉滴注，2～12 周为 1 个疗程，对慢性活动性乙型肝炎有效。

4. 冻伤

甘草、芫花各 9 g，加水 2000 mL，煎煮，用煎液洗浴冻伤部位，每日 3 次，有破溃及坏死创面洗后用黄连纱条换药。治疗手足冻伤 76 例，痊愈 58 例，其余结果不明。

5. 腓肠肌痉挛

甘草流浸膏成人 10～15 mL，日服 3 次。治疗 284 例，有显著疗效者 241 例，占 82.9%。疗程最短 3 天，最长 6 天。

6. 冠心病

炙甘草汤（炙甘草、生地黄、当归、人参、阿胶、麦冬、桂枝、赤芍等）原方加减，水煎服，每日1剂，分早晚2次口服。治疗冠心病50例，治愈21例，好转28例，无效1例，总有效率为98%。

7. 室性期前收缩

炙甘草汤（炙甘草、生地黄、当归、人参、阿胶、麦冬、桂枝、赤芍等）原方加减，每日1剂水煎服，连服7天为1个疗程。治疗室性期前收缩31例，治愈25例，显效4例，无效2例，总有效率为92.5%。

8. 静脉炎

生甘草粉加冷开水调成糊状，平铺于纱布上，将纱布外敷于静脉炎患处，另盖一无菌纱布，用胶布固定。每日湿敷1次，7天为1个疗程。治疗40例，显效15例，有效18例，无效7例，总有效率为82.5%。

9. 阴道炎

单味生甘草外洗、坐浴治疗老年性阴道炎疗效显著。方法：生甘草30 g，水煎，先用药液熏蒸阴部，温度适宜后坐浴，每日2次，连续1周。治疗后，阴中不适感消失，白带正常，外阴溃疡面愈合。

10. 脱疽

生甘草晒干、研碎，过100～120目细筛，取粉100 g。另将麻油150 mL放入瓷缸内，文火烧沸，取下，冷却到一定温度，将甘草粉倒入，搅拌，即成甘草膏。将此甘草膏外敷患处，每日更换1次。治疗Ⅲ期脱疽14例，临床治愈8例，显著好转5例，明显进步1例。

【不良反应】

甘草浸膏小鼠皮下注射的 LD50 为 2.6 g/kg，小鼠因呼吸麻痹而死亡；甘草酸小鼠皮下注射的 MLD 为 1 g/kg，小鼠口服的 LD50 为 3 g/kg，静脉注射的 LD50 为 0.683 g/kg，可引起不良反应；甘草次酸小鼠腹腔注射的 LD50 为308 mg/kg；甘草次酸琥珀酸半酯小鼠腹腔注射的 LD50 为 101 mg/kg，静脉注射的 LD50 为 43 mg/kg，可引起不良反应。炙甘草注射液小鼠腹腔注射的 LD50 为41.2 g/kg。甘草的豚鼠、兔慢性毒性实验见钠潴留倾向，体重增加，实验期间死亡动物的肾上腺重量降低，组织学检查发现球状带异常。临床上大量或少量长期使用甘草约20%的患者，可能出现水肿、四肢无力、痉挛麻木、头晕、头痛、血压升高、低血钾等，对老年人及患有心血管病和肾脏病者易导致高血压和充血性心脏病，应酌情慎用。

【临床应用及配伍经验】

（1）心气不足，脉结代，心动悸。本品能补益心气，益气复脉。主要用于心气不足所致结代、心动悸者，常配伍人参、阿胶、生地黄、生姜、大枣、麻仁等。此外，妇人脏躁所见的时哭时笑、易怒或昏不认人，配伍大枣、小麦、杭白芍、紫石英等。

（2）脾气虚证。本品味甘，善入中焦，具有补益脾气之力，常配伍人参、白术、黄芪。因其效力之缓，常为辅药。

（3）脘腹、四肢挛急疼痛。本品味甘缓急，对脾虚肝旺的脘腹挛急作痛或阴血不足之四肢挛急作痛有效，常配伍白芍等。

（4）热毒疮疡，咽喉肿痛，药食中毒。本品还长于解毒，生品药性微寒，用治热疮疡，可单用煎汤浸渍，或配伍地丁、连翘；用治咽喉肿痛，常配伍射干、马勃、板蓝根、牛蒡子、桔梗等。

（5）调和药性。本品调和诸药性强，通过解毒，可降低大黄、附子等药的毒性之烈；其甜味浓郁，可矫正方中药味。

（6）咳嗽喘息。本品能止咳化痰。肺热咳喘者，配伍桑白皮、地骨皮、石膏、知母；肺寒咳喘者，配伍麻黄、细辛、桂枝、杏仁等。

【单味药方】

（1）治病毒性肝炎，100% 甘草煎液 15～20 mL，每日 3 次，用药 10～20 日。

（2）治消化性溃疡，甘草粉 3～5 g，每日 3 次，口服，连服 3～4 周。或甘草浸润膏每次 15 mL，每日 4 次，连服 6 周。

（3）治便秘，取生甘草 2～3 g，放入 15～20 mL 开水中泡服，每日 1 次，一般连服 7～15 天。

（4）治尿崩症，甘草粉 5 g，每日 4 次。

（5）治链霉素中毒，取生甘草 15 g，水煎代茶频饮，每日 1 剂。

（6）治过敏性紫癜，取生甘草 30 g，加水煎煮 2 次。分 2 服，每日 1 剂。

（7）治支气管哮喘，甘草粉 5 g，每日 3 次。

（8）治血栓性静脉炎，甘草 50 g，水煎分 3 次饭前服。

（9）治汤火灼疮，甘草箭蜜涂。

（10）治阴下湿痒，甘草一尺，并切，以水五升，煮取三升，渍洗之，日三五度。

【大剂量配伍及名方用药经验】

1. 张仲景经验

（1）治肺痿吐涎沫而不咳者：甘草（炙）四两，干姜（炮）二两。上药细切，以水三升，煮取一升五合，去滓，分温再服。（《金匮要略》甘草干姜汤）

（2）治妇人脏躁，喜悲伤，欲哭，数欠伸：甘草三两，小麦一升，大枣十枚。上三味，以水六升，取三升，温分三服。亦补脾气。（《金匮要略》甘麦大枣汤）

（3）治伤寒脉结代，心动悸：甘草（炙）四两，生姜（切）三两，人参二两，生地黄一斤，桂枝（去皮）三两，阿胶二两，麦冬（去心）半斤，麻仁半升，大枣（擘）三十枚。右九味，以清酒七升，水八升，先煮八味，取三升，去滓，内胶烊消尽，温服一升，日三服。（《伤寒论》炙甘草汤，一名复脉汤）

（4）治少阴病二三日，咽痛，与甘草汤不差者。桔梗一两。甘草二两，上二味，以水三升，煮取一升，去渣，温分再服。（《伤寒论》桔梗汤）

2. 宋太医经验

治热嗽，甘草二两，猪胆汁浸五宿，漉出炙香，捣罗为末，炼蜜和丸，如绿豆大，食后薄荷汤下十五丸。（《圣济总录》凉膈丸）

3. 治胃及十二指肠溃疡

瓦楞子（煅研细末）五两，甘草（研细末）一两。混匀，每服二钱，每日三次。（《中草药新医疗法资料选编》甘楞散）

4. 治肺热喉痛（有炙热）

用炒甘草二两、桔梗（淘米水浸一夜）一两，加入阿胶半斤。每服五钱，水煎服。

5. 治农药（1059、1605、4049 等有机磷制剂）中毒

甘草四两，滑石粉五钱。用时将甘草煎汤，冷后冲滑石粉顿服。一日连服三次。（《单方验方新医疗法选编》）

6. 宋绍亮经验

（1）补虚扶正：炙甘草性甘温，具有补中益气之功效，《日华子本草》言

其可"安魂定魄，补五劳七伤，一切虚损……益精养气，壮筋骨"，可用以治疗风湿免疫病所导致的气虚证、气阴两虚证，如系统性红斑狼疮、贝赫切特综合征、Reiter 综合征等。特别是贝赫切特综合征、系统性红斑狼疮等出现的热毒伤阴耗气，而余毒未尽者尤为适宜。常用剂量：生、炙甘草各 15 g。

（2）和药解毒：《景岳全书》云甘草"味甘气平，生凉炙温，可升可降，善于解毒"，临床若能灵活配伍，则能起到减毒增效的作用。治疗风湿免疫病，常使用雷公藤取其活血通络、祛风除湿、清热解毒的功效。常用量：雷公藤（先煎）15～20 g，生甘草 12 g。

（3）甘缓止痛：临床上对风湿免疫病疼痛的治疗，在辨证论治的基础上常规使用芍药甘草汤酸甘化阴、柔肝缓急止痛之治疗作用。临床用之当随证变化，疾病活动期渗出增加阶段以疼痛为主者用白芍，热壅血瘀严重者可用甘草配伍赤芍。常用剂量：白芍 30～45 g，甘草 15～30 g。

【不用或少用甘草的情况】

（1）甘草长于温中益脾胃。甘草对肾阴虚与肾阳虚无明显作用，故在补血、补阴、补阳的方剂中往往少用或不用。如补肾阴之剂的六味地黄丸、左归丸、大补阴丸、增液汤；补阳剂的肾气丸、右归丸、二仙汤等均不用甘草。

（2）前人有"甘缓助湿"之说，故化湿方、苦寒燥湿方多不用甘草，如白头翁汤、黄连解毒汤、茵陈蒿汤、甘露消毒饮、连朴汤、泻心汤、四妙丸等均不取甘草。

（3）甘缓不利于排水，用于水湿停聚或水肿的五皮饮、五苓散和治湿邪留恋气分湿温证的三仁汤、藿朴夏苓汤均不用甘草。

（4）甘缓不利于下，故治急腹症以攻下为主时可暂不用甘草，如大黄牡丹汤、复方大承气汤、清胰汤等。因急腹症多为气血瘀闭之患，其治疗应"以通为用"，而甘缓能降低攻下的疗效。

（5）甘缓不利于通行，故在理血剂中用于通络行瘀的方剂，如桃红四物汤、少腹逐瘀汤、补阳还五汤等均不用甘草。

（6）因甘草主泄气分火热，用于治疗血热的凉血止血剂，如十灰散、四生丸、槐花散等不用甘草。

（7）用于消除痞满、通里攻下、峻下逐水的方剂，如大承气汤、大陷胸汤等不用甘草，因甘草的甘缓助湿不利于峻下。

（8）对不论虚实的津亏便秘均不用甘草，因甘缓不利于润肠通幽，如治湿热津亏的增液承气汤、津枯肠燥的五仁丸等。

（9）甘草泻火易致阳衰，加之甘缓恋湿，故温阳利水的真武汤也不取甘草。

【慎用甘草的情况】

甘草不要多服、久服或当甜味剂嚼食（尤其是儿童），会产生类似肾上腺皮脂激素样的不良反应，使血钠升高，钾排出增多，导致高血压、低钾血症，出现浮肿、软瘫等临床表现。久服甘草，还会引起低血钙，出现钙性抽搐等症状，还可能引起肾上腺皮质球状带萎缩，导致肾上腺皮质功能减退等。但是，只要辨证准确，适当配伍利尿、理气药可防患于未然。如若出现不良反应，应立即停用甘草。

【忌用甘草的情况】

《本草正义》曰："中满者忌甘，呕家忌甘，酒家亦忌甘……误得甘草，便成满闷，其则入咽即呕，唯其浊腻太盛故而。"故止呕降逆剂多不取甘草。如和胃止呕的小半夏汤、大半夏汤，温胃降逆的丁香柿蒂汤，温中开郁、降逆止呕的吴茱萸汤等均无甘草。治中满证食积停滞之保和丸、饮食停滞而中虚的枳术丸等亦不用甘草，这是因为，治疗饮食及湿热停积胃肠的消剂，轻者内消即可，重者则需通下，加甘草不但无益，反而有害。

【禁用甘草的情况】

古今将相反的药物都列为禁用。十八反中甘草反大戟、芫花、甘遂、海藻等。

【甘草外敷条件】

1. 皮肤溃疡

患处清腐消毒后，将甘草锌粉均匀撒于疮面，用依沙吖啶或紫草油纱布包扎，隔日换药1次，10天为1个疗程，1~2个疗程见效。

2. 冻伤

每晚临睡前取甘草细粉末0.5~1.0 g置于2 L温开水中（水温以40~42 ℃为好），拌匀，然后将冻伤部位（手或足）置入，浸泡30分钟以后，用干布将患部擦干，即可睡眠，如此共7天。如冻伤较重，已形成溃疡、并发感染者，亦可用本法。但浸完擦干伤部后，要用无菌纱布包扎。必要时根据病情使用抗生素控制皮肤感染。一般浸泡 1 次后痒止；浸泡 2 次后红肿及硬结减轻；浸泡 3 次后红肿均消失，患部皮肤可见发皱；浸泡 4 次后，有少许痒感（但不要用手抓）；浸泡 7 次后痊愈（红肿硬结消失）。

3. 疟疾

生甘草、生甘遂各 10 g 共碾为极细末，装瓶备用。每于疟发前 2～3 小时，先用 75% 酒精棉球消毒，再取上药 0.5 g 放入神阙穴中央（忌内服），外用胶布固定，疟止后 3 天，去药粉、胶布。

4. 宫颈糜烂

先用 1∶4000 高锰酸钾液冲洗阴道，用干棉签擦干后把甘草流浸膏涂于子宫颈上。本法对中度子宫颈糜烂疗效较好，一般治疗 2～3 个疗程（每疗程 5 次）便可痊愈。如患有滴虫者须先治滴虫，再治宫颈糜烂。

5. 皮肤炎症

以 2% 甘草水局部湿敷，2 小时 1 次，每次 15～20 分钟；治疗接触性皮炎，一般 1～4 天即见红肿消退，渗液停止，糜烂面愈合，继以氧化锌糊剂或炉甘石洗剂外敷数日即愈。用甘草 30 g，煎水洗患处，每日 1 次，对过敏性皮炎也有效。甘草次酸对湿疹、牛皮癣也有治疗作用。

6. 手足皲裂

甘草 30 g 切片，浸于 75% 酒精 100 mL 内，24 小时滤除浸液，加入等量的甘油与水混合后涂于患处。

7. 眼科炎症

以 5% 或 8%～12% 甘草酸钠盐液，或甘草次酸混悬液（10 mg/mL），或 10%～30% 甘草浸膏滴眼液，根据病情需要，每 1～2 小时滴眼 1 次或每日滴 3～4 次。对疱疹性眼炎、疱疹性角膜炎、上巩膜炎、巩膜炎、春季结膜炎、结核过敏性角膜炎及巩膜炎、深层角膜炎、角膜实质炎、角膜间质炎、急性虹膜睫状体炎有效。

8. 无菌性炎症

生甘草 5 g 研成细粉，用 75% 酒精 20 mL 浸透拌匀备用。先将病变部位用湿水洗净，把配好的酒精甘草装入单层纱布内，把袋均匀敷盖在红肿的组织上，厚度约 1 cm，外用塑料膜覆盖。敷药干燥时即加酒精，以保持药物湿润。每日换药 1 次，直至红肿痛完全消失。

9. 日光性皮炎、接触性皮炎

将甘草烘干，研细过筛制成甘草霜。将甘草霜每日 2 次涂于患处，10 天为 1 个疗程，治疗期间停止其他一切治疗。

10. 小儿阴茎水肿

取蝉蜕 10 g，生甘草梢 10～15 g，加水 200～300 mL，煎煮 10～15 分钟，滤渣，先温洗小儿阴茎数次，再用药棉蘸药水外敷 3～5 分钟，下次加温再用，每日 3～5 次。

11. 外痔

生大黄、生甘草各 50 g，芒硝 30 g。将前 2 味药加适量温水浸泡 30 分钟，煮沸 15 分钟后去渣，加入芒硝，溶解后倒入盆中。先熏后洗，每日 2～3 次，一般 3～5 天可愈。

【常用药对】

1. 甘草配蒲公英

甘草生品入药，泻火解毒，缓急止痛，对实验性胃溃疡有明显的抑制作用；蒲公英清热解毒，消痈散结，利胆退黄，药理研究可清除幽门螺杆菌。二药伍用，清热解毒，缓急止痛。治疗咽喉肿痛，口舌生疮，慢性胃炎，胃、十二指肠溃疡。

2. 甘草配绿豆

生甘草清热解毒，前人曰"甘草解百毒"。绿豆清热解毒，消暑。两者合用，清热解毒，消暑之力增强，可以解附子、巴豆毒。治疗暑热烦渴，温毒伤津，食物药物中毒，阴茎挺长、胀痛不堪，"筋疝"。

3. 生甘草配炙甘草

甘草味甘性平，和中解毒，通行十二经，取其性缓，缓可去急迫，同热药用之缓其热，同寒药用之缓其寒，使补药不至于骤补，使泻药不至于迅下，有调和相协之义，故又号称"国老"。生用凉而泻火，炙用温而补中。两药合用，补中寓泻，对虚实参半之证用之适合。治疗体虚咽痛，咳嗽喘急，疮疡肿痛。

4. 甘草配黄芪

气是维持人体生命活动之根本物质，凡脏腑功能，精血津液之化生，无一不靠气的作用。甘草益气补中，黄芪补气升阳。二药伍用，大补后天之气，使脏腑功能旺盛、精血津液化源充足，则内外妇儿气血精津诸虚之证无不随之而愈焉。治疗气虚津伤，肢体劳倦，口常干渴，面色萎黄，不思饮食，或先渴而后生疮疖，或患痈疽之后而口渴，或卫虚自汗，或痔漏脓水不绝。

5. 甘草配半夏

甘草甘缓，润肺和中；半夏辛温，燥湿化痰。二药相伍，湿除而脾健，痰消而咳止。治疗脾虚生痰、痰湿壅肺者。

6. 甘草配黄连

甘草甘平，有益气补中之功。黄连苦寒，善清心胃之火。二药伍用，一补一清，无苦寒败胃之忧。治疗多食辛热之物后所致胃热壅盛、失于和降之胃痛、呕吐等。

7. 甘草配大黄

甘草清火解毒，消肿疗疮，配以大黄，既可助大黄泻火解毒，又可兼制大黄苦寒伤胃之弊。二药伍用，治疗发背、痈疽、疔疮、恶疖及一切无名肿毒、恶疮恶症热疼痛、初起赤溃者。

【名方应用】

1. 炙甘草汤（《伤寒论》）

方中重用炙甘草甘温益气补中，可以"通经脉，利血气"（《名医别录》）；人参、大枣以补气益胃为生脉之本；阿胶、生地黄、麦冬、麻仁补心血、养心阴以充养血脉；桂枝、生姜和酒则辛温走散，可通心阳、畅利血脉。本方配伍特点，是根据人体的阴血需依赖阳气来推动的原理，重点在于补心气、通心阳，俟心阳通、心气复、血脉充盈，使阳气有所依附而不致浮散，则心悸自能制止，结代脉也恢复正常。故又称"复脉汤"。柯韵伯评本方曰："用生地黄为君，麦冬为臣，峻补真阴，开辟滋阴之路。"此则强调滋阴养血之重要性，是以温病名方加减复脉汤，乃由此方脱胎而出。

（1）药物组成：炙甘草 12 g，生姜 9 g，人参 6 g，生地黄 50 g，桂枝 9 g，阿胶 6 g，麦冬 10 g，麻仁 10 g，大枣 30 枚。

（2）功用：益气养血，通阳复脉，滋阴补肺。

（3）主治：①阴血阳气虚弱，心脉失养证。脉结代，心动悸，体羸气短，舌光色淡，少津者。②虚痨肺痿。干咳无痰，或咳痰不多，痰中带血丝，形瘦气短，虚烦眠差，自汗或盗汗，咽干舌燥，大便难，或虚热时发，脉虚数。

（4）方义：方中生地黄、阿胶、麦冬、麻仁，滋润多汁补血。此四味，借辛温之桂枝载而奉心化赤为血，炙甘草、大枣、人参、生姜，补脾土而为血之源。酒体阴而用阳，入胃之后，畅通百脉，取其见效之速。方名为"炙甘草汤"，是取土为万物之母，虚则补其母之义；一名"复脉汤"者，阴阳气血皆不足，脉行不畅，中有凝阻，此能补气血，壮通脉道。

（5）辨证要点：本方临床应用非常广泛，现代内、外、妇、眼科等多有运用报道，主要抓住其气血不足、阴阳两虚之病机，有无外感及结代脉，均可应用。使用本方时应注意以下几点。

①方中以炙甘草为主药，具有通经脉、利血气之功，但用量宜大，至少用18 g，可逐渐加量。其量较大时，可倍加茯苓，既可宁心，亦可避其肿满。

②本方多用以治疗各种原因导致的心阴阳两亏、气血不足之脉结代、心动悸。一般而言，非器质性病变者，治之较易，器质性病变者，治之较难，且常有反复，宜常服、久服。

③本方煎煮时用清酒，为米酒、黄酒等，酒能够畅利血行，有利于复脉，而且可以作为溶媒，促使药物有效成分析出，用时须久煎，使其气不峻。但是某些有器质性心脏病的患者，不耐酒力，用时宜慎，或可不用。

本方与小建中汤均可治疗心悸证。本方所治之证其病机为阴阳气血俱不足，心失气之推动、血之滋养、阳之温煦、阴之濡润而空虚无主，悸动不安；小建中汤仅治血虚所致心悸、心烦等症，悸仅为自觉症。

（6）功效配伍：炙甘草汤通阳复脉，滋阴养血。方中以炙甘草为主药，甘温补中益气，养心复脉；配人参、大枣益气补养心脾，助炙甘草之用；配生地黄、麦冬、阿胶、麻仁滋心阴，养心血，以充血脉；桂枝、生姜辛行温通，温心阳，通血脉；桂枝与炙甘草相配，即桂枝甘草汤，以温心阳见长；加清酒煮药通阳以利血脉，又可兼制大剂地黄与麦冬、阿胶阴柔之性，以防凝滞。诸药相合，益气通阳，滋阴养血，阴阳双补，使心阳振作，心血得充，心脉复通，心悸自安。本方功在复脉，故又名复脉汤。

（7）方证论治辨析：炙甘草汤治心悸，阴阳两虚证。症见伤寒，脉结代，心动悸。伤寒，泛指太阳病变；脉结代、心动悸为少阴病变。太阳与少阴互为表里，太阳为外卫，心主为宫城；太阳受邪，可内陷少阴；少阴心主气血，阴阳素虚易受太阳之邪。心为君主之官，主血脉而藏神。心之阳气亏虚，则心失温煦，血脉鼓动无力；心之阴血亏虚，则神失所养，脉道不充，血行涩滞，脉气难以接续，故脉来或结或代，脉律不齐，间有歇止，心中动悸。本病虽与太阳外感有关，但当前症状以心之阴阳两虚为主，故予炙甘草汤通阳复脉，滋阴养血。

（8）原文：脉按之来缓，时一止复来者，名曰结；又脉来动[1]而中止，更来小数[2]，中有还者反动[3]，名曰结，阴也。脉来动而中止，不能自还，因而复动者，名曰代，阴也。得此脉者，必难治。（伤寒论：178）

注释：[1]动：脉搏跳动。[2]小数：指脉动稍快。[3]反动：指又动。

辨结脉与代脉的脉象特点及预后。结脉与代脉均为脉缓而有歇止。结脉，指脉按之来缓，时有间歇，歇止之后，其脉复来；或脉来动而中止，更来小数，中有还者反动，为结脉。代脉，指脉来动而一止，不能自还，复动而不见小数者，为代脉。结脉与代脉皆为阴脉，多见于心脏阴阳气血不足，脉动无力，脉气通行不畅，凡见此脉者，预后较差。治疗亦可用炙甘草汤。

（9）用方思路：脉结代、心动悸的原因较多，如瘀血、痰浊、痰瘀、水饮、阳虚、阴虚、气血两虚等均可引起。炙甘草汤阴阳双调，气血并补，用于气血阴阳俱虚的脉结代，心动悸。临证气虚甚者，加黄芪；阳虚甚者，加附子；阴虚甚者，加酸枣仁、柏子仁、五味子；伴心血瘀阻者，加丹参、川芎、赤芍。此方麻仁之用发人深思，盖心与小肠相表里，心气虚或心阴虚均可见大便异常改变，用麻仁以保持肠道通畅，可间接改善心脏功能。本方临床用于治疗病毒性心肌炎、风心病、冠心病、心绞痛、病态窦房结综合征、扩张型心肌病、心脏期前收缩、心律不齐、低血压等疾病。

（10）注家方论

①成无己《注解伤寒论》：补可以去弱，人参、甘草、大枣之甘，以补不足之气；桂枝、生姜之辛，以益正气。《圣济经》曰：津耗散为枯，五脏痿弱，荣卫涸流，温剂所以润之。麻仁、阿胶、麦冬、地黄之甘，润经益血，复脉通心也。

②方有执《伤寒论条辨》：脉结代而心动悸者，虚多实少，譬如寇欲退散，主弱不能遣发而反自榜徨也。人参、甘草、麦冬益虚以复结代之脉；地黄、阿胶、麻仁，生血以宁动悸之心。桂枝和荣卫以救实，姜枣健脾胃以调中，清酒为长血气之助，复脉乃核实义之名。然则是汤也，必欲使虚者加进，而驯至于实，则实者自退散，而还复于元之意也。

③柯韵伯《伤寒附翼》：厥阴伤寒，则相火内郁，肝气不舒，血室干涸，以致营气不调，脉道涩滞而见结代之象……凡厥阴病，则气上冲心，故心动悸，此悸动因于脉结代，而手足不厥，非水气为患矣。不得甘寒多液之品，以滋阴而和阳，则肝火不息，而心血不生。心不安其位，则悸动不止；脉不复其常，则代结何以调？故用生地黄为君，麦冬为臣，炙甘草为佐，大剂以峻补真

阴，开来学滋阴之一路也。反以甘草名方者，借其载药入心，补离中之虚以安神明耳。然大寒之剂，无以奉发陈、蕃秀之机，必须人参桂枝，佐麦冬以通脉；姜枣佐甘草以和营；胶、麻佐地黄以补血；甘草不使速下，清酒引之上行，且生地黄、麦冬，得酒力而更优也。

④王子接《绛雪园古方选注》：炙甘草汤，仲景治心悸，王焘治肺痿，孙思邈治虚劳，三者皆是津涸燥淫之证。《至真要大论》云：燥淫于内，金气不足，治以甘辛也。第药味不从心肺，而主乎肝脾者，是阳从脾以致津，阴从肝以致液，各从心肺之母以补之也。人参、麻仁之甘以润脾津，生地黄、阿胶之咸苦以滋肝液，重用地、冬浊味，恐其不能上升，故君以炙甘草之气厚，桂枝之轻扬，载引地、冬上承肺燥，佐以清酒芳香入血，引领地、冬归心复脉，仍使以姜、枣和营卫，则津液悉上供于心肺矣。喻嘉言曰：此仲景伤寒门中之圣方也。仲景方每多通利，于此处特开门户，重用生地黄，再借用麦冬手经药者，麦冬与地黄、人参气味相合，而脾胃与心经亦受气相交。脉络之病，取重心经，故又名复脉。

⑤陈修园《长沙方歌括》：方中人参、地黄、阿胶、麦冬、大枣、麻仁皆柔润之品以养阴，必得桂枝、生姜之辛以行阳气而结代之脉乃复。尤重在炙甘草一味，主持胃气以资脉之本原，佐以清酒，使其捷行于脉道也。其煮法用酒七升，水八升，只取三升者，以煎良久，方得炉底变化之功。

（11）医案案例

①肺气肿：某女，66岁。慢性咳嗽，反复发作，已延15载。胸透提示慢支，肺气肿。近2年来，病情加剧，不论冬夏，昼夜咳嗽，咳吐浊痰白沫，动则气逆心悸，心中烦热，恶心欲吐，口干舌燥，食欲减退，神疲乏力，肌肤消瘦，面色不荣。舌质暗红，苔光剥，脉细数。证属肺痿，阴虚肺热，久伤肺，肺气痿弱不振。治当益气养血，滋阴润燥。处方：炙甘草、党参、麦冬、麻仁、生姜各10 g，生地黄30 g，桂枝6 g，阿胶（烊冲）15 g，大枣10枚。

二诊：服5剂，咳嗽显减，咳痰减少，心烦欲吐好转，舌生新苔。宗原方再进10余剂，诸恙均除。

按语：炙甘草汤多用于心脏疾病，然鲜有知其亦能治虚热肺痿者。以其能益肺气之虚，润肺金之燥也。方中炙甘草甘温益气，润肺止咳；生地黄、阿胶、麻仁、麦冬滋阴养血润燥；党参、桂枝益气温阳，有阳生阴长之意；生姜、大枣调和脾胃。脾气回阴，其燥得润，则肺痿自除。

②肾病综合征：某男，15 岁。患儿于 8 岁时患肾病，每年反复发作，时轻时重，曾诊治多次终未愈。诊见：面色无华，全身悉肿，乏力，纳呆，便秘溲黄。舌红，苔薄黄滑，脉细数。尿常规：蛋白（++++），白细胞（4～5），颗粒管型（1～3）。胆固醇 21 mmol/L，总蛋白 42 g/L。西医诊为肾病综合征，中医辨证属阴虚湿热蕴结。用炙甘草汤化裁，处方：炙甘草、茯苓各 20 g，金钱草、虎杖各 30 g，麦冬、党参各 15 g，桂枝 6 g，生地黄 60 g，阿胶（烊化）12 g，火麻仁、生姜各 10 g，大枣 30 枚。水酒各半煎，首服 10 剂。

二诊：诸症大减，尿常规：蛋白（+），白细胞（1～2），颗粒管型（0～2）。仍予原方 10 剂。

三诊：尽剂后诸症悉除，尿常规未见异常。胆固醇 2.6 mmol/L，总蛋白 65 g/L。又按原方减茯苓、虎杖，调治 2 个月，随访 4 年未发。

按语：肾病综合征，中医多按脾肾阳虚施治，此患者一派阴虚湿热蕴结之象。按脾肾阳虚施治必犯"虚虚实实"之忌，故屡治不愈。按阴虚辨证施治，投炙甘草汤加清热利湿之品，药证相符，顽疾得愈。

③甲状腺功能亢进症：某女，62 岁。患甲亢 7 年余，常服甲巯咪唑等药，近半个月来症状加重，服用甲巯咪唑症状不减，服中药亦未效。诊见：甲状腺肿大如鸡卵，喘息，咳吐涎沫，心悸，自汗，乏力，易饥。舌尖红，苔薄黄，脉细数。治当滋阴生津，用炙甘草汤化裁。处方：炙甘草 20 g，党参、阿胶（烊化）、麦冬各 15 g，桂枝 5 g，生地黄 80 g，柏子仁、生姜各 10 g，大枣 30 枚。水酒各半煎。

二诊：首服 3 剂，诸症均减。守方再进 7 剂，除甲状腺肿大如前外，诸症悉除，随访未复发。

④某男，44 岁。患者病下利 1 个月余，每日大便 3～4 次，便不成形，前医以"慢性结肠炎"论治，不效邀余诊治，其脉结代而细弱，时有歇止，面色苍白，乏力，多汗，双手轻度震颤，自述心悸，其心尖部明显搏动。建议西医检查，确诊为：甲状腺功能亢进所致心律失常。随即予炙甘草汤加味：炙甘草 15 g，人参（另炖兑服）7 g，五味子 12 g，生地黄 24 g，麦冬、桂枝、酸枣仁、阿胶（烊冲）、诃子肉各 10 g，煅龙牡各 30 g，服药 3 剂，自觉症状减轻，续服上方 12 剂下利止，双手震颤、心悸等症状明显减轻，后用上方去诃子肉治疗月余，症状消失，脉平症和，随访半年，未见复发。

⑤顽固性失眠：某女，58 岁，2000 年 10 月就诊。诉失眠 20 余年，近 1 个月加重，曾服多种西药镇静剂，效果不明显，每日只能睡 3～4 小时，且多

梦易醒，气短，眩晕，腰酸，精神疲惫，心烦，口干渴，大便干。舌红，苔白，脉细弱。此属气阴不足、虚火上扰，立法滋阴降火、补气安神，拟方炙甘草汤加减治疗。处方：炙甘草20g，党参15g，麦冬、熟地黄、茯苓、黄连各10g，柏子仁、酸枣仁各20g，麻子仁6g，大枣5枚，每日1剂，水煎服。二诊：1个月后，每日可睡5小时左右，夜梦明显减少，精神渐复。继服1个月，睡眠如常，诸症渐消，以养血安神善后。随访半年，未再复发。

　　按语：思虑劳倦过度，耗伤气血，阴血暗耗，虚热扰神，神不守舍，气虚不摄，心神不安。炙甘草汤气血双补，炙甘草、党参益气，麦冬、熟地黄、茯苓、柏子仁、酸枣仁、麻子仁、大枣养心血以安神，佐以黄连清虚热。气血得补，心神得安，脏腑和调，阴阳平衡，不寐得愈。

　　⑥产后出血：某女，32岁，教师，1999年3月就诊。诉产后42天恶露不止，淋漓不断，色淡红稀薄，无异味，每于活动后心悸、气短、烦躁。舌淡，苔白，脉细数。此属气血两虚，立法益气滋阴，拟方炙甘草汤加减治疗。处方：炙甘草20g，党参15g，阿胶（烊化）10g，麦冬、生地黄、当归、艾叶炭各10g，旱莲草20g，麻子仁6g，大枣5枚。每日1剂，水煎服。7剂后血止，于原方去艾叶炭，加炒白术、陈皮各10g，5剂后，精神转佳，食纳渐增。

　　⑦产后漏汗：某女，23岁。患者于5日前分娩，因产程较长，失血过多，产后3日出汗不止，中西药杂投罔效。诊见：寤则自汗，寐则盗汗，并见心悸怔忡，微动则甚，心烦失眠，面白，乏力，口渴，喜热饮，小便短少，四肢欠温。舌质淡红，苔薄少津，脉沉而结代。证属气阴两虚，卫阳失固。治以益气养阴复脉，温阳固表止汗。以炙甘草汤加减，处方：炙甘草10g，黄芪、熟地黄各18g，麦冬15g，白人参（另煎兑服）9g，制附片、桂枝各9g，大枣12g，阿胶、煅牡蛎各20g，当归12g。2剂，浓煎，日夜频服。

　　二诊：次晨汗出大减，手足已温，味开思食，精神稍振。上方去附片、煅牡蛎，再服3剂。

　　三诊：汗出止，夜能安睡，但活动后仍心悸怔忡，肢软乏力，乳汁少，舌质淡红，苔薄白有津，脉结代。治以补益心气、益阴复脉，以炙甘草汤合四物汤加减，调服18剂，乳足，诸症愈。

　　按语：患者因产后营阴内损，卫阳失固，玄府开张，津液不循其道，遂泄越于外，故漏汗不止。《黄帝内经》云："夺血者无汗，夺汗者无血"，今血汗俱夺，阴损及阳，心气虚衰，心失所养，致心悸怔忡、脉沉而结代，正合

"脉结代，心动悸，炙甘草汤主之"。

⑧施某，男，50岁。1963年1月7日就诊。患者气喘年余，由渐而剧，夜不得卧，坐以待旦，干咳，咳痰清稀而不爽，口干纳呆，心悸胸闷，太息。脉沉迟结代，舌淡苔白，质偏红。此系痰饮内伏，射肺凌心，致心阳不足，阴血亏损，心脉失其充养。治拟温心阳，滋阴血以复脉，温化痰饮而肃肺。处方：炙甘草12g，桂枝9g，炒潞党参9g，生地黄12g，麦冬9g，炒丹参30g，焦白芍9g，炙细辛3g，炙五味子3g，淡干姜3g，半夏9g，茯苓9g，陈阿胶（烊化冲）9g，大枣5枚。服上方3剂，气喘略减，脉结代亦改善，唯见脉迟涩。续服3剂，气喘乃平。再经1个月调治，诸恙皆愈，脉象亦恢复正常。

⑨张某，女，57岁。1953年9月9日初诊。早岁右眼病青盲失明。近年左眼亦感昏蒙，视物如在云雾，眼前萤星满目，时而白光发如电闪，红光发如火焰，红白相衬，飞舞眩惑，因致头目晕眩，睛痛眉骨酸楚，心烦不安。病名神光自现，阳光越散，亦青盲之象也。脉象沉细，舌中光绛，责之阴精亏损，虚阳上潜，心神不宁，孤阳飞越，故而光发乱散，不得内敛。治宜补阴益血，宁神潜阳。处炙甘草汤加龙骨、牡蛎。数服上方，病情大见好转，红白二光几乎消失。但云雾尚见，当再予补益收功。

⑩郭子光医案：汪某，女，48岁，家庭妇女。1993年10月27日初诊。病史：有长期吸烟史，1周前自觉心悸、心慌、心空，头晕，失眠，气短，乏力。随即去县医院诊治，心电图检查结果：频发室性期前收缩、下壁心肌缺血。服用普罗帕酮、丹参片等无效而来求治。现症：心悸、心慌、心空，胸闷塞，心烦，气短，乏力，时时太息，头晕，眠差，饮食尚可，二便正常，察其形体偏瘦，精神欠佳，舌质淡有瘀点，苔薄白少津，脉促细而无力。血压90/60mmHg。辨治：气虚血弱，心失滋养而夹瘀滞。用炙甘草汤加味：红参15g，炙甘草10g，麦冬30g，阿胶（烊服）15g，生地黄20g，桂枝10g，生姜10g，酸枣仁15g，大枣15g，黄芪30g，丹参20g。

二诊：上方服4剂，诸症缓解，又自配原方再服2剂后，去原医院复查心电图，结果正常。诊其脉率80次/分，脉细而有力，脉律正常。以上方予服6剂善后。随访2年未复发。

按语：炙甘草汤为仲景治疗"伤寒，脉结代，心动悸"之证，现代研究认为，本方有减低异位起搏点自律性和恢复心脏传导的作用。临床体会，以酸枣仁易火麻仁更能养心安神；气虚甚者加黄芪，夹瘀者加丹参，对改善症状效果更好。

⑪岳某，女，60岁。2013年4月12日初诊。患心脏病10余年，劳累后加重。住某医院治疗2周，出院已20天，心电图：有房性、室性期前收缩。近日心慌，有时心里一阵难受，约10分钟即过，并见头晕，纳差，咽喉似有痰阻，时有时无，夜间醒后自觉手足无力。检查：精神较差，体格消瘦，舌质稍暗苔薄腻，脉沉细弱。心脏听诊未闻及期前收缩，血压120/70 mmHg。证属心阳虚夹有痰浊。处方用枳实薤白桂枝汤去枳实，加黄芪、丹参等，连续用药14剂。

2013年4月26日二诊：心里一阵难受、喉中痰阻现象已消失。现心慌仍间断发生，失眠，大便干燥，舌淡略暗苔薄白，脉结代。更方炙甘草汤加减：炙甘草10 g，桂枝10 g，黄芪15 g，党参10 g，麦冬10 g，五味子10 g，远志10 g，酸枣仁（捣碎）15 g，火麻仁（捣碎）15 g，丹参15 g，焦山楂10 g。7剂，水煎服。

2013年5月20日三诊：病情较前明显好转，饮食增加，大便通畅。劳累仍有轻度心慌，头晕，舌淡苔薄，脉细弱。心脏听诊未闻及期前收缩，血压110/60 mmHg。治宜续用2013年4月26日方，火麻仁减至10 g，守方用药20剂。半年后回访病情稳定。

（12）名中医用方心悟

①孙思邈（唐代医学家）：炙甘草汤治虚劳不足，汗出而闷，脉结心悸，行动如常，不出白日危急者。（《千金翼方》）

②王焘（唐代医学家）：炙甘草汤治肺痿涎唾多，出血，心中温温液液者。（《外台秘要》）

③费伯雄（清代医学家）：炙甘草汤，治诸虚劳不足，汗出而沁。（《医醇滕义·卷二·附虚劳门诸方》）

④张璐（清代医学家）：汗后，舌干微黄黑而无积胎，心烦动悸不宁，小便难，炙甘草汤。（《伤寒绪论·卷下·小便难》）

⑤陈泽霖（上海中医药大学教授）：心律不齐，由外邪引起者，约相当于今之病毒性心肌炎。……对心肌炎后遗之心律不齐（以频发期前收缩为主），可归于心悸、怔忡门，辨证都属虚证，尤以气阴两虚证为多。凡属气虚为主者，以炙甘草汤为加减（以枣仁易麻仁），先父耀堂公认为炙甘草汤为仲景专治脉结代心动悸之主方，具有补气养心、调和气血之功。我对心律不齐也宗此法，疗效不错。经临床摸索，认为既然方名为炙甘草汤，当以炙甘草为主药，

故加重至 21 g，甚至用到 30 g 才能收效。

⑥聂惠民（北京中医药大学教授）：炙甘草汤，现代临床主要应用于各种心脏病引起的心律失常、房室传导阻滞，以及自主神经功能紊乱导致的心悸、胸闷、气短、脉结代，亦有用于阴血少导致的心悸失眠。本方药物的用量是取效的关键，临证时必须注意。如炙甘草、生地黄、大枣的用量一定要突出。同时阴药的用量要大，而阳药的用量不及阴药的一半。为了抗心律失常，可选加苦参、常山、当归、葶苈子、茵陈、万年青根；为了使心脉通利，改善心肌血氧供应，有利于心肌病灶的消退，可选丹参、桃仁、红花、乳香、没药、五灵脂；为了改善心肌代谢，稳定心电活动，可选含有钾、镁、锌、硒等元素的药物。

炙甘草汤治疗心律不齐，化裁原则：冠心病所致者，宜增强化瘀之力；风心病、肺心病所致者，宜增强开肺、利湿之力；病毒性心肌病所致者，宜增强清热解毒之力。

⑦焦树德（中日友好医院教授）：我在临床上常用炙甘草汤随证加减，用于治疗阴血不足证候中出现的心律不齐。我也常用此方随证加减，用于治疗胸痹兼见心悸动、脉结代，西医诊断为冠心病、心绞痛伴有频发室性或房性期前收缩者，处方：全瓜蒌 30 g，炒枣仁、生地黄、丹参各 15 g，薤白 12 g，檀香（后下）6～9 g，枳壳、蒲黄（布包）、焦山楂、远志各 10 g，炙甘草、党参各 9～12 g，麦冬 6 g，桂枝 5～9 g。水煎服，常收良效。

加减方法：a.胸痛明显者，去党参，加五灵脂 12 g；或另随汤药加服苏合香丸 1 丸，每日 2 次。b.心悸失眠者，加龙齿（先煎）10～30 g，珍珠母（先煎）20～30 g，炒枣仁（先煎）增至 30 g。c.头眩晕者，再加泽泻 30 g，钩藤 20～30 g。d.大便干结者，加酒军 6～9 g。e.体胖痰盛者，加茯苓 15 g，化橘红 12 g，半夏 10 g。

⑧秦伯未（中医专家）：秦老认为，冠心病心绞痛的病机是心脏的气血不利，不通则痛。心以血为体，以阳为用，心血的运行有赖于心脏阳气的鼓动，所以冠心病心绞痛的发病既与心血不足有关，又与心阳衰弱有关。治疗时必须兼顾，主张用仲景复脉汤（炙甘草汤）为基本方。如症见疼痛明显，应加强活血祛瘀之品，常用的有丹参、红花、五灵脂、三七等；气为血帅，故同时应加温通理气药，如檀香、桂心、乳香、没药、延胡索、细辛等。

⑨于世良、史定文（中医专家）：现代医学多种心脏病而有气血阴阳俱不

足、心律失常者，用炙甘草汤加减治疗，有可靠的疗效。

临床体会，汗多者加龙骨、牡蛎；大便不实者，加山药、莲子；大便秘结不下，加重麻仁用量，再加元参、当归各 15 g；夜不能寐者，加丹参、夜交藤。

⑩祝谌予（北京中医药大学教授）：冠心病，若见胸闷，心区疼痛，脉律不齐，舌质淡暗，脉弦或结，则辨为心阳不足，心阴亏损，方用炙甘草汤加味（根据症状或加五味子、麦冬，或加瓜蒌、薤白）。

⑪柯雪帆（上海中医药大学教授）：以炙甘草汤（党参、桂枝各 15～30 g，麦冬 12～24 g，炙甘草 12～30 g，麻仁、大枣、阿胶各 10～20 g，生姜 3～8 片），加生地黄 30～60 g，丹参 15～30 g，生龙骨、生牡蛎、生龙齿各 30 g，川芎 10～15 g，琥珀粉（吞服）1～1.5 g，组成"养心定搏汤"。具有养阴补血、益气通阳、宁心安神之功效。主治各种虚证的心律失常证。本方剂量虽大，但不良反应不大，已屡屡获效。

⑫戴胜利（中医专家）：以炙甘草汤去生姜、麻仁（炙甘草 50 g，党参、桂枝、麦冬、阿胶各 10 g，生地黄 30 g，大枣 20 枚）加酸枣仁 30 g。治疗心律失常 32 例。治疗结果：显效 19 例，有效 9 例，无效 4 例。总有效率为88.6%。

⑬胡元奎（中医专家）：以炙甘草汤（炙甘草 15 g，阿胶、桂枝、麦冬、麻仁、生姜各 12 g，党参、生地黄各 30 g）加黄芪 30 g，当归、薤白、瓜蒌各 20 g 为基本方。胸闷加郁金、降香；不寐加生白芍、酸枣仁；畏寒加附子；多汗加五味子；阴虚口干加沙参、玉竹；血瘀加丹参。每日 1 剂。水煎服。心力衰竭静脉滴注生脉注射液；室速用利多卡因，配合支持疗法。治疗结果：严重心律失常 35 例，临床治愈 10 例，显效 15 例，有效 7 例，无效 3 例。总有效率为 91.4%。

⑭张开升（中医专家）：以炙甘草汤加减（炙甘草、麦冬、酸枣仁各9 g，党参、生地黄、丹参各 12 g，桂枝 5 g）为基本方。治疗心律失常 50 例。高血压阳亢者加菊花、白芍、石决明。治疗结果：治愈 29 例，好转 18 例，无效 3 例。本方对老年性缺血性心脏病的心律失常效果较好，尤其对长期服西药治疗效果不佳或用西药治疗出现毒副反应者为宜。

⑮郭庆红（中医专家）：以炙甘草汤加减（炙甘草、人参、桂枝、麦冬、生地黄、阿胶、生姜、大枣、胡麻仁）为基本方。治疗期前收缩 30 例。伴有胸痛，舌质紫暗者加赤芍、丹参、桃仁、红花；伴有恶寒、怕冷、脉迟缓者加

麻黄、附子、细辛。2 周为 1 个疗程，经 1 个疗程以上的治疗。治疗结果：显效 14 例，有效 13 例，无效 3 例，总有效率为 90%。

⑯洪畴久（中医专家）：以炙甘草汤治疗冠心病之属气血素亏，兼夹痰浊瘀血。其基本方为炙甘草、生地黄、丹参、瓜蒌皮各 15 g，桂枝、党参、阿胶、麦冬、当归、红花、薤白、生姜、法半夏各 10 g，大枣 8 枚。服上方 3 个月诸症消失。

⑰胡兆满（中医专家）：以炙甘草汤加减方（黄芪、生龙骨、生牡蛎各 30 g，炙甘草、桂枝各 10 g，生地黄 20 g，丹参 25 g，磁石 40 g，木通、五味子、大枣、党参各 12 g，当归、板蓝根、薤白各 15 g，白酒 50 mL 同煎）随症加减。治疗心肌炎 57 例。治疗结果：显效 18 例，有效 36 例，无效 3 例。总有效率为 94.7%。

⑱陈亚军（中医专家）：以炙甘草汤加减（炙甘草 15 g，党参 20 g，川桂枝 9 g，生地黄 18 g，阿胶、麦冬各 10 g，川厚朴 8 g，炙麻黄 3 g，生姜 6 g），治疗低血压 50 例。治疗结果：显效 38 例，有效 12 例。平均治疗日期为 15.8 天。

⑲吴巩新（中医专家）：以炙甘草汤中的阿胶换鸡血藤，加川芎、制首乌。治疗脑外伤后遗症，获得满意疗效。

⑳王忠民（中医专家）：凡为阴阳失调、气血不续、营卫亏虚和心荡神溃者，与炙甘草汤方证吻合，皆可增损投之，不必脉结代诸症悉具，运用此方治疗血证，每获卓效。

㉑王伯超（中医专家）：以炙甘草汤重用炙甘草（20～40 g），治疗妇科出血、如崩漏、月经过多、胎漏及恶露不绝，可获良效。偏热去桂枝，加旱莲草或黄芩、黄连、黄柏、栀子；有瘀血者加桃仁、红花或失笑散；便溏者加麻仁；因虚而胎漏者，去麻仁，加菟丝子、川续断。

㉒俞慎初（福建中医药大学教授）：俞老以温胆汤（竹茹、茯苓各 10 g，枳壳、法半夏各 6 g，陈皮 5 g），加远志、薤白各 6 g，酸枣仁、太子参各 12 g，瓜蒌 24 g，五味子、炙甘草各 3 g。治疗心悸，疗效颇佳。

㉓万文漠（名老中医）：万老用炙甘草汤加玉竹、丹参各 30 g，生地黄、赤芍、枣仁、龙齿各 10 g，治疗心律失常，随症加减，可取得心应手之妙。

㉔李培生（湖北中医药大学教授）：以炙甘草汤（麦冬 15 g，炙甘草、阿胶、火麻仁各 12 g，人参 10 g），加生地黄、茯神各 15 g，砂仁、炒山楂、大

枣各 10 g，组成"滋阴和阳汤"。具有滋阴和阳、益气养血之功效。主治自主神经功能紊乱、心肌病、冠心病等引起的房性或室性期外收缩、心动过速、心房纤颤等。临床特征为心悸气短，自汗，少寐多梦等。

㉕ 坂口佳司（日本中医专家）：以炙甘草汤治疗心律失常 33 例，总有效率为 67%。

㉖ 三浦義正（日本著名中医专家）：长期高热经用各种抗生素治疗均未退热的心包炎、肺炎及肾盂肾炎，应用炙甘草汤，效果良效。

㉗ 浅田惟常（宗伯）（日本中医专家）：此方以心动悸为目的。凡心脏之血不足，则心尖或大动脉动摇而悸。心脏之血不能激动血脉，时或间歇，则脉结代。此炙甘草汤滋养心脏之血，润流脉路，是以此治动悸。即人迎边血脉凝滞，气急促迫者，亦效，是余数年之经验也。

搏正街壁匠宗助之妻，消渴数日不解，一医以为胃热而屡下之，消渴仍不止。舌上赤烂，糜烂至齿龈，不能饮食，脉虚数、浊唾有腥臭，余以为肺痿之一症，与炙甘草汤加桔梗而愈。

㉘ 有持常安（桂里）（日本汉医学家）：炙甘草汤，此乃仲景治伤寒脉结代心动悸之圣方也。孙思邈用以治虚劳、王刺史用以治肺痿。凡仲景诸方，通变如此。然此方之妙用在于结代脉，故一名复脉汤。无论何病，但脉结代者，当先用此方。

㉙ 大冢敬节（日本汉医学家）：炙甘草汤以心悸亢进（或有结代脉者），营养衰退，皮肤枯燥，容易疲劳，手足烦热，口渴，大便秘结为适应证。

地黄、麦冬、阿胶有滋润清凉之效，滋润枯燥提高营养，并能解除烦热，具有间接的强心作用。麻子仁具有滋润肠壁缓下作用。人参、桂枝、甘草具有强心健胃效能。大枣、生姜能调和诸药促进吸收。故本方应用于心脏病、巴塞杜病、产褥热、肺结核、喉头结核等。但胃肠虚弱、食欲衰退、有下利倾向者，不可使用。此外，突眼性甲状腺肿（甲状腺功能亢进）用炙甘草汤加桔梗治之，有著效。（《汉方诊疗实际》）

㉚ 尾台元逸（榕堂）（日本汉医学家）：骨蒸劳热，抬肩喘息，多梦不寐，盗汗，痰中血丝，寒热交往，颊红赤，巨里动甚，恶心不愤气，而欲吐之，宜炙甘草汤。若下利，去麻仁加干姜，水煮之为佳。

2. 甘麦大枣汤（《金匮要略》）

方中用甘草以甘平柔润；用小麦以养心气，用大枣以补虚润燥，缓肝急并治心虚，才能达到养心安神之目的。三味甘药配伍，具有甘缓滋补、柔肝缓急、宁心安神之效。《补正》云："三药平和，养胃生津化血，津水下达水脏，则藏不躁而悲伤太息诸症自去矣。"正如《医宗金鉴》云："藏，心脏也。若七情所伤，则心不得静，而神躁动不宁也。"根据症状及方药分析，本病是始于肝，伤及心脾累及于肾，如《黄帝内经》有"肾病者，善呻数欠"之说。本病在临床上除原文所述症状外，还伴有心烦、易怒、失眠、便秘诸症，可合以酸枣仁汤治疗，或加山药、地黄、当归、白芍、茯神、五味子、龙骨、百合等。

（1）原文用法与原方用量：妇人脏躁[1]，喜[2]悲伤欲哭，象如神灵[3]所作，数欠伸，甘麦大枣汤主之。（金匮妇人杂病：6）甘麦大枣汤方甘草三两，小麦一升，大枣十枚，上三味，以水六升，煮取三升，温分三服。亦补脾气。

（2）注释：[1]躁：指急躁、躁扰。[2]喜：常。[3]神灵：见经方安神剂百合地黄汤注释。

（3）功效配伍：甘麦大枣汤补脾益肺，安神宁心。方中小麦甘平养心安神，健脾气，补肺津，益肾阴，疏肝郁；甘草、大枣甘润补益脾胃，生津润燥，并能缓解肝急，所谓"肝苦急，急食甘以缓之"。尤在泾《金匮要略心典》谓："小麦为肝之谷，而善养心气；甘草、大枣甘润生阴，所以滋脏气而止其燥也。"诸药合用使气血化生有源，肝有所藏，心肺得养，脏躁得治。本方组成纯属用甘润之品以补诸脏之气阴。方后曰"亦补脾气"，周扬俊《金匮玉函经二注》认为："乃肝病先实脾，不惟畏其传，且脾实而肺得母气以安。"

（4）加减：心烦失眠，舌红少苔，心阴虚明显者，可加生地黄、百合、柏子仁以养阴安神；头目眩晕，脉弦细，肝血不足者，加酸枣仁、当归以补肝养血安神；大便干燥，血少津亏者，加黑芝麻、何首乌、当归以养血润燥通便。

（5）医论：脏躁属情志之病，多为思虑悲哀过度所致。《灵枢·本身》说："心怵惕思虑则伤神"，又说"心藏脉，脉舍神，心气虚则悲""肝悲哀动中则伤魂"。盖因"心主身之血脉"（《素问·痿论》），"肝藏血"（《素问·调经论》），"肝者……魂之居也"（《素问·六节脏象论》）。《金匮要略》亦谓："邪哭使魂魄不安者，血气少也；血气少者，属于心，心气虚者，其人则畏，合目欲眠，梦远行而精神离散，魂魄妄行。"《金匮方论衍义》卷一注曰："神之所以任物而不乱者，由气血维持而之以静也。若气血衰少，则神失所养而不宁。并神出入者谓之魂，守神之舍者谓之魄，神不宁则悲，悲则魂魄不安矣。"今思虑忧伤过度，耗伤阴血，心肝失养，神魂不安，则见精神恍惚，时常悲伤欲哭，不能自主，心中烦乱，睡眠不安，甚则言行失常，"象如神灵所作"（《金匮要略》）。由于心肝阴血不足，阴不配阳，阳欲入阴，上下相引，故呵欠频作。舌红少苔，脉象细数，均为心肝阴血不足之征。总之，脏躁与心肝二脏关系密切，以脏阴不足为病机要点。本方现代常用于精神分裂症、顽固性失眠、更年期综合征、自主神经功能紊乱、小儿紫癜性肾炎、小儿神经系统疾病、焦虑症、心血管疾病等证属思虑悲哀过度、心肝失养、脏阴不足之神魂不安者。

（6）方论：本方所治为思虑悲哀过度，心肝失养，脏阴不足之神魂不安证。根据《素问·脏气法时论》"肝苦急，急食甘以缓之"，《灵枢·五味》"心病者，宜食麦"之旨，治宜甘润平补之品，以调其肝、养其心为法。小麦，味甘性凉，归心肝经，《名医别录》卷二谓其"养肝气"，《本草再新》言其能"养心、益肾、和血、健脾"，故本方重用，养心补肝，安神除烦，为君药。甘草甘平性缓，"补益五脏"（《药性论》），"安魂定魄，补五劳七伤，一切虚损，惊悸，烦闷，健忘。通九窍，利百脉，益精养气"（《日华子本草》卷五），本方用之，功可补养心气，和中缓急，资助化源。大枣甘平质润而性缓，补脾益气，补血调营，养心安神，既可协助甘草缓急柔肝、调和阴阳，又助甘草补中益气、益生化之源，共为臣药。全方药仅三味，甘润平补，养心缓肝，和中安神。心主血，肝藏血，脾生血，心肝脾之血充，则五脏之阴亦旺，脏躁之证可愈。

（7）方证论治辨析：甘麦大枣汤治妇人脏躁，气阴俱虚证。症见喜悲伤欲哭，象如神灵所作，频作欠伸。脏躁多由情志抑郁，或思虑过度，或肝气郁结，或七情过激，五脏失调，五志化火，耗气伤液，导致五脏气阴俱虚，神情躁扰。心气虚则神乱，故如神灵所作；心肺气虚则喜悲伤欲哭；脾肾气虚则频作欠伸，神疲乏力。本病从发病看，为情志不遂而化火伤阴；从症状看，以心神症状较突出；从用药看，又以治脾为主。故脏躁为诸脏气阴俱虚，治宜补益心脾、安神宁心，方用甘麦大枣汤。对于脏躁病名众说不一，如尤在泾《金匮要略心典》谓："脏躁，沈氏所谓子宫血虚，受风化热者是也，血虚脏躁，则内火扰而神不宁，悲伤欲哭，如有神灵，而实为虚病。"吴谦《医宗金鉴》谓："脏，心脏也，心静则神藏。若为七情所伤，则心不得静，而神躁扰不宁也。"黄树曾《金匮要略释义》谓："由五脏阴液不足，情志刺激导致。"

（8）应用：①本方以神经系统疾病为重点，不独治脏躁，可扩大应用于气血不足之癔症、小儿夜啼、神经衰弱之失眠、无故悲伤欲哭等。②时至今日，脏躁病有增多之象。从临证观察，城市多于农村。医师常把脏躁等同于更年期综合征，有失全面。因脏躁病没有汗多、失眠、易怒之主证。若气血不足，精神疲乏，不能入眠，选用甘麦大枣汤；若虚汗多，手足心热，皮肤热，疲乏无力，心烦失眠，舌质淡，脉细无力，大便不干，病程较长，印会河老师常以本方合二仙汤有效；若其人如狂，烦躁易怒，汗多口渴，身热而失眠，苔黄便秘，改用桃核承气汤为佳。

（9）用方思路：《金匮要略》百合病、梅核气、脏躁皆为情志疾病。百合病为心肺阴虚内热，致情志失调，治以养阴清热的百合地黄汤为代表方；梅核气为七情郁结，痰凝气滞，治以半夏厚朴汤开结化痰，顺气降逆；脏躁为肝气郁结化火伤阴致心脾肺俱虚之证，治以甘麦大枣汤补脾益肺，安神宁心。临床用甘麦大枣汤治疗癔症、精神分裂症、抑郁症、神经症、神经衰弱、更年期综合征、小儿夜啼等疾病。

（10）医案举例

①朱良春医案：邵某，女，35岁，教师。无悲自哭，涕泪交流，举发无常，胸闷太息，每于情绪激动而加重。证乃脏躁。治当和缓心气，解郁柔肝。太子参、朱茯苓各15g，合欢皮12g，夜交藤、淮小麦各30g，石菖蒲、淫羊藿各12g，甘草3g，大枣12枚。服12剂后，因他病就诊时云已2个月未发。按语：脏躁证用甘麦大枣汤为常法，加太子参、合欢皮益气调肝，更为合辙。

②程杏轩医案：长林胡某，延诊妇病，据诉证经半载，外无寒热，饭食月事如常，唯时时悲泣，劝之不止，询其何故，伊不自知。延医多人，有云抑郁用逍遥散者，有云痰火用温胆汤者，药俱不效。又疑邪祟，禳祷无灵，咸称怪证，恳为诊治。视毕出语某曰："易治耳。"立方药用甘草、小麦、大枣。某问病名及用药方法。余曰："病名脏躁，方乃甘麦大枣汤，详载《金匮玉函》中。未见是书，不识病名，焉知治法，宜乎目为怪证也。"某曰："适承指教，足见高明，但拙荆病久，诸治无功，尊方药只三味，且皆平淡。未卜果能去疾否？"余曰："此仲圣祖方。神化莫测，必效无疑。"服之果验。

③梁某，男，53岁，干部。1980年12月2日初诊。失眠两年余，每夜仅入睡2小时。心悸，耳鸣，口苦，大便干结，伴有肛裂出血、肛周湿疹。舌嫩红，苔中黄腻，脉弦细。心神不宁，湿热留恋。治拟养心安神，清化湿热。

处方：甘草5g，淮小麦30g，白石英15g，柏子仁12g，茯苓12g，生地榆9g，炒黄芩9g，丹参12g，朱灯心5扎，大枣7枚。7剂。

12月9日二诊：服上方后，睡眠改善，口苦减，大便调，然起头痛。脉细缓，苔薄腻。处方：前方加枣仁粉 6 g，川芎 9 g，知母 6 g，7 剂。

12 月 19 日三诊：睡眠大为改善，每夜已可睡 5 小时。头痛、口苦均减，肛裂未愈。脉细，舌胖。予 12 月 9 日方，地榆加至 12 g，加当归 10 g。

④朱某，女，50 岁，干部。1980 年 10 月 17 日初诊。近 3 个月来心神不宁，坐立不安，夜不能寐；乏力，头晕，纳差；服氯丙嗪后减轻，但仍烦躁，悲观，大便干结；月经未净，经期紊乱。脉弦，苔白腻。治以化痰润燥。

处方：炙甘草 5 g，淮小麦 30 g，陈皮 10 g，姜半夏 10 g，竹茹 10 g，炙远志 5 g，石菖蒲 2.5 g，白金丸（分吞）2.5 g，白芍 15 g，大枣 7 枚，指迷茯苓丸（包煎）30 g，7 剂。

10 月 24 日二诊：服上方两剂后，矢气多。5 剂后，情绪能控制，精神较前好些，但仍不能看书用脑。昨起西药已全部停服。口干，纳差。腻苔已化，但舌红开裂，脉滑。月经已净，大便隔日一行。治予养阴润燥。处方：炙甘草 5 g，淮小麦 30 g，鲜生地黄 30 g，玄参 10 g，麦冬 10 g，枸杞 12 g，石斛 12 g，生白芍 20 g，生麦芽 15 g，茯苓 12 g，白石英 15 g，大枣 7 枚，7 剂。

10 月 31 日三诊：躁动已控制，但时有心悸、口干、大便干结。舌红，脉细滑数。治从原法。予 10 月 24 日方去茯苓加谷芽 15 g，火麻仁 10 g。7 剂。

11 月 7 日四诊：无躁动，但夜寐不安，口干，纳差，乏力。脉弦滑，舌红，开裂，苔干。治当滋阴和胃。处方：炙甘草 5 g，淮小麦 30 g，鲜生地黄 30 g，麦冬 10 g，玉竹 10 g，石斛 12 g，生白芍 10 g，火麻仁 10 g，丹参 12 g，谷、麦芽各 10 g，陈皮 6 g，白石英 15 g，大枣 7 枚，14 剂。

11 月 28 日五诊：精神爽朗，情绪稳定，唯夜眠梦多，纳欠佳，大便不畅。脉弦细，舌胖，中心剥落苔。治以原法。予 11 月 7 日方去鲜生地黄，加制川军 2.5 g，大腹皮 10 g，7 剂。

⑤刘某，女，37 岁，1999 年 3 月 8 日诊。病史：失眠年余，间断发作，近因婆媳不睦，怒气横生，竟彻夜不眠，烦躁不安。白天头昏脑涨，沉默寡言，苦思苦想，总是沉浸在烦闷气氛之中。不料，昨夜突然悲伤哭泣，背部发冷，头皮发炸，神情失态，向如神灵所作，连续呵欠，问其所苦，不堪回答，深思昧昧，忧郁重重，目睛直视，头脑失灵，舌红苔腻，脉沉弦且涩。辨证：怒气伤肝，心肝血燥，心神不宁。治法：疏肝解郁，养心缓肝，安神定志。方药：甘麦大枣汤加味。组成：甘草 30 g，淮小麦（先煎开花后内诸药）60 g，大枣 15 枚，当归 18 g，白芍 30 g，炒枣仁 30 g，知母 12 g，川芎 10 g，柴胡 12 g，枳实 18 g，龙齿 30 g，合欢皮 20 g。每日 1 剂，水煎，分早午晚三次

温服。

复诊：药服 7 剂，神情失态得到控制，眼神灵活，问有对答，见有反应，睡眠稍安。嘱其心理开导，解劝和消除怒气矛盾，树立良好的生活憧憬，追求美好的未来，配合服药治疗，月余恢复正常。

⑥患者，男，42 岁，军官。症见自汗，恶风寒，稍一风吹即冷汗大出，心悸乏力，头晕，腰腿酸痛，腹胀，胃纳差，尿短黄，大便秘结。病已 1 年，住部队医院，诊断为自主神经功能紊乱。诊其舌质稍红，苔白，脉弦，两寸弱。治以甘麦大枣汤加味。处方：浮小麦 45 g，甘草 9 g，大枣 4 枚，糯稻根 30 g，黄芪 12 g，太子参 15 g，茯苓 15 g，白芍 15 g。服上方 20 剂。再诊时诸症好转，恶风汗出已少，精神、体力见佳，舌红，有齿痕，苔白稍厚，脉两寸弱，关尺稍弦。照上方加白术 6 g，服 7 剂后，除迎风仍有少量汗出，睡眠欠佳之外，其他症状均已消失。再服方 15 剂而愈。追踪两年半未再复发。此病以自汗为主证，汗为心液，心悸、腹胀、纳差等均属心脾两虚，故甘麦大枣汤之麦用浮小麦，取其能敛汗。四君子汤最初不用白术而加白芍，是因其舌红、便秘。用糯稻根与黄芪，意在加强固表敛汗。

⑦患者，女，16 岁，1992 年春初诊。因与其母经常拌嘴，不听劝说，常哭泣，情绪低落，饮食减少，夜里有时大哭，有时叫骂，学习不能集中精力，成绩下降。其母很是着急，想带她来看病，但叫不来。考虑给甘麦大枣汤稳妥，予生甘草 10 g，小麦 30 g，大枣（劈）10 枚，7 剂，水煎服，药后一切如常。

⑧患者，女，47 岁，2014 年 5 月初诊。因心急汗多，一日数次发作，手足心热，身热，难以入眠。无缘无故心烦意乱，善忘易怒，疲乏无力，任何事都不想干，月经量减少，色暗，二便正常，脉细无力，曾服知柏地黄丸及加味逍遥丸，效果不明显。予二仙汤合甘麦大枣汤，方用：仙茅 12 g，巴戟肉 12 g，淫羊藿 10 g，当归 10 g，知母 10 g，黄柏 6 g，生甘草 8 g，小麦 24 g，大枣（劈）6 枚，炙鳖甲 15 g。7 剂，水煎服。药后诸症明显好转，汗减少，能安睡，精神好转，继予本方 7 剂。

⑨患者，男，65 岁，退休，2014 年 7 月初诊。患者虚汗明显增多，恶风怕冷，畏寒，疲乏无力。腰酸腿软，饮食减少，口干，苔白腻，脉沉细无力，大便稀，曾两次住院治疗，病情如故。予二仙汤加味，方用：仙茅 12 g，巴戟肉 12 g，淫羊藿 10 g，当归 10 g，知母 6 g，关黄柏 6 g，炙鳖甲 15 g，藿香 6 g，佩兰 10 g，茯苓 15 g，薏苡仁 24 g，山萸肉 15 g，生姜 6 g。3 剂，水

煎服。药后虚汗明显减少，精神体力好转，患者甚喜，仍予原方7剂，以消息之。

⑩某女，48岁。心慌，呼吸急促，发喘，发作性颜面发红、发热，有胸部阻塞感，严重时有被窒息样，伴有严重失眠，已持续发作约1年。1年前月经不规律，量时多时少。自此后上述症状依次发生，尤以经期前后更为明显，经医治无效。体形消瘦，颜面潮红，精神高度紧张，呼吸及说话均表现极度不安，急促非常。心脏心律、心率正常，肺部（－），腹部正常，血压19.3/12 kPa（145/90 mmHg）。入院诊断：更年期综合征。用苯巴比妥、三溴剂、卵巢素等无效，后改用甘麦大枣汤，小麦30 g，甘草3～6 g，大枣10枚。水煎服，每日1剂。服至3剂后，症状基本消失，能熟睡6～7小时，并可自理生活，服至12剂后，症状全失出院。

甘麦大枣汤有镇静、催眠、抗惊厥作用；能抑制中枢多巴胺能药物诱发呵欠的作用；能明显增加子宫重量；有抗氯丙嗪中毒作用；还有升高白细胞的作用；类雌激素样作用和耐缺氧作用。

⑪某女，18岁，中学生，于1997年6月10日初诊。患者心悸、胸闷1个月余，曾在当地某医院诊断为病毒性心肌炎。心电图提示窦性心律不齐伴频发房性期前收缩。经静脉滴注极化液和营养心肌等药治疗半个月，期前收缩转为偶发，但心悸、胸闷改善不显。诊见：心悸频作，稍动则剧，伴心烦急躁，乏力气短，眠差梦多，口干且苦，时欲悲哭，面色苍白，舌质淡红少苔，脉弦细无力。证为肝郁脾虚、血不养心所致。治宜缓肝补脾益气，养血宁心安神。处方：浮小麦20 g，炙甘草15 g，大枣5枚，苦参9 g，丹参10 g。3剂，水煎服。

二诊：3天后复诊，诉病减大半。嘱再进上方7剂，药尽病愈。

按语：本例患者为女中学生，因高考迫近，心急如焚，加之平日思虑过度，劳伤心脾，致肝郁、心虚、脏阴不足而发本病。治用甘麦大枣汤为基础，缓肝补脾，宁心安神，加苦参、丹参旨在清心坚阴，药证相符，获效甚佳。

⑫某女，27岁，已婚，生有一女。自诉生小孩后，常因一些生活琐事烦恼，心情自不佳，1年前开始便秘，3～4天1次，排便乏力，医以导泻剂服之，得以缓解，时间一长，不服药则大便更难，后来泻药一停则发，每次都需以泻药来解决，非常苦恼。近来大便干燥，7～8天排便1次，服泻药也无效。诊见：精神萎靡，心情抑郁，烦躁，悲伤欲哭，左下腹胀痛、矢气，舌苔薄黄，脉弦稍滑。证属脏躁型便秘，遂拟甘麦大枣汤加味。处方：浮小麦、

酸枣仁各 30 g，炙甘草、远志、茯神、佛手、枳壳各 10 g，大枣 8 枚。每日 1
剂，水煎服。

二诊：连服 10 剂后，诸症大减，大便两日 1 行，排便轻松，仍觉胃脘微
痛、嗳气、胀闷。用上方加生赭石、旋覆花各 10 g，连服 5 剂痊愈。随访一切
正常。

按语：大凡脏躁患者，皆因情志因素导致支配肠道运动的交感神经和副
交感神经紊乱，引起结肠运动功能和内分泌功能失调，使肠道痉挛、肠腔变
窄，这种非推进性的强度收缩，患者常觉左下腹部疼痛、矢气、便秘等。因大
便在肠腔内滞留过久，内含水分过量被吸收，以致粪便干硬或呈球状。脏躁患
者常因思虑过度、情志抑郁，导致心血暗耗，若用峻下荡涤肠胃，虽显效于一
时，久之因破气耗血，大便更难下，用甘麦大枣汤治疗能取得满意的疗效，且
很少复发。因甘麦大枣汤有益气养血、补脾柔肝的功效，心血充盈则神安，神
安则自主神经趋于平衡；脾运则化源足，肾气充盛，肾司二便，故大便自畅。
而且甘麦大枣汤可以长期服用，无不良反应。

⑬某女，33 岁。丈夫去世，常精神抑郁，胸闷常太息，终日神志恍惚，
失眠健忘，纳食不香，以致 2～3 个月来常出现梦中与爱人交合，形体日渐消
瘦，神疲乏力，月经闭止。舌淡红，苔薄黄，脉弦细数。证属肝郁化火伤阴，
营阴暗耗，神不守舍。治拟疏肝解郁，养心宁神。方用甘麦大枣汤加味治之，
处方：炙甘草 10 g，大枣 10 枚，柴胡 12 g，远志 9 g，黄连 6 g，炒枣仁、合
欢皮各 15 g，淮小麦、生龙骨、生牡蛎各 30 g。水煎服，每日 1 剂。

二诊：服药 10 剂，自感心情欣快，纳食增加，夜能入眠，梦交消失。后
继以安神补心丸调服，以资巩固。

按语：此患者因情志抑郁，郁久化火，伤阴耗液，营阴暗耗，神不守
舍，故发梦交。治用甘麦大枣汤补益心脾，安神宁心，加柴胡、合欢皮、炒枣
仁、远志疏肝解郁，养心安神，开通心气；阴虚则火旺，故用黄连泻心火，生
龙骨、生牡蛎以平肝潜阳安魂，神魂守舍，梦交自除。

⑭某女，33 岁，农民。心烦意乱，整日关门闭户，面壁而卧，似睡非
睡，闻声音响动则烦，饮食懒进，不理家务，已 3 个月有余。其夫谓其病前性
情爽朗，直言快语，手脚勤捷，患病后与前判若两人，少忤其意轻则独坐独
卧，暗自抽泣，重则摔盘掷碗，无名火起。询其病起何时何因，称 3 个月前
因计划外怀孕 5 个月，行引产术后，心中惕惕不安，如被人追捕，剑突下如
揣兔，突突而动，按之亦不可歇，坐卧不宁，夜不能寐，昼则神思恍惚，懒

于劳作。3个月来易医数处，皆谓神经衰弱，中西药物并进，间有小效，终则无效，精神病院诊断为神经症，服药10多日无效，病情有加剧之势。阅其病历，所用中药不外当归、熟地黄、白芍、枣仁、麦冬、龙骨、牡蛎等养血安神之属，何以不效，必有其故。细观其面，虽神情悲伤淡漠，但绝无血虚之病色，舌质淡红，苔薄白，脉细弦。查心电图正常。因思患者妊娠5个月，实属不易，虽被说服引产，其实心中不甘，情志抑郁，肝郁化火伤阴，灼伤内脏阴液，发为脏躁。于是投以甘麦大枣汤加味，处方：甘草、大枣各15 g，小麦50 g，生地黄、熟地黄、白芍、苏梗各10 g。3剂。

二诊：3日后，见其喜形于色，云服药后美睡一大觉，醒后顿觉心中豁然开朗，四肢酸懒消失。效不更方，续进5剂痊愈。

⑮ 某女，35岁。产后失血过多（出血量达1500 mL）而发生盗汗诸症，他医投止盗汗片、钙剂、多种维生素参合治之罔效，后又用桂枝龙骨牡蛎汤等10余剂，均不见好转，迁延至诊时2个月有余。诊见：面色苍白，心悸少寐，气短神疲，肢体倦怠，纳差，入夜即盗汗淋漓，湿透衣被；醒后汗止，肢体湿凉。舌淡，苔白薄，脉虚弱。证属产后血虚，心神失养。投甘麦大枣汤加味，处方：炙甘草15 g，淮小麦、黑豆各100 g，大枣10枚，桂枝10 g。每日1剂，分3次于饭前服。

二诊：服8剂后，其症大减，盗汗明显减少。继服10剂，病愈。

按语：汗乃阴之液，汗血同源。心血不足则血不养心，心神浮越，心血不藏而外泄则睡中汗出。气血不足则面色苍白，气短神疲，肢体倦怠。脉虚弱、舌淡，均为血不能营舌鼓脉故尔。前医曾用止盗汗片、钙剂、多种维生素等，只能调达营卫而不能生血，故盗汗不愈；桂枝龙骨牡蛎汤虽能止汗，但生血增阴液力较差，盗汗亦不能速去。以甘麦大枣汤加味，方中甘草、大枣甘润补中缓急而补中气，小麦养心阴、安心神以生血，桂枝升发胃气，调达营卫和阴阳，黑豆补肾气、滋肾阴以达水火共济，阴阳相交，营卫偕和，阴血得充，盗汗自止。

⑯ 某男，5个月，于1998年4月就诊。出生时体重2.2 kg，为8个月早产儿，一直人工喂养，缺乏户外活动，易感冒，大便常稀薄、量多。现体重6 kg，初期症状显著，不分寤寐汗多，面黄，夜间惊啼，枕秃显见，颅骨软化，肢软无力，舌淡，苔白，指纹色淡达气关。血生化检查血钙、血磷浓度偏低。曾服用葡萄糖酸钙口服液及鱼肝油滴剂等多种药物，疗效均不显著。西医诊断：佝偻病活动期。中医诊断：汗证。辨证为脾虚气弱、心肝失养，治宜健

脾益气、养心柔肝。方用甘麦大枣汤加味，处方：甘草、菟丝子各 5 g，小麦 10 g，大枣 5 枚。水煎取汁 40 mL，分次温服，日 1 剂。

二诊：坚持服用 20 剂，患儿精神食欲极佳，生长发育各项指标正常。继用甘麦大枣汤 15 剂，随访至 2 岁，在此期间未患过肺炎、腹泻等病证，提高了抗病能力。

按语：佝偻病按其程度分属于"汗证""五迟""五软""鸡胸""龟背"等范畴。古有"脾常不足，肾常虚""肺脾皆不足"之说。而肺、脾、肾三脏不足，起于先天，如后天调护得当，则气血生化有源，小儿能正常发育。本例辨证为脾虚气弱，先天禀赋不足，加之后天失养，气血生化无源，心血不足，肝失疏泄所致。故补脾至为关键，方中三药均甘能益气、补虚，小麦宁心安神，甘草、大枣缓急和中，佐以菟丝子滋养肝肾、平补阴阳，共奏奇效。本方口感好、吸收快，适合儿童长期服用，并可间接调节机体免疫力，篱笆固密，则脏气安和。

⑰ 某男，2 岁。自小用奶粉喂养，自去年夏季因感受暑邪引起高热，高热退后，津液受耗，出现盗汗症状，夜间尤甚，经用多法治疗仍见效甚微。刻症：患儿食少，心烦，口干渴，思冷饮，形体消瘦，夜卧盗汗。药用：浮小麦 30 g，大枣 5 枚，炙甘草、太子参、乌梅、五味子各 5 g，石斛、玉竹各 6 g，生山药 10 g，生谷芽 8 g，麦冬 9 g。水煎服，每日 1 剂。

二诊：服药 2 剂后，盗汗大减，诸症均轻，又加减继服 3 剂而愈。

按语：盗汗是一些疾病所表现出的一种症状，多为阴血虚亏所致。小儿为稚阴稚阳之体，形气未充，脏腑功能不健，一旦感受暑邪，容易耗伤气液，或小儿脾胃素弱，若过饥过饱，冷热不匀，日久脾胃受伤，运化无权，化源不足，则心失所养，心主血脉，汗为心液，心气虚则汗出。甘麦大枣汤中小麦养心益气敛汗，炙甘草温中补虚，大枣补脾和营，甘温平和，补而不滞，温而不燥，三味合用，能获得益气养心补血、健脾敛汗的较好疗效。

⑱ 某男，8 岁，于 1999 年 9 月 10 日来诊。家长代诉：患者 1 个月来，夜睡初始安静，在晚上 12 点左右，先喃喃自语或啼哭，继则起床在房间行走，或在床上跳跃，或去厨房，或上卫生间（但并不如厕），片刻（1～3 分钟）又自己回床上睡觉，家长呼之不应，次日全无记忆。频频发作，多则每周 5～6 次，少则 2～3 次。平素多汗，纳呆。观其面黄无华，精神倦怠，舌质偏红、苔薄净，脉沉细数。虑其心之气阴不足，神不守舍，治以益气养阴、宁心安神，药用浮小麦 30 g，甘草 6 g，大枣 5 枚，太子参 10 g，灵磁石（先煎）

30 g，3 剂，水煎服。药后夜眠安静，不下地游走，偶尔在床上坐起，捏捏被子，精神较好，纳增。再服原方 2 剂，病愈。随访半年未复发。

按语：患者夜间行游，意识蒙眬，似醒非醒，动作无目的，答非所问，乃心神不宁，阳不入阴，心阴不足使然。特别是儿童乃"纯阳之体"，阴本不足，"阳常有余"，患儿就易多汗，多惊多梦，若再因惊恐、焦虑等因素极易造成阳气外越，使心神出窍而成"夜游"。方中浮小麦味咸、涩，且用量偏大，将其作为主药使用，以加强收敛心气心神之功。《本草汇言》言其入心经，养心敛汗。大枣性味甘温，补中益气，并润脏躁，《本草汇言》载其治惊悸怔忡、健忘恍惚、精神不守等。甘草甘平，补脾益气而养心气，振中阳。诸药共奏益气养心安神、敛阴潜阳镇静之功，而用于心阴不足、心神不宁之夜行症，果获良效。如盗汗多者加五味子 10 g、自汗多者加太子参 10 g、夜惊明显者加灵磁石（先煎）30 g 等，一般加减较少，疗效稳定可靠，大多患者 3～5 剂即可痊愈。服药无不适，未发现任何不良反应。

⑲ 某女，41 岁。舌头疼痛已有年余，每遇劳累而发，1 个月前因精神创伤，疼痛加剧，言语饮食皆受影响，患者不堪其苦，多方求医未效。诊见：患者形神憔悴，面色无华，舌头疼痛而部位游走不定，稍有烦怒，则鼻中衄血。检查右鼻黎氏区粗糙渗血，双下甲稍大。舌体柔软有触痛，边尖红，苔薄黄，脉细数。证属肝气悒郁，致五志之火内炽上焚。治拟柔肝泻心，熔甘麦大枣汤、导赤散于一炉。处方：甘草 6 g，小麦 20 g，大枣 5 枚，胡黄连 3 g，生地黄、竹叶、木通、黑山栀各 10 g，灯心草 3 扎。

二诊：服药 5 剂，痛停衄止，诸症若失。再服 5 剂，追访 3 个月，未复发。

按语：本例患者心阴素虚，复遭情志所伤，致五志之火上焚而舌痛、鼻衄。察脉观症，本虚标实，故用甘麦大枣汤养阴柔肝，导赤散清心除烦，一补一清，标本兼顾，遂收显效。

⑳ 某男，34 岁。3 日前与家人争吵时，忽感面红面胀，耳中憋气，耳不闻音，此后即时聪时聩，轮番出现，殊不稳定，伴有耳鸣、失眠、口苦。检查：两耳鼓膜正常。舌红，苔薄，脉弦。证属情志不畅，肝郁气滞，化火上冲。《黄帝内经》云："肝苦急，急食甘以缓之。"方宗甘麦大枣汤加味，处方：甘草、当归、龙骨（先煎）、蔓荆子各 10 g，牡蛎（先煎）25 g，白芍、牡丹皮各 6 g，淮小麦 30 g，石菖蒲 3 g，大枣 7 枚。

二诊：4 剂后，耳聋时间缩短许多，唯在下午偶有发生，闻噪声则烦躁，且耳聋、耳鸣、失眠、口苦均轻，仍予原方加减 10 剂而愈。

按语：足厥阴肝经络于耳，肝气不顺，最易上犯耳窍。本例系情志不遂、动火伤阴所致，缓其肝急，应为大法。方中辅以归、芍、丹、蔓养阴泻肝；龙、牡、菖蒲定惊安神，使肝之体用平衡，鸣聋自愈。

㉑某女，27 岁。恙由吃鱼引起，开始疑有骨刺咽部，以后一直咽喉不舒，严重时甚至疼痛、吞咽不利，症已 1 个月。诊见：患者性情急躁、焦虑，胸闷不畅，颈项牵制感，夜寐眠少，梦多，口干口苦。检查：咽喉部未见异常，舌红，苔少，脉细。证属气郁化燥，肝失柔润，心血暗耗，神明内乱。治以润肝之阴，缓肝之急，养心之血，安心之神。处方：甘草、白芍各 6 g，小麦 20 g，大枣 5 枚，生地黄、当归、酸枣仁、五味子、丹参、淮山药各 10 g。

二诊：4 剂药后，咽喉疼痛、吞咽不利未曾出现，急躁、焦虑缓解，睡眠好转，但仍感咽部不舒。原方加薄荷 6 g，继服 5 剂，诸症悉除，性情亦爽，继续调理 1 周巩固疗效。

按语：咽喉异感，主因忧思、气郁，心肝阴虚导致，故立养心安神、柔肝缓急之法，选用甘麦大枣汤为主方，治疗后获效。

㉒某女，47 岁。执教 20 余载，嗓门一直清亮，前段时间因心情不悦，躁急而致陡然失音。刻诊述病，以笔代言，偶尔有声也断续不能成句，但咳嗽声响而无沙哑感，伴胸膺作闷，不思饮食。检查：咽部不红，后壁少数淋巴滤泡增生。会厌不充血，声带正常。舌红，苔薄，脉平。《景岳全书·音瘖》云："惊恐胺郁，卒然致瘖者，肝之病也。"急取甘麦大枣汤柔肝缓急，宣肺开音。处方：甘草 10 g，小麦 30 g，大枣 7 枚，蝉蜕 3 g，薄荷 6 g，苏梗 10 g。
二诊：服 18 剂，声音渐开，饮食增加。继服 10 剂，痊愈。

按语：失音之病，有外感所致，有内伤所生。本例系情志不悦，气机不畅，影响肺气发音而病，若单纯宣肺开音，不究致病之因，恐难奏效。方中用甘麦大枣柔肝缓急治其本，薄荷、蝉蜕、苏梗宣肺开窍顾其标。药味平常，收效却著。

3. 甘草泻心汤（《金匮要略》）

其方即以半夏泻心汤加重甘草用量而成。仲景有半夏、生姜、甘草三泻心汤，其方药组成、病因、病机及适应证等方面，同中有异，都是以苦泄辛开、寒热兼顾、补消兼施之和剂，方名虽三，而所用药物，芩、连、干姜、夏、参、草、姜、枣相同，实际上反是一个治法的三种加减。王旭高谓："半夏泻心，治寒热交结之痞，故苦辛平等；生姜泻心，治水热结之痞，故重用生姜以散水气；甘草泻心，治胃虚痞结之证，故重用甘草以补中而痞自除。"可谓言简意赅，得其要领。观其临床特征和适应证，三泻心汤均属阴证、里证、寒多热少、虚实错杂。

伤寒中风，医反下之，其人下利，日数十行，谷不化，腹中雷鸣，心下痞硬而满，干呕，心烦不得安。医见心下痞，谓病不尽，复下之，其痞益甚。此非结热，但以胃中虚，客气上逆，故使硬也。甘草泻心汤主之。狐惑之为病，状如伤寒，默默欲眠，目不得闭，卧起不安。蚀于喉为惑，蚀于阴为狐，不欲饮食，恶闻食臭，其面目乍赤、乍黑、乍白，蚀于上部则声喝，甘草泻心汤主之。（《金匮要略·百合狐惑阴阳毒病证治第三》）

（1）方剂组成：甘草（炙）四两，黄芩三两，半夏（洗）半升，大枣（擘）十二枚，黄连一两，干姜三两。

（2）服用方法：上六味，以水一斗，煮取六升，去滓。再煎取三升，温服一升，日三服。

（3）病机：脾虚寒热互结。

（4）治则：补虚和中，泻热消痞。

（5）方义：甘草补中益气、和脾胃，脾胃之气复，则能生化气血。黄连、黄芩清热燥湿，使脾胃不为湿热所侵。半夏、干姜辛温以宣畅气机，使湿热之邪因气机畅通而退却。大枣补益中气，扶正祛邪，与甘草相伍，以补益脾胃之气，邪祛正复。

（6）方解：①本方为半夏泻心汤加重炙甘草用量而成。主治因误下导致的寒热互结，胃中已虚，成为虚痞。仍用辛开苦降的半夏泻心汤散结消痞。重用甘草配合人参，意在缓中补虚。②《伤寒论》所载本方没有人参，而《金匮要略》《千金要方》《外台秘要》所载，均有人参三两。故本方脱落人参无疑。③脾胃虚弱，不欲饮食。湿热满于中焦，则恶心、卧起不安，影响睡眠。湿热发于上则口腔溃疡，声音嘶哑；发于下则阴部湿疹痒痛。本方为治疗复发性口腔溃疡要方。

本方主治因湿热壅塞中焦导致的胃炎、牙痛、口腔糜烂、牙周炎、舌炎、味觉障碍、口腔颊扁平苔藓等。还可用于失眠及夜舞证。胡希恕老师用本方加生石膏，治疗复发性口腔溃疡及舌炎，用维生素 B_2 无效者，多有显效。笔者多年来用本方治疗口腔黏膜溃疡、舌边舌下溃疡，均取得满意效果。炙甘草用 12～15 g，干姜改用鲜生姜，必加生石膏 30～40 g。《神农本草经》谓石膏味辛微寒。辛可以胜湿，微寒而不是多数医家所虑的大寒。只要舌苔腻，即可放心用之。

口腔溃疡若口干、口苦、苔腻、体壮，用本方加生大黄6～10g，金银花15g；若苔白腻、口臭、大便稀、体弱，本方加藿香6g，佩兰10g，生薏苡仁24g。

（7）方义：甘草补中益气、和脾胃，脾胃之气复，则能生化气血。黄连、黄芩清热燥湿，使脾胃不为湿热所侵。半夏、干姜辛温以宣畅气机，使湿热之邪因气机畅通而退却。大枣补益中气，扶正祛邪，与甘草相伍，以补益脾胃之气，邪祛正复。

（8）功效配伍：甘草泻心汤和胃补中，消痞止利。本方即半夏泻心汤将炙甘草由三两加至四两组成。炙甘草甘平，甘缓补中，健脾益胃为主药；人参、大枣甘温，助炙甘草补益脾胃，甘缓急迫；干姜、半夏温中散寒，降逆止呕，开结消痞；黄芩、黄连苦寒清泄中焦热壅。诸药相合，仍属寒热并用、消补兼施、辛开苦降之剂，但以甘缓补中为主。

（9）辨证要点：本方由半夏泻心汤重用甘草而成，具有较强的补中调虚之功，临床运用以寒热错杂、虚实并见、升降失常为基本病机，凡症见泄泻、心下痞满、纳呆、舌红或淡、苔黄润或白腻、脉沉细数或濡缓等，皆可加减使用。

（10）适用病证：以下病证符合上述人群特征者，可以考虑使用本方。

①以口腔溃疡为表现的疾病，如贝赫切特综合征、复发性口腔溃疡、手足口病、宫颈糜烂、痔疮出血等。

②以腹泻为表现的疾病，如溃疡性结肠炎、克罗恩病、直肠溃疡、直肠炎、胃溃疡、艾滋病等。

③以失眠、烦躁为表现的精神心理疾病，如精神分裂症、抑郁症、焦虑症、神经症、更年期综合征等。

④以渗出较多为表现的皮肤黏膜疾病，如湿疹、带状疱疹、银屑病等

（11）加减与合方：①便秘、舌苔厚，或有高血压、衄血者，加大黄10g。②伴有糖尿病头昏、肩痛、口渴者，加葛根30g。

（12）注家方论

①《伤寒论》第158条：伤寒，中风，医反下之，其人下利，日数十行，谷不化，腹中雷鸣，心下痞硬而满，干呕，心烦不得安，医见心下痞，谓病不尽，复下之，其痞益甚，此非结热；但以胃中虚，客气上逆，故使硬也，甘草泻心汤主之。

②王子接《绛雪园古方选注》：甘草泻心，非泄结热，因胃虚不能调剂上下，致水寒上逆，火热不得下降，结为痞。故君以甘草、大枣和胃之阴，干姜、半夏启胃之阳，坐镇下焦客气，使不上逆，仍用芩、连，将已逆为痞之气轻轻泻却，而痞乃成泰矣。

③张璐《伤寒缵论》：甘草泻心汤者，即生姜泻心汤，去生姜人参，而倍甘草干姜也。客邪乘虚，结于心下，本当用人参，以误而再误，其痞已极，人参仁柔无刚决之力，故不宜用。生姜辛温最宜用者，然以气薄主散，恐其领津液上升，客邪从之犯上，故倍用干姜代之以开痞。而用甘草为君，坐镇中州，庶心下与腹中，渐至宁泰耳。今人但知以生姜代干姜之偕，孰知以干姜代生姜之散哉？但知甘草能增满，孰知甘草能去满哉？

④吴谦《医宗金鉴》：方以甘草命名者，取和缓之意也。用甘草、大枣之甘，补中之虚，缓中之急；半夏之辛，降逆止呕；芩、连之寒，泄阳陷之痞热；干姜之热，散阴凝之痞寒。缓中降逆，泻痞除烦，寒热并用也。

⑤陈修园《长沙方歌括》：陈平伯曰：心下痞，本非可下之实热，但以妄下胃虚，客热内陷，上逆心下耳，是以胃气愈虚，痞结愈甚。夫虚者宜补，故用甘温以补虚；客者宜除，必藉苦寒以泄热。方中倍用甘草者，下利不止，完谷不化，非此禀九土之精者不能和胃而缓中。方名甘草泻心，见泄热之品得补中之力，而其用始神也。此《伊尹汤液》所制，治狐惑蚀于上部则声嘎者。方中有人参三两。

⑥柯韵伯《伤寒来苏集》：本方君甘草者，一以泻心而除烦，一以补胃中之空虚，一以缓客气之上逆也。倍加干姜者，本以散中宫下药之寒，且以行芩、连之气而消痞硬，佐半夏以除呕，协甘草以和中。是甘草得位而三善备，干姜任重而四美具矣。中虚而不用人参者，以未经发汗，热不得越，上焦之余邪未散，与用小柴胡汤有胸中烦者去人参同一例也。干呕而不用生姜者，以上焦之津液已虚，无庸再散耳。此病已在胃，亦不曰理中，仍名泻心者，以心烦痞硬，病在上焦，犹未离乎太阳也。心烦是太阳里证，即是阳明之表证，故虽胃中空虚，完谷不化，而不用人参。因心烦是胃实之根，太阳转属阳明之捷路也。凡伤寒中风，下利清谷属于寒，下利完谷属于热。《内经》所云暴注下迫属于热者是也。仲景之去人参，预以防胃家之实欤？

⑦梅国强《伤寒论讲义》：此方即半夏泻心汤加重甘草用量而成。甘草，甘平之品，独入脾胃，为中宫之补剂，能健脾胃，固中气之虚羸。证因脾胃虚甚而谷不化，肠鸣下利频作，故重用甘草以益中州之虚，而缓客气之上逆；佐

人参、大枣则补中益气之力更增；半夏辛开降逆和胃，消痞止呕；芩连苦寒清热，解邪热之烦；干姜之辛，温中散寒。诸药协和，寒温并用，使脾胃之气得复，升降调和，阴阳通达，其痞消利止而愈。

（13）医案举例

①郑某，女，32岁。患病而有上、中、下三部的特点。在上有口腔经常糜烂作痛，而不易愈合；在下有前阴黏膜溃破，既痛且痒；中部则见心下痞满，饮食乏味。问其小便尚可，大便则每日二次，犹能成形。切其脉弦而无力，舌苔薄白而润。三部之证由中州发起。辨为脾虚不运，失降失常，气痞于中，而挟有湿蠹蛊之毒。治宜健脾调中，升清降浊，兼解虫毒之侵蚀。处方：炙甘草12g，黄芩9g，人参9g，干姜9g，黄连6g，半夏10g，大枣7枚。共服10余剂，以上诸症逐渐获愈。

②宋某，男，55岁，1960年12月31日初诊。主诉：便秘数月，每饥时胃脘胀痛，吐酸，得按则痛减，得矢气则快然，唯矢气不多，亦不渴。诊见面部虚浮，脉濡缓。投甘草泻心汤加云苓，三剂后大便稍畅，矢气较多。改投防己黄芪汤加附子2.5g，一剂后大便甚，痛胀均减，面浮亦消，唯偶感胃灼热，原方加云苓又服二剂，3个月后随访，诸症皆消。甘草泻心汤证本为误下太阳成痞兼呕、烦、下利，仲景已指出"此非结热，但以胃气虚，客气上逆"而成，本例诸症无一与甘草泻心汤相符者，且结硬与雷鸣下利则更属对立；而能断然施之者，是因胃气虚馁，湿满于中，针对实质，异病同治。胃气虚馁，急于求食自安，则饥时痛胀并作；滞填中焦，枢机不利，传化迟缓，食物留于肠胃必久而便为之燥。本方加云苓，缓中补虚，升清降浊，服后矢气转多，大便转畅，已收降浊之效，遂以防己黄芪汤补虚，更加附子通阳，祛邪兼顾扶正，中宫既健，传化为常，则诸症瘳。设为因胀而疏通，因胀而宽中，因病而行气，必犯虚虚实实之戒，临证者慎之。

③郭某，女，36岁。口腔及外阴溃疡半年，在某院诊断为口、眼、生殖器综合征，曾用激素治疗，效果不佳。据其脉证，诊为狐惑病。采用甘草泻心汤加味。方用生甘草30g，党参18g，生姜6g，干姜3g，半夏12g，黄连6g，黄芩9g，大枣（擘）7枚，生地黄30g。水煎服，12剂。另用生甘草12g，苦参12g，4剂煎水，外洗阴部。复诊时口腔及外阴溃疡已基本治愈。仍按原方再服14剂，外洗方4剂，患者未再复诊。

④史某，男，42岁。反复发作口舌溃疡2年，本次发作已半个月。舌上舌下皆有巨大溃疡，因疼痛不能吃饭及说话，右胁微疼，大便少、微溏，苔黄

厚，脉弦滑。证为上热下寒，治以辛开苦降，与甘草泻心汤：炙甘草12 g，黄芩10 g，干姜6 g，半夏12 g，大枣3枚，黄柏10 g，党参10 g。上药服2剂，舌疼已，进食如常，继调半个月诸症消除。

⑤舌炎案：1962年，胡希恕老师带实习时讲一病例，男，40岁，身体尚好，唯整个舌头鲜红无苔，唇干，汤水不进，疼痛难忍，难以入睡，尿黄，大便不畅，去大医院服诸药无效，已半个月，予甘草泻心汤加生石膏45 g，生地黄20 g，服2剂有效，再3剂而愈。

⑥口腔溃疡案：2011年12月22日，某集团公司助理冬至来诊。其对象患口腔溃疡，反复发作，数年不愈，疼痛不已，不敢食辛辣。曾去多地各大医院求治，时好时坏，别无他病。夏天曾来诊室看病，服中药5剂后，病情大为好转。带7剂回伊宁市服药，至今病无复发。

药方：炙甘草15 g，法半夏10 g，黄芩10 g，黄连6 g，党参10 g，藿香6 g，佩兰10 g，薏苡仁24 g，生石膏40 g，鲜生姜3大片（自备），大枣4枚（自备）。

⑦失眠案：患者，女，服装厂工人，因与他人口角生气，心口痞满，饮食减少，时有恶心，口中黏不欲饮水，大便稀，肛门周围痒甚，睡眠很差，每夜入睡仅1～2小时，已半个月多，身体疲乏，面容憔悴。诊为狐惑病，予甘草泻心汤原方加紫苏叶6 g，槟榔4 g，5剂，水煎服。药后饮食、睡眠转佳，口中黏腻已除。复予上方加炒苍术15 g，薏苡仁24 g，5剂，肛周痒症愈。

⑧有人用甘草泻心汤治一16岁女子，每夜待家人熟睡后，偷起跳舞，舞姿俏妙闲雅，天将明时又复就寝，诊为狐惑病也，给甘草泻心汤数日而愈。

4. 黄芪六一汤（《太平惠民和剂局方》）

据《日华子本草》有"甘草安魂定魄，补五劳七伤，一切虚损，惊悸，烦闷，健忘。通九窍，利百脉，益精养气，壮筋骨，解冷热"的记述。方中以炙黄芪80 g伍入甘草30 g，研细末，每次20 g。以治诸虚不足，肢体劳倦，胸中烦悸，口燥唇干，面色萎黄，不能饮食。

（1）组成：黄芪去芦（蜜炙）六两，甘草（炙）一两。

（2）用法：每服五钱，水一盏，枣一枚，煎七分，不拘时温服（现代用法：水煎服）。

（3）功效：平补气血。

（4）主治：气虚血弱证。肢体劳倦，胸中烦悸，时常焦渴，口唇干燥，面色萎黄，不能饮食，舌淡，脉弱；或先渴而发疮疖，或病痈疽而后渴者；或卫虚自汗等。

（5）配方解析：肺脾虚弱，气血不足，机体失养，则肢体劳倦，面色萎黄，不能饮食；气弱津液不足，故时常焦渴，口唇干燥；气虚不能固表，则见自汗出。至于疮疖、痈疽等属于正气不足不能托毒者，亦属本方主治范围。总以气弱血虚为本，治宜补益气血。方中黄芪甘温，大补肺脾之气，固表止汗，托毒生肌，补气以生血，补气以生津液，为君药。炙甘草补脾益气和中，助黄芪益气补虚之力，为臣佐药。两药配伍，甘以守中，则补中益气之力增，气血津液化生有源，则气弱血虚所致诸症自愈。又有《魏氏家藏方》载"六一散"以黄芪6倍于甘草作散剂，主治咯血、发寒热。《圣济总录》"托里黄芪汤"则以黄芪10倍于甘草，主治疮疡气虚津亏、口渴脉虚等。

（6）临床应用：①用方要点：本方主治气血不足诸症。临床以肢体劳倦，烦悸，面色萎黄，汗出，舌淡，脉弱为用方要点。②临证加减：若偏于气虚，合用四君子汤；偏于血虚，合用四物汤；气血虚甚而偏寒者，加肉桂。③现代应用：常用于痈疽、疮疖、消化性溃疡、糖尿病周围神经病变、多汗症等属气血不足者。消化性溃疡：以黄芪甘草汤（黄芪六一汤）为基础方，常用治胃及十二指肠溃疡，常与半夏、延胡索、枳壳、木香、桂枝、黄芩、白芍、丹参、白及等配伍使用，肝气犯胃者加柴胡、香附，脾胃阴虚加沙参、麦冬、地黄、石斛滋养阴液，脾胃虚寒加党参、白术、炮姜、高良姜、蜀椒温胃散寒。④使用注意：本方重在补益，实邪亢盛者不宜用。

（7）现代研究：黄芪六一汤散剂（六一散）内服能增强溶血素的生成，使循环抗体增加，对2,4-二硝基氯苯导致的迟发型超敏反应有抑制作用；外用能提高伤口、血清中溶菌酶水平，促进大鼠体表溃疡结缔组织增生，加速慢性溃疡愈合。黄芪甘草水提物可提高正常小鼠腹腔巨噬细胞吞噬率，促进溶血素及溶血空斑形成，并能对抗环磷酰胺造成的诱变损伤。

（8）医案举例

①方某，男，55岁，1989年2月24日入院，主诉：咳嗽伴小便不通3天。患者平素嗜好烟酒，有肺痨及慢性气管炎病史，咳嗽长年不断，时轻时重。近日咳嗽加剧，咳痰稀白，偶尔夹有血丝。一身疼痛以头部及腰部为甚，一周前出现排尿困难，尿流细小，点滴难下，少腹拘急，胀痛拒按。近3日来，小便点滴不通，少腹疼痛如刀割，在本院门诊治疗3日，导尿3次，终因效果欠佳而收入住院。入院后，症状如上述。X片：a.肺癌；b.肺TB（Ⅲ型）；c.慢支伴肺气肿。肛门指诊：前列腺肿大，中央沟消失。膀胱区充盈膨

隆，压痛叩痛明显。

诊断：a. 肺癌；b. 肺TB（Ⅲ型）；c. 慢支伴肺气肿；d. 前列腺肥大伴尿潴留。经抗炎、抗结核、抗癌、导尿及中药八正散加减，治疗8天，未见好转。于3月2日请求会诊。证见：咳嗽气喘未减，不能自动排尿，神疲乏力，语音低微，形体消瘦，面色晦暗，口唇发绀，舌体胖大，苔淡黄而腻，脉来弦细无力。证属气虚痰阻，兼有下焦湿热，治宜补肺益气、宣肺止咳，兼清下焦湿热。方用黄芪甘草汤加味：黄芪30g，甘草10g，黄柏6g，知母6g，肉桂3g，瓜蒌10g，川贝15g，2剂，水煎服，每日1剂。

3月4日二诊：自诉服药后，精神好转，夜能安卧，自觉有尿意，药已见效，原方继进。3月6日拔出导尿管，自此小便通利。患者后因肺癌广泛转移，衰竭而亡，但癃闭一证，因辨证明确，用药恰当，得以解除。

②曾某，男，75岁，1989年12月29日入院，主诉：排尿困难伴下腹胀痛8天。自述小便困难，滴滴难出已有年余。8天来，上述症状加重，排尿时十分痛苦，点滴难出，少腹拘急，胀满忒甚，大便秘结。门诊以癃闭收住入院。入院时症状如上述，口渴不欲饮。肛门指诊：前列腺肿大，中央沟消失。

诊断：中医：癃闭；西医：前列腺肥大伴尿潴留。经抗炎、留置导尿、中药利水通淋及活血行瘀等法治疗，效果欠佳。1990年1月3日查房时，患者大便已解，小便24小时未通（因患者不堪留置导尿之苦，自行拔出导尿管）。少腹胀满，疼痛难忍，叩之呈实音，触痛，叩痛明显，舌质红，薄黄带灰，脉弦细而数，寸口较弱。患者年事已高，证属本虚标实，中气下陷，气化失司，尿液潴留，郁久化热。治宜标本兼顾，用黄芪甘草汤加味：黄芪60g，甘草20g，桂枝6g，知母3g，黄柏3g，王不留行15g，水煎服，每日1剂。服药后，当晚小便2次，少腹胀满明显减轻，睡眠良好。服2剂后，小便畅通无阻，诸症若失。带原方药2剂出院以巩固疗效。

5. 大黄甘草汤（大黄甘草膏）（《外科精要方》）

《汤液本草》谓甘草"治肺痿之脓血，而作吐剂，消五发之疮疽，与黄芪同功"。方中将大黄、甘草熬膏内服，治疗一切痈疽，有消肿逐毒、使毒不内攻之作用。若取二味研末酒调外敷，可治痈肿初起，有解毒消肿止痛的作用；醋调外敷，可治下肢溃疡，又具解毒去腐敛疮的作用。

（1）组成：大黄、甘草。

（2）规格：散剂，每瓶5g。

（3）用法：散剂，每次0.5g，每日3次，温开水送服。儿童及老人酌减，或多次小量分服。

（4）功效：清热泻下，平冲降逆。

（5）传统作用功效：临床用于实热积滞胃肠，食后即吐，大便秘结等病证。

（6）配伍意义：大黄泄热通便，清热泻火，清热利湿，活血化瘀，苦寒沉降，力猛善走，荡涤肠胃，推陈致新。甘草和中益气，缓和药性，使大黄泄热而不伤胃。两药合用，有泄热和胃之功。

（7）方解：本方主治为胃肠实热呕吐，方中大黄"性沉而不浮"（《本草备要》），功能清腑泄热，使浊气下行而止呕逆。甘草和胃气，使攻下而不伤正，并减缓大黄峻烈之性。本条所论"食已即吐"是腑气不通、积热上冲于胃或胃中本有实热，并不是胃中有实邪积滞。本证当还有口苦、舌红苔黄腻、大便秘结等阳明实热的表现。

（8）方论：仲景云："病人欲吐者，不可下之，又用大黄甘草治食已即吐，何也？曰：欲吐者，其病在上，因而越之可也。而逆之使下，则必抑塞愤乱而益甚，故禁之。若既已吐矣，吐而不已，有升无降，则当逆而折之，引令下行，无速于大黄者也，故不禁也。"兵法云："避其锐，击其惰，此之谓也。"

（9）禁忌：孕妇慎用；中医辨证为虚证者忌用。

（10）临床新用途

①治疗小儿厌食症：有人用大黄甘草散治疗小儿厌食症患者 85 例，效果显著。一般服用 3～5 天即可显效或痊愈。另有人用大黄甘草散（4：1）治疗小儿厌食症患者，连服 2 天后，症状明显减轻，继服 4 天后，诸症消失。

②治疗泌尿系感染：本病属中医学"淋证"的范畴，多为湿热之邪蕴结下焦、气化不利、瘀血阻络所致。采用大黄甘草散治疗泌尿系感染患者 63 例，经用药 5～10 天后，临床治愈者（症状、体征消失，尿常规检查正常）57 例，占 90.5%；好转者（症状、体征明显改善）4 例，占 6.4%；无效者（用药 1 周后，症状、体征未见改变）2 例，占 2.2%。总有效率为 96.8%。用法：内服大黄甘草散，每次 1g，早、中、晚各 1 次，温开水送服。王书成应用大黄甘草散治疗泌尿系感染患者 32 例，其中痊愈者 28 例，占 87.5%；有效者 3 例，占 9.4%；无效者 1 例，占 2.1%。总有效率为 96.9%。服药时间最短者 2 天，最长者 23 天，平均为 6 天。治疗期间，忌食咸、辛辣之品。

③治疗多发性疖肿：运用大黄甘草散治疗多发性疖肿患者 91 例，经用药 1～3 天治愈者 35 例，4～6 天治愈者 38 例，7～10 天治愈者 18 例。用法：

取大黄甘草散，用蜂蜜调成稀糊状涂于患处，每日 2～3 次，至痊愈止。

④治疗癔症性呕吐：高普选应用大黄甘草散治疗癔症性呕吐患者 35 例，全部获得治愈。方法：取大黄甘草散，用开水冲泡 10 分钟，待温后频服。

⑤治疗鹅口疮：有人用大黄甘草散含服治疗鹅口疮患者 52 例，经用药 6～8 天，其中治愈者 45 例，占 86.5%；好转者 4 例，占 7.7%；无效者 3 例，占 2.8%。总有效率为 92.2%。黄道寓等应用大黄甘草散治疗鹅口疮患者，亦获满意效果。本方适应用于嗜食辛热厚味、胃肠积热化燥熏蒸所致之鹅口疮。

⑥根据《湖南中医杂志》报道：运用大黄甘草汤治疗接触性传染性脓疱疮 116 例，有效率为 96%。处方：大黄 5 g，甘草 25 g，黄连 2 g，虎杖 10 g，蒲公英 10 g，紫花地丁 6 g，土茯苓 10 g。加减：高热者，加金银花 18 g，黄芩 15 g；反复发作者，加薏苡仁 15 g，茯苓 15 g。水煎服，每日 1 剂。外治：大黄 10 g，虎杖 10 g，苍术 10 g，花椒 10 g。1 剂，煎水洗患处。

（11）医案举例

①呕吐：侯氏报道以本方加减治疗呕吐 86 例，包括外感、饮食不节、情志不节或脾胃虚弱所致者，不包括外科疾病及妊娠呕吐。基本方：大黄 5 g，生甘草 3 g，竹茹、荷梗各 6 g。每日 1 剂，水煎分 2 次服或频服。加减：气滞肝郁明显者加柴胡、黄芩、苏梗等；胁痛者加郁金、木香；大便不爽，舌苔厚腻者加牵牛子、槟榔片；干呕频频，心烦而热，口干，舌苔花剥加石斛、玉竹、沙参等；暑湿为患加金银花、藿香等。治疗结果：痊愈 57 例，显效 17 例，有效 9 例，无效 3 例，总有效率为 96.5%。

②马某，女，60 岁，2000 年 11 月 24 日初诊。患者食入即吐 3 个月。遇风冷加重，腹胀痛，口干欲饮，失眠，大便干，4 日 1 行，小便量少，舌淡红，苔白燥有裂纹，脉细弦。处方：生大黄 5 g，生甘草 3 g，竹茹 6 g，荷梗 10 g，苏梗、橘叶各 6 g，炒谷麦芽各 30 g。3 剂。

二诊，诉服前方后腹泻 7 次，泻下泡沫样物质，继用方药腹泻轻，现无呕吐，口苦、口干消失，脘腹微痛，腹胀轻，小便量少，纳少，舌淡红，中部有裂纹、苔白而燥，脉沉。处方：苍术、厚朴、陈皮各 6 g，炙甘草 3 g，苏叶、黄连各 2 g，石斛 10 g，太子参 4 g，炒谷麦芽各 30 g，以 3 剂调护胃阴而后告愈。

③胃火上冲呃逆：李某，女，48 岁。2001 年 3 月 5 日初诊，患者因家务事与儿媳发生口角时，呃逆忽作。曾用镇静剂、解痉剂治疗无效。针天突、内关、足三里等穴，呃逆暂止，起针 10 分钟又作。寝食难安，苦不堪言，改服

中药治疗。医者以为呃逆因口角而起，当疏肝理气，以逍遥散治之，症不减，求余诊治。刻诊：呃声响亮，连续不断，冲逆而出，口角起水疱，口唇干燥欲裂，舌质红，苔薄黄而干，口气臭秽，问及大便，素有习惯性便秘病史。此原胃肠积热，复因怒而气上，引动火邪上冲，故呃逆大作。宿便不去，腑气不通，气逆难下致久呃不止。立通腑泄热降逆为法。用大黄甘草汤治疗。首剂大黄 20 g，甘草 10 g，水煎分 2 次口服。当日，大便畅通，呃逆自止。再剂大黄 15 g，甘草 15 g，混合焙干研粉，每日服 3 g，1 个月后随访，习惯性便秘亦愈。

④腹部手术后呃逆：杨氏报道使用本方治疗腹部手术后呃逆 30 例。一般资料：男性 21 例，女性 9 例。病程最短者 4 天，最长者 11 天。治疗方法：大黄甘草汤基本方：大黄 10～25 g，甘草 5～10 g，水煎服，每日 1 剂。如兼腹胀者加枳壳、陈皮；脾气虚者加党参、白术；呃逆频作、呃声洪亮者加代赭石、旋覆花；舌有瘀象者加鸡血藤、丹参等。治疗期间，不合用其他疗法。治疗结果、疗效判定标准如下。痊愈：经治疗呃逆停止，观察至病愈出院无复发者；无效：经治疗呃逆不减，或呃逆虽止而有复发者。治愈 28 例（93.3%），无效 2 例。治愈病例中，服 1 剂呃逆止者 18 例，服 2 剂呃逆止者 6 例，服 3 剂呃逆止者 2 例。

⑤有机磷农药中毒：吴氏报道以本方配合常规洗胃抢救治疗有机磷农药中毒 35 例。一般资料：35 例患者中，男性 11 例，女性 24 例；年龄最小者 17 岁，最大者 62 岁；均为口服有机磷农药引起急性中毒。按《内科学》第五版急性有机磷农药中毒临床表现和全血胆碱酯酶活力测定指标分级标准，轻度中毒 8 例，中度中毒 11 例，重度中毒 16 例。35 例随机分为对照组 15 例，治疗组 20 例。2 组间统计学处理，性别、年龄、服药种类、服毒量、就诊时间、症状体征、病情轻重无显著差异（$P > 0.05$）。治疗方法：2 组患者入院后均给予洗胃和解毒剂的应用及对症治疗。清水彻底洗胃后对照组 9 例胃管注入 50% 硫酸镁，6 例 20% 甘露醇导泻。治疗组胃管注入大黄甘草汤（大黄 50 g，甘草 50 g，煎水 400 mL），患者排便后次日给予大黄 15 g，甘草 20 g，日 1 剂泡服，维持 3 天。分别观察 2 组排便时间、全血胆碱酯酶活力检测指标变化、阿托品用药剂量及反跳情况。治疗结果：治疗组各项指标均优于对照组，$P < 0.01$。

⑥急性药物性肾损伤：张氏报道用本方治疗抗肿瘤药物导致急性肾损伤 10 例，疗效满意。一般情况：10 例患者均为肿瘤科住院患者，男性 7 名，女

性 3 名，其中结肠癌 3 例、食管癌 2 例、胃癌 1 例、肺癌 3 例、肝癌 1 例。全部进行抗肿瘤正规化疗 4～5 个疗程。治疗期间，肌酐、尿素氮均超出正常范围，显示有不同程度的肾功能损害，所有病例均否认以往有慢性肾脏病史。给予大黄甘草汤，组成：大黄（后下）6～10 g，生甘草 5 g，每日 1 剂，水煎服。尿少肢肿加桂枝 10 g，茯苓 15 g，泽泻 10 g，温阳利水；恶心呕吐甚加黄连 3 g，姜竹茹 6 g，砂仁（后下）3 g，辛开苦降，降逆止呕；面黑舌紫加川芎 6 g，怀牛膝 10 g，活血化瘀；神疲乏力加太子参 15 g，炙黄芪 15 g，枸杞 10 g，益气补血；腰脊酸痛加百令胶囊 4 粒，每日 3 次，益肾壮腰。10 天为 1 个疗程。治疗结果：治疗 1 个疗程后，肌酐、尿素氮水平较治疗前下降20%，2 周后复查肌酐、尿素氮未见反跳。10 例中，8 例有效，2 例无效。

⑦小儿厌食症：姜氏报道以本方治疗小儿厌食症 35 例，取得满意疗效。一般资料：本组共 35 例，其中男性 21 例，女性 14 例，年龄 2～6 岁，病程 4个月～1 年。治疗前除 15 例伴有贫血及营养不良外，无其他并发症，并已排除其他疾病。治疗方法：大黄（后下）9 g，甘草 5 g，每日 1 剂，水煎分 2 次服。患儿服药 3～8 剂，全部获效，其食欲食量均明显增加，恶心呕吐消失。2 个月后复查，血色素及皮下脂肪均有不同程度的增加。

⑧新生儿不吮乳：赵某，男，8 天。近 3 日来腹部胀满，呕吐，不吮乳，烦躁面赤，舌苔微黄浊腻。证属秽热积滞肠胃，治宜清泄秽浊。处方：生大黄、甘草各 3 g。日 1 剂，频服。3 剂后腹胀满消除，便通，吮乳正常。

⑨新生儿脐疮：余某，男，8 天。脐带脱落后，见脐部潮红、流水且肿，久而不愈，面赤发热，唇干。先用大黄甘草汤煎汤外洗，继用大黄、甘草、黄柏各 5 g 共研末，外敷脐部，纱布包扎。并用大黄甘草汤加黄柏、金银花各2 g，水煎服。治疗 4 天，诸症皆消。

⑩吐血：范某，男，50 岁，农民，1985 年 9 月 26 日初诊。患者五旬生日，亲友祝寿，饮酒过量，翌日吐血半痰盂，其色紫暗，夹有食物，胃脘部灼热胀痛，口臭心烦，大便色黑，小便黄少，舌质红，苔黄厚，脉滑数。此因酒食蕴积胃肠，热伤胃络，迫血上溢。治宜通腑泄热，清胃止血。方选大黄甘草汤加味。a. 大黄炭 30 g，甘草 6 g，鲜藕节 100 g。水煎服，日服 1 剂。b. 生大黄粉（吞服）每次 2 g，日 3 次。按此方法服 3 天，症减血止。继以益胃汤加减治之而愈。

⑪紫癜：名老中医吴光烈使用本方治疗紫癜，症见皮肤紫癜反复出现或合并尿血，头痛耳鸣，大便干结，舌质红、苔黄厚，脉数。病机为外感热邪

或肝郁化火，血分热盛，血热络损，见紫癜并尿血。清代唐容川云："大黄一味，既是气药，又是血药，止血不留瘀，尤为妙药。"方中大黄清热泻下，引火下行，热去血安脉通。大黄性喜沉降，紫癜集中于上半身者，必用酒炒，借酒性以上升。甘草清热解毒，缓大黄急性。大黄习用 20 g，甘草 5 g，二药比例为 4：1。临床可加生地黄、白茅根以滋阴清热凉血。

临证提要：本方功能通腑泄热，和胃止呕。主治胃热上冲导致的呕吐等。现用于治疗：①胃肠有积热而导致的各种呕吐、呃逆等；②实热性的出血性疾病，如消化道出血、紫癜等；③胃肠积热表现的火热性疾病，如便秘、口疮、痤疮等。

6. 四逆汤（《伤寒论》）

甄权曰："诸药甘草为君，治七十二种乳石毒，解一千二百般草木毒，调和众药有功，故有国老之号。"方中以大辛热之附子为君药。附子纯阳有毒，为补益先天命门真火之第一要剂，通行十二经，生用尤能迅达内外，以温阳逐寒。干姜温中焦之阳而除里寒，助附子升发阳气为臣药。生附子有大毒，与干姜同用，其性峻烈，故又用益气温中之炙甘草为佐，既能解毒，又能缓姜、附辛烈之性，合而回阳救逆，又不致有暴散之虞，故方名"四逆"。以治少阴病及太阳病误汗亡阳。

（1）方剂组成：甘草（炙）二两，干姜一两半，附子（生用，去皮，破八片）一枚。

（2）服用方法：上三味，㕮咀，以水三升，煮取一升。二合，去滓，分温再服，强人可大附子一枚，干姜三两。

（3）病机：脾肾阳虚，阴寒内盛。

（4）治则：温里壮阳，回阳救逆。

（5）方义：本方由甘草干姜汤与干姜附子汤合方而成。主治少阴病阳虚阴盛的四肢厥冷，故方名四逆。方中附子通达十二经脉，温壮阳气。干姜温中散寒。甘草补益中气，并调和诸药。附子生用，取其力峻而效速。

（6）辨证要点：本方为治疗三阴寒证之主方。可以治疗太阴病腹痛下利、完谷不化；少阴病恶寒身蜷，脉微细，但欲寐，以及厥阴病表热里寒、手足厥冷等症。在危重症救治中，附子生用效果显著，在慢性消耗性病证的治疗中，附子多炮用（今用制附片）。

（7）加减：寒气盛者，重用附子、干姜；体虚脉弱者，加红参（党参）、黄芪；脾气不足者，加焦白术、炒山药；腰痛者，加桑寄生、杜仲；下肢浮肿、小便少者，加莲皮、茯苓、泽泻。

（8）方论：本方所治系寒邪深入少阴所致的寒厥证。方名"四逆汤"。逆，有违逆之意；四逆，指四肢自指（趾）端向上逆冷，直至肘膝以上。四肢为诸阳之本，三阴三阳之脉相接于手足。一旦阳衰阴盛，少阴枢机不利，阳气不达于四肢，则形成四肢厥逆之候。本方解四肢逆厥，使阳气疏展而达四肢，故名四逆汤。方中附子为大辛大热之品，为补益先天命门真火之第一要品，能通行十二经脉，迅达内外以温肾壮阳，祛寒救逆，为君药。钱潢曰："附子辛热，直走下焦，大补命门之真阳，故能治下焦逆上之寒邪，助清阳之升发而腾达于四肢，则阳回气暖而四肢无厥逆之患矣。"干姜为臣药，温中焦之阳而除里寒，助附子升发阳气。《本经疏证》卷十说："附子以走下、干姜以守中，有姜无附，难收斩将夺旗之功，有附无姜，难取坚壁不动之效。"附、姜同用，可温壮脾肾之阳，祛寒救逆。但二药过于温燥，恐伤阴液，因而以炙甘草为佐，调和诸药，以制约附、姜大辛大热之品劫伤阴液之弊。此外甘草配干姜又可温健脾阳，脾阳得健，则水谷运化正常，如此则脾肾之阳得补，先后天相互滋助，以建回阳救逆之功。若服药后呕吐，可用冷服法。此即《素问·五常政大论》所谓"气反者……温寒以热，凉而行之"之法。

（9）配伍特点：主要取功专力强的大辛大热之品相须为用，以加强破阴复阳之力，配伍甘温益气之药，既能解毒，又缓其过于辛热之性。

（10）医论：张仲景在《金匮要略·呕吐哕下利病》中运用本方主治虚寒性呕吐："呕而脉弱，小便复利，身有微热，见厥者，难治，四逆汤主之。"

呕吐是一个症状，是由胃失和降、气逆于上引起的病证。因为胃主受纳和腐熟水谷，其气主降，以下行为顺，若邪气犯胃或胃失和降，气逆而上，则发生呕吐。所以任何病变，有损于胃，皆可发生呕吐。《圣济总录·呕吐》说："呕吐者，胃气上而不下也。"前人以有物有声为之呕，有物无声为之吐，无物有声为之干呕。引发呕吐的病因有外感和内伤、外感六淫、内伤七情、劳倦过度，以及饮食不节，均可引起胃气上逆，发生呕吐。由于病因不同，体质各异，故在临床上呕吐有虚实之分，实证多为外感、饮食所伤，发病较急，病程较短；虚证多为脾胃运化功能减退所致，发病较缓，病程较长。现代医学认为引起呕吐的原因很多，主要由以下疾病引起：中枢性疾病、消化系统疾病、妊娠呕吐、药物因素、中毒性疾病、神经性呕吐及某些全身性疾病。

任何中枢神经病变引起颅内压增高时均可出现呕吐，且多伴有明显的头痛。呕吐往往于头痛剧烈时出现，可呈喷射性。从呕吐和头痛的关系可以做出中枢性疾病的诊断，如脑外伤、脑脓肿与脑肿瘤、脑膜炎、脑积水、脑血管意外、中枢性眩晕、癫痫等，与中枢神经有关的疾病也可引起呕吐。消化道的炎症、肿瘤或梗阻性病变，均可引起呕吐。神经性呕吐为慢性呕吐中较常见的原因，多见于女性，发病常与一定的精神因素有关，并伴有其他神经症状。西医治疗以对症治疗和对因治疗为主。

（11）辨证要点：本方为治疗三阴寒证之主方。可以治疗太阴病腹痛下利、完谷不化，少阴病恶寒身蜷、脉微细、但欲寐，以及厥阴病表热里寒、手足厥冷等症。在危重症救治中，附子生用效果显著，在慢性消耗性病证的治疗中，附子多炮用（今用制附片）。

（12）仲景方论

①《伤寒论》第29条：伤寒脉浮，自汗出，小便数，心烦，微恶寒，脚挛急，反与桂枝欲攻其表，此误也；得之便厥，咽中干，烦躁，吐逆者，作甘草干姜汤与之，以复其阳；若厥愈足温者，更作芍药甘草汤与之，其脚即伸；若胃气不和，谵语者，少与调胃承气汤；若重发汗，复加烧针者，四逆汤主之。

②《伤寒论》第91条：伤寒，医下之，续得下利，清谷不止，身疼痛者，急当救里；后身疼痛，清便自调者，急当救表，救里宜四逆汤，救表宜桂枝汤。

③《伤寒论》第92条：病发热，头痛，脉反沉，若不差，身体疼痛，当救其里，宜四逆汤。

④《伤寒论》第225条：脉浮而迟，表热里寒，下利清谷者，四逆汤主之。

⑤《伤寒论》第323条：少阴病，脉沉者，急温之，宜四逆汤。

⑥《伤寒论》第324条：少阴病，饮食入口则吐，心中温温欲吐，复不能吐，始得之，手足寒，脉弦迟者，此胸中实，不可下也，当吐；若膈上有寒饮，干呕者，不可吐也，急温之，宜四逆汤。

⑦《伤寒论》第353条：大汗出，热不去，内拘急，四肢疼，又下利厥逆而恶寒者，四逆汤主之。

⑧《伤寒论》第354条：大汗，若大下利而厥逆者，四逆汤主之。

⑨《伤寒论》第372条：下利，腹胀满，身体疼痛者，先温其里，乃攻其表；温里宜四逆汤，攻表宜桂枝汤。

⑩《伤寒论》第 377 条：呕而脉弱，小便复利，身有微热，见厥者，难治，四逆汤主之。

⑪《伤寒论》第 388 条：吐利，汗出，发热恶寒，四肢拘急，手足厥冷者，四逆汤主之。

⑫《伤寒论》第 389 条：既吐且利，小便复利，而大汗出，下利清谷，内寒外热，脉微欲绝者，四逆汤主之。

（13）注家方论

①成无己《伤寒明理论》：四逆者，四肢逆而不温也。四肢者，诸阳之本，阳气不足，阴寒加之，阳气不相顺接，是致手足不温，而成四逆也。此汤申发阳气，却散阴寒，温经暖肌，是以四逆名之。甘草味甘平，《内经》曰：寒淫于内，治以甘热。却阴扶阳，必以甘为主，是以甘草为君。干姜味辛热，《内经》曰：寒淫所胜，平以辛热。逐寒正气，必先辛热，是以干姜为臣。附子味辛大热，《内经》曰：辛以润之，开发腠理，致津液，通气也。暖肌温经，必凭大热，是以附子为使，此奇制之大剂也。四逆属少阴，少阴者肾也，肾肝位远，非大剂则不能达，《内经》曰：远而奇偶，制大其服，此之谓也。

②许宏《金镜内台方议》：病在于表之阳者，葛根汤、麻黄汤可汗之；病在于表之阴者，桂枝汤、麻黄附子细辛汤可汗之。病在于里之阳者，大小承气汤、大柴胡汤可下之，病在于里之阴者，四逆汤、白通汤、真武汤皆可温之。今此四逆汤，乃治病在于里之阴者用也。且下利清谷，脉沉无热，四肢厥逆，脉微，阳气内虚，恶寒脉弱，大吐大下，元气内脱，若此诸症，但是脉息沉迟微涩，虚脱不饮水者，皆属于阴也。必以附子为君，以温经济阳；以干姜为臣，辅佐之，甘草为佐为使，以调和二药而散其寒也。《内经》曰：寒淫于内，治以甘热。又曰：寒淫所胜，平以辛热。乃附子之热、干姜之辛、甘草之甘是也。

③王子接《绛雪园古方选注》：四逆者，四肢逆冷，因证以名方也。凡三阴一阳证中，有厥者皆用之。故少阴用以救元海之阳，太阴用以温脏中之寒，厥阴薄厥，阳欲立亡，非此不救。至于太阳误汗亡阳亦用之者，以太少为水火之主，非交通中土之气，不能内复真阳，故以生附子、生干姜彻上彻下，开辟群阴，迎阳归舍，交接于十二经。反复以炙草监之者，亡阳不至于大汗，则阳未必尽亡，故可缓制留中，而为外召阳气之良法。

④李中梓《伤寒括要》：四肢者，诸阳之本，阳气不能充布，故四肢逆冷。是方专主是症，故名四逆也。脾主四肢，甘为土味，是以甘草为君；寒淫

所胜，平以辛热，是以干姜为臣；温经回阳，非纯阳而健悍者无此大作用，是以附子为使。太阴与少阴，俱受阳和之煦，而真气充周于肢节矣。

⑤张璐《伤寒缵论》：此汤通治三阴脉沉恶寒手足逆冷之证，故取附子之生者，上行头顶，外彻肌表，以温经散寒；干姜亦用生者，以内温藏府；甘草独用炙者，以外温荣卫，内补中焦也。

⑥柯韵伯《伤寒附翼》：理中、四逆二方，在白术、附子之别。白术为中宫培土益气之品，附子为坎宫扶阳生气之剂，故理中只理中州脾胃之虚寒，四逆能佐理三焦阴阳之厥逆也……盖脾为后天，肾为先天，少阴之火所以生太阴之土，脾为五脏之母，少阴更太阴之母，与四逆之为剂，重于理中也。

⑦汪昂《医方集解》：此足少阴药也。寒淫于内，治以甘热，故以姜附大热之剂，升发阳气，表散寒邪（附子生用亦能发表）。甘草亦补中散寒之品，又以缓姜附之上僭也。（甘草为君，干姜为臣，附子为使）；必冷服者，寒盛于中，热饮则格拒不纳，经所谓热因寒用，又曰：治寒以热，凉而行之是也。

⑧吴谦《医宗金鉴》：方名四逆者，主治少阴中外皆寒，四肢厥逆也。君以甘草之甘温，温养阳气；臣以姜附之辛温，助阳胜寒。甘草得姜附，鼓肾阳温中寒，有水中暖土之功。姜附得甘草，通关节连四肢，有还阴回阳之力。肾阳鼓，寒阴消，则阳气外达而脉自升，手足自温矣。

⑨梅国强《伤寒论讲义》：本方主治少阴病阳虚寒盛，四肢厥逆，故名四逆汤。附子生用，辛温大热，能够祛寒回阳；干姜辛温守中，助附子温肾阳而祛寒，即"附子无姜不热"之意。炙甘草甘温，犹以味甘能寒守之特性，则与姜附作用相得益彰……本方有两大特色，一则附子生用，二则温肾顾脾。仲景用附子，分生、熟两种。一般温阳多熟用，如真武汤、附子汤等；祛寒多生用，如四逆类。虽温阳必定祛寒，而祛寒也意味着回阳，但有偏重不同。阳气久虚，只宜缓温，可用熟附；阴寒骤盛，应当急除，唯用生附。脾为先天，肾为后天，相互充养，温肾顾及脾，而温脾同样要顾及肾，此即整体观的体现。

（14）运用要点：本方为回阳救逆的代表方剂，临床应用以神衰欲寐、四肢厥逆、舌淡苔白、脉微等全身虚寒表现为辨证要点。原方加减：咳者加五味子、细辛、干姜；小便利者去茯苓；下利者去芍药加干姜；呕者，去附子重加生姜。

（15）医案举例

①吴佩衡医案：昔诊一男，约廿余岁，体质素弱。始因腹痛便秘而发热，医者诊为瘀热内滞，误以桃仁承气汤下之，便未通而病情反重，出现发狂

奔走，言语错乱。延余诊视，脉沉迟无力，舌红津枯但不渴，微喜热饮而不多，气息喘促而短，有欲脱之势。据此断为阴证误下，逼阳暴脱之证，遂拟大剂圈阳饮（四逆汤加肉桂）与服。附片130 g，干姜50 g，上肉桂13 g（研末，泡水兑入），甘草10 g。服后，当天夜晚则鼻孔流血，大便亦下黑血。

次日复诊则见脉微神衰，嗜卧懒言，神志已转清。其所以鼻衄及下黑血者，非服温热药所致，实由于桃仁承气汤误下后，致血脱成瘀，今得上方温运气血，既已离经败坏之血，不能再行归经，遂上行而下注。嘱照原方再服1剂。服后，衄血便血均未再出，口微燥，此系阳气已回，营阴尚虚，继以四逆汤加人参连进4剂而愈。方中加人参者，取其益气生津养阴以配阳也。

②舒驰远医案：治一人。腹中急痛，恶寒厥逆，呕而下利，脉见微涩。予以四逆汤投之无效。其夫告曰：昨夜依然作泻无度，然多空坐，坠胀异常，尤可奇者，前阴坠出一物，大如柚子，想是尿脬，老妇尚可生乎？予即商之仲远，仲远踌躇曰：是症不可温其下，以逼迫其阴，当用灸法温其上，以升其阳，而病可愈。余然其言，而依其法，用生姜1片，贴百会穴上，灸其火3壮，其脬即收，仍服四逆汤加芪术，1剂而愈。炙甘草6 g，干姜2.5 g，生附子12 g（先煎两小时），黄芪24 g，白术9 g。

③俞长荣医案：苏某妻，30余岁，月经期中不慎冲水，夜间忽发寒战，继即沉沉而睡，人事不省。脉微细欲绝，手足厥逆。当即针人中，刺十宣出血。血色紫暗难以挤出，针时呼痛，并一度苏醒，但不久仍呼呼入睡。此乃阴寒太盛，阳气大衰，气血凝滞之故。急当温经散寒扶阳气，拟大剂四逆汤一方：炮附子25 g，北干姜12 g，炙甘草12 g。水煎，嘱分四次温服，每半小时灌服一次。病者家属问：此证如此严重，为何把药分作四次，而不一次服下使其速愈？我说："正因其症状严重，才取重药缓服，其目的为使药力相济，缓缓振奋阳气，有驱散阴寒，譬如春临大地，冰雪自然溶解，如果一剂顿服，恐有'脉暴击'之变，譬如突然烈日当空，冰雪骤解，反至弥漫成灾。"服全剂未完，果然四肢转温，脉回，清醒如初。

④刘渡舟医案：唐叟，年逾古稀，冬月感寒，头痛，鼻流清涕，自服羚翘解毒丸六丸，自觉精神甚疲，而且手足发凉。其子恳求余诊，切诊未久，即侧头欲睡，握其手凉而不温，切其脉不浮而反沉，视其舌淡嫩而白。余曰：此少阴伤寒，肾阳已虚，如再进凉药，恐生叵测，法当急温，以回肾阳，与四逆汤，服一剂，精神转佳，再剂。足手转温而愈。

⑤某女，42岁，农民，于1999年3月18日初诊。患者因劳累过度，漏

下不止 2 周，注射西药止血针无效，近日转成崩漏症。经血色淡，血质薄，伴面色苍白，语声低微，精神委顿，目暝嗜卧，身重畏寒，四肢逆冷，腰及少腹坠痛难忍。舌淡白，边有齿痕，苔薄白，脉沉迟。辨证为真阳不足，治宜峻补肾阳，方用四逆汤加味。处方：熟附片（先煎）60 g，炮黑姜、伏龙肝各 30 g，炙甘草、炒芍药各 12 g，炙艾叶 9 g，大枣（烧黑存性）6 枚。每日 1 剂，水煎服（先煎伏龙肝 1 小时，用其水煎余药）。

二诊：服药 2 剂后，血止身安，续用补血之品调理复元。

按语：崩漏症的辨证分型甚多，但都是耗血过多之症，故此时不可滥用芎、归辛窜之品，宜速塞其流，防止阳随血脱。甘草、艾叶炙用，炮姜黑、炒芍药、枣烧黑存性皆用其速止血之性也。在暴崩情况下，要防止阳气暴脱。经云："阳秘乃固""阳者，卫外而为固也"。患者出血过多，阴液骤失，阳无所附，阳气暴亡之象已现，如执补血止血之法，阴或可救，而阳终难复，变生顷刻。阳气虚脱，非峻补真阳固脱不可；待阳回厥愈，方可缓图徐治。

⑥喻嘉言治徐国珍，伤寒六七日，身热目赤，索水到前，复置不饮，异常大躁，门牖洞启，身卧地上，辗转不快，更求入井，一医急治承气将复。喻诊其脉，洪大无伦，重按无力，乃曰：是为阳虚欲脱，外显假热，内有真寒，观其得水不欲咽，而尚可咽大黄、芒硝乎？天气燠热，必有大雨，此证顷刻一身大汗不可救矣，即以附子、干姜各五钱，人参三钱，甘草二钱，煎成冷服，服后寒战复齿有声，以重棉裹头覆之，缩手不肯与诊，阳微之状始著，再与前药一剂热退而安。

⑦某女，14 岁，学生，1999 年 2 月 18 日初诊。患者自 1991 年以来经常突然昏倒，不省人事，数日 1 次，曾在市某医院经脑电图等检查诊断为"癫痫"，长期服用卡马西平、苯妥英钠等西药治疗，但症情控制不理想。近半年来患者病情加重，每周发作 2～3 次，有时甚至 1 日 2 次，发作时口中会发出一声尖叫，突然意识丧失摔倒在地，人事不省，头向后仰，两目上吊，口角流涎，面色苍白，手足抽搐强直，喉中痰鸣，持续 1～2 分钟，醒后自觉神疲乏力、头痛头昏。患者形体发育尚可（月经至今未来），平日沉默寡言，精神委顿，面色苍白少华，畏寒，四肢逆冷，腰酸乏力，夜卧多梦易醒，稍微过食生冷油腻则大便溏泄，平日白稀痰较多，时有恶心，舌淡胖边有齿痕，苔薄白，脉沉细。辨证为脾肾阳虚、痰涎作祟，治宜温阳化痰，方用四逆汤加味。处方：熟附片（先煎）30 g，干姜 15 g，桂枝 16 g，甘草、芍药、胆南星、白僵蚕、地龙、白术、茯苓各 12 g，石菖蒲 10 g，全蝎 3 g，生姜 6 g，每日 1 剂，

水煎服。

二诊：连服 14 剂，在第 8 天小发作 1 次，约持续 10 秒即醒。守方再续服 10 剂，西药渐次减量，不可骤停。服药期间症情稳定，睡眠时间延长，质量提高。又服 2 个月后改为 2 日 1 剂，3 个月后改为 3 日 1 剂，服半年后病情稳定未再复发而停汤剂。患者此后一直服用肾气丸和二陈丸。

按语：癫痫是以发作性精神异常为特征的一种疾病，其症状表现种类繁多，病情缠绵，易反复发作。中医多认为其病位在脑，与痰、瘀、风、气、火、食、惊等有关。病机多责之于肝风、风痰，"无痰不作痫""诸风掉眩，皆属于肝"。认为是肝阳暴亢、上扰清窍而致木动风摇，使抽搐频作。临床治疗多宗平肝息风，用苦寒清热重坠之品，但只能取效一时，药过之后多旧疾仍发，预后多不理想。前贤谓五脏皆可发痫证。医者认为痫证之本在肾，肝风、风痰之证为其标。此患者为先天真阳不足之典型（后追问其母怀孕时体质虚弱），不能以传统的平肝息风化痰之剂治疗，而应以培补先天真阳、温阳化痰为治则。四逆汤回阳救逆，为培补先天真阳第一方，世人多畏而不敢用，岂知痰为阴邪，火旺则阴邪自消，如灿烂阳光一照，乌云四散一般。有是证即用是方，才可发挥中医辨证论治之特色。此患者阳虚寒痰之证明确，故用之效果甚佳。

⑧某女，51 岁。因全身四肢关节间歇性疼痛 12 年就诊，自诉于劳累后出现关节疼痛，MR 及 CT 诊断为骨质疏松症，查雌激素低，但因口服雌激素后出现胸闷、心悸而停药，曾予六味地黄汤加减未效。刻下：四肢大关节酸痛，面色苍白，精神疲倦，稍畏寒，口渴喜热饮，小便色白，已绝经。舌质淡红，苔白而润，脉沉细无力。辨证为少阴虚寒，拟温肾补阳为法，以四逆汤加减。药用熟附子、干姜、炙甘草各 30 g，熟地黄 15 g，细辛 10 g。

二诊：数剂后症状明显好转，自诉关节疼痛明显减轻，精神明显好转，无口渴，舌质淡胖，苔水滑，脉沉细无力。药中病机，遂予熟附子 50 g，干姜 40 g，肉桂、细辛、川椒各 10 g，炙甘草 30 g，熟地黄 15 g。6 剂后复诊，自诉劳累时关节少许隐痛，精力较前明显充沛，小便色白，脉沉而较前有力。守上方继服 1 个月余，临床症状完全消失，回访 3 个月，未见复发。

按语：医者临床辨证首辨阴阳，辨六经，此为《伤寒论》少阴病。肾为先天之本，归足少阴肾经，少阴阳虚寒凝，故畏寒，小便色白，关节酸痛，喜热饮；温煦失职，津不上承，故见口渴；气血生化乏源，机体失养，故见面色苍白，神疲。选方四逆汤加减，温补肾阳，则其效若桴鼓。

⑨郭某，男，25岁。手足冰凉，自幼而起，冬季尤甚。腰骶部酸痛，肠鸣，手心热出汗，舌胖润有痕，脉滑软寸弱。禀赋薄弱，寒湿偏重，拟温扶阳气，兼祛寒湿，四逆汤加味治之：附子30 g，干姜25 g，吴茱萸10 g，肉桂10 g，桂枝30 g，白术30 g，茯苓30 g，细辛10 g，肉苁蓉25 g，续断30 g，炙甘草30 g。

服药无改善，药量不足，附子加到60 g，干姜45 g，桂枝45 g，吴茱萸15 g，调理1个月，手足已温，以金匮肾气丸再服巩固。

7. 芍药甘草汤

芍药甘草汤既能抑制外周神经末梢引起的疼痛，又能抑制继发的炎性反应导致的疼痛，对中枢和外周神经末梢均有镇痛作用；能抑制卵蛋白致敏支气管哮喘小鼠各类炎性细胞的增生，调节肺组织中氧化/抗氧化系统的平衡，减轻氧自由基对肺组织的氧化损伤，对支气管哮喘有一定预防及治疗作用。

（1）原文用法与原方用量：伤寒，脉浮，自汗出，小便数，心烦，微恶寒，脚挛急[1]，反与桂枝欲攻其表，此误也。得之便厥，咽中干，烦躁，吐逆者，作甘草干姜汤[2]与之，以复其阳。若厥愈足温者，更作芍药甘草汤与之，其脚即伸；若胃气不和，谵语者，少与调胃承气汤[3]；若重发汗，复加烧针者，四逆汤[4]主之。（伤寒论：29）芍药甘草汤方白芍药[5]、甘草（炙）各四两，上二味，以水三升，煮取一升五合，去滓。分温再服。

（2）注释：[1] 脚挛急：脚，《说文解字》谓"胫也"，指小腿。脚挛急，即小腿部筋肉拘挛疼痛，伸展不利。[2] 甘草干姜汤：见经方温里剂。[3] 调胃承气汤：见经方攻下剂。[4] 四逆汤：见经方温里剂。[5] 白芍药：《金匮玉函经》无"白"字。盖仲景时代芍药尚无赤、白之分，故"白"字系衍文。

（3）注家方论

①成无己《注解伤寒论》：芍药，白补而赤泻，白收而赤散也。酸以收之，甘以缓之，酸甘相合，用补阴血。

②王子接《绛雪园古方选注》：此亦桂枝汤之变，偏于营分，纯一不杂之方。读《伤寒论》反烦、更烦、心悸而烦，皆用芍药止烦，不分赤白。孙尚、许叔微亦云白芍，唯许弘《方议》《圣惠方》是赤芍。今里气不和，阴气欲亡，自当用白芍补营，佐以甘草，酸甘化阴止烦。观其去姜枣，恐生姜散表，大枣泄营，是用白芍无疑。

③柯韵伯《伤寒附翼》：脾不能为胃行其津液以灌四旁，故足挛急，用甘草以生阳明之津，芍药以和太阴之液，其脚即伸，此亦用阴和阳法也。

④陈修园《长沙方歌括》：芍药味苦，甘草味甘，苦甘合用，有人参之气味。所以大补阴血，血得补则筋有所养，中和之剂，可治百病，凡病患素溏与中虚者，服之无不增剧，诚可痛恨。

（4）仲景方论

①《伤寒论》第29条：伤寒，脉浮，自汗出，小便数，心烦，微恶寒，脚挛急，反与桂枝欲攻其表，此误也。得之便厥，咽中干，烦躁，吐逆者，作甘草干姜汤与之，以复其阳。若厥愈足温者，更作芍药甘草汤与之，其脚即伸；若胃气不和，谵语者，少与调胃承气汤；若重发汗，复加烧针者，四逆汤主之。

②《伤寒论》第30条：问曰：证象阳旦，按法治之而增剧，厥逆，咽中干，两胫拘急而谵语。师曰：言夜半手足当温，两脚当伸，后如师言。何以如此？答曰：寸口脉浮而大，浮则为风，大则为虚，风则生微热，虚则两胫挛，病形像桂枝，因加附子参其间，增桂令汗出，附子温经，亡阳故也。厥逆咽中干，烦躁，阳明内结，谵语烦乱，更饮甘草干姜汤，夜半阳气还，两足当热，胫尚微拘急，重与芍药甘草汤，尔乃胫伸，以承气汤微溏，则止其谵语，故知病可愈。

（5）功效配伍

芍药甘草汤滋阴养血。方中芍药酸苦微寒，滋阴养血，缓急止痛；炙甘草甘温，补中缓急。二味相配，有酸甘化阴、滋养营血、濡润筋脉、缓挛止痛之效。成无己《注解伤寒论》云："芍药，白补而赤泻，白收而赤散也。酸以收之，甘以缓之，酸甘相合，用补阴血。"上二味药，水煮，去滓，分二次温服。

（6）临床应用：①用方要点：本方为酸甘化阴、缓急止痛之常用方，临床以筋脉挛缩、脘腹疼痛、脉弦细为用方要点。②临证加减：脉迟为寒，加干姜；脉洪为热，加黄连；脉缓为湿，加苍术、生姜；脉涩伤血加当归；脉弦伤气，加芍药。若项背强直，手足拘急，加全蝎、蜈蚣；若血虚头痛，加制首乌、白蒺藜、白僵蚕；若便血、口燥唇焦，为热在大肠，加黄芩、牡丹皮、地黄；若血虚腹痛，饥劳必甚，加桂枝、大枣、当归。③现代应用：常用于萎缩性胃炎、消化性溃疡、胃痉挛、三叉神经痛、慢性肝炎、过敏性肠炎、肠粘连、腓肠肌痉挛等属营阴亏虚者。④使用注意：疼痛因热、因寒导致者慎用。

（7）方证论治辨析

芍药甘草汤治误汗阴阳两虚。症见伤寒脉浮，自汗出，微恶寒，心烦，小便数，脚挛急。伤寒脉浮，自汗出，微恶寒，为太阳中风；心烦，小便数，脚挛急，则属里证。此表里俱病，为阴阳俱虚兼有表证，治宜扶阳解表，若用桂枝汤，则犯虚虚之戒。本证因里阳亏虚，气化固摄失司，故小便频数；阴液亏虚，心神失养故心烦；阴液不能濡养筋脉，故脚挛急。治疗若以阳虚为急，先投甘草干姜汤辛甘化阳，以复其阳，待阳回厥愈足温之后，再予芍药甘草汤滋阴养血，舒缓筋脉，以解除挛急，其脚即伸。

若服甘草干姜汤阳复太过，阴伤化燥，病入阳明之腑，出现胃气不和，谵语者，可予调胃承气汤泄热和胃。若误认为表证未解，再次发汗，并加用温针强迫发汗，一误再误，致心肾阳虚，症见恶寒蜷卧，四肢厥逆，烦躁不安，脉沉微者，方用四逆汤回阳救逆。

（8）用方思路

芍药甘草汤组方简明，功效专一，有较好的润养、解痉、止痛作用。临证可以本方为基础方，随证加味治疗心腹、项背、肢体、筋肉、经脉挛急抽掣疼痛等病。

（9）医案举例

①曹颖甫医案：四嫂，足遇多行走时则肿痛，而色紫，始则右足，继乃痛及左足。天寒不可向火，见火则痛剧。故虽甚恶寒，必得耐冷。然天气过冷，则又痛。眠睡至清晨，而肿痛止，至夜则痛如故。按历节病足亦肿，但肿常不退。今有时退者，非历节也。唯痛甚时筋挛，先用芍药甘草汤以舒筋。赤白芍各 30 g，生甘草 24 g。（拙巢注：二剂愈。）

②刘渡舟医案：李某，男，25 岁，右腿鼠蹊部生一肿物，形如鸡卵，表面不红，用针管抽不出内容物，右腿拘紧，伸而不能直，强伸则剧烈疼痛。足跟不能着地。每到夜晚，小腿抽筋，痛苦不堪，脉弦细而数，舌红而少苔，脉证合参，可知本证属阴血不濡，筋脉失养，挛而收引，故筋聚而成包块，腿难伸直，拘急筋作痛。为疏方：白芍 24 g，炙甘草 12 g，嘱服三剂，以观后效，仅一剂而筋不抽痛，夜得安睡，进二剂，则鼠蹊包块消退，服第三剂，足跟即能着地。又服一剂，而诸症皆除。

③《北京市老中医经验选编》医案：品某，女，37 岁，二十年来间断性胃脘痛牵及两胁，以饥饿时疼痛为甚，伴有嗳气、矢气、纳差、大便燥结，无反酸、呕吐或黑便史。每于情绪波动时即发病，本次发病已历时 3 个月余，西药治疗无效，不能坚持日常工作，乃于 1959 年 8 月 1 日住我院中医病房治疗。入院前钡餐造影见十二指肠球部龛影。查见慢性病容，苔薄白，脉弦，

证属肝气犯胃，治宜调和肝胃，给"溃疡合剂"（加味芍药甘草汤：杭白芍15 g，甘草30 g，香附15 g）治疗。

3剂后，痛减，精神爽，但仍觉胃脘两胁胀满不舒，窜及后背，乃于合剂中加苏梗6 g，沉香6 g，继服3剂。药后腹满明显减轻，嗳气已不明显，继予"溃疡合剂"治疗，共住院21天。出院时诸症皆消，纳佳，二便调，苔退，脉缓和。嘱出院后继服"溃疡合剂"巩固疗效。出院后半个月余复查钡餐，十二指肠球部之龛影消失，溃疡完全治愈，已恢复正常工作。全疗程一个半月。

④陈汉雄医案：罗某，女，64岁，1964年7月12日初诊。左侧面颊阵发性剧痛已有两周，曾经某医院诊断为"三叉神经痛"。近来发作更加频繁，每因吞咽或说话而引起剧痛，痛时闭目流泪，翘嘴咬牙，历十余秒钟可得暂停，旋止旋作，日渐精神萎靡，头晕目眩，食饮皆废，脉缓大，舌上无苔，中见裂纹。拟以养血祛风法（药用四物汤加细辛、钩藤等），2剂乏效，乃改用芍药甘草汤，方用芍药（酒炒）30 g，甘草（蜜炙）12 g。服2剂后疼痛若失，唯觉痛处尚有麻木感，守原方续服2剂，诸症悉除。至今虽操劳家务，7个月来未曾见复发。

⑤刘持年医案：朱某，男，17岁。胃脘阵发性疼痛，近日加重，夜间尤甚，呈抽掣样发作，喜按，饮食无碍，二便正常，舌质淡红，苔薄黄，脉弦略数。诊为急性胃痉挛。处方：白芍15 g，甘草9 g，3剂。头煎服后痛减，3小时后煎渣再服，症状消失。仅服2剂，痛止而未复发。

⑥赵玉海医案：藏某，男，52岁，炊事员。1980年8月21日就诊。患者平卧或跑步时单侧或双侧腓肠肌痉挛3年多，曾经理疗、针灸、西药治疗，虽能缓解一时，移时而发，现每晚发作2～3次，每次1～30分钟不等，发作时腓肠肌挛急、僵硬、疼痛，不得屈伸，遇热较舒，舌苔薄白，脉沉细。以芍药甘草汤加味，处方：白芍30 g，甘草15 g，桂枝15 g，木瓜10 g。3剂止。3个月后复发，又服3剂止，未再复发。

8.甘草桔梗汤

《金匮要略》言至肺痿有虚热与虚寒之别，虚热者津伤过度，阴虚内热，肺热叶焦，金不生水而燥，故而致痿，临床以咳嗽声低、痰浊少许、咽干少津、气息痿弱、口干唇裂、皮肤干燥、脉象虚数常见，治宜清养肺胃、益土生金，仲景创麦冬汤为主方，后世之沙参麦冬汤、清燥救肺汤、养阴清肺汤等皆是。虚寒者上焦阳虚，肺中虚冷，水饮渍肺，气不化津，肺气不展，阳气不布，致肺痿颓不用，出现口吐涎沫，微咳不渴，胸闷短气。甘草干姜汤、炙甘草汤、生姜甘草汤都可选用。肺痈即今之肺化脓症，多在感受风热菌毒之邪后灼热腐肺，蚀肉为脓而成肺痈。肺痈可分为酿脓期、溃脓期、恢复期三期。早期为毒热炽盛，正气不衰，邪正交争而有表证，治宜辛凉宣肺，清热解毒的银翘散为主方。若病情进一步发展向营血推进，毒热深入，劫烁营阴，宜用清营汤、犀黄丸。痰浊壅盛，肺气成实，用葶苈大枣泻肺汤、千金苇茎汤配涤痰排浊之胆南星、浙贝母、瓜蒌、前胡、皂荚等药，皆可选用。溃脓期宜桔梗汤，排脓解毒，若恐药力不及可加大解毒药的力度，如白头翁、黄连、白芷、鱼腥草、金银花、蟾蜍、蜈蚣等。恢复期气血日耗，肺气不足，营卫失荣，症见肌肤甲错、皮肤干涸、低热盗汗、气短身倦、舌红剥苔、脉象细数，治宜大黄䗪虫丸、青蒿鳖甲汤、人参养荣汤，补气养血，滋阴退热，缓中补虚。

咳嗽上气，既可见于肺痿、肺痈之中，又可独立出现，它是肺病中的必有症状，尤其在肺胀病中更为多见。临证可有虚实之分，邪实者多为病之初起，正邪相争，气闭邪实候，表现为肺气壅塞、气急喘促，治疗如越婢加半夏汤、厚朴麻黄汤、射干麻黄汤、皂荚丸、泽漆汤、小青龙加石膏汤等，以蠲饮化痰、降气化痰为首务。咳喘虚证，病多肺气不足，肾不纳气，脾不制水，生饮泛肺，造成肺、脾、肾三脏受累，水代失常，肺肾同病。治肾不纳气有八味肾气丸、都气丸，肺有补肺汤，脾有真武汤等。咳嗽上气形成肺胀，是肺泡膨胀，呼多吸少，痰浊弥漫，沉积肺泡，阻塞气道，气不宣则血瘀，症见喘促气急，倚息难卧，痰浊壅肺，气急鼻煽，浮肿尿少，手足欠温，额出冷汗，精神恍惚，舌暗瘀斑，面现发绀，此气虚血瘀、亡阳欲脱候，可予四逆加人参汤或黑锡丹，回阳救逆，纳气归肾。必要时配合益气活血，增强心肺功能，改善气体交换，促进炎症吸收，药如水蛭、地龙、黄芪、赤芍、丹参、桃仁、杏仁、皂荚、海浮石、胆南星等，用以治疗阻塞性肺气肿有良效。

桔梗味苦、辛，性平，入肺经，辛散苦泄，功能宣通肺气、祛痰排脓、利咽止痛，并能升提肺气疏理肠胃。甘草味甘，性平，入十二经，功能清热解毒，补脾缓急止痛。热盛灼津则生痰，痰浊内聚则气结。桔梗与甘草相伍，桔梗开肺调气以祛痰，甘草清热解毒以祛邪，共使热毒清，痰结消，咽痛止。

《黄帝内经》曰："脾欲缓，急食甘以缓之，用苦泻之，甘补之。"对于脾气不足、肠胃不和病证，甘草味甘，补脾气之不足；桔梗味苦，升中有降，利肠胃之气机。两者相合，一补一泻，共使脾气得升，胃气得降，胃肠诸症自解。

（1）临床新用：①主治咽喉部疼痛，证属热邪内伏者。②用于治疗肺痈。

③用于治疗脾气不足、肠胃不和的病证。

（2）对药出处：桔梗汤、排脓汤、薯蓣丸。

（3）按语：甘草和桔梗相伍，若应用于肺热病证，宜用生甘草；若应用于脾气不足证，宜用炙甘草。

（4）现代药理研究：桔梗的作用有以下五个方面。

①具有祛痰与镇咳作用。实验证明，本品能显著增加呼吸道黏液的分泌量，其强度可与氯化铵相比。

②具有降血糖作用。

③具有抑制胃液分泌和抗溃疡作用。

④粗桔梗皂苷有镇静、镇痛和解热作用。

⑤有抗炎作用。但桔梗无直接抗菌作用，其水提取物可增强巨噬细胞的吞噬功能，增强中性粒细胞的杀菌力，提高溶菌酶的活性。

（5）临床数据

①支气管扩张：应用桔梗汤加减治疗支气管扩张 34 例，与西医常规治疗（祛痰、引流、抗感染、支气管扩张剂）治疗做对照，疗程 7 日，以双肺哮鸣音及湿啰音消失，7 日内咳嗽、咯血、咳脓痰消失为痊愈标准。结果：治疗组总有效率为 4.12%，对照组为 83.3%。

②放射性食管炎：应用加味桔梗汤治疗放射性食管炎 40 例，与蒙脱石冲剂治疗 40 例做对照，疗程从放疗第 1 日开始持续至放疗结束。观察治疗前后 Karnofsky 评分的变化，治疗组 Karnofsky 评分增加率为 47.5%，对照组增加率为 17.5%；根据 VAS 疼痛评分标准，治疗组疼痛改善率为 57.5%，对照组为 15%；治疗组食欲增加率为 45%，对照组食欲增加率为 12.5%

③咽性咳：桔梗汤中药复方合 YAG 激光治疗咽性咳 40 例，与单纯 YAG 激光治疗 40 例做对照，疗程 1 周。以咽部不适、干燥、干咳、物感、灼痛等症状消失为痊愈标准。结果：治疗组总有效率为 100%，对照组为 87.5%。

按语：本方用于治疗咽喉肿痛。方用桔梗宣肺利咽，甘草清热解毒，两者一宣一清，祛痰止咳，利咽止痛。临床应用以咽喉肿痛、咳嗽痰多为辨证要点。

临床报道也见于治疗猩红热、肺癌、失音、肺痈、急性支气管炎等证属痰热滞咽的病证。

（6）注家方论

①成无己《注解伤寒论》：桔梗辛温以散寒，甘草味甘平以除热，甘梗相

合，以调寒热。

②许宏《金镜内台方议》：少阴咽痛者，与甘草汤，若不差者，是邪气结甚，甘草不能下也。故用桔梗为君，桔梗能浮而治上焦，利肺痈，为众药之舟楫也，以甘草为臣佐，合而治之，其气自下也。

③王子接《绛雪园古方选注》：桔梗味苦平，苦主于降，辛主于散，功专开提足少阴之热邪，佐以甘草，载之于上，则能从肾上入肺中，循喉咙而清利咽嗌。张元素谓其为舟楫之剂者，譬之铁石，入水本沉，以舟载之，则浮于上也。

④陈修园《长沙方歌括》：甘草生用，能清上焦之火而调经脉。若不差，与桔梗汤以开提肺气，不使火气壅遏于会厌狭隘之地也。

（7）辨证要点：桔梗汤多用以治疗风热客于咽喉而见咽喉疼痛、红肿较甚者，在甘草汤的基础上加桔梗开提肺气，以利咽喉。

本方与甘草汤皆治热邪侵及少阴经输所致咽痛证。两者在程度上有轻重不同。甘草汤证感邪轻微，故咽部肿痛较轻。桔梗汤证热邪较盛，故部红肿痛明显，甚则热毒深入，犯及肺脏而出现咳嗽胸满、咳脓痰、味腥臭、发热振寒等。

本方与麻杏石甘汤均有清热之功。但麻杏甘石汤重在宣肺气，以疗气分热证，而桔梗汤重在清泻肺热，用于治疗邪热迫及血分之脓血脓痰证，有解毒排脓之功。

（8）临床应用

①用方要点：本方为治疗热证咽痛和肺痈脓热证的基础方。临证以咽痛喉痹或咳吐脓痰为用方要点。

②临证加减：若阴虚火旺，虚火上浮，口鼻干燥，咽喉肿痛，加玄参、麦冬以滋阴清热，为"玄麦甘桔茶"；若素有气阴两虚，合生脉散益气养阴。

③现代应用：常用于急慢性咽喉炎、扁桃体炎、上呼吸道感染、大叶性肺炎等。如桔梗汤治疗急慢性咽喉炎疗效良好，常与玄参、马勃、射干、牛蒡子等解毒利咽药物配伍使用；治疗慢性咽喉炎，多与半夏、厚朴、陈皮等化痰行气药或麦冬、地黄等养阴清热药配伍使用。

（9）使用注意：虚寒者忌用，阴虚燥咳不宜用。

（10）马铭鞠医案：一人患喉癣，邑中治喉者遍矣。喉渐渐腐去，饮食用面粉之烂者，必仰口而咽，泣数行下。马曰：此非风火毒也，若少年曾患霉疮乎？曰：未也。父母曾患霉疮乎？曰：然，愈三年而得我。马以为，此必误服升药之故……倘不以治结毒之法治之，必死。以甘桔汤为君，少入山豆根、龙胆草、射干。每剂用土茯苓半斤浓煎，送下牛黄二分，半个月痊愈。

第三节　白术的功能功效

【别名】

冬术，山蓟，山精。

【性味】

甘、苦，温。

【作用功效】

健脾益气、燥湿利水、止汗、安胎，用于治疗脾虚食少，腹胀泄泻，痰饮眩悸，水肿，自汗，胎动不安。土白术健脾、和胃、安胎，用于治疗脾虚食少，泄泻便溏，胎动不安。

【用法用量】

常用量为 5～15g 水煎服。生用或炒用，也可入丸、散剂，或熬膏服食及泡酒常饮。外用适量。

【炮制研究】

燥湿利水宜生用，补气健脾宜炒用，健脾止泻宜炒焦用。

【性味归经】

味甘、苦，性温。归脾、胃经。

【功能主治】

具有补气健脾、燥湿利水、止汗安胎的作用。主治脾虚食少、消化不良、慢性腹泻，或脾虚失运、水湿停聚之痰饮、水肿及气虚多汗、胎动不安等证。

（1）用治脾胃虚弱、食少便溏、脘腹胀满、倦怠无力等证，常与人参、茯苓、炙甘草同用；如脾胃虚寒、脘腹冷痛、大便溏泄，可与党参、干姜、炙甘草同用。

（2）用治脾虚湿盛的腹胀泄泻、肢体浮肿、腹腔积液，常与桂枝、茯苓、泽泻等同用；用治水湿内停，结为痰饮，胸胁支满，头眩者，常与桂枝、茯苓等同用。

（3）用治表虚自汗，与黄芪、浮小麦、牡蛎合用。

（4）用于脾胃气虚、胎动不安，配伍黄芪、砂仁、杜仲、续断、桑寄生等。

【药理作用】

1. 利尿作用

白术煎剂、流浸膏灌胃或静脉注射，对大鼠、家兔、犬等均有利尿作用，人口服也有明显的利尿作用。白术煎剂 0.05～0.25 g/kg，给狗静脉注射 0.5～1 小时后开始利尿，2 小时达高峰，持续 1.5 小时，平均尿量增加 9.2 倍；灌胃给药 1～3 g/kg，尿量增加 2～6 倍，而且多数于用药 6～7 小时后尿量仍多于正常值。白术不仅可增加水的排泄，也能促进电解质特别是钠的排出，可使钠排出量增加 32.2 倍，氯排出量、尿酮体、尿容量、尿 pH 和钾排出量均有不同程度的增高。

2. 降血糖作用

家兔灌服白术煎剂或浸剂，血糖稍降低；大鼠灌服白术煎剂，能加速体内葡萄糖的同化而降低血糖。

3. 抗血凝作用

大鼠每日灌服白术煎剂 0.5 g/kg，共 1～4 周，凝血酶原时间显著延长。本品根的作用比茎强，健康人服用根煎剂（1∶20）每次 1 汤匙，每日 3 次，4 天后凝血酶原时间及凝血时间均显著延长，停药后 10 余天才恢复正常，乙醇浸出液也有效果，但维持时间较短。

4. 免疫增强作用

白术水煎剂灌胃能明显提高小鼠腹腔巨噬细胞的吞噬功能，使细胞变大，吞噬增多，细胞核变小。研究表明，白术能使免疫功能低下小鼠的 Th 细胞数明显增加，提高 Th/Ts 比值，纠正 Tc 细胞亚群分布紊乱状态，可使低下的 IL-2 水平显著提高，并能增加 T 淋巴细胞表面 IL-2R 的表达，这些可能是白术免疫增强和免疫调节作用的重要机制。

5. 抗氧化作用

动物实验表明，白术有明显的抗氧化作用，能有效减少脂质过氧化，降低LPO含量，能避免有害物质对组织细胞结构和功能的破坏作用，另外也有提高SOD活性的趋势，可增强机体对自由基的清除能力，减少自由基对机体的损伤。

6. 调节胃肠运动

白术对胃肠道平滑肌有兴奋和抑制的双向调节作用。白术可兴奋胃肠道M受体和乙酰胆碱受体，促进胃肠蠕动与排空，还可抑制胃肠运动和治疗脾虚证。较低浓度（6.25%）的白术水煎剂1 mL对离体豚鼠回肠平滑肌收缩有较轻度抑制效应，较高浓度（12.5%、25%、50%、75%、100%）的白术水煎剂1 mL则能显著加强豚鼠回肠平滑肌的收缩，并呈量效关系。白术茯苓汤也可使脾虚大鼠血清素、血浆素含量升高，血管活性肠肽含量降低，能增加胃肠运动，促进胃肠道内胃酸、胃蛋白酶、胰液、胆汁的分泌增加，从而使脾虚大鼠的胃肠运动、吸收功能障碍得到改善。

7. 安胎作用

白术醇提取物与石油醚提取物对未孕小鼠离体子宫的自发性收缩及催产素、益母草引起的子宫兴奋性收缩均呈显著抑制作用，并随药物浓度增加抑制作用增强，存在量效关系。白术醇提取物还能完全拮抗催产素引起的豚鼠在体怀孕子宫的紧张性收缩。白术水提取物对离体子宫的抑制作用较弱。

8. 抗肿瘤作用

对S_{180}荷瘤小鼠给予不同剂量的白术水提取物10天，称取瘤重，计算胸腺指数、脾指数，同时利用放射免疫测定法检测血浆TNF-α、IL-2的含量。结果白术各剂量组和模型组瘤重及胸腺指数有显著性差异（$P < 0.01$或$P < 0.05$），中剂量白术水提取物对TNF-α和IL-2均有显著性影响（$P < 0.01$或$P < 0.05$），提示白术可以调节S_{180}荷瘤小鼠的免疫功能，抑制肿瘤生长，并呈现一定的剂量效应关系。白术挥发油也能明显阻止癌性恶病质鼠的体重下降，增加其摄食量，延缓肿瘤生长，使血清IL-2水平升高，TNF-α水平同时明显下降，提示白术挥发油具有明显的抗癌性恶病质作用。白术挥发油对艾氏腹腔积液癌也有显著抑制作用。

9. 对神经系统的作用

白术对自主神经系统有双向调节作用，可通过调整自主神经系统功能，治疗脾虚患者类似消化道功能紊乱的有关诸症，从而达到补脾的目的。β-桉叶油醇兼有布比卡因和氯丙嗪具有的类似苯环己哌啶的降低骨骼肌乙酰胆碱受体敏感性的作用，并对琥珀酰胆碱引起的烟碱受体持续除极有相乘的作用，苍术醇对平滑肌以抗胆碱作用为主，兼有 Ca^{2+} 拮抗作用，此二者使白术具有镇痛作用，后者更与白术健胃的作用密切相关。此外，白术挥发油对金钱蛙也有镇静作用，大剂量呈现麻醉作用。

10. 调节血脂作用

白术 100% 甲醇提取物部位能显著降低小鼠体重值和血清 TG 水平，明显升高血清 HDL-C、HDL-C/TC 水平。

11. 肝保护作用

白术内酯 I 可显著降低免疫性肝损伤小鼠增加的肝脏指数、脾脏指数，改善肝脏组织病理学变化和肝脏组织病理学分级，减轻 BCG 联合 LPS 所致肝损伤的炎症反应；对免疫性肝损伤中肝匀浆 MDA 产生和 GSH-px 水平有明显改善作用。

12. 抗炎作用

研究发现，白术内酯 Ⅲ、白术内酯 I、12-异戊烯酰-14-乙酰-2E，8E，10E-三烯-4，6-二炔-1-醇、12-α-甲基丁酰-14-乙酰-2E，8E，10E-三烯-4，6-二炔-1-醇、12-β-甲基丁酰-14-乙酰-2E，8E，10E-三烯-4，6-二炔-1-醇五种白术成分对小白鼠急性炎症模型均有一定的抗炎作用。

13. 其他作用

白术煎剂能增加动物体重及肌力，有强壮作用；可升高因放疗或化疗引起的白细胞下降；对脑膜炎球菌、炭疽杆菌、白喉杆菌、枯草杆菌等细菌及絮状表皮癣菌等真菌有抑制作用；对蟾蜍心脏有抑制作用，使心率减慢。此外，白术还有扩张血管、防止放射线损害等作用。

【临床应用】

1. 脾虚胀满，消化不良

白术、陈皮各半，研粉，每日早晚各服 3 g，效果显著。

2. 盗汗、虚汗

白术、黄芪各 15 g，水煎服，每日 1 剂，有较好疗效。

3. 便秘

重用白术辨证治疗便秘2例，效果显著。

4. 肝硬化

重用白术辨证治疗肝硬化3例，取得良好效果。

5. 腹泻

白术15g，生姜3g，大米（用文火炒至米色变黄）250g，加水煲成粥食用，每日3次。治疗10例腹泻患者，其中8例服用3次痊愈，2例服用6次痊愈。白术散（白术、木香、茯苓各10g，藿香叶3g，混匀研末）治疗小儿腹泻有效，方法：用细纱布2层包裹白术散，敷于小儿脐部，每日1次，每次1～2小时，7天为1个疗程。治疗100例，痊愈28例，有效68例，无效4例，总有效率为96%。

6. 溃疡性结肠炎

白术、煅牡蛎（先煎）各30g，川芎10g，花椒3g。每日1剂，水煎分早晚2次温服。腹胀加砂仁，腹痛甚加延胡索，久泻脱肛加升麻。治疗溃疡性结肠炎35例，治愈11例，显效13例，好转9例，无效2例，总有效率为92.3%。

7. 羊水过多

白术十皮饮（生白术30g，杜仲、茯苓皮各15g，冬瓜皮、大腹皮、生姜皮、陈皮、白豆蔻、砂仁壳、阿胶各10g，厚朴6g）水煎早晚分服，每日1剂，6剂为1个疗程。治疗10例，经1～2个疗程后，痊愈7例，好转3例，总有效率为100%。

8. 复发性口疮

白术50g，加食用白醋100mL，浸泡1周后取液备用。用时以白术醋液外涂患处，每日3次。经本法治疗复发性口疮32例，治愈15例，有效14例，无效3例，有效率为90.6%。半夏白术汤加减治疗眩晕120例，治愈41例，好转72例，无效7例，有效率为92.2%。

【不良反应】

白术煎剂小鼠腹腔注射的LD50为（12.3±0.7）g/kg。白术煎剂0.5g/kg，给大鼠每日灌胃，1～2个月未见明显毒性反应，但半个月后中度白细胞减少，主要是淋巴细胞减少及轻度贫血。

【现代研究】

现代研究表明，白术能增强机体的免疫功能，升高外周白细胞总数，增强网状内皮系统吞噬功能，增强细胞免疫和体液免疫，从而提高机体的抗病能力；有增强肌力、降低血糖、保护肝脏、防止肝糖原减少的作用；对因化疗或放射线疗法引起的白细胞减少症，还有升高白细胞的作用；白术还有明显而持久的利尿作用。白术含苍术醇、苍术酮、维生素 A 类物质及挥发油等，药理实验证明，白术有降低血糖、促进胃液分泌的作用；尚有促进血液循环及利尿作用，利尿作用是通过抑制肾小管重吸收功能，增加钠的排泄；有保肝作用及抑制絮状表皮癣菌生长的作用。

【传统用法】

白术性温，味苦、甘，入脾、胃经。功效为补脾益气，燥湿利水，固表止汗，养血安胎。本品甘温补中，苦可燥湿，故有补中益气、燥湿健脾的功能，为治中气不足、脾阳不运等证常用药。

（1）脾胃虚弱，少食胀满，泄泻：配伍枳实，可消痞健胃，增进食欲；配党参、干姜、甘草等治脾胃虚寒泄泻。

（2）水肿：常与云苓、桂枝、甘草等配伍，治疗痰饮；配茯苓皮、生姜皮、大腹皮、五加皮、地骨皮，治面目水肿、四肢肿满等证，特别是对于妊娠足肿有良效；配黄芩清热安胎。

（3）表虚自汗：可单为散剂服用，或与黄芪、浮小麦等药配用。此外，白术还可以治风湿肢体疼痛证。

【剂量研究】

（1）魏龙骧（北京医院主任医师）：凡症见舌淡苔白或腻，脉细或细弦，脾虚失运，水湿内停者，必用白术。白术有生熟之分，生用生津止渴，炒用补气除湿，焦用则健脾止泻。阴虚内热、津液亏耗燥渴者禁用。治慢性肝炎、溃疡性结肠炎，以炒白术 10～15 g，配伍柴胡、白芍。治眩晕、失眠，以炒白术 10～30 g，配伍明天麻、清半夏。治原发性高血压，以炒白术 10～30 g，配伍制附子、生龙骨、生牡蛎各 10 g。治老年习惯性便秘，以生白术 15～90 g，配伍生地黄、升麻。

（2）王文彦（辽宁中医药大学教授）：肝功能损伤、慢性胃炎、胃及十二指肠溃疡等有脾胃虚弱见症者，均可用白术。但大便干燥者一般不用。白术配伍用量为 10～80 g。治肝炎，配伍柴胡、泽兰、丹参、郁金等；治肝硬化，配伍丹参、泽兰、蓼实、枳椇子等；治眩晕，配伍半夏、天麻等；治慢性胃炎，配伍党参、云苓、鸡内金、砂仁等。

（3）曲生（长春市中医院主任医师）：白术主治脾胃虚弱、水湿停留、肿满痰饮、表虚等引起的纳差、腹胀喜按、泄泻、自汗等证。阴虚燥渴、肾虚均不宜用。白术配伍用量为 10～30 g。治气虚，用四君子汤（人参、甘草各10 g，茯苓、白术各15 g）；治食少、腹胀、便溏，以炒白术15 g，配伍茯苓20 g，人参、甘草、清半夏、砂仁各10 g，陈皮15 g（香砂六君子汤加减）；治痰饮病、心悸、眩晕、气短、咳嗽、胸胁胀满，以白术15 g，配伍茯苓20 g，桂枝、甘草、生姜各10 g；治表虚自汗，以白术15 g，配伍黄芪30 g，浮小麦、牡蛎各20 g。

（4）李莹（吉林省中医药科学院主任医师）：白术主治肾病综合征、慢性肾功能不全以水肿为主要表现者；脾虚气弱之食少便溏、脘腹胀满、倦怠无力、自汗等证。治阳水之水湿浸渍型，阴水之脾气虚衰、肾阳衰微型，以白术20 g，配伍茯苓30 g，大腹皮15 g，陈皮10 g；治脾气虚弱、运化失常所致之食少便溏、脘腹胀满、倦怠乏力等，以白术20 g，配伍茯苓30 g，人参10 g，炙甘草6 g；治胸胁胀满，心下痞闷，胃中有振水音，脘腹喜温畏冷等，以白术15 g，配伍茯苓30 g，炙甘草、桂枝各10 g。

（5）张林（白城中心医院主任医师）：白术乃补气健脾之要药，功善燥湿，更有补中温阳、固表止汗、安胎之功，善治脾肾阳虚，水湿失运之水肿、泄泻等证。补气生血宜生用，健脾燥湿宜炒用，补中健脾止泻宜土炒焦用。但内热燥渴者不用。

治郁证（重症神经症），以白术15～50 g，配伍白参25 g，香附20 g，升麻、远志、石菖蒲、杭芍、郁金各15 g，菊花、甘草各10 g。治臌胀（肝硬化各期），以白术15～50 g，配伍黄芪、何首乌等各30 g。治肾病重症水肿，以炒白术40～60 g，配伍党参、黄芪、黄精、何首乌各35 g。

（6）朱秉宜（江苏省中医院主任医师）：白术主治慢性腹痛，长期便秘而无器质性病变者。用量为 10～30 g。长期便秘者，重用白术30 g；口干者，以白术30 g，配伍生地黄、天冬、麦冬、玄参各20 g，升麻15 g，柴胡10 g；血虚肠燥者，以白术30 g，配伍当归20 g，肉苁蓉15 g。

（7）赵忠仁（濉溪县中医医院主任医师）：以白术9～24 g，治疗贫血、湿阻中焦证及脾虚失运，胃失和畅。治贫血，以白术15g，配伍茯苓、太子参各20g，当归、川芎各10g，枸杞、白芍、丹参各12g，山萸肉18g。治湿阻中焦证，以白术15g，配伍茯苓20g，太子参15g；川贝母12g，半夏、陈皮、桔梗、杏仁、藿香各10g，甘草4g。治脾虚失运，胃失和畅，以白术18g，配伍太子参、茯苓各20g，砂仁6g，木香、陈皮、法半夏各10g，炒麦芽15g，炒枳壳12g，甘草3g。

（8）李鸣皋（南阳市中心医院主任医师）：一般以生白术入药，传统炒白术有咽干之弊，生白术有抗菌利尿之效。白术临床应用指征为脘腹胀满，四肢不温，大便溏薄，舌质淡红，苔薄白，脉沉细。血虚、湿热内蕴者不宜用。治脾虚泄泻，以白术15g，配伍焦山楂20g，云苓、车前子各15g，砂仁6g。治功能性子宫出血，以白术20g，配伍车前子30g，生地炭、炒蒲黄、茜草各15g。

（9）王铁良（黑龙江省中医药科学院研究员）：凡是脾虚湿阻或湿浊困脾，症见腹胀纳差，尿少水肿，困倦乏力，舌质嫩，边有齿痕，脉滑濡无力者，白术均为首选药物。治脾虚湿阻、湿浊困脾之水肿或蛋白尿不消者，以白术30g，配伍金银花、板蓝根各30g，茯苓、连翘各20g，猪苓、泽泻、桂枝各15g。治脾虚水肿、蛋白尿，以白术20g，配伍白花蛇舌草50g，益母草30g，党参、云苓各20g，怀山药、白扁豆、陈皮、莲子、薏苡仁、砂仁各15g，桔梗10g。

（10）郑孙谋（福州市中医院教授）：白术配伍用量为5～12g。配伍党参、黄芪各24g，治中气下陷证；配伍薏苡仁、黄柏各9g，苍术5g，治疗带下病；配伍灶心土30g，黄芩6g，治脾虚失摄之出血证。

【临床妙验】

本品苦温，带有燥性，燥能耗伤阴液，凡阴虚火盛者忌用。白术生用功偏燥湿利水，炒用功偏补气健脾，故取其燥湿，可生用；意在健脾，可炒用。白术与苍术，均能燥湿健脾。然前者兼能补气、止汗、安胎，适用于脾弱虚证；而后者且可散邪发汗，主治湿性实证。

【临床应用】

1. 肝硬化腹腔积液

曹克允等以白术治肝硬化用30～60g；治迁延性肝炎用30g；治原发性肝癌用60～100g。苔腻或薄，有脾虚湿阻指征者用焦白术；有真阴亏损证

（舌光红少津或光剥）用生白术。随证加减，收到较好疗效。

2. 梅尼埃病

彭连章老师取白术、泽泻、炒薏苡仁各 30 g，水煎，每日 1 剂，分 3 次服，防治本病，每获良效。

3. 急性肠炎

贾怀玉老师取白术 50 g，丁香、肉桂各 10 g，共研细末，取药粉适量，以填满已洗净的肚脐为度，胶布固定，每 1～2 日换药 1 次，用热水袋敷脐部。治疗小儿腹泻 82 例，痊愈 80 例。

【常用药对】

1. 白术配附子

白术健脾燥湿，附子温壮真阳，术附同用，有温阳除湿作用。治疗寒湿相搏，身体疼痛，腰重痛且冷，小便自利。

2. 白术配茯苓

白术甘温补中，补脾燥湿，益气生血，和中消滞，固表止汗；茯苓甘淡渗利，健脾补中，利水渗湿，宁心安神。白术以健脾燥湿为主；茯苓以利水渗湿为要。二药伍用，一健一渗，水湿则有出路，故脾可健、湿可除、肿可消、饮可化，诸恙悉除。治疗脾虚不运，痰饮内停，水湿为患，饮停心下，振振有声，头晕目眩，痞满吐泻，食欲缺乏，以及脾虚小便不利，水肿，梅尼埃综合征症见头晕目眩等。例如白术茯苓汤，主治脾虚湿泻证。胸脘痞闷，便溏泄泻，四肢乏力，消瘦，面色萎黄，舌淡，苔白腻，脉虚缓。此方所治乃脾虚湿盛所致。脾虚运化失职，气血生化乏源，四肢肌肉失养，则四肢乏力，消瘦；气血不能上荣于面，则面色萎黄；脾虚不能运化水湿，湿盛下注于大肠，则见泄泻；湿阻气滞，则胸脘痞闷；苔白腻，脉虚缓，为脾虚湿盛之体征。治宜健脾利水，渗湿止泻。方中白术苦甘温燥，健脾燥湿，利水消肿，使脾健则水湿自去，为君药。茯苓利水渗湿，并能健脾，使水湿从小便而去，为臣药。二药合用，为健脾利水之良方。正如《医方考》所云："脾胃者，土也。土虚则不能四布津液，水谷常留于胃而生湿矣。经曰：湿盛则濡泄。故知水泻之疾，源于湿也。白术甘温而燥，甘则入脾，燥则胜湿；茯苓甘温而淡，温则益脾，淡则渗湿，土旺湿衰，泻斯止矣。"临床可表现在本方健脾利水，为治脾虚湿泻基础方。临床应用以泄泻，舌苔白腻，脉虚缓为用方要点。若脾虚较甚，可加党参、黄芪以增补脾益气之功；若湿停明显，可加泽泻、猪苓以助利水渗湿；

若泄泻较甚，可加山药、莲子、芡实以健脾收涩止泻；若兼食积内停，可加焦三仙以消食化滞，在现代常用于慢性胃肠炎、慢性支气管炎、慢性肾炎等属脾虚湿停者。使用时注意湿热泄、食积泄及虚寒泄者慎用。白术茯苓汤能提高大黄所致脾虚大鼠血浆神经降压素及血清分泌型免疫球蛋白水平，提高环磷酰胺所致免疫低下小鼠网状内皮吞噬功能及血清溶血素抗体水平，对脾虚动物紊乱的胃肠激素和免疫功能有一定改善作用；能修复肠道黏膜损伤，改善通透性，促进水液吸收，恢复血清电解质平衡，促进肠道炎性病理渗出物与渗透性溶质排出，改善肠道水液代谢功能，对脾虚泄泻有较好的治疗作用；白术茯苓汤能抑制实验性脾气虚克罗恩病大鼠促炎性因子的释放，促进抗炎因子的分泌，调节促炎性因子和抗炎性因子两者之间的平衡，从而减轻肠道的炎症。白术和白茯苓都是健脾良药，且白术有安胎作用，孕妇可以吃。月子里要多吃温补的食物，如羊肉，切忌妄用寒凉，暴饮暴食。孕妇可以用白术和白茯苓煎汤或打成粉来服用。白术尚有安胎的作用，不过有燥性，需要麸炒应用，这两样药对胎儿没什么不良反应，但是为了安全起见，还是不要应用太大剂量。生孩子后由于身体过于虚弱可以略加一点白芍、当归以养血，应用一段时间益母草冲剂以去除宫腔内异物。

3. 白术配黄芩

白术苦温味厚，阳中之阴，可升可降，补脾益气，健中增食，燥湿利水，固下安胎；黄芩苦寒而降，清热燥湿，泻火解毒，去热安胎，又善除胃热，泻肝、胆、大肠之火。二药合用，一补一泻，一温一寒，相互制约，相互促进，清热凉血、补脾统血、泻火利湿、安胎的力量增强。治疗湿热内蕴、胎热升动所致恶心呕吐、胎动不安等症。

4. 白术配生姜

脾虚不运而生湿，湿聚则痰生，所谓"脾为生痰之源"也。故疟发而吐者，乃脾虚痰涌之证耳。白术温脾化湿，以绝生痰之源；用生姜和胃降逆，以除痰涌之苦，则疟邪无所依附而去矣。治疗脾虚痰涎上涌，疟发作则吐者。

5. 白术配桂枝

白术健脾气而运化水湿；桂枝解太阳之表，助膀胱气化。二药合用，利水渗湿，温阳化气。治疗外有表证，内停水湿之证。

【名方应用】

1. 白术散

方中以白术健脾燥湿，川芎和肝疏气，蜀椒温中散寒，牡蛎除湿利水，且白术伍川芎，功能健脾温血养胎，蜀椒配牡蛎则有镇逆固胎的作用。全方以健脾温中、除寒以安胎。然"妊娠养胎"是一句泛指词，但白术散只适用于脾虚而寒湿中阻之证，通过治病而达到保胎安胎的作用，无病则无须服用也。又如《金匮要略心典》："妊娠伤胎，有因湿热者，亦有因寒湿者，随人脏气阴阳而各异也。当归散正治湿热之剂，白术散之白术、牡蛎燥湿，川芎温血，蜀椒去寒，则正治寒温之剂也。仲景并列此，其所以诏示后人者深矣。"

（1）组成：白术四分，川芎四分，蜀椒（去汗）三分，牡蛎二分。

（2）用法：四味，杵为散；酒服一钱匕，日三服，夜一服。但苦痛，加芍药；心下毒痛，倍加川芎；心烦吐痛，不能食饮，加细辛一两，半夏大者二十枚，服之后，更以醋浆水服之，若呕，以醋浆水服之复不解者，小麦汁服之；已后渴者，大麦粥服之。病虽愈，服之勿置。

（3）作用功效：健脾除湿，调中安胎。

（4）主治：妊娠养胎，白术散主之。治伤寒气脉不和，憎寒壮热，鼻塞脑闷，涕唾稠黏，痰嗽壅滞；或冒涉风湿，憎寒发热，骨节疼痛；或中暑呕吐眩晕；及大病后将理失宜，食复、劳复，病证如初。又治五劳七伤，气虚头眩，精神恍惚，睡卧不宁，肢体倦怠，潮热盗汗，脾胃虚损，面色萎黄，饮食不美，口吐酸水，脏腑滑泄，腹内虚鸣，反胃吐逆，心腹绞痛，久疟久痢；膈气咽塞，上气喘促，坐卧不安；或饮食所伤，胸膈痞闷，腹胁膨胀；妇人胎前产后，血气不和；霍乱吐泻，气厥不省人事。常服辟四时不正之气，及山岚瘴疫，神效不可具述。

（5）方解：本方为健脾温中安胎之剂。方中白术健脾渗湿；蜀椒温中散寒；川芎和肝疏气；牡蛎除湿利水，诸药合用共奏健脾利湿、温中散寒之功。使湿浊去，胎气不阻，郁热不生，而成妊娠养胎之剂。

注：本方与当归散俱为安胎之剂，功能皆在调理肝脾而安胎。当归散重在调养肝血，适用于血虚而湿热不化之证。白术散则重在温中健脾，适用于胎有寒湿之证。

（6）方论：白术散方，白术以燥湿，牡蛎以泄水，川芎以升陷，蜀椒以散寒，但令寒水下泄，血温上升，其治即安，况水盛血虚之人，养胎尤为不易。故仲师于当归散，后别无增益之药，独于本方之后，辨证加药并出善后方治，何其郑重分明乎，此无他，水微而血盛不过热变生燥，不似水胜血寒者，必有坠胎之变也，血瘀则腹痛，故加芍药以通络，水停心下，心藏血郁，故加升陷之川芎，水泛凌心，寒渍入胃，以致心烦吐痛，不能食饮，故加细辛、半夏以去水而蠲饮，服以醋浆者所以平胆胃而止呕也，不解以小麦汁服之者，以小麦养心除烦，兼能利水故也。若夫病已而渴常服大麦粥者，以病原起于血虚，胃为生血之源，和胃降逆，俾能食饮，正所以补虚也。

（7）方证论治辨析：白术散治妇人妊娠病，寒湿中阻证。妊娠养胎，或症见胎动不安，或胎儿发育不良。所谓"妊娠养胎"，实际仍是去病养胎或去病安胎之意。本证为脾气虚弱，寒湿中阻。妇人怀孕后，因体质差异，其病理转化有热化、寒化之不同，当归散治血虚湿热证，其主要原因为阴血不足，产生湿热；但此证则属阳气虚弱，寒湿内生，脾气运化无力，阴血生成不足，胎失所养，出现胎动不安或胎儿发育不良。本证可伴脘腹疼痛、呕吐清涎、不思饮食等症。治用白术散健脾除湿，温中散寒。

方后指出，若腹中苦痛，加芍药养血和血，缓急止痛；若心下痛甚，倍加川芎疏肝活血止痛；若心烦、呕吐、腹痛、不能饮食，加细辛、半夏温中散寒，降逆止痛。服药后，可再服少量醋浆水；若呕，亦可以服醋浆水；病仍不解者，服小麦汁；服药后口渴者，服大麦粥。病虽愈，仍可常服。

（8）用方思路：当归芍药散调理肝脾，和血利湿；当归散调补肝血，祛除湿热；白术散温中健脾，祛散寒湿。从药物组成看，知仲景治疗妊娠病，重视调理肝脾两脏，肝脾功能协调，则气血调畅充裕，寒、湿、热亦不会滋生，胎得足够营养，则能正常发育。白术散亦为妊娠补钙良方。

（9）功效配伍：白术散健脾除湿，温中散寒。方中白术健脾燥湿；川芎疏肝理气；蜀椒温中散寒；牡蛎驱寒湿，固胎气。诸药合用，健脾温中，散寒除湿，兼以调肝气、畅气机，使孕妇气血温和流利，胎得其养。上四味药，杵为散，每次服一钱匕，昼日服三次，夜晚服一次。亦可做汤剂煎服。

（10）临床应用与医案

①妊娠恶阻：汤某，女，30岁。1985年9月28日诊。患者妊娠3个月余，胸闷膈阻，恶心欲吐，胃脘胀满而痛，不能进食，嗳气吞腐，以致3个月来每日只能进稀粥2两。双下肢冰冷，大便溏薄。苔薄舌质淡，脉沉细而滑。曾多次服疏肝益胃、降逆止呕之中药无效。余诊，辨为胃有寒湿，元阳亏虚。治宜温阳散寒，理气和胃。方宗《金匮要略》白术散加味：当归10g，白术

10 g，川芎 10 g，花椒 5 g，细辛 3 g，半夏 10 g，牡蛎 12 g，山楂 10 g，二曲 10 g。服至 2 剂，即能进食。连服 3 剂，胃脘疼痛已平，饮食如常。随访足月顺产一男婴。

临证提要：本方功能温中除湿安胎，可用于治疗孕妇因体虚有寒或饮食寒凉导致的寒湿内生、扰胎不安而见脘腹疼胀、呕恶吐涎、舌苔白腻者。

②朱丹溪医案：一妇，有胎至三个月左右即堕，其脉左大无力，重取则涩，乃血少也。以其妙年，只补中气，使血自荣。时正初夏，浓煎白术汤，调黄芩末一钱，服之至三四两，得保全而生。

2. 七味白术散

（1）正宗配方组成剂量：人参 7 g，白茯苓 15 g，白术 15 g，藿香叶 15 g，木香 6 g，甘草 3 g，葛根 15 g，渴者加至 30 g。

（2）方歌速记歌诀：七味白术钱氏方，人参茯苓加木香；甘草葛根藿香叶，健脾止泻效力强。

（3）功用：健脾止泻。

（4）主治：脾胃久虚，呕吐泄泻频作不止。

（5）加减：泻下稀水者，可加炮姜、补骨脂；伤乳食者，加神曲、麦芽、山楂、鸡内金；呕吐者，加半夏；挟热者，加黄连；久泻者，加诃子；脾肾阳虚者，加干姜、肉桂、附子。

（6）方论：七味白术散以人参大补元气，健脾养胃；白术健脾燥湿，扶助运化；茯苓渗湿健脾；甘草甘缓和中，益气健胃；藿香叶芳香化湿，和胃止呕；木香调气畅中；葛根升阳止泻，生津止渴，诸药配伍，共成健脾止泻之剂。与参苓白术散比较，二方均含四君子汤，益气健脾和胃，为治脾胃气虚证候的常用方。不同的是参苓白术散因有山药、扁豆、莲子、薏苡仁等，故补脾渗湿之力强，并可培土生金而能益肺；本方补脾渗湿之力稍逊，且因以葛根易桔梗而专于治脾，但藿香叶、葛根兼可解表，故对脾虚久泄兼外感者亦宜。

（7）医论：七味白术散为治吐泻的名方，备受后世推崇。全方以补升为主，补以四君，升以葛根，木香醒脾胃，藿香叶和中化湿，协调气机升降。其所治诸证，根本在于脾胃虚弱，清阳不升，运化无权，所以凡属脾虚运化失常导致的病证，均可采用七味白术散以健脾祛病，临床不必拘于治疗泄泻，即"证同治亦同"。徐大椿曾使用本方治疗妊娠脾胃两虚之证："妊娠脾胃两虚，清阳下陷，致津液不能上奉而口燥不渴，谓之口干。人参扶元补气，白术健脾生血，茯苓渗湿以通津液，木香调气以醒脾胃，藿香叶开胃快胸膈，炙草缓中益胃气，葛根升阳明清气而津液无不上奉，何口干之有哉？”

（8）临床应用：临床主要用于治疗小儿腹泻、轮状病毒肠炎、肠易激综合征、小儿幽门螺杆菌感染性胃炎等病证。

①小儿腹泻：七味白术散治疗小儿迁延性腹泻 64 例，西药对照组 62 例服用盐酸洛哌胺治疗，7～20 日为 1 个疗程。以大便次数、腹胀腹痛、食欲情况为疗效判断依据。结果：治疗组总有效率为 95.3%，且与单纯西医治疗对照组相比未出现任何不良反应。

②轮状病毒肠炎：运用随机对照方法，观察七味白术散与常规西药治疗小儿轮状病毒肠炎的疗效。治疗组运用七味白术散治疗 50 例，对照组运用西医常规疗法治疗，疗程 3 日。根据大便情况判断疗效，结果：治疗组显愈率为89.27%，总有效率为 96.92%，两组疗效差异有统计学意义。

③肠易激综合征：七味白术散加减合小檗碱治疗肠易激综合征 30 例，与单用小檗碱治疗 30 例做对照，疗程 4 周。以大便次数、量减少，性状恢复正常，伴随症状及体征消失为临床痊愈标准。结果：治疗组总有效率为 100%，对照组总有效率为 70%，两组比较有统计学意义。

④小儿幽门螺杆菌感染性胃炎：采用七味白术散加味治疗小儿幽门螺杆菌感染性胃炎 59 例，与西医常规治疗（丽珠得乐克拉霉素＋阿莫西林）57 例做对照，疗程 1 个月，以临床主要症状消失、次要症状消失或基本消失、停药 2 周后呼气试验幽门螺杆菌阴性为临床治愈标准。结果：治疗组治愈率为96%，对照组治愈率为 87%。

按语：本方由四君子汤甘温益脾，辅以木香、藿香叶、葛根芳香醒脾化湿，助运白术散全方融补、运、升、降为一体，补而不滞，自钱乙之后历代医家亦多用此方。明代儿科医家万全提出，"白术散乃治泄作渴之神方"，清代医家陈复正在《幼幼集成》中云："幼科之方，独推此为第一，后贤宜留意焉。"临床报道也见于治疗小儿霉菌性肠炎、小儿厌食症、糖尿病腹泻、消渴病、肝硬化腹腔积液、反复呼吸道感染等证属脾胃久虚、津液内耗的病证。实验研究表明七味白术散具有抗病毒、免疫调节、增强机体清除自由基能力的作用，具有抗炎、抗腹泻等作用。

⑤小儿厌食症：七味白术散加减治疗小儿厌食症 61 例，以食欲、食量变化评价疗效，连服 3～6 剂。结果：痊愈 49 例，有效 11 例，无效 1 例，总有效率为 98.3%。

⑥糖尿病：本方加减辅助治疗 84 例 2 型糖尿病（治疗组），对照组 83

例，予西医降糖药或联合胰岛素治疗，以空腹血糖、餐后血糖、糖化血红蛋白变化评价疗效，60 日为 1 个疗程。结果：两组均能够降低治疗后生化指标，但治疗组生化指标降低幅度明显高于对照组，治疗组总有效率为 96.43%，明显高于对照组。

⑦高脂血症：七味白术散加味治疗无症状高脂血症 60 例，以血脂四项变化评价疗效，2 个月为 1 个疗程。结果：显效 18 例，有效 35 例，无效 7 例，总有效率为 88.3%。

七味白术散由四君子汤加藿香叶、木香、葛根组成，以益脾生津，和胃理气。明代儿科医家万全《幼科发挥》中称"白术散乃治泄作渴之神方"，其应用体会：一是倍用葛根以鼓舞胃气；二是大剂量代茶饮，使脾胃生生之气渐复。方中藿香叶、葛根兼可解表，故对脾虚久泄兼外感者亦宜。原方下有"热甚发渴，去木香"句，因其性温耗气，恐重伤津液之故。亦可改用煨木香，以减温燥行气之性，增温中止泻之功。若脾虚腹泻且呕吐明显，可酌减葛根而加半夏、黄连辛开苦降以止吐。

（9）医案举例

①患者，男，8 岁，于 1996 年 6 月 13 日因腹泻水样便 6 天入院，伴呕吐，口渴，心烦易怒，尿次数及尿量减少。体格检查：体温 37.6 ℃，精神萎靡，面色苍白，呈中度脱水，腹部稍胀，肠鸣音稍减弱，肝脾未触及，舌淡红，苔腻薄黄，脉细数。镜检大便：脂肪球（＋）。辨证为湿热内侵，损伤脾胃，水谷不运所致泄泻。处方为七味白术散加味：白术 12 g，党参 9 g，茯苓 9 g，藿香 6 g，木香 6 g，葛根 6 g，半夏 3 g，黄连 6 g，车前子 9 g。每日 1 剂，水煎服，并配合静脉输液辅助治疗。第 2 天诸症减轻，大便基本成形，治疗 3 天后痊愈出院。

按语：此例腹泻是由湿热内侵、损伤脾胃、水谷不运导致的。以党参、茯苓、白术益气补虚，健脾助运；藿香芳香化湿，和胃止呕；木香醒脾调气畅中；葛根升阳止泻，生津止渴；半夏降逆止呕；黄连清肠胃之热，燥湿止痢；车前子淡渗利水，分清浊而止泻。

②某男，6 岁。其祖母代诉，患孩去年 12 月因饮食不节，发作 1 次腹泻、呕吐，旋即饮食减少，形体逐日消瘦。其母以为其虚，遂投红参等峻补，嗣后症状不但无好转且日渐加重。纳呆，喜食生冷，烦热引饮，时有腹痛，大便时溏时泻，曾多次服西药无效。诊见：患孩形体瘦小，面色萎黄，毛发稀疏而枯黄，精神疲惫，腹部胀满，按之稍硬，大便稀且挟有未消化之物，尿黄而

混浊，舌质淡红，苔薄腻，脉弱。证属脾气不运，津气不化，日久成疳。治宜温脾益气消积。七味白术散加味主之，处方：党参、白术、茯苓、葛根、怀山药、谷芽、五谷虫各9g，藿香6g，木香、炙甘草各3g。二诊：服完8剂，纳食已增，精神较振，腹胀而软，腹痛未作，大便已和，苔薄润。守原方去藿香，加扁豆9g，继进8剂，诸症渐去，面色红润，毛发润泽。继以本方调治数日，痊愈。

按语：小儿营养不良属中医"疳证"之病，有冷热、内外之辨。其病因总由饮食不节，喂养不当，诸虫蚀蚀或其他疾病，导致气液消耗过度而致。但"疳皆脾胃病，亡津液之所作也"（《小儿药证直诀》）。故疳疾不离脾胃，多以虚为本，以实为标，形成虚实夹杂证。治疗必须始终照顾胃气，避免峻攻、壅补、燥烈、滋腻之品。本例为饮食不节，吐、泻损伤脾胃，复因宿食未去，误用壅补，致脾阳不运，升降失调，气液不化，渐成疳证。故方中以七味白术散加怀山药、五谷虫、谷芽，以健运中阳，消积化滞，使脾阳得升，中气得复，气液自生，而疳积痊愈。

③某男，4岁。自幼人工喂养，平素贪食糖果杂物，长期不思饮食，入夏以后，见食则厌，经常拒食；面色萎黄，形体消瘦，动则汗出，大便不实。舌淡，苔白腻，脉细弱。证属脾胃气虚，受纳无权。治当益气健脾，开胃进食。投七味白术散加味，处方：党参、焦白术、茯苓、藿香、葛根、炒谷芽、麦芽各6g，鸡内金、广木香、甘松、缩砂仁各3g，甘草1.5g。服6剂，并嘱忌糖果杂食。

二诊：药后食纳渐增，大便成形，仍多汗，舌苔薄白，脉无力，原方去砂仁、甘松，加黄芪9g，浮小麦6g，续进6剂，诸症若失。半年后访，身体壮实。

按语：小儿"脾常不足"，饮食喂养不当，易致脾胃损伤，受纳运化失常。此例乃人工喂养，长期偏食，致使脾虚失运，胃不思纳。故投本方补脾益胃，加砂仁、甘松醒脾开胃，鸡内金、谷芽、麦芽消食健胃，俾脾胃健运，病乃愈。

④某女，11岁。于半年前发生全身水肿，经中西医治疗月余而肿消，近旬水肿复作，周身悉肿，神倦懒言，腹胀少食，小便不利，舌淡，苔白微腻，脉缓弱。尿常规：蛋白（+++），白细胞（0～3）。证属脾虚湿阻，水溢肌肤。治宜健脾渗湿，利水消肿。方用七味白术散加减，处方：党参、白术、茯苓、葛根、大腹皮各10g，桑白皮、生姜皮、藿香、陈皮各6g，甘草3g。二诊：

服 14 剂水肿消尽，诸症悉减，舌苔淡白，脉弱，小便复查"蛋白（＋）"。原方去桑白皮、生姜皮，加黄芪、薏苡仁、焦山楂等，随症增减，连服 18 剂而病愈。随访 2 年未见复发。

按语：脾属土，位居中州，主运化转输，为水湿出入升降之枢纽。此案属脾胃气虚，运化失司，水湿流溢肌肤而发水肿。故立此方实脾土、行津液，加桑白皮、大腹皮、生姜皮疏利三焦，利水消肿，使脾气健运，三焦通调，则"水津四布，五经并行"，浮肿自消，精神乃复。

⑤某女，10 岁。患者 1 年来常发睡中遗尿，每周遗尿 2～3 次，尿频，量少色清，入睡后不易唤醒，面黄消瘦，神疲气怯，食欲缺乏，大便溏泄。舌质淡红，苔薄白，脉细缓。多次查尿常规均正常。证属脾气虚弱，膀胱失约。治宜健脾益气，调理气机。用七味白术散加减主之，处方：党参、白术、茯苓、葛根各 10 g，怀山药、黄芪各 30 g，藿香、石菖蒲、桂枝各 6 g，炙甘草 5 g。5 剂。

二诊：服药后仅遗尿 1 次，尿频已除，食欲增进，精神较振作，大便已实。守原方去石菖蒲、藿香，加益智仁 10 g，五味子 6 g。进 5 剂。

三诊：已无遗尿，睡中唤之易醒，精神、面色、舌脉亦明显好转，继守上方 5 剂。

四诊：病已痊愈，仍按上方加减调治数剂，以资巩固。

按语：《黄帝内经》云："中气不足，则溲便为之变""膀胱……不约为遗"。脾胃为后天生化之本源，气机升降之枢纽。本例患孩脾气虚弱，中气不足，摄纳无权，水湿不化，下注膀胱，致膀胱气化失职，不约而为遗。以七味白术散加减，方中以四君子汤健脾益气，黄芪、葛根升举清阳，怀山药益气敛阴，藿香、石菖蒲化湿祛浊，桂枝通阳以助膀胱气化。使脾胃健运，中气充足，输化正常，则湿浊自化，膀胱约束复原而遗尿自愈。

⑥某女，4 岁。发热半个月，体温 37.5～38.3 ℃，怠惰嗜卧，胃纳不佳，渴不多饮，大便溏。舌苔白腻，脉濡无力。证属脾胃气虚，暑湿郁蒸。治以益气清暑，运脾化湿。方用七味白术散加味，处方：党参、焦白术、茯苓、扁豆各 6 g，藿香、青蒿各 5 g，葛根 8 g，广木香 3 g，甘草 1 g。服 3 剂。

二诊：热减纳增，精神好转，再服 3 剂，诸症基本解除。三诊：继以七味白术散原方 5 剂，以资巩固。

按语：《杂病源流犀烛·疰夏》云："疰夏，脾胃薄弱病也。"本例脾胃素虚，感受夏令暑湿之气，湿困脾阳，暑伤元气，气阳不运，暑湿郁蒸，变生诸症。故遣该方升举清阳，调中益气，加扁豆、青蒿、佩兰清暑化湿而病愈。

⑦某男，4岁。患儿素纳差，半年来口中时有流涎，其味腥臭，伴纳呆体倦，渴喜冷饮，尿赤，大便正常。查体：面黄少华，体瘦，舌红，苔白，脉滑。证属脾胃亏虚，湿热内蕴，摄涎无权。拟七味白术散加味，处方：明党参4g，白术、茯苓、藿香、益智仁各6g，木香、葛根、诃子、甘草各3g，黄连1.5g，滑石12g。

二诊：服2剂后，流涎及腥臭味大减。连进5剂，流涎止，神旺纳增，诸症皆愈。

按语：流涎一症，多责之于脾胃湿热内蕴、脾胃虚寒或食滞等。本例患儿由于脾胃亏虚、湿热内蕴而摄涎无权。《灵枢·口问》曰："胃中有热故涎下。"本病以健脾和胃、疏利中焦之七味白术散为主，佐以黄连、滑石清热利湿，诃子、益智仁健脾摄涎。诸药合用，脾气健运，气机舒畅，伏热内清，水津运化复常，故流涎停止。

（10）研究：七味白术散对胃肠道有多方面的作用。根据《湖南中医杂志》报道：七味白术散袋泡剂20g/kg灌服能降低20%硫酸钠对小鼠3小时内的致泻率，随观察时间的延长给药组小鼠腹泻率随之升高，观察到8小时给药组动物腹泻率接近于对照组，提示本方降低硫酸钠所致的急性腹泻率，主要是延长小鼠出现腹泻的时间。本方还能抑制豚鼠离体肠、家兔在体肠自发活动，使其收缩频率减慢，波幅变小，张力下降。对乙酰胆碱、磷酸组织胺、氯化钡引起豚鼠离体回肠的强直收缩，本方亦均有拮抗作用，提示七味白术散对肠道的作用是多方面的。

七味白术散有抗病毒作用。采用全量法HRV（人轮状病毒）空斑抑制、病毒滴度测定和病毒RNA合成抑制试验，观察七味白术散药液对体外培养的HRV的影响。

（11）结果：①药物处理组的HRV空斑数目随药物浓度升高而减少，两者呈明显负相关（$r=-1$，$P < 0.05$），病毒繁殖量同样随药物浓度升高而降低。当药物浓度为100 mg/mL时，空斑数目被抑制50%以上，病毒繁殖指数下降至1.86。

②HRV感染组的放射性强度为0.98、1.19、1.36、1.51、2.01（$\times 10^3$ dpm），而在药物浓度为200 mg/mL、100 mg/mL、50 mg/mL、25 mg/mL、0 mg/mL时的感染组培养物放射性强度分别为0.61、0.67、0.66、0.66、0.64（$\times 10^3$ dpm），当药物浓度为100 mg/mL时，HRV核酸合成被抑制约60%。

③培养液中加入七味白术散药液后，不仅被感染的MA104细胞空斑数目减少、空斑蚀圈缩小，且细胞病变与出斑推迟，细胞单层维持时间延长2～3天，同时，在病变细胞脱落的空白瓶壁上或松动的病变细胞层下，又较快形成新的细胞单层。

④七味白术散对培养细胞毒性较低，在200 mg/mL的高浓度中细胞仍能生长，在12.5 mg/mL、25 mg/mL、50 mg/mL药物浓度中，细胞数量较未加药物的对照组增多。这些结果表明：七味白术散能抑制病毒繁殖及其HRV核酸合成，对HRV感染细胞具有保护作用和促进正常细胞生长的作用。

3. 泽泻汤（《金匮要略》）

方中泽泻利水除饮，白术补脾以制水，以治支饮眩冒，此乃缘于水停心下，清阳不升，浊阴上冒故头目昏眩。《黄帝内经》曰："清阳出上窍"，而现由于水饮之邪上乘清阳之位，使清阳不能走于头目，则其人苦冒眩也。

（1）组成：泽泻五两（15 g），白术二两（6 g）。

（2）用法：上二味，以水二升，煮取一升，分温再服（现代用法：水煎服）。

（3）功效：利水健脾。

（4）主治：饮停心下，清阳不升，浊阴上犯证。水肿，头目昏眩，舌淡胖，苔白滑，脉沉弦。

（5）配方解析：本方证为脾虚水湿内停所致。脾主运化水湿，脾虚不运则湿停，湿停则水积，外溢肌肤则水肿，内阻气机则胀满，水饮上凌清窍则头目昏眩；舌淡胖，苔白滑，脉沉弦均为水湿内停之征。治宜利水健脾。

方中泽泻甘淡，利水渗湿，使水湿从小便而出，为君药。白术甘苦，健脾益气，利水消肿，助脾运化水湿，为臣药。两药相须为用，重在利水，兼健脾以制水，为治脾虚水饮内停之良方。又有《素问病机气宜保命集》白术散，以白术、泽泻等量配伍应用，主治水肿觉胀下者。

（6）临床应用

①用方要点：本方为利水健脾之常用方。临床以头目昏眩，舌苔白滑，脉沉弦为用方要点。

②临证加减：若头眩较甚，加天麻以平肝息风；若痰浊明显，合二陈汤以燥湿化痰；若脾虚而乏力，加党参、黄芪以益气健脾。

③现代应用：常用于耳源性眩晕、原发性高血压、脂肪肝、糖尿病、慢性胃炎等。

a.耳源性眩晕：本方治疗耳源性眩晕效果良好。湿盛者加茯苓、车前子以助利水渗湿；胃气上逆，恶心呕吐者，加半夏、生姜降逆止呕；头目眩晕较重者，加天麻、钩藤平肝息风；伴耳鸣者，常配伍柴胡、磁石、生牡蛎、石菖蒲等以引经并潜阳开窍。亦可与半夏白术天麻汤合用。

b.高血压：泽泻汤及其加味方均可用于原发性高血压的治疗。痰湿中阻者合半夏白术天麻汤，肝风上扰者加钩藤、菊花，肝肾阴虚者加寄生、杜仲。

（7）使用注意：本方渗利作用较强，不宜常服。

（8）经方新用

①泽泻汤配车前子（布包入煎）30 g，黄芩 10 g，半夏 15 g，生姜 20 g，制南星 9 g，石菖蒲 10 g，治疗听神经水肿，眩晕耳鸣，听力减退。

②泽泻汤配半夏 15 g，生姜 30 g，茯苓 40 g，桂枝 12 g，川芎 10 g，荷叶 30 g，治疗痰眩。

③泽泻汤配五苓散加党参 30 g，苍术 15 g，薏苡仁 40 g，炒扁豆 30 g，车前子（布包）30 g，治疗脾虚濡泻。

（9）配伍特点

①水肿，小便不利，泄泻：本品淡渗利水，性趋于下，归肾、膀胱经，利水作用较茯苓更强，故可用于水湿停滞之水肿、小便不利、泄泻，常配伍茯苓、猪苓、薏苡仁等；水湿内停膀胱蓄水者，需配伍茯苓、猪苓、白术；脾胃寒湿，水谷不分，泄泻不止者，常配伍猪苓、茯苓、苍术、厚朴。

②痰饮：本品利水渗湿能行痰饮，故可用于水湿痰饮停留胸膈，清阳不升而致头目眩晕，常配伍白术。

③淋证：本品性寒，入肾、膀胱经，既能清膀胱之热，又能泻肾经之虚火，且能利尿，故可用于下焦湿热之热淋，常配伍木通、车前子、猪苓等。

④阴虚火旺、遗精：本品既能清膀胱之热，又能泻肾经虚火，但不能利益肾精，故配合熟地黄、山茱萸、牡丹皮等可补肾泻虚火，治疗肾阴不足相火偏亢的遗精。

（10）常用药对

①泽泻配白术：泽泻利水除饮，乃通利脾胃之药，以其淡渗能利脾中之水，水去则脾燥而气充，因脾喜燥而恶湿之故；白术能补脾制水。脾健则运化有权，诸病易愈。两药合用，利水健脾，水去脾健，清阳之气上升，浊阴之气下降，则头目眩晕自止。治疗胃内停饮，头目眩晕，苔白腻，脉弦滑。

②泽泻配黄柏：泽泻咸寒入肾与膀胱经，导下焦湿热垢浊，并泻肝肾二

经相火；黄柏苦寒坚肾清热而益阴，故能清热降火，专泻下焦相火。泽泻偏去气分热，黄柏能去血分热。两药合用，清泻相火，一利湿，一燥湿。治疗相火过旺，骨蒸盗汗，遗精阳强。

③泽泻配枳壳：心与小肠相表里，《黄帝内经》曰："心移热于肺，传为鬲消。"今用泽泻泻膀胱之火，枳壳泻大肠之气，两药合用，疏导二腑，使小肠清利，则心火下降。又肺与大肠相表里，大肠流畅，则肺经润泽，宿热既除，其渴自止。治疗消渴，烦躁，咽干，面赤，两便不利，舌尖红苔腻。

④泽泻配商陆：泽泻甘淡而寒，能利水渗湿。商陆苦寒，能通利二便以逐水湿。二药相伍，逐水力胜。治疗小儿浮肿，肚胀，气急。

⑤泽泻配附子：泽泻甘淡气薄，功专利水渗湿；附子辛热气雄，能温肾散寒，二药伍用，温肾阳，利水湿，则小便自通。治疗阴分虚寒，小便不通，误服寒凉不应者。

（11）各方名用

①泽泻汤（《金匮要略》）：方中用泽泻利水除饮，伍入白术补脾制水，此乃缘于水停心下，清阳不升，浊阴上冒，故头目昏眩，这也是痰饮常见症状。故治支饮眩冒。正如《金匮要略心典》："水饮之邪，上乘清阳之位，则为冒眩。冒者，昏冒而神才清，如有物冒蔽也；眩者，目眩转而乍见玄黑也。泽泻泻水气，白术补土气以胜水也。"

②茯苓泽泻汤（《金匮要略》）：方中由泽泻、茯苓淡渗利水为主药；协以桂枝通阳，生姜和胃；白术、甘草健脾补中，诸药合用，使气化水行，则呕渴可止。本方为饮阻气逆而呕渴并见之证。本证乃胃有停饮，失其和降，则上逆而吐；饮停不化，脾失传输津不上承，故口渴欲饮。由于水饮上泛，故呕吐频作，因渴复饮，更助饮邪，如此，越吐越饮，越饮越渴，致成呕吐不止的胃反现象，故以茯苓泽泻汤治之。以方测证，当兼有头眩、心下悸之症。

③圣济泽泻汤（《圣济总录》）：据《日华子本草》载，泽泻"治五劳七伤，主头眩，耳虚鸣，筋骨挛缩，通小肠，止遗沥、血尿"，又有《药性论》言其"主肾虚精自出……"方中由泽泻伍入干姜、白术、茯苓、甘草温中健脾祛湿；牛膝、杜仲补肝肾，滋筋骨，以治肾虚腰痛。

④泽泻散（《太平圣惠方》）：据《神农本草经》载，泽泻"主风寒湿痹，乳难，消水……"又有《药性论》言其"治五淋，利膀胱热，宣通水道"。方中由泽泻伍入木通、枳壳、桑白皮、赤茯苓、槟榔、姜组成。以治妊娠气壅、浮肿、喘息促、大便难、小便涩。

（12）现代研究：泽泻汤有显著的降血脂效应，能降低高脂血症大鼠血清总胆固醇、甘油三酯、低密度脂蛋白、血浆黏度、红细胞比容，减轻大鼠肝细胞脂肪变性，治疗高脂血症，其水提取物能改善机体抗氧化能力，减小氧化应激性，对高脂血症小鼠有较好的降脂作用；能减轻实验性内淋巴积水的程度，改善由内淋巴积水造成的听力损害；对正常血压小鼠具有显著降压作用，并有一定减慢心率的作用；能够有效改善心肌缺血再灌注损伤大鼠的心电图和血流动力学指标；能提高兔脑血流量，降低脑血管阻力，改善椎基底动脉供血。

（13）医案举例

①头目冒眩，双手颤抖：朱某，男，50岁，湖北潜江县人。头目冒眩，终日昏昏沉沉，如在云雾之中。两眼懒睁，双手颤抖，不能握笔写字。迭经中西医治疗，病无起色，颇以为苦。视其舌肥大异常，苔呈白滑而根部略腻，切其脉弦软。疏《金匮要略》泽泻汤：泽泻24g，白术12g。服第一煎，未见任何反应。患者对其家属说：此方药仅两味，吾早已虑其无效，今果然矣。孰料第二煎后，覆杯未久，顿觉周身与前胸后背浙浙汗出，以手拭汗而黏，自觉头清目爽，身感轻快之至。又服3剂，继出微汗少许，久困之疾从此而愈。

按语：《黄帝内经》云："阳气者，精则养神，柔则养筋。"心下有支饮，清阳被遏，不能养神，则头目冒眩，懒于睁眼；阳气不充于筋脉，则两手发颤。舌体胖大异常，为心脾气虚，水饮浸渍于上。当急渗在上之水势，兼崇中州之土气，以泽泻汤单刀直入，使饮去阳达，药专力宏，其效为捷。

②眩晕（梅尼埃病）：赵某，男，57岁，1985年9月28日入院。患者自觉四周及自身在旋转，反复发作已7天，并伴有头重、耳鸣、胸闷、恶心、呕吐，时有水平性眼球震颤。舌质淡红，苔白厚腻，脉弦滑。甘油试验（+），诊为梅尼埃病。拟泽泻70g，白术30g。2剂后诸症均消。效不更方，再进3剂巩固出院。后改用散剂：泽泻240g，白术80g，研细末，每服5g，每日2次。随访至今未复发。

按语：据饶氏经验，治疗梅尼埃病常用大剂量泽泻汤，共治42例，结果痊愈36例，好转5例，无效1例。若呕吐剧烈者，可加姜半夏15g。

③头痛：沙某，女，19岁，知青。患者于1974年下乡，在新郑农村劳动期间，曾多次汗后用冷水洗头，以致头痛绵绵不休，久治不愈，于1976年9月回郑求治。主诉：自幼体弱，食欲欠佳，下乡期间，食欲尚无增进，然通过体力劳动，体力似有增加，仍瘦弱面黄，肢困乏力，舌淡苔白，脉弱无力，头痛如裹。证属脾虚湿遏所致之头痛。素体脾虚，又受外湿，欲用发散之品以

止其痛，但湿尚存，加之脾虚不运，湿何能祛，痛焉能止？故法当健脾祛湿，拟泽泻汤加川芎、甘草以治之，症情单纯，不须多味，防其抵牾。处以：泽泻15 g，白术15 g，川芎9 g，甘草3 g，3剂，水煎服。

二诊：头痛已减，嘱其再进3剂。病愈。

按语：汗出受风寒，水湿内生，遏阻阳络，致头痛绵绵不休。若继用发散，则风去湿存，其病难愈，以泽泻汤渗利水湿，崇土健脾，以绝后患。

④怔忡（心律失常）：张某，男，69岁，郑郊农民。1972年11月12日初诊。主诉：十年前患浮肿病后，常有心悸之感，若饮食偶有不适，下肢即轻度浮肿，四肢乏力。西医诊为"心律失常"。观其面色㿠白，舌淡体胖，苔薄白，脉濡缓，有结代，心音低钝，心率80次/分，律不齐。证属脾虚湿滞，阻遏心阳之怔忡。虑其家庭累赘大，且服药不便，遂处以泽泻汤加味，意在健脾温阳利湿，改散剂缓进，不图速效。处以：泽泻120 g，白术120 g，桂枝45 g，共为细末，日2次，每次开水送下7～9 g。患者服药20天后，证有好转，浮肿全消，心率78次/分，律整，脉力尚可，唯舌质尚淡，食少，说明脾虚尚未完全恢复，故继拟泽泻汤加重白术用量。处以：泽泻90 g，白术120 g。服法如前，尽剂后心律整，食纳增，无心悸不适。随访数载，一如常人。

按语：水停心下，遏阻心阳，致发怔忡。病久饮恋，以散剂缓图之较好。

⑤喜唾：燕某，女，10岁，学生。1981年7月12日就诊。患者喜唾一年。诊其形神俱佳，苔脉如常，余无所苦。询之，曰：不吐则唾液增多，亦无五味之变。嘱其忍住，须臾则清唾盈口，视之实乃清水。乃易《金匮要略》泽泻汤为散治之。

处方：福泽泻60 g，焦白术20 g，共研细末，开水冲服，每次10 g，日服两次。一料药尽，吐唾减少，但觉口干，恐有渗利燥湿太过之嫌，减量续服，两料药尽，喜唾竟止。

按语：单纯喜唾证，历代方书鲜见记载。根据《黄帝内经》五液主病，"肾为唾"。此为下焦水饮上乘，脾不化湿而然。病关脾肾，当以渗利水饮，健脾燥湿为法。渗利下焦水饮泽泻为最。《本草求真》称其"专入膀胱肾……功专利水除湿"。白术"专入脾"，功能"燥湿实脾"。二者相伍，渗湿健脾，功专力宏，故取效为捷。

⑥体虚感冒：李某，男，54岁，中学教师。1987年8月18日就诊。自述多年来经常反复感冒，服用过各种感冒药，只缓解症状，药停后旋即复发。常

出现头痛、鼻塞、流涕、恶风、发热等感冒症状，苦不堪言。诊见形体消瘦，气短乏力，饮食量少，舌淡红苔薄白，脉浮数无力。诊断为体虚感冒（营卫不和）。泽泻 20 g，焦白术 15 g，牛膝 10 g，每日 1 剂，用 1500 mL 开水泡于保温瓶中频频服尽。10 日为 1 个疗程。上方治疗 2 个疗程，各种症状消失，随访 3 年多来未再发生感冒，体质也明显增强。

按语：何氏等以此方治疗体虚感冒 85 例，痊愈 80 例，效果不明显 5 例，治愈率达 94.1%。85 例中，服药 1 个疗程者 52 例，2 个疗程者 33 例，治疗期间停用他药。头痛、鼻塞、流涕等表证明显者，加生姜 3 片，冰糖 15 g。其治疗机制，可能与足太阳膀胱经主一身之表有关，泽泻汤利水渗湿，牛膝亦有利水通淋之功，合之以振州都，使膀胱气化蒸腾于表，以御外邪，从而预防感冒。

⑦尿频尿急：戴某，女，21 岁，农民。1977 年 3 月 17 日诊。尿频尿急，口流清涎，头目眩晕，脉沉涩，舌红少苔，系"忍溺入房"，肾失开阖之权，膀胱气化失司所致。拟泽泻汤加味：泽泻 15 g，白术 10 g，怀牛膝 5 g。水煎分二次温服。3 剂痊愈，翌年生一小孩。

按语：以泽泻汤加牛膝利水通淋，恢复膀胱气化功能则病愈。

⑧耳脓（化脓性中耳炎）：蒋某，男，17 岁。双侧耳道流脓三年余，时好时发，感冒后加重，多方医治无效。处方：白术 50 g，泽泻 25 g，柴胡 10 g。1 剂后症状明显减轻，续进 5 剂，痊愈。随访 2 年，未复发。

按语：脾虚湿停，郁于肝胆经脉。故重用白术以健脾除湿，泽泻淡渗利湿，使湿有去道。柴胡入肝胆为引经药，以使药力直达病所（少阳治官窍病此案证之）。

⑨ 1967 年在湖北，治一朱姓患者，男，50 岁，因病退休在家，患病已两载，百般治疗无效。其所患之病，为头目冒眩，终日昏昏沉沉，如在云雾之中。且两眼懒睁，两手发颤，不能握笔写字，颇以为苦。切其脉弦而软，视其舌肥大异常，苔呈白滑，而根部略腻。辨证：此证为泽泻汤的冒眩证。因心下有支饮，则心阳被遏，不能上煦于头，故见头冒目眩；正虚有饮，阳不充于筋脉，则两手发颤；阳气被遏，饮邪上冒，所以精神不振，懒于睁眼。至于舌大脉弦，无非是支饮之象。治法：渗利饮邪，兼崇脾气。方药：泽泻 24 g，白术 12 g。

方义：此方即泽泻汤。药仅两味，而功效甚捷。清代林礼丰认为："心者阳中之阳，头者诸阳之会。人之有阳气，犹天之有日也。天以日而光明，犹人之阳气会于头，而目能明视也。夫心下有支饮，则饮邪上蒙于心，心阳被遏，不能上会于巅，故有头冒目眩之病……故主以泽泻汤。盖泽泻气味甘寒，生于水中，得水阴之气，而能制水；一茎直上，能从下而上，同气相求，领水饮之气以下走。然犹恐水气下而复上，故用白术之甘温，崇土制水者以堵之，犹治水者，之必筑堤防也。"

⑩黄姓妇，32 岁。患头痛兼发重，如同铁箍裹勒于头上，其病 1 年有余，而治疗无效。切其脉则沉缓无力，视其舌体则硕大异常，苔则白而且腻。辨证：此证为水饮夹湿，上冒清阳，所谓"因于湿，首如裹"。治法：渗利水湿，助脾化饮。方药：泽泻 18 g，白术 10 g，天麻 6 g，照此方共服 4 剂，1 年之病，竟渐获愈。

⑪魏某，男，60 岁。患头晕目眩，兼有耳鸣，鼻亦发塞，嗅觉不佳。病有数载，屡治不效，颇以为苦。切其脉弦，视其舌则胖大无伦，苔则水滑而白。辨证：此证心下有饮，上冒清阳，是以头冒目眩；其耳鸣、鼻塞，则为浊阴踞上，清窍不利之所致。治法：渗利水饮之邪。方药：泽泻 24 g，白术 10 g。此方服一剂而有效，不改方，共服 5 剂，则头晕、目眩、耳鸣、鼻塞等证愈其大半，转方用五苓散温阳行水而收全功。

⑫患者，女，45 岁，因头晕目眩反复发作 20 余年，再发 3 天来诊。3 天前患者因工作繁忙、休息不佳又出现头晕目眩、恶心呕吐、耳鸣、听力下降，经服山莨菪碱（654-2）、氟桂利嗪及输液等治疗，诸症未见明显好转而来我处求诊，来诊时被家属抬入诊室，患者闭目平卧、面色苍白、表情痛苦、双目震颤不已、舌淡红、苔腻黄、脉濡缓。查体：体温 36.5 ℃，脉搏每分钟 62 次，血压 12/8 kPa，结膜红润，颈项软，心音略低钝，律齐，无病理性杂音，双肺（-），神经系统（-），余无异常体征。实验室检查：心电图、脑电图均无异常，三大常规正常。拟诊"内耳性眩晕"。中医诊断为"支饮冒眩"。证属痰饮内停，上蒙清窍，兼有郁热，方拟加味泽泻汤倍黄连，加胆南星 6 g，山栀子 10 g，3 剂，水煎服。

二诊，诸症明显好转，舌淡红，苔微黄腻，再服 5 剂。

三诊，头晕目眩等来时诸症基本消失，患者略感乏力、纳差，痰热之邪已祛，但脾虚之象渐显，拟加味泽泻汤去黄连、吴茱萸，加党参 15 g，薏苡仁 15 g，生甘草 5 g，服 5 剂。

四诊，患者头晕偶作，纳食增加，精神尚可，夜寝欠安，腰酸软，舌红、苔少，脉细弦，为病之痰热之邪尽祛，肝肾不足之象渐显。改投加味泽泻汤去黄连、吴茱萸、石菖蒲,加枸杞10g,旱莲草12g,女贞子12g,党参15g,服5剂。

五诊,患者无何不适感,形如常人,嘱其继服上方20余剂以巩固疗效,随访5年至今眩晕等症状未再发作,食佳体强,精神良好。

经验心得:泽泻汤中,重用泽泻,以利水除饮。白术补脾制水,二者为治"心下支饮"之要药,陈皮、法半夏、茯苓为二陈汤,其亦为治"痰饮"之常用效方。黄连配吴茱萸,辛开苦降,清火散郁,调畅气机,尤其对恶心呕吐剧烈者效佳;石菖蒲具有化湿豁痰、辟秽之效,可祛蒙清窍的痰浊之邪;丹参具有活血祛瘀、养血安神之功,可助前述之药祛除痰饮。诸药配用,可使停于心下之水饮祛除,升清降浊而"冒眩"之病清除。党参、薏苡仁、生甘草具有健脾利水胜湿之功,脾之健运得司,则痰饮之邪无从以生;枸杞、女贞子、旱莲草同用,共奏滋补肝肾、滋水涵木之功,以补其肝肾之不足,则肝阳得抑,髓海得充而无作"冒眩"。

4. 苓桂术甘汤(《金匮要略》)

方中以茯苓淡渗利水,桂枝辛温助阳,二药合用可以温阳化水;白术健脾燥湿,甘草和中益气,两药相协,又能补土以制水。本方温阳蠲饮,健脾利水,为治痰饮病的主方,亦是"温药和之"的具体运用。正如《金匮要略论注》所言:"若心下有痰饮,心下非即胃也。乃胃之上,心之下,上焦所主,唯其气挟寒湿,阴邪冲胸及胁而为支满,支者,撑定不去,如痞状也。阴邪抑遏上升之阳而目见玄色,故眩。苓桂术甘汤,正所谓温药也。桂甘之温化气,术之温健脾,苓之平而走下,以消饮气,茯苓独多,任以为君也。"

(1)组成:茯苓12g,桂枝9g,白术6g,甘草6g。

(2)用法用量:水煎服,每日1剂,分早晚2次服。

(3)主治:痰饮病。胸胁支满,目眩心悸,短气而咳,舌苔白滑,脉弦滑或沉紧。

(4)方解:本方证为中焦阳虚,脾失健运,痰饮内生所致。中阳不足,气化不利,脾不运湿,聚湿生痰成饮。水饮停于胸胁,则胸胁胀满;痰饮阻遏上升之清阳,则头目眩晕;水饮上凌心肺,则心悸、短气而喘;舌苔白滑,脉弦滑,均为水饮内停之征。治宜温阳健脾化饮。方中茯苓甘淡性平,既健脾益气,又利湿化饮,为君药。饮属阴邪,非温不化,故以桂枝为臣药,温阳以化饮。苓、桂相伍,一利一温,湿邪去,有利于阳气得复,阳气得复又有利于祛湿。以白术为佐药，健脾祛湿，脾气健则水湿得运。以甘草为使药，调药和中。药仅四味，配伍精当，温而不燥，利而不峻，共奏温阳化饮、健脾利湿之功。

（5）医案举例

①痛痹（类风湿关节炎）：申鸿砚医案：李某，女，60岁。四肢关节疼痛，遇寒加剧，腕关节肿胀不红、屈伸不利，指关节已有畸形，连绵不愈。曾长期服用泼尼松类药物，效果不显。脉沉弦，舌苔薄白，此风寒湿痹阻，以寒邪偏胜，治宜温散，方用苓桂术甘汤加乌梢蛇、威灵仙、川芎。服5剂，疼痛减轻，略有口渴烦躁，于前方加桑寄生、白芍，防其辛温耗散太过，共服50余剂，腕关节已可活动，能从事一般家务。

按语：此痛痹乃溢饮所为，《金匮要略》云："饮水流行，归于四肢，当汗出而不汗出，身体疼重，谓之溢饮。"水饮留于四肢，闭阻经脉，阻碍阳气，则疼痛遇寒加剧，脉见沉弦。治疗时当抓住两个关键：一是温化寒饮；二是散寒通经。寒饮去则阳气复，经络通则疼痛止。方用苓桂术甘化饮以治本，加乌梢蛇、灵仙、川芎通经以治标，标本同治，与病相宜，又坚持服药，故渐获愈。

②目疾（视神经盘水肿）：王维澎医案：陈某，男，38岁。昔日两眼视力均为1.2，半年来，视力骤减，左目0.6，右目0.1。某医院眼科诊为"视神经盘水肿"，于1985年3月5日来诊。患者形体肥胖，步态不稳，头晕且重，倦怠无力，食少，便溏。舌淡苔白，脉沉弦。脉证相参，乃脾失健运，饮邪上犯之证。治宜健脾利湿、升清降浊，予方苓桂术甘汤。处方：茯苓30g，桂枝10g，白术45g，炙甘草6g。药进5剂，眩晕减轻，行步亦较前有力。于上方加减出入，服药2个月余，诸症若失，视力亦恢复至0.9。

按语：本案眼疾伴头晕倦怠，纳呆便溏，舌淡苔白，脉来沉弦，乃脾阳不足、痰饮内停、水湿泛滥所致，故投苓桂术甘汤以温脾阳，化痰饮而愈。

③某患儿，男，8岁。患哮喘已5年，曾因哮喘严重发作而多次住院，服过各种中西药物，缓解后仍经常发作。平时经常咳嗽气喘，面色白，形体虚胖，于3日前气候骤变受凉，至夜间即出现恶寒发热、咳嗽痰多、鼻塞流清涕，曾服小儿感冒冲剂无效，次日即出现咳喘，午后至夜间为甚。体检：体温39℃，肌肤灼热无汗，呼吸急促，咽扁桃体无肿大。胸部X线透视：两肺纹理增浓，余无殊。听诊：两肺哮鸣音明显，无湿啰音，舌质淡红，苔薄白，脉浮数。诊断：哮喘。证属脾肾虚弱，肺气不足，感受风寒，所谓本虚标实；治

则兼顾，用加味苓桂术甘汤：麻黄6g，细辛2g，五味子6g，紫苏子9g，桑白皮10g，茯苓10g，桂枝6g，白术10g，甘草3g，3剂，水煎服。

10月30日二诊，3剂服尽喘息已止，但仍有咳嗽，双肺哮鸣音消失，舌质微红，薄白，脉细数。用上方加黄芩6g，沙参10g，以清肺热，5剂后诸症平复。

④陆某，男，42岁。形体肥胖，患有冠心病、心肌梗死而住院，抢救治疗两个月有余，未见功效。现症：心胸疼痛、心悸气短，多在夜晚发作。每当发作之时，自觉有气上冲咽喉，顿感气息窒塞，有时憋气而周身出冷汗，有死亡来临之感。颈旁之血脉又随气上冲，心悸而胀痛不休。视其舌水滑欲滴，切其脉沉弦，偶见结象。刘老辨为水气凌心、心阳受阻、血脉不利之水心病。处方：茯苓30g，桂枝12g，白术10g，炙甘草10g。此方服三剂，气冲得平，心神得安，心悸、胸痛及颈脉胀痛诸症明显减轻。但脉仍代结，犹显露出畏寒肢冷等阳虚见证。乃于上方加附子9g，肉桂6g以复心肾阳气。服三剂手足转温而不恶寒，然心悸气短犹未全愈。再于上方中加党参、五味子各10g，以补心肺脉络之气。连服六剂，诸症皆瘥。

⑤罗某，男，54岁，1998年10月1日初诊，患者因为情志不畅、胸闷痛常作、怔忡不宁、纳呆、腹胀，经常口服扩冠西药，效果不佳，近日加重。

诊见：舌质暗、边有紫斑、苔白腻，脉结代，心电图显示下移，室性期前收缩，肺正常。诊断为冠心病心绞痛，证属于中医学胸痹、心痛。治以苓桂术甘汤加味，药用茯苓30g，桂枝10g，白术25g，甘草10g，鸡血藤20g，丹参20g，半夏10g，黄芪10g，水煎服，每日一剂。患者服药6剂后，心痛止、饮食渐增、时有心悸、上方继服5剂后，症状消失，心电图正常，其病遂愈。

⑥刘某，女，19岁，1977年10月3日初诊。2个月来耳鸣耳聋，鸣甚则头眩，舌苔白，脉沉细。脉沉细，舌苔白，里饮。耳鸣耳聋，鸣甚则头眩，太阳中风表不解，津虚水气上逆。综合分析：此属表不解水饮上犯，所以苓桂术甘汤方证。处方：桂枝10g，茯苓18g，苍术10g，炙甘草6g。结果：上药连服8剂，耳聋好转，头已不晕，耳鸣大有好转。原方增桂枝为12g，茯苓为24g，又服6剂痊愈。

⑦血管神经性头痛：某女，31岁，工人。头昏头痛反复发作10余年，加重1年，伴耳鸣、恶心，甚至呕吐痰涎，需用围巾包裹头部方觉舒服。平素睡眠欠佳，食减，胃脘不舒，进食寒凉物则胃脘闷胀，二便尚可，舌质淡红，苔

白黏而滑，脉细滑。脑电图：过度换气中，见有广泛性阵发性短到中程高波幅活动，并偶见单个3C/S波，诊断为中度异常脑电图。脑血流图：椎动脉两侧波幅不对称。经某医院诊断为血管神经性头痛，服用倍他司汀、谷氨酸、谷维素等药，效果不显，转请中医治疗。证属痰邪阻遏中焦、清阳不宣，治宜温化痰饮、宣通阳气。用苓桂术甘汤加味，处方：茯苓、白术各15 g，桂枝6 g，法半夏、炙甘草各12 g，川芎、白芷各10 g。

二诊：服药50余剂后，头昏头痛痊愈，其他症状随之消失。脑电图复查：电位10C/S波，为正常脑电图，随访未再发作。

按语：此例头痛，病机中心在于痰饮阻遏，致使阳气不宣、清阳不升、浊气不降，故投苓桂术甘汤加半夏化痰饮。现代药理研究证明，苓桂术甘汤有利尿及促进消化功能、增强血液循环、镇静镇痛及祛痰止咳等作用。《脾胃论》云："足太阴痰厥头痛，非半夏不能疗"，故加用半夏以增强全方之温化痰饮作用；又因久病必瘀，故以川芎、白芷活血止痛，引诸药上行，直达病所。全方配伍精当，10多年的顽疾得愈。

⑧闭经：某女，32岁。患者因闭经约1年，屡治罔效。2年来发现月经愆期，每1～2个月或3～4个月来潮一次，且量逐次减少，开始注射孕酮仍能诱发来潮，后来虽注射孕酮且加服中药亦罔效。观其处方，多为八珍汤、逍遥散、少腹逐瘀汤之类，虽坚持服药数月，然鲜有效果。诊见：患者闭经1年，肥胖，神疲乏力，气短懒言，头晕汗出，胸闷痞塞，口淡纳呆，白带多，舌淡红，苔白腻，脉滑细。诊为闭经，证属脾虚失运、痰湿阻滞冲任，治以健脾渗湿、温中化痰。选用苓桂术甘汤加味，处方：茯苓、白术各20 g，桂枝、陈皮各10 g，法半夏15 g，炙甘草6 g。4剂，水煎服。

二诊：药后胸闷减轻，纳食渐增，腻苔略退。再守上方增损，续服1周后，自觉体轻神爽，纳谷知香，舌苔薄白，脉细缓。续治以健脾益气、温经通脉之法，处方：党参、茯苓各20 g，白术、祈艾各15 g，桂枝、牡丹皮各10 g，炙甘草6 g。嘱其常服此方，每剂煎2次，2日分服。服上方12剂后，月经来潮，量少色暗，5日干净。嘱其清淡饮食，调理脾胃，巩固疗效。1年后随访，患者体质结实，月经如期而来。

按语：本例患者，闭经历时1年，究其原因，乃过食肥甘，损伤脾胃，脾阳失运，湿聚成痰，痰湿滞于冲任，胞脉闭塞所致。苓桂术甘汤具温运中阳、化痰涤饮之功，本病例用之实为治本之图，故能达到预期的效果。

⑨绝经前后诸症：某女，46岁，1997年11月12日因眩晕、呕吐反复发

作 6 个月就诊。该患者于 1 年前曾患肝炎，经中医药治疗已痊愈，近半年来逐渐出现月经不调，先后无定期，伴眩晕、呕吐反复发作，在某医院诊断为更年期综合征，经服中西药物治疗，未见明显好转。诊见：眩晕，自觉天旋地转，甚则不敢睁目，尤以体位改变时更甚，呕吐清涎，胸闷口淡，腹胀纳呆，畏寒肢冷，倦怠乏力，腰膝酸痛，月经先期已净，量多色淡，舌淡嫩，苔白润，脉沉迟。此乃绝经前后诸症，诊为眩晕。证属脾肾阳虚、肝胃虚寒，治宜温补脾肾。方以苓桂术甘汤合吴茱萸汤加减，处方：党参、茯苓各 30 g，白术、桂枝各 12 g，吴茱萸、当归各 10 g，大枣 10 枚，菟丝子、生姜各 15 g，甘草 6 g。每日 1 剂，水煎服。

11 月 15 日二诊：服上方后呕吐止，眩晕有所减轻，纳食诸症均自觉好转。知药已对症，仍照上方再服 7 剂，服药毕眩晕亦止，诸症消失。仍以归脾丸、右归丸之类中成药调治数月，月经绝，眩晕止。

按语：本例患者年近五旬，肾气日衰，天癸将竭，冲任日渐亏虚，精血日趋不足。适逢罹患肝炎，服用清利之中药治疗数月，难免戕伤脾肾肝阳之气，致使气血更为亏虚，脏腑阴阳失调，寒痰水饮内伏，形成虚实互见之证，治用苓桂术甘汤合吴茱萸汤加味。方以党参、茯苓、当归、大枣补中益气，健脾养血，其中茯苓为健脾宁心、利水止晕之要药；合桂枝、白术化水气而止眩晕；吴茱萸合生姜温肝胃，散中寒，下气止呕；菟丝子补肝肾，益精髓以调经；甘草合姜、桂辛甘化阳，和中止呕。诸药合用，使脾肾充健，阴阳复衡，寒痰消散则眩晕定、呕吐止。最后以调补脾肾之剂调理月经而收功。

⑩羊水过多：某女，30 岁，2001 年 9 月 10 日就诊。自述妊娠 6 个半月，脚肿 1 个月，腹部胀满如鼓，气喘促，坐卧不安，已在外院妇产科诊断为羊水过多，故来诊中药治疗。诊查：患者体格较肥胖，足部浮肿明显，腹部膨隆如妊娠 9 个月大，气喘多汗，尿少纳呆，舌质淡胖，苔白，脉沉滑。证属脾虚湿重之胎水肿满，治宜健脾燥湿、行气利水。方用苓桂术甘汤合五皮饮加减，处方：茯苓、茯苓皮各 30 g，白术、泽泻各 15 g，大腹皮 12 g，桂枝、陈皮各 6 g，生姜皮、北杏仁各 10 g，生牡蛎 25 g。每日 1 剂，水煎服。

二诊：服药 3 剂，腹胀明显减轻，水肿亦减退，尿量稍增，喘促已基本平复。守上方加芡实 30 g，桑寄生 15 g，又进 10 剂而病痊愈。后足月顺产一男婴。

按语：患者平素脾虚湿重，水液运行不畅，加之妊娠，加重脾胃负担，遂至水液聚而为子重、中满气促、尿少脚肿，无论何种病证，均应先治其标，利水退肿是首用之法，但患者又有 6 个月身孕，不当用过利之品，以损胎气。故治疗以苓桂术甘汤合五皮饮，以增强健脾燥湿、渗湿利水之功效，杏仁宣通肺气，生牡蛎咸涩微寒敛阴潜阳，固涩止汗，后方加芡实、桑寄生，强肾固本而痊愈。

⑪白带：马子知医案：刘某，女，35 岁，1985 年 8 片 25 日就诊。白带量多，如脓如涕，淋漓不断 3 年。伴腰膝酸软，腹胀不适，腹内时常辘辘作响。舌苔薄白而腻，脉沉弦。此属痰饮内阻，清浊不分，投苓桂术甘汤加味：茯苓 30 g，白术 18 g，桂枝 10 g，炙甘草 10 g，乌药 12 g。初服白带反增，如崩如注，继而渐渐减少，共服 16 剂，白带尽，他症亦愈。追访 2 年未复发。

按语：本案带下乃脾虚水停，《妇科玉尺》云："湿土下陷，脾精不受，不能输为营血，而白物下流。"故用苓桂术甘汤以健脾化饮，求本而治。

5. 痛泻要方（《景岳全书》引刘草窗方）

据《医学启源》言白术"除渴益燥，和中理气，温中，去脾胃中湿，除胃热，强脾胃，过饮食，和胃，生津液，主肌热，四肢困倦，目不欲开，怠情嗜卧，不思饮食，止渴，安胎"。方中以白术燥湿健脾；伍入白芍养血泻肝；陈皮理气醒脾；防风散肝疏脾。四药合用，可以补脾土而泻肝木，调气机以止痛泻，本方原名白术芍药散，张景岳称为"治痛泻要方"，故有今名。临床用此，必以腹痛泄泻、泻后痛不止为据。正如吴鹤皋云："泻责之脾，痛责之肝，肝责之实，脾责之虚，脾虚肝实，故令痛泻。"

（1）组成：炒白术三两，炒芍药二两，炒陈皮两半，防风一两。

（2）用法：上锉，分八帖，水煎或丸服。现代用法：水煎服。

（3）功用：补脾柔肝，祛湿止泻。

（4）主治：脾虚肝郁之痛泻。肠鸣腹痛，大便泄泻，泻必腹痛，舌苔薄白，脉两关不调，左弦而右缓者。

（5）证治机制：痛泻之症，系土虚木乘、肝脾不和、脾运失常所致。《医方考》说："泻责之脾，痛责之肝；肝责之实，脾责之虚，脾虚肝实，故令痛泻。"其特点是泻必腹痛。肝脾脉在两关，肝脾不和，故其脉两关不调，弦主肝旺，缓主脾虚；舌苔薄白，亦为脾虚之征。治宜补脾柔肝，祛湿止泻。

（6）方解：方中白术甘苦温，补脾燥湿以治土虚，使土强以御肝之侮，为君药。白芍柔肝缓急止痛为臣药。君臣相伍，补脾柔肝，于土中泻木。陈皮理气燥湿，醒脾和胃，为佐药。防风辛温芳香，其性升散，辛能散肝郁，佐白芍能疏肝解郁；香能舒脾气，合白术以升发脾阳，祛湿止泻，又为脾经引经药，故兼佐使药之用。四药相合，肝脾同调，补脾祛湿以止泻，柔肝理气以止痛，使脾健肝柔而痛泻可愈。

（7）加减：本方为治脾虚肝旺痛泻之常用方。临床以肠鸣腹痛、大便泄泻、泻必腹痛、脉左弦而右缓为证治要点。久泄者，加炒升麻以升阳止泻；若湿郁化热，舌苔黄腻，加黄连、煨木香清热燥湿，理气止泻；若湿从寒化，舌苔白腻，加干姜温中祛寒。

（8）方义分析：方中白术苦甘而温，补脾燥湿以治土虚，为君药。白芍酸寒，柔肝缓急止痛，与白术相配，于土中泻木，为臣药。陈皮辛苦而温，理气燥湿，醒脾和胃，为佐药。配伍少量防风，具升散之性，且有燥湿以助止泻之功，又为脾经引经药，故兼具佐使之用。四药相合，可以补脾胜湿而止泻，柔肝理气而止痛，使脾健肝柔，痛泻自止。

（9）临床运用：①本方为治痛泻的常用方。临床运用以大便泄泻、泻必腹痛、泻后痛缓、脉弦缓为辨证要点。②久泄者，加炒升麻以升阳止泻；舌苔黄腻者，加黄连、煨木香以清热燥湿，理气止泻。③常用于急性肠炎、慢性结肠炎、肠道易激综合征等属脾虚肝郁者。

（10）标准配方：白术（炒）二两，芍药（炒）二两，陈皮一两五钱，防风一两，水煎服，用量按原方比例酌减。

（11）作用与功效：功效补脾柔肝，祛湿止泻。主治脾虚肝郁之痛泻，症见肠鸣腹痛、大便泄泻、泻必腹痛、舌苔薄白、脉两关不调、左弦而右缓者。

（12）临床应用：临床主要用于治疗肠易激综合征慢性结肠炎、溃疡性结肠炎、慢性腹泻及小儿腹泻等病证。

（13）名中医用方心悟

①茅汉平（南通市海门区中医院主任医师）：凡肝旺乘脾，脾运不健而见肠鸣腹痛，痛则作泻，泻后痛减，时作时止，时轻时重，使用本方疗效较好。如有兼证，因证加减，疗效更为理想。如腹痛甚倍用白芍，加炙甘草6 g，以缓急止痛；腹中冷痛加吴茱萸6 g，干姜5 g；肛门坠胀，利下不畅属肺气不宣者，加桔梗5 g；属脾气虚陷者，加木香6 g以行气消胀止痛；兼脾阳虚者合理中汤；伴五更泻者，合四神丸温补脾肾；久泄虚滑，加米壳10 g，诃子10 g，以涩肠止泻。

②赵绍琴（北京中医药大学教授）：以痛泻要方（白芍12 g，陈皮、防风、炒白术各6 g），加灶心土（煎汤代水）60 g，冬瓜皮30 g，荆芥炭、马尾连、黄芩各10 g组成"痛泻加味方"。具有疏肝脾、清肠止泻之功效。主治五

更里急、腹痛泄泻、泻后痛止反复发作，证属肝郁化火、肝脾不和、湿热下注者。

③茹十眉（名老中医）：以痛泻要方合桂枝汤（白术、生白芍各 12 g。防风、陈皮各 9 g，桂枝 6 g，甘草 3 g）。主治肝气横逆乘脾证。证见脘腹胀坠，腹鸣腹泻，泻后始舒，但反复发作。如腹胀较甚，加大腹皮 10 g，木香 9 g；脾阳亦虚，加熟附片 6 g，炮姜 3 g。

④焦树德（中日友好医院教授）：常用痛泻要方合四神丸、附子理中汤治疗老年人年久泄泻，每到清晨腹中雷鸣、胀痛，赶紧上厕所，泻后腹中即觉舒适，白天或再小泻一次。如遇生气则病情加重，腹中阵阵作痛，每痛必泻，泻后痛减，食欲缺乏，饭后迟消，四肢乏力，舌苔较白，脉象弦细或弦滑，重按无力，大便化验阴性，结肠检查无器质性改变。我的验方如下：茯苓 18 g，土炒白术、土炒白芍、防风、补骨脂、肉豆蔻、党参各 10 g，炒陈皮、炙甘草各 5 g，吴茱萸、五味子各 6 g，制附片 6～9 g，炮干姜 3～5 g。如治中年人泄泻，附片、干姜可再酌减用较小量，如每次均为水泄，可将茯苓加至 20 g 或 25 g，肉豆蔻加至 12 g，五味子加至 9 g，另用伏龙肝（灶心土）60～100 g，煎汤代水。如腹胀明显可加木香 6～9 g。

⑤祝德军（山东中医药大学教授）：以四逆散（白芍 15 g，炒枳实 12 g，柴胡 6 g，甘草 6 g），合痛泻要方（炒白术 20 g，陈皮 9 g，防风 6 g），加赤芍 15 g，合欢皮 30 g，白头翁 12 g。具有疏肝行滞、理脾化湿之功效。主治肝实犯脾型之慢性溃疡性结肠炎。

⑥熊初利（中医专家）：以痛泻要方（炒白芍 25 g，炒白术 15 g，防风 10 g，陈皮 6 g）为基本方，加味治疗 35 例慢性肠炎。如久泄加升麻 6 g；腹痛甚、肠鸣加木瓜、广香各 6 g；肛门坠胀、疲乏无力者，加党参 10 g。治疗结果：痊愈 28 例，好转 5 例，无效 2 例。总有效率为 92.3%。

⑦章继才（中医专家）：以痛泻要方为主方，加味治疗慢性非特异性结肠炎 21 例。如腹痛加延胡索；腹胀加枳壳；坠胀加槟榔；黏液多加茯苓、薏苡仁、石莲子；脓血便加旱莲草、地榆炭、白头翁；溃疡加白及；神倦乏力加党参、黄芪；腹部热感加黄芩、黄连。同时忌烟酒辛辣刺激食物。30 天为 1 个疗程。治疗结果：治愈 13 例，显效 8 例。总有效率为 100%。

⑧胡栋梁（中医专家）：以痛泻要方加升麻、秦皮、赤石脂为基本方。加味治疗溃疡性结肠炎 35 例。如气虚加党参、黄芪；阳虚加附片、炮姜；腹胀加木香、槟榔；纳差加砂仁、山楂；兼外感者加神曲、藿香；久泄不止者加乌

梅、诃子。20 天为 1 个疗程。治疗结果：显效 30 例，有效 5 例。总有效率为 100%。

⑨李远良（中医专家）：以痛泻要方（白术 30 g，白芍 24 g，陈皮 20 g，防风 10 g）加泽泻、珍珠母各 30 g。治疗急性发作期梅尼埃病 34 例。4 天为 1 个疗程。忌补忌生冷油腻及燥烈之品。治疗结果：痊愈 31 例，占 91.2%；好转 2 例，无效 1 例。总有效率为 97.1%。

⑩王健民（中医专家）：以痛泻要方（土炒白术 12 g，酒白芍、陈皮各 10 g，防风 6 g）为基本方。加味治疗 48 例慢性胆囊炎。如胁痛甚加川楝子、延胡索、橘络各 10 g；有热加金钱草 30 g，柴胡 12 g；伴呕吐加竹茹 10 g；黄疸加茵陈 30 g；纳呆加炒六曲、炒麦芽各 18 g。治疗结果：痊愈 38 例，好转 6 例。总有效率达 92%。

⑪张海峰（江西中医药大学教授）：张老认为慢性肠炎中腹泻、腹痛、肠鸣、大便后夹有白黏液脓等症，乃肝木克脾土所致。治以抑木扶土为主，佐以祛湿，在痛泻要方（炒白术 10 g，炒白芍 8 g，炒陈皮 5 g，防风 4 g）的基础上，加清利湿浊的六月霜（沙氏鹿茸草）20～60 g 而获效。

⑫周继成（中医专家）：以痛泻要方（白术 6～10 g，白芍 6～12 g，陈皮 3～10 g，防风 5～10 g）。中度脱水者，给予少量静脉补液。治疗小儿风寒泄泻 34 例。治疗结果：痊愈 26 例，好转 6 例，无效 2 例。

（14）临床案例

①肠易激综合征：给治疗组采用中药痛泻要方辨证加味治疗，对大便黏液多者加苍术、红藤；大便秘结者加大黄、全瓜蒌；大便不爽者加大腹皮、槟榔；失眠多梦者加夜交藤、合欢皮；恶心反酸者加吴茱萸、黄连；阴虚口干者加石斛、麦冬；气虚神疲者加党参、黄芪。对照组采用口服西沙必利，腹泻者加服盐酸洛哌丁胺。近期疗效评定结果：两组无明显差异，治疗组总有效率为 92.0%，对照组总有效率为 89.1%。以复发率为远期疗效评价指标。结果：治疗组 1 年后复发率为 22.0%，对照组复发率为 62.5%，差异显著。

②慢性结肠炎：对治疗组采用痛泻要方加味马齿苋、白及、木香、焦山楂、升麻、甘草，水煎服；对照组用补脾益肠丸治疗。结果：近期疗效比较，治疗组总有效率为 92.2%，对照组总有效率为 82.3%，差异有显著性意义。

③溃疡性结肠炎：将 124 例患者随机分为加味痛泻要方观察组与敛溃愈疡汤对照组，观察组采用痛泻要方加味薏苡仁、炒白术、姜黄治疗。结果：加味痛泻要方对溃疡性结肠炎的治疗具有较好的远期疗效，表现在能有效减轻患

者症状发作的程度、控制发作的次数，且治疗前后有显著性差异。并可在一定程度上改善患者的肠道病理改变，减轻患者的肠道黏膜粗糙欠泽现象，优于对照组。

④慢性腹泻：对收治的 30 例患者采用痛泻要方加味治疗，水样便加车前子、茯苓；粥样便加苍术；脓血便加白头翁、黄芩、黄连；里急后重者加槟榔、木香；腹痛重者加延胡索、香附或重用白芍；胸腹胀满者加山楂；腹泻日久，脾肾虚寒，大便滑脱不禁加党参、甘草、肉桂、罂粟壳、诃子，水煎服。结果：总有效率为 92.0%。对治疗组采用痛泻要方为基本方加味治疗，对伴纳呆患者加神曲；伴胁腹胀痛者加香附、延胡索；脘腹冷疼者加吴茱萸；大便有白冻者白芍用量加大；大便带红赤者加金银花、地榆。对照组口服柳氮磺吡啶或头孢氨苄。结果：治疗组总有效率为 100%，对照组总有效率为 58.3%。

⑤小儿腹泻：对 232 例病例采用痛泻要方加味泽泻、诃子、乌梅为主方。风寒型加藿香、干姜；湿热型加葛根、滑石、黄芩；脾虚型加党参、山药、扁豆；水泻加车前子、茯苓；久泄加炮姜、丁香、肉蔻；伴有脱水者给予口服或静脉补液。结果：总有效率达 100%。

按语：痛泻之成因颇多，本方证由土虚木乘肝脾不和，脾受肝制，运化失常导致。故方中重用白术补脾燥湿以治土虚；白芍柔肝缓急止痛与白术相配，于土中泻木；陈皮理气燥湿，健脾和胃；防风散肝郁，舒脾气，且为脾经引经药，其性升浮，能胜湿止泻，故兼具佐使之用。四味相合，使脾健肝舒，气机调畅，痛泻自止。全方具有补缓之中寓有疏散的配伍特点。

痛泻要方组方严密，功效专一，主治肝旺脾虚、肠鸣腹痛、大便泄泻，常用于治疗各种腹泻及其他疾病，临床以肠鸣腹痛、腹必痛泻、泄后痛缓、脉左弦右缓为辨证要点。

其他尚有运用痛泻要方治疗红霉素引起的恶心呕吐、腹痛腹泻等胃肠道反应；痛泻要方加味治疗风寒风热、痰湿犯肺、肺火犯肺型咳嗽；加味山楂、甘草水煎，治疗慢性胆囊炎；加味珍珠、泽泻治疗耳源性眩晕及甲亢性腹泻等。

（15）医案举列

①朱某，男，青年职工。每在五更天未明时，必腹痛，痛而即泻，泻后痛渐减，一会儿又痛又泻。舌淡红，苔薄黄，脉弦。病程 4 个多月。服过四神丸、健脾药、固涩药，一概无效。予为其处痛泻要方：白术 15 g，白芍 15 g，防风 9 g，陈皮 9 g，生姜 2 片。睡前服下。服第 1 剂，腹泻推迟到次日 11 时，

大便比以前稍干，泻时仍腹痛。又服第 2 剂，腹泻推迟到下午 5 时左右，腹泻量少，痛大减，大便已成形，后因其吃西红柿过量，又泻在五更，又予前方加木瓜、吴茱萸痊愈。

按语：腹痛腹泻之证，成因颇多，病情复杂，治法亦多。本方所治之痛泻，是脾虚肝旺、肝木乘脾、脾运失常所致。即如《医方考》所说："泻责之脾，痛责之肝；肝责之实，脾责之虚，脾虚肝实，故令痛泻。"治宜补脾柔肝、祛湿止泻之法。

②崔某，男，57 岁，腹泻腹痛间歇发作 6 年，加重 1 个月余，日行 6～7 次，伴大量黏液脓血，腹痛则泻，排便黏滞不爽，腰酸乏力，恶寒喜暖，两胁胀痛，食少纳呆，情志忧郁。肠镜检查：黏膜充血水肿，分泌物较多，可见散在浅表溃疡，曾服用激素治疗 1 年，停药则发。辨证为肝脾不调，治宜疏肝理脾。方用痛泻要方加味，嘱忌生冷油腻，保持情绪稳定。每日 1 剂，水煎服。40 剂后，大便正常。镜检：溃疡面愈合，随访 2 年未复发。慢性溃疡性结肠炎，病因不同病机不详，尚无特效疗法。病变主要责之于大肠和脾，多因饮食感染、情绪诱发而加重。本病虽有脾虚的病理基础，但脾虚日久，气机失运，肝失条达，又犯脾土，致脾失健运是本病的本质。

③纪某，女，工人。患者因大便次数增多伴腹痛 2 年，于 2005 年 12 月 7 日到我处就诊。结肠镜检查：慢性结肠炎。多方求治，服用多种中、西药起效甚微。诊见：面色少华，大便日行 3～4 次，质烂气秽，夹杂黏液脓血，伴有腹痛肠鸣。舌质淡、苔薄黄，脉细。证属脾虚肝郁兼有湿热内蕴。治以疏肝健脾为主，辅以清热利湿。方选痛泻要方加味：白术、白芍、陈皮、防风各10 g，生黄芪、炒党参各 15 g，黄芩 12 g，黄连、甘草各 3 g，蒲公英 20 g，马齿苋 30 g，煨木香 5 g。

服药 5 剂后复诊，肠鸣腹痛有所缓解，大便日行 2～3 次，质仍烂，黏液减少，脓血未见，舌苔渐净。在原方基础上加入炒薏苡仁 30 g，炒扁豆 15 g，乌药 5 g，以增健脾运中之功。再服 5 剂后肠鸣腹痛基本消失，大便 1～2 次，基本成形，黏液脓血未见，病情稳定。后以健脾益气之法调理数月以善后。

按语：痛泻要方主治之证的证候特点是痛与泻，痛泻之症为土虚木乘、肝脾不和、脾运失常所致。故治宜补脾抑肝，祛湿止泻。方中白术苦甘而温，补脾燥湿以治土虚，为君药。白芍酸寒，柔肝缓急止痛，与白术相配，于土中泻木，为臣药。陈皮辛苦而温，理气燥湿，醒脾和胃，为佐药。配伍少量防风，具升散之性，与白术、白芍相伍，辛能散肝郁，香能舒脾气，且有燥湿以助止泻之功，又为脾经引经之药，故兼具佐使之用。四药相合，可以补脾胜湿而止泻，柔肝理气而止痛，使脾健肝柔，痛泻自止。

④李某，男，时年43岁。患者近3个月来稍进油腻荤腥食品或情绪激动后，则出现腹痛、腹泻，便质稀夹少许黏液，无脓血便和里急后重感。纤维胃镜、纤维结肠镜和小肠镜检查无异常。曾服用加味保和丸和蒙脱石散等药物，服药期间可控制病情，但停药后症状依旧。首诊症见：腹泻之前，腹中胀痛，肠鸣，泻后腹痛消失，患者情绪不稳定，时或抑郁，时或急躁易怒，舌淡，苔薄白，脉左弦右缓。中医诊断：泄泻。西医诊断：肠易激综合征。辨证：肝旺脾虚证。治则治法：疏肝补脾，祛湿止泻。方药：痛泻要方加味。处方：白芍20 g，炒白术20 g，陈皮10 g，防风30 g，莲子15 g，木香10 g，5剂，水煎温服，每日1剂。

二诊：腹痛明显减轻，大便1～2次/日，质稍稀，舌淡，脉弦缓。病情好转，予白芍20 g，炒白术20 g，陈皮10 g，防风30 g，莲子15 g，石榴皮10 g，再服5剂，痊愈。

按语：本证多为肝脾不和、土虚木乘、脾失健运所致。其特点是泻必腹痛，痛则欲便，便则痛减，肠鸣脉弦，一派肝气横逆、乘克脾土的症状，脾土受害是明显的，但不一定是虚象。本方诸多文献多以白术补脾燥湿为君，但胡老师临证常用大剂量防风，因防风辛香升浮，入肝脾二经，一则香能入脾，舒脾升清，既升阳止泻，又助白术胜湿止泻；二则辛散入肝，能行气调肝，以复肝之疏泄，且散肝而无耗阴之弊。现代药理研究表明该药能抑制肠道蠕动。白术苦温，补脾燥湿；莲子补脾止泻；白芍柔肝，缓急止痛，同为臣药。陈皮辛苦温，理气燥湿；木香健脾、行气止痛为佐使。

⑤过敏性结肠炎：患者，男，43岁，腹痛腹泻反复发作2年余，每因情绪变化而引发，近来亦常因饮酒或食鸡蛋诱发，每发病前先腹痛而后泄泻，泻下黏液为主，泻后痛减，西医诊为"过敏性结肠炎"，曾用庆大霉素、呋喃唑酮及抗过敏药治疗无效，改服中药，就诊时症见：痛泻次数频繁，1日5～8次，形体消瘦，神情倦怠，胃纳不佳，脉弦细，苔薄微腻。投白芍、山药、败酱草、蒲公英、炒薏苡仁各20 g，白术、党参、炙甘草各15 g，防风12 g，陈皮、砂仁各10 g，水煎服6剂后，腹痛腹泻次数明显减少，胃纳转佳，二诊继服上方6剂，近1年来未再复发。

按语：本案发病与精神因素、饮食过敏关系密切，肝气横逆、乘侮脾土是本病机关键，本当"抑肝扶脾"治之，然庆大霉素、黄连为苦寒之品，非但无此效应，相反更损脾土，致使痛泻发作频繁，启用痛泻要方，重用白术、白芍并配以党参、山药、砂仁、薏苡仁、败酱草等乃集抑肝扶脾、清肠化湿为一体，标本兼治而获速效。

⑥过敏性腹部紫癜：患者，女，51岁，因吃海鲜致胃脘不适，渐则腹痛频作，痛后泄泻，开始泻下黏液，后夹鲜血，并见皮肤风团与紫癜，治以抗过敏、抗炎药物庆大霉素、氯苯那敏、维生素C等，无明显缓解，因腹泻频作难输液，改服中药。依据其腹痛阵作、痛时欲便、脉弦缓等主证选痛泻要方加味，处方如下：防风、赤白芍各15g，苍术、白术、藿香、甘草各10g，连翘12g，连服3剂，腹痛、腹泻愈，全身风团减轻，再以前方加炒荆芥、党参各15g，继5剂病痊愈。

按语：本案为劳累过度、饮食诱发，脾气虚为本，肝木乘之，病机与痛泻方相吻合，故用本方抑肝扶脾，治本为主，并针对暑湿，加银翘、葛根、苍术、黄柏等清解暑湿之品，体现证因互参，标本兼治。

⑦经行腹泻：患者，36岁，经行腹泻1年余。1年前因经行期间突发精神刺激而下腹痛，痛时欲便，便下黏液，日数次，未经治疗。停经则痛泻俱除，以后每因经行则腹痛、腹泻、腹胀，近几个月来病情加重，除上述症外，见胸胁痞满，精神倦怠，时有呕恶，经量变少，经色暗夹有血块，就诊时查腹肌紧张，下腹压痛，无反跳痛，血常规正常，舌质紫暗，舌苔薄白而腻，初用防风12g，赤白芍15g，白术15g，陈皮10g，香附10g，炒枳壳12g，半夏10g，厚朴10g，炒当归10g，川芎10g，牡丹皮10g，红花10g，连服5剂，呕恶止，经色变红，血块减少；二诊原方加党参15g，炙甘草6g，大黄炭6g，服6剂，月经干痛泻止，随访未再发。

按语：本案为郁怒伤肝、木乘脾所致，病久则气滞血瘀，治以痛泻要方为主，辅以香附、枳壳、当归、川芎理气，加党参、炙甘草、大黄炭共奏抑肝扶脾之功。

6. 参苓白术散

（1）组成：莲子肉（去皮）一斤，薏苡仁一斤，缩砂仁一斤，桔梗（炒，令深黄色）一斤，白扁豆（姜汁浸，去皮，微炒）一斤半，白茯苓二斤，人参二斤，甘草（炒）二斤，白术二斤，山药二斤。

（2）用法：上为细末，每服二钱，枣汤调下，小儿量岁数加减服。（现代用法：散剂，每服6～10g，大枣煎汤送服；汤剂，加大枣3枚，水煎服）

（3）功用：益气健脾，渗湿止泻。

（4）主治：脾虚夹湿证。气短乏力，形体消瘦，胸脘痞闷，饮食不化，肠鸣泄泻，面色萎黄，舌质淡苔白腻，脉虚缓。

（5）证治机制：本方所治之症，乃脾胃虚弱、运化失司、湿浊内停所致。脾胃为后天之本，气血生化之源，主肌肉四肢百骸。脾气既虚，则气血生化不足，而见气短乏力，面色萎黄，舌质淡，脉虚缓；肌肉四肢百骸，失其濡养，见形体消瘦；脾虚失运，湿浊内停，则饮食不化，肠鸣泄泻；湿阻气机而胸脘痞闷。治宜益气健脾，渗湿止泻之法。

（6）方义分析：方中以人参补益脾胃之气，合白术、茯苓健脾渗湿，共为君药。山药补脾益肺，莲子肉健脾涩肠，扁豆健脾化湿，薏苡仁健脾渗湿，均可资健脾止泻之力，共为臣药。佐以缩砂仁芳香醒脾，行气和胃，化湿止泻。桔梗宣利肺气，一者配砂仁调畅气机，治胸脘痞闷；二者开提肺气，以通调水道；三者以其为舟楫之药，载药上行，使全方兼有脾肺双补之功。炙甘草、大枣补脾和中，调和诸药，而为佐使。诸药相合，补脾与利湿并用，以补脾为主，祛湿止泻；补脾与补肺兼顾，仍以补脾为主，培土生金，故后世亦有称本方为脾肺双补之剂，用于肺脾气虚之久咳。

本方是由四君子汤加山药、莲子肉、白扁豆、薏苡仁、砂仁、桔梗而成。两方均有益气健脾之功，但四君子汤补气健脾之功专，为治脾胃气虚的基础方；参苓白术散则补气健脾与祛湿止泻并重，为治脾虚夹湿证的主方，且该方兼能补益肺气，故亦适用于肺虚久咳、食少便溏、咳喘少气者。《古今医鉴》所载参苓白术散，较本方多陈皮一味，适用于脾胃气虚兼有湿阻气滞者。

（7）临床运用：①本方为健脾止泻常用方剂，以气短乏力、肠鸣泄泻、舌淡苔腻、脉虚缓为辨证要点。若积滞内停，伤食泄泻，协热下利等，均不宜使用本方。②泻利甚者，酌加肉豆蔻，以助止泻之功；兼里寒者，加干姜、肉桂以温中祛寒。③常用于胃肠功能紊乱、慢性胃炎、慢性结肠炎、慢性肝炎、浅表性胃炎、慢性肾炎、缓解期肺心病、放射病等，证属脾虚挟湿者。

（8）医案举例：治疗哮喘26例，显效10例，效果良好6例，有效7例，无效3例。总有效率为88%。

①张某，女，36岁。哮喘始于童年，近年来发作频繁，就诊时因上呼吸道感染引起发作10天，经抗生素、平喘止咳药治疗效果不显，患者拒绝激素治疗。症见喘鸣，夜间平卧则剧，咳嗽，痰稀薄、量多，颜面及四肢水肿，时汗出，神疲气短，面色㿠白，舌暗红，苔薄润，脉滑数。查体闻及双肺哮鸣音。辨证为痰湿阻肺、脾阳受困，治以健脾运湿化痰，处方：人参6g，白术

15 g，茯苓 30 g，炙甘草 6 g，白扁豆 12 g，砂仁 3 g，薏苡仁 15 g，陈皮 12，大枣 5 枚，桔梗 12 g，枳壳 12 g，大腹皮 12 g。服药 15 天，哮喘已平，咳痰量少色白，活动量增加时气急汗出，苔薄，脉缓，加桂枝 6 g，黄芪 15 g，继服 15 剂病愈。随访 1 年未再发作。

按语：哮喘属中医"哮证"范畴。许叔微《普济本事方·卷一》谓："凡遇天阴欲作雨，便发……甚至坐不得，饮食不进，此乃肺窍中积有冷痰，乘天阴寒气从背、口鼻而入，则肺胀作声，此病有苦至终生者，亦有母子相传者。"不仅对病因病理、临床特点、预后给予明确阐述，同时指出积痰为哮喘发作之源。历来哮喘治疗宗朱丹溪"哮喘必用薄滋味，专主于痰""未发以扶正气为主，既发以攻邪气为急"者颇众，具体运用是发作期使用清热解毒、活血化瘀、涤痰降气等方法，恢复期采取扶正固本等综合防治方法。可见，痰为哮喘之因，也为哮喘之病机，更为治疗上必予重视的病理变化。本病脾气虚弱是其根本，中气不足，运化失权，痰浊蕴伏于肺，遇外邪引动或劳作后宗气耗散而发，若予涤痰降气之品治疗，哮虽可暂得缓解，然脾气益虚，痰伏于肺，久则浸淫五脏六腑，流溢四肢，哮喘发作必越发频繁严重。参苓白术散健脾气、渗痰湿，不仅能消除生痰之病理基础，也能清除痰这一病理产物。所以临床上用于哮喘病的治疗，效果良好。

②孙某，男，21 岁，2003 年 3 月 14 日以泄泻伴腹痛肠鸣 1 周，加重 3 天为主诉来诊。患者自述：1 周前不明原因出现泄泻，泻时伴腹痛、肠鸣，近几天稍进油腻更为严重，四肢酸软无力，胸脘痞闷，经服西药对症处理无明显效果，至就诊时已泄泻难忍，但无脱水症状。症见患者精神差，面色萎黄，舌淡苔白腻，脉虚数，诊断为脾虚泄泻。方药：党参 15 g，生薏苡仁 30 g，白术 10 g，茯苓 15 g，山药 25 g，白扁豆 30 g，白芍 20 g，砂仁 6 g，白芍炭 30 g，木香 4 g，炮姜 3 g，补骨脂 18 g，莲子 18 g，防风 10 g，炙甘草 3 g，菟丝子 20 g，7 剂，水煎服，日 1 剂。

二诊：精神好转，大便次数已明显减少，腹痛肠鸣已大为减轻，原方去白芍炭、防风，坚持服用 1 个月后痊愈。随访 1 个月无复发。

按语：脾虚泄泻系长期饮食不节，饥饱失调，或劳倦内伤，或久病体虚，或素体脾胃虚弱，不能受纳水谷，运化精微，聚水成湿，积谷为滞，湿滞内生，清浊不分，混杂而下，遂成泄泻。脾虚湿盛，此乃发病之关键，故治宜补脾益胃，兼以渗湿为法，方以人参、白术、茯苓益气健脾渗湿为主，配山药、莲子助人参以健脾益气兼止泻；白扁豆、生薏苡仁助白术、茯苓健脾渗湿；佐以砂仁健脾和胃，行气化滞；桔梗宣肺利气以通调水道；炙甘草补中缓急且调和诸药。全方共奏补气健脾、渗湿和胃之功。

③李某，男，58岁，农民。因腹泻4个月于1993年4月15日收住院。有肝硬化病史15年。入院时症见大便溏薄，或见完谷不化，每日泻下3～6次，钡餐后腹泻加重，纳呆食少，神疲乏力，肚腹胀大。查体：慢性病容，形体消瘦，营养不良，扶入病房，自动体位，全身皮肤萎黄，巩膜轻度黄染，颈胸部分见蜘蛛痣2颗，肝掌，双肺（－），心脏（－），腹软，移浊（＋），肝脏未扪及，脾肋下可及，双下肢无水肿，舌质暗红，苔白腻。化验：大便常规见脂肪球，余无异；肝功能示白蛋白29.8 g/L，球蛋白30.02 g/L，B超提示肝硬化、脾大、腹腔积液。中医诊断：泄泻（脾虚湿胜）；臌胀（肝郁脾虚，血瘀水停）。西医诊断：肝硬化失代偿期，慢性肝源性腹泻。以上方加甲珠15 g，三七粉6 g。每次50 mL，1日6次，温服。服药7剂后，患者大便次数减少为每日3～4次，便质糊状或溏薄，未见完谷不化。服用14剂后，每日便2～3次，大便基本成形。服药1个月，大便次数维持在每日1～2次，大便成形，服钡餐后未见复发。

按语：本病辨证属脾虚湿盛证型。参苓白术散源于《太平惠民和剂局方》，系临床反复验证的一首古方，其功效为益气健脾，渗湿止泻。该方以人参、茯苓、白术、甘草（四君子汤）平补脾胃之气，配以扁豆、薏苡仁、山药之甘淡，莲子、大枣之甘温而涩，辅助白术，既可健脾，又能渗湿止泻，加砂仁之辛温芳香醒脾，佐四君更能促中州运化，使上下气机贯通，泻下可止，而桔梗为手太阴肺经引经药，配入本方，如舟楫载药上行，助中焦以升清。全方配伍精当，药专效著。据现代药理研究，方中人参、白术、茯苓、山药、扁豆、甘草等有保肝、利尿、抗炎、提高免疫功能及改善肠道内环境等作用。

④陈某，女，44岁，温州纺织厂工人，于1964年8月29日来诊。有腹泻史，经常伴腹痛肠鸣，近数月来每日均拉稀便2～3次，胃纳不佳，饮食乏味，形瘦神疲，舌质淡苔白，脉虚弱无力，此脾虚湿注，治宜健脾渗湿，拟参苓白术散治之。处方：西党参3钱，焦白术3钱，白茯苓3钱，怀山药4钱，炒扁豆3钱，薏苡仁4钱，苦桔梗1钱，缩砂仁（杵冲）8分，炒莲肉3钱，炙甘草1钱。服上方3剂，腹泻停止，再服7剂，胃纳增加，大便正常。

按语：泄泻原因颇多，其主要的有感受外邪、饮食所伤及脏腑失调等，由于病因不同，治法也不一样。本例发病已久，经常泄泻，是脾虚不能运湿之故，其形瘦色萎神疲，系饮食少纳、水谷精微不足以濡养全身之故，病因为脾虚湿滞，因此用参苓白术散为适宜。

⑤顾某，男，38岁，农民，1956年6月18日就诊。主诉：素有消化不良病史。本年4月上旬，至市区购农具，中途冒雨步行五里许，隔日于田间劳动后，因感觉饥饿，暴进冷粥两碗，旋即脘腹部胀满，微痛而有冷感，大便溏泄。两日后痛止而腹满不减，大便日夜约5次，排出物多为稀水粪，间肠鸣，肢体怠惰，食欲缺乏，至今已两月于兹，未治疗。诊断所得：面色萎黄，精神不振，形体消瘦，脉象迟缓，舌淡无华，苔白滑。证属中虚夹寒。治法：温补中州兼以固涩。处方：参苓白术散合理中丸加减：老山台参1钱5分，白术2钱，云茯苓3钱，怀山药3钱，莲实3钱，炙甘草1钱，白扁豆3钱，淡干姜1钱，肉豆蔻1钱5分，砂仁7分，陈仓米5钱。嘱服5剂，忌食生冷硬物。

二诊：大便昼夜仅两次，排出物已成粪形，精神渐佳，食量增多，食后1小时略有胀意。处方：原方去干姜，加玫瑰花5分，再以3钱党参易参。

按语：饮食不节，以致脾胃受伤，运化、受纳功能失职，水湿内停，脾失升清则泄泻，久泄则脾胃虚。《素问·痹论》指出"饮食自倍，肠胃乃伤"，故治疗从脾胃入手温补中州，则悉症皆除。

7. 白术附子汤

（1）白术与附子的配伍功用：温阳散寒，健脾燥湿。用治寒湿搏结，身体疼痛，或肢体沉重，阳虚寒湿，腹胀便溏，阳虚水肿，阴黄，寒积便秘等。

（2）配伍意义：附子辛热振奋阳气，温散寒湿。白术苦温性燥健脾益气，燥湿利水。二药合用，阳气得温，脾气健运，寒邪得散，湿邪能除，而治脾虚寒湿内停的诸症。

（3）临床主治

①腹胀便溏：寒湿内停，脾失运化的肠鸣腹泻，附子、白术配伍党参、干姜、甘草同用，温中健脾，散寒止泻，如附子理中丸（《中华人民共和国药典》）。

②腰痛：寒湿腰痛，腰痛而重，小便自利者，附子、白术配伍杜仲同用，温阳散寒，补肾强筋骨，如新定白术汤（《医学从众录》）。

③身痛：寒湿身痛，不能转侧，头重目眩，不知食味者，附子、干姜配伍甘草、生姜、大枣同用，温中健脾，祛风除湿，如术附汤（《金匮要略》）。或配伍人参、茯苓、芍药同用。温经助阳，祛寒化湿，如附子汤（《伤寒论》）。

④关节疼痛：风寒湿痹，寒湿偏盛者为宜。肢节烦疼，恶风，小便不

利，身微肿者，附子、白术配伍桂枝、甘草同用，温经散寒，祛风除湿，如甘草附子汤（《金匮要略》）。

⑤阴黄阳虚、寒湿内盛的黄疸：身黄，黄色晦暗，手足不温，身体沉重，神疲食少，附子、白术配伍茵陈蒿、干姜、肉桂、炙甘草同用，温里助阳，利湿退黄，如茵陈术附汤（《医学心悟》）。

⑥虚寒出血脾不统血虚寒的崩漏、便血、吐血、衄血：出血色暗淡，四肢不温，面色萎黄，附子、白术配伍干地黄、阿胶、甘草、黄芩、灶心土，温阳健脾，养血止血，如黄土汤（《金匮要略》）。

⑦阳虚便秘：便秘兼有畏寒怕冷、喜温者，附子、白术配伍肉苁蓉，温阳通便，如暖阳汤（《辨证录》）。

⑧阳虚水肿：脾肾阳虚，外湿内停，症见肢体浮肿，小便不利，四肢沉重，腹痛下利，苔白，脉沉者，附子、白术配伍茯苓、芍药、生姜同用，温阳利水，如真武汤（《伤寒论》）。

（4）现代研究：风湿性关节炎、坐骨神经疼痛、十二指肠溃疡、慢性胃炎、慢性肠炎、心肝肾性水肿、黄疸、肝炎、上消化道出血、功能性子宫出血等可参考治疗。

（5）功效：温阳散寒，祛湿止痛。

（6）主治：脾阳不足，寒湿痹证。腰膝冷痛，四肢重着，自汗身寒。

（7）配方解析：素体阳气不足，寒湿之邪侵袭机体，寒性收引主痛，湿邪重浊黏腻，寒湿留着于四肢腰膝，则见腰膝冷痛，四肢重着；阳虚卫表不固，故自汗出。治宜温阳散寒，祛湿止痛。

方中白术苦甘温燥，味甘则健脾益气，性温则温养脾胃阳气，苦以燥湿除痹，并能培土生金以固表止汗，为君药。附子辛甘大热，其性走而不守，通彻内外，温一身之阳气，散周身之寒邪，为臣药。两药相合，温阳散寒，祛湿止痛之力尤佳。正如张元素所言："附子以白术为佐，乃除寒湿之圣药。"历史上名为"术附汤"之对药方有多首。除《张氏医通》术附汤外，《普济方》术附汤以白术二两、附子半两配伍，治寒湿身痛、腹胀、阴黄。《冯氏锦囊秘录》以白术四两、炮附子一两五钱合用，治风湿相搏、腰膝疼痛、中气不足、四肢重着。上述诸方，白术、附子用量及比例有所不同，主治相似，临证可依据患者体质及邪气轻重调整，以切合病情。

（8）临床应用

①用方要点：本方为治寒湿痹常用方。临床以腰膝冷痛、四肢沉重疼痛

为用方要点。

②临证加减：本方加甘草，亦名术附汤，治风湿痹痛、中湿泄泻、小儿慢惊、寒厥暴痛等。若脾胃虚寒，加干姜、甘草温脾散寒；若湿重而肢体周身重着，加茯苓、肉桂温阳利水。

③现代应用：常用于风湿性关节炎、腰肌劳损、坐骨神经痛等寒湿者。

④使用注意：本方药性温燥，风湿热痹忌用。

（9）现代研究：附子、白术不同比例配伍均能抑制佐剂性关节炎大鼠继发性足肿胀，降低 NO 及 TNF-α 水平，有较好的抗炎和增强免疫作用。

（10）医案举例

王某，中年男性。1984 年 8 月 9 日在某医院就诊。自述左肩部喜暖怕凉，活动受限已半年余。睡时必须用被严密盖好，否则自觉有凉风外袭。西医诊断为肩关节周围炎。曾多方治疗未见好转。望其舌苔薄白，抚摸患部肌肉较无病处发凉。李老以《近效方》术附汤去炙甘草治之。处方：生白术 30 g，炮附子 15 g，生姜 3 片，大枣 2 枚，水煎服。三剂后，疼痛减轻，继服十余剂，痊愈。

按语：重用生白术可以治疗便秘，用大剂量生白术可有通便功能，本方若重用生白术 30～60 g 甚至以上，有的患者服后出现便溏，属于服药正常反应，读者不可不知。

第四节　茯苓的功能功效

本品为多孔菌科真菌茯苓的干燥菌核。多于 7—9 月采挖，挖出后除去泥沙，堆置"发汗"后，摊开晾至表面干燥，再"发汗"，反复数次至现皱纹、内部水分大部散失后，阴干，称为"茯苓个"；或将鲜茯苓按不同部位切制，阴干，分别称为"茯苓皮"及"茯苓块"，以及为多孔菌科植物茯苓的干燥菌核。野生茯苓一般在 7 月至次年 3 月间到马尾松林中采取。生长出茯苓的地面，一般是具有以下几个特征的。

第一，在松林中树桩周围的地面有裂隙，敲之会发出空响；第二，在松树附近的地面上会有白色菌丝，这种菌丝一般呈粉白膜或粉白灰状；第三，树桩头腐烂以后，有黑红色的横线裂口；第四，下过小雨后树桩周围干燥速度会加快，或是有不长草的地方。栽培的茯苓一般在接种后第二三年采收，以立秋后采收的质量最好，过早则影响质量和产量。

加工：茯苓出土后洗净泥土，堆置于屋角不通风处，亦可贮放于瓦缸内，下面先铺衬松毛或稻草一层，并将茯苓与稻草逐层铺迭，最上盖以厚麻袋，使其"发汗"，析出水分。然后取出，将水珠擦去，摊放阴凉处，待表面干燥后再行"发汗"。如此反复3～4次，至表面皱缩、皮色变为褐色，再置阴凉干燥处晾至全干，即为"茯苓个"。

【切制】

于发汗后趁湿切制，亦可取干燥茯苓以水浸润后切制。将茯苓菌核内部的白色部分切成薄片或小方块，即为白茯苓；削下来的黑色外皮部即为茯苓皮；茯苓皮层下的赤色部分，即为赤茯苓；带有松根的白色部分，切成正方形的薄片，即为茯神。切制后的各种成品，均需阴干，不可炕晒，并宜放置阴凉处，不能过于干燥或通风。以免失去黏性或发生裂隙。

【药用部位】

多孔菌科真菌茯苓的菌核。

【植物形态】

子实体生于菌核上，一年生，平伏贴生。管口面白色，后变为淡褐色；管口多角形至不规则形；菌管单层，白色。菌肉白色至乳黄色。菌丝无锁状联合，有小囊状体，孢子长椭圆形至圆柱形，光滑无色。菌核球形、卵形至不规则形，大小不等，大者直径可达30 cm以上，新鲜时较软，干后变硬，有厚而多皱的皮壳，表面褐色至红褐色，干后变为黑褐色。菌核内部粉粒状，外层淡粉红色，内部白色。菌丝结构与子实体相似。

茯苓一等：体坚实、皮细，断面白色，无杂质、霉变。二等：体软泡，质粗，断面白色至黄赤色，间有皮沙、水锈、破块、破伤。

白茯苓为切去赤茯苓后的白色部分。白苓片一等：白色或灰白色，厚度每厘米7片，长宽不小于3 cm，毛边（不修边），质细。二等：厚度每厘米5片。白苓块赤黄色，厚4～6 mm，长宽4～5 cm，边缘苓块可不成方形，间有长宽1.5 cm以上的碎块。骰方白色，长、宽、厚1 cm以内，均匀整齐，质坚实，不无则碎块不超过10%。白碎苓为加工茯苓时白色或灰白色的大小碎块或碎屑。

赤茯苓除去茯苓皮后，再切下周边或内部淡红色的部分。赤苓块扁方形，赤黄色，厚4～6 mm，长宽4～5 cm。边缘苓块可不成方形，间有1.5 cm以上的碎块。赤碎苓为加工茯苓时的赤黄色大小碎块或碎屑。

茯神块为茯苓块中穿有坚实细松根者，长宽4～5 cm，厚4～6 mm，松根直径不超过1.5 cm，边缘苓块可不成方形。

茯神木为剥下的中间生长的松木，多为不规则片状，每根直径不超过2.5 cm，周围带有2/3的茯苓肉，外表面棕褐色或黑褐色。内表面白色或淡棕色，质脆，略具弹性。出口品有排苓、大栋苓、中栋苓、小栋苓，每个重600～800 g，外皮棕红色，内部粉白。又有一、二、三、四、五等平片，桶装净重60 kg。

【生境分布】

多寄生于气候凉爽、干燥、向阳山坡上的马尾松、黄山松、赤松、云南松等针叶树的根部，深入地下20～30 cm处。寄生于松科植物赤松或马尾松等树根上，深入地下20～30 cm。分布河北、河南、山东、安徽、浙江、福建、广东、广西、湖南、湖北、四川、贵州、云南、山西等地。主产安徽、湖北、河南、云南，此外贵州、四川、广西、福建、湖南、浙江、河北等地亦产。以云南所产品质较佳，安徽、湖北产量较大。

【药材性状】

1. 原形态

常见者为其菌核体。多为不规则的块状、球形、扁形、长圆形或长椭圆形等，大小不一，小者如拳，大者直径达20～30 cm或更大。表皮淡灰棕色或黑褐色，呈瘤状皱缩，内部白色稍带粉红，由无数菌丝组成。子实体伞形，直径0.5～2 mm，口缘稍有齿；有性世代不易见到，蜂窝状，通常附菌核的外皮而生，初白色，后逐渐转变为淡棕色，孔作多角形，担子棒状，担孢子椭圆形至圆柱形，稍屈曲，一端尖，平滑，无色。有特殊臭气。

2. 性状

茯苓个呈球形、扁圆形或不规则的块状，大小不一，重量由数两至十斤以上。表面黑褐色或棕褐色，外皮薄而粗糙，有明显隆起的皱纹，常附有泥土。体重，质坚硬，不易破开；断面不平坦，呈颗粒状或粉状，外层淡棕色或淡红色，内层全部为白色，少数为淡棕色，细腻，并可见裂隙或棕色松根与白色绒状块片嵌镶在中间。气味无，嚼之黏牙。以体重坚实、外皮呈褐色而略带光泽、皱纹深、断面白色细腻、黏牙力强者为佳。白茯苓均已切成薄片或方块，色白细腻而有粉滑感。质松脆，易折断破碎，有时边缘呈黄棕色。

【栽培】

茯苓为兼性寄生菌，野生在海拔 600～1000 m 山区的干燥、向阳山坡上的马尾松、黄山松、赤松、云南松、黑松等树种的根际。孢子 22～28 ℃萌发，菌丝 18～35 ℃生长，于 25～30 ℃生长迅速，子实体 18～26 ℃分化生长并能产生孢子。段木含水量以 50%～60%、土壤以含水量 20%、pH 3～7、坡度 10°～35° 的山地砂性土较适宜生长。在昼夜温差大的条件下有利于茯苓的生长。

栽培技术为茯苓可用段木、树蔸及松针栽培，但目前仍以段木栽培为主。选直径 10～45 cm 的中龄松树，砍伐后每隔 3～7 cm 相间纵削 3 cm 宽的树皮，深入木质部 5 cm，称"剥皮留筋"，当松木断口停止排脂、敲之有声时锯料，截成长 65～85 cm 的节段，放通风向阳处，按"井"字形堆垛备用。选背风向阳、微酸偏砂的缓坡地，挖直径 90 cm、深 50～65 cm 的窖，窖距上下为 33 cm，左右 17 cm，四周挖好排水沟。取木段 3～5 根，粗细搭配，分层放置于窖中。菌种也称引子，有菌丝引、肉引、木引三种，现多用菌丝引。用 PDA 培养基从菌核组织中分离出纯菌种，栽培种培养基用松木屑 76%、麸皮 22%、石膏和蔗糖各 1%，含水量 65%，装入广口瓶，灭菌后接入纯菌种，在 25～28 ℃条件下培养半个月，翻转瓶在 22～24 ℃下再培养半个月，即为菌丝引。肉引在接种前半个月内采挖鲜菌核为引。木引是在接种前两个月选直径 4～10 cm 的梢部无节筒木，锯成长 50 cm 的木段，每 5 根为一堆，分 2 层堆叠，将新鲜菌核 250 g 贴在木段上靠皮处，覆土 3 cm，60 日左右菌丝可长满筒木。早春 3—4 月接种，用菌丝引接种，宜选晴天将窖中细木段削尖，插入栽培瓶中，粗木段靠在周围，覆土厚 3 cm。苓肉引接种时用刀剖开苓种，将苓肉面贴在筒料的上端截面或侧面，苓皮朝外。木引可锯成 5～6 cm 长，靠在筒料的上端截面或将引木锯成二段、三段，夹在筒料中间。

田间管理：结苓期地面常出现裂缝，应及时补土填缝。黑翅白蚁常蛀食松木段，防治方法：选苓场时应避开蚁源，挖地时注意清除腐烂树根，或在苓场周围设诱杀坑，埋入松木或蔗渣，诱白蚁集中于坑中，即可捕杀之。同时可引进白蚁天敌——蚀蚁菌，蚁群只要有一只染病，全巢无一幸免，灭蚁率达100%。

【性味归经】

性平，味甘、淡。归心经、肺经、脾经、肾经。

【茯苓的作用】

（1）茯苓与一些常见的党参、白术、山药这些药物一起搭配使用能够帮助身体补脾胃，缓解气虚及脾虚的情况，减少脾胃的不适。

（2）茯苓含有的多糖类物质具有抗肿瘤的作用，经常使用也能够有效地保护肝脏，减少肝病的发生，增进身体的健康。

（3）茯苓又叫云苓，具有利水渗湿、宁心安神、益脾和胃的作用，经常食用一些还能够帮助增强身体的抵抗力，有助于减少感冒及一些常见疾病的发生。

（4）茯苓还有利水的作用，能够帮助缓解寒湿及湿热的情况，对于脾胃虚弱及脾胃虚热的患者，用茯苓搭配不同的药物即可起到不错的效果，具体需遵医嘱使用。

（5）茯苓还具有帮助皮肤美白淡斑的作用，经常食用能够使皮肤细腻光滑有弹性，还能够减少皮肤病的发生。

【临床应用及配伍经验】

1. 小便不利，水肿

本品味甘而淡，甘能补，淡能渗，性平，作用和缓，既可祛邪，又可扶正，为利水消肿之要药，故可用于寒热虚实各种水肿，常配伍猪苓、泽泻等加强治疗作用。表邪不解随经入脏之膀胱蓄水证或水湿内停水肿者，常配伍猪苓、泽泻、白术、桂枝；水热互结，阴虚小便不利水肿者，配伍阿胶、滑石、泽泻；脾肾阳虚水肿者，配伍附子、生姜；湿热蕴结者，配伍栀子、甘草。

2. 痰饮

本品淡渗利湿，甘平补脾，故可用于脾虚痰饮证，常配伍桂枝、白术等。

3. 脾虚湿泻

本品既能利水渗湿，又能健脾补中，故可用于脾虚湿盛泄泻之证，脾虚湿泻者，常配伍山药、白术、薏苡仁等。中虚胀满，食少便溏，倦怠乏力者，需配伍人参、白术、甘草等。

4.心悸失眠

本品能益心脾而宁心安神。心脾不足者，配伍人参、黄芪、当归、远志、龙眼肉、酸枣仁等；心气不足或心肾不交者，配伍人参、龙齿、菖蒲、远志等。

【单味药方】

（1）治精神分裂症：取茯苓20g，水煎。每日1剂，连服1～3个月。

（2）治妊娠水肿：茯苓60g，与净鲫鱼1条加水蒸熟，分2次温服，每日1剂，连服20天。

（3）治婴幼儿秋季腹泻：茯苓适量，研为细粉，炒后放瓷瓶内备用。1岁以内每次1g，每日3次，口服。

（4）治斑秃：茯苓粉10g，每日3次；配合外用酊剂（补骨脂、旱莲草）。

（5）治心虚梦泄或白浊：白茯苓末二钱。米汤调下，每日2服。

（6）治头风虚眩，软腰膝，主五劳七伤：茯苓粉同曲米酿酒饮。

【药理作用】

（1）利尿作用：茯苓煎剂3g或临床常用量对健康人并无利尿作用，犬静脉注射煎剂0.048g/kg亦不使尿量增加，对大白鼠亦无效或很弱，兔口服煎剂（接近临床人的用量）亦不增加尿量。但有用其醇提取液注射于家兔腹腔，或用水提取物于兔慢性实验，谓有利尿作用，煎剂对切除肾上腺大鼠单用或与去氧皮质酮合用能促进钠排泄，因此茯苓的利尿作用还值得进一步研究。茯苓含钾97.5mg%，以30%水煎剂计算，含钠0.186mg/mL、钾11.2mg/mL，故茯苓促进钠排泄与其中含钠量无关（因钠含量太低），而增加钾排泄则与其所含大量钾盐有关。五苓散在慢性输尿管瘘犬（静脉注射）、健康人及兔（口服煎剂）、大鼠口服醇提溶液均表现明显的利尿作用，在犬的实验中可使钠、钾、氯排出增加，但五苓散中主要利尿药物为桂枝、泽泻、白术。也有报道表明，五苓散煎剂给大鼠口服，剂量增至1g/100g亦未能证明有利尿作用。

（2）抗菌作用：试管内未发现茯苓有抑菌作用。乙醇提取物体外能杀死钩端螺旋体，水煎剂则无效。

（3）对消化系统的影响：茯苓对家兔离体肠管有直接松弛作用，对大鼠幽门结扎所形成的溃疡有预防效果，并能降低胃酸。

（4）可预防胃溃疡，对肝损伤有防治作用。

（5）有抗癌作用，且能加快心率。

（6）其他作用：茯苓能降低血糖，酊剂、浸剂能抑制蟾蜍离体心脏，乙醚或乙醇提取物则能使心收缩加强。对洋地黄引起的鸽呕吐无镇吐作用。

【大剂量单药应用经验】

1. 范桂滨经验

治疗不寐，范氏发现大剂量茯苓有较好的镇静安神催眠作用，且无不良反应。取茯苓50 g，水煎2次，共取汁100 mL左右，分2次服用，分别于午休及晚睡前半小时各服1次。服药期间停用一切镇静剂，禁食辛辣刺激性食物，用药1个月为1个疗程。

2. 达旭经验

治疗妊娠水肿，茯苓60 g，红鲤鱼1条（250 g左右），先把鱼洗净去鳞，除鳃和内脏，加入茯苓及1000 mL水，用文火蒸成500 mL，分2次温服，每日1剂，连服20日。

3. 曾绍裘经验

用于止汗，重用茯苓60 g。张锡纯曰："茯苓具伏藏之性，又能敛抑外越之水气转而下注，不得作汗透出，兼为止汗之要药也。"

4. 张亦钦经验

治疗精神分裂症，重用茯苓60 g，水煎服，每日1剂，连续服1～3个月。

【大剂量配伍及名方应用经验】

1. 洪子云经验

治疗甲状腺功能亢进性心脏病合并心力衰竭，多为脾肾阳虚，水湿内停，心阳失守，治方以连皮茯苓60 g，桂枝尖、鲜生姜各10 g，泽泻、大腹皮、北黄芪、昆布、海藻、熟地黄各15 g，白药子12 g，红丹参20 g，大枣10枚。

2. 桑景武经验

在治疗消渴时，凡无明显热证，舌不红者，皆以真武汤加减治之，方中茯苓用量为50～100 g。

3. 黄河经验

认为茯苓健脾宁心，能补气敛气，固津安神，尚能淡渗水湿，实为补泻并兼之良药。临证常重用茯苓60～300 g，治疗消化道溃疡、多汗症、浮肿、失眠等，凡脾虚湿阻诸证，均宜用之。

4. 康爱秋经验

经过数十例临床观察，重用茯苓30～100 g治疗各种心脏病所致心力衰竭性水肿，茯苓的利水作用随其剂量的递增而增强。茯苓剂量在25 g以下，利尿作用不显，欲达利尿，须在30 g以上。随其剂量的递增而利尿作用增强，在每日100 g时，利尿作用最强，未见中毒表现。茯苓甘淡性平，非大剂不足以健脾利水消肿。

5. 刘仁经验

以生脉散加茯苓并重用（60～70 g），治疗心悸14例，收到较好疗效。

6. 张琪经验

治疗肝硬化、糖尿病、肾小球肾炎、肾病综合征高度腹腔积液者，运用决水汤（茯苓、车前子、王不留行、肉桂、赤小豆），其中重用茯苓50～100 g，车前子50 g，取其利水而不伤脾，张琪教授用此方治疗肾病水肿病例甚多，利水消肿效果甚佳。

7. 侯士林经验

治疗脱疽，用驱淫保脱汤（薏苡仁30 g，茯苓60 g，肉桂3 g，白术30 g，车前子15 g，土茯苓30 g）。水煎服，日1剂，2次分服。土蜂房（临床可用露蜂房）30 g，煅为末，醋调涂患处，每日3～4次。

8. 康爱秋、张忠心经验

临床重用茯苓治疗心源性水肿55例。其中冠心病心力衰竭性水肿4例，风心病心力衰竭性水肿8例，肺心病心力衰竭性水肿43例。因茯苓的剂量的不同，而利尿效果有明显不同。茯苓剂量在75 g/d以上时，血氯离子明显下降，宜用氯化钾或氯化铵调节；当茯苓剂量在100 g/d时，利尿作用最强，未见中毒表现。可见当心源性水肿时，宜大剂量应用茯苓至100 g/d以上。

9. 苏涟经验

用茯苓20～30 g，配白术15 g，薏苡仁30 g，山药20～30 g，丹参、赤芍、白芍各20 g，炒柴胡6～10 g，甘草3 g，治慢性肝炎、早期肝硬化。方中茯苓、白术、薏苡仁、山药均为健脾益气、淡渗利湿之品，现代药理研究表明健脾益气药物具有增强网状内皮系统吞噬功能的作用。

【传统用法】

茯苓性平，味甘、淡，入心、肺、脾、胃、肾经。功效为利水渗湿，健脾补中，宁心安神。本品味甘而淡，甘能和中，淡能渗泄，故有利水渗湿之效。脾虚湿困、食少脘闷或痰饮内停等证多用之。

（1）湿停水肿，小便不利偏阳虚者，常与桂枝、白术同用；偏气虚者，常与黄芪、党参同用。

（2）湿痰咳嗽，常与半夏、陈皮等同用。

（3）脾虚泄泻常与白术、山药等同用。

（4）惊悸失眠常与酸枣仁、远志等同用。

【施治鉴别】

赤茯苓功能清湿热、利小便，主治小便黄赤短少，淋漓不畅之症。赤茯苓用量为 6～15 g。茯苓皮专利水消肿，主治水肿腹胀。茯苓皮用量为 6～15 g。

【名医绝招】

1. 曲竹秋（天津医科大学教授）

水肿、小便不利、泄泻、痰饮、心悸、失眠而见舌淡胖有齿痕，脉濡滑，属脾虚湿盛者，必用茯苓。但阴虚燥热者忌用。健脾利湿用茯苓，利水消肿用茯苓皮，养血安神用茯神。治水肿，以茯苓 30 g，配伍泽泻 10 g。治水湿内停，外有表寒所致水肿身重，小便不利，以茯苓 30 g，配伍猪苓 15 g，桂枝、白术各 10 g。治痰饮、呕吐，以茯苓 10 g，配伍陈皮、竹茹各 12 g，法半夏、枳实各 10 g。治小便淋浊不利，以茯苓 15 g，配伍车前子 12 g。治泄泻，以茯苓 15 g，配伍怀山药 12 g，白术、莲子肉、白扁豆各 10 g。治失眠，以茯神 15 g，配伍远志 10 g，炒酸枣仁、夜交藤各 15 g。

治特发性水肿，以茯苓皮，配成五皮饮。

2. 李莹（吉林省中医药科学院主任医师）

双下肢及足部水肿，按之凹陷不易起者，必用茯苓。但阴虚者不宜。白茯苓偏于健脾，赤茯苓偏于利湿，茯神偏于安神。茯苓配伍用量为 10～50 g。治阳水之水湿浸渍型，茯苓 50 g，配伍猪苓、泽泻各 20 g。治阴水之脾阳虚衰型，茯苓 30 g，配伍大腹皮、干姜、白术各 10 g，附子 5 g。治脾虚体倦，食少便溏，茯苓 20 g，配伍党参、白术、甘草各 10 g。治心悸、失眠，茯神 30 g，配伍朱砂 0.5 g，杏仁 20 g，远志 10 g。茯苓皮，配姜皮、桑皮、陈皮、大腹皮为五皮饮，治多种疾病导致的水肿。

3. 赵忠仁（濉溪县中医医院主任医师）

茯苓的配伍用量为 12～30 g。治肾气不足所致的水肿，茯苓、车前子、怀山药各 20 g，泽泻、猪苓、牡丹皮各 10 g，山茱萸、熟地黄各 15 g，枸杞 12 g，肉桂 6 g。治脾失健运所致的水肿，茯苓、车前子、怀山药各 20 g，白术 18 g，陈皮、木瓜各 10 g，麦芽 15 g，大腹皮 12 g。治脾胃不和所致的食欲缺乏，茯苓、太子参各 20 g，炒白术、麦芽各 15 g，木香、陈皮、法半夏各 10 g，川黄连、甘草各 4 g。

4. 熊永文（陕西中医药大学教授）

治疮疡中满、不思饮食、小便不畅、水肿为茯苓临床应用指征。虚寒、滑精、气虚者不宜使用。治脾不化湿，痰湿咳喘，茯苓 12 g，配伍法半夏、陈皮各 9 g，甘草 5 g（二陈汤）。治脾虚而致短气倦怠、少食便溏，茯苓 15 g，配伍党参 15 g，白术 10 g，甘草 5 g 成四君子汤；再加陈皮为五味异功散；再加香附或木香 9 g，砂仁 5 g 成香砂六君子汤以益气扶脾，行气止痛。

【炮制茯苓】

用水浸泡，洗净捞出，闷透后切片、晒干。朱茯苓：取茯苓块以清水喷淋，稍闷润，加朱砂细粉撒布均匀，反复翻动，使其外表粘满朱砂粉末，然后晾干（每茯苓块 100 斤，用朱砂粉 30 两）。

【食用禁忌】

茯苓对于一些常见的阴虚无湿热、虚寒患者及气虚下陷的患者是不适合食用的，同时对于肾虚、小便不禁或虚寒滑精的也是不可以服用的。

茯苓不同的病证搭配的中草药也是不一样的，需要注意的是对于肾虚、小便频数、小便不禁或虚寒滑精者不可与牡蒙、地榆、雄黄、秦艽、龟甲同用。

注意：虚寒精滑或气虚下陷者忌服。

（1）《本草经集注》："马蔺为之使。恶白敛。畏牡蒙、地榆、雄黄、秦艽、龟甲。"

（2）《药性论》："忌米醋。"

（3）张元素："如小便利或数，服之则损人目。如汗多入服之，损元气。"

（4）《本草经疏》："病人肾虚，小水自利或不禁或虚寒精清滑，皆不得服。"

（5）《得配本草》："气虚下陷、水涸口干俱禁用。"

【功能主治】

渗湿利水，益脾和胃，宁心安神。治小便不利，水肿胀满，痰饮咳逆，呕哕，泄泻，遗精，淋浊，惊悸，健忘。

（1）《神农本草经》："主胸胁逆气，忧恚惊邪恐悸，心下结痛，寒热烦满，咳逆，口焦舌干，利小便。"

（2）《名医别录》："止消渴，好睡，大腹，淋沥，膈中痰水，水肿淋结。开胸腑，调脏气，伐肾邪，长阴，益气力，保神守中。"

（3）《药性论》："开胃，止呕逆，善安心神。主肺痿痰壅。治小儿惊痫，心腹胀满，妇人热淋。"

（4）《日华子本草》："补五劳七伤，安胎，暖腰膝，开心益智，止健忘。"

（5）《伤寒明理论》："渗水缓脾。"

（6）《医学启源》："除湿，利腰脐间血，和中益气为主。治溺黄或赤而不利。《主治秘诀》云，止泻，除虚热，开腠理，生津液。"

（7）王好古："泻膀胱，益脾胃。治肾积奔豚。"

（8）《药征》："主治悸及肉瞤筋惕，旁治头眩烦躁。"

【用法用量】

内服：煎汤，3～5钱；或入丸、散。

【复方】

（1）治太阳病，发汗后，大汗出，胃中干，烦躁不得眠，脉浮，小便不利，微热消渴者：猪苓（去皮）十八铢，泽泻一两六铢，白术十八铢，茯苓十八铢，桂枝（去皮）半两。上五味，捣为散。以白饮和，服方寸匕，日三服。（《伤寒论》五苓散）

（2）治小便多、滑数不禁：白茯苓（去黑皮）、干山药（去皮，白矾水内湛过，慢火焙干）。上二味，各等分，为细末。稀米饮调服之。（《儒门事亲》）

（3）治水肿：白水（净）二钱，茯苓三钱，郁李仁（杵）一钱五分。加生姜汁煎。（《不知医必要》茯苓汤）

（4）治皮水，四肢肿，水气在皮肤中，四肢聂聂动者：防己三两，黄芪三两，桂枝三两，茯苓六两，甘草二两。上五味，以水六升，煮取二升，分温三服。（《金匮要略》防己茯苓汤）

（5）治心下有痰饮，胸胁支满目眩：茯苓四两，桂枝、白术各三两，甘草二两。上四味，以水六升，煮取三升，分温三服，小便则利。（《金匮要略》苓桂术甘汤）

（6）治卒呕吐，心下痞，膈间有水，眩悸者：半夏一升，生姜半斤，茯苓三两（一法四两）。上三味，以水七升煮取一升五合，分温再服。（《金匮要略》小半夏加茯苓汤）

（7）治飧泄洞利不止：白茯苓一两，南木香（纸裹炮）半两。上二味，为细末，煎紫苏木瓜汤调下二钱匕。（《百一选方》）

（8）治湿泻：白术一两，茯苓（去皮）七钱半。上细切，水煎一两，食前服。（《原病式》茯苓汤）

（9）治胃反吐而渴，欲饮水者：茯苓半斤，泽泻四两，甘草二两，桂枝二两，白术三两，生姜四两。上六味，以水一斗，煮取三升，纳泽泻再煮取二升半，温服八合，日三服。（《金匮要略》茯苓泽泻汤）

（10）治丈夫元阳虚惫，精气不固，余沥常流，小便白浊，梦寐频泄，及妇人血海久冷，白带、白漏、白淫，下部常湿，小便如米泔，或无子息（不育）：黄蜡四两，白茯苓（去皮、作块，用猪苓一分，同于瓷器内煮二十余沸，出，日干，不用猪苓）四两。上以茯苓为末，熔黄蜡为丸，如弹子大。空心细嚼，满口生津，徐徐咽服，以小便清为度。（《太平惠民和剂局方》威喜丸）

（11）治心虚梦泄或白浊：白茯苓末二钱。米汤调下，日二服。（《仁斋直指方》）

（12）治心汗，别处无汗，独心孔一片有汗，思虑多则汗亦多，病在用心，宜养心血：以艾汤调茯苓末服之。（《证治要诀》）

（13）治下虚消渴，上盛下虚，心火炎烁，肾水枯涸，不能交济而成渴证：白茯苓一斤，黄连一斤。为末，熬天花粉作糊，丸梧桐子大。每温汤下五十丸。（《德生堂经验方》）

（14）治头风虚眩，暖腰膝，主五劳七伤：茯苓粉同曲米酿酒饮。（《纲

目》茯苓酒）

（15）治䵟：白蜜和茯苓涂上，满七日。（《补缺肘后方》）

【各家论述】

（1）陶弘景："茯苓，白色者补，赤色者利。"

（2）《本草衍义》："茯苓、茯神，行水之功多，益心脾不可阙也。"

（3）《用药心法》："茯苓，淡能利窍，甘以助阳，除湿之圣药也。味甘平补阳，益脾逐水，生津导气。"

（4）《汤液本草》："茯苓，伐肾邪，小便多能止之，小便涩能利之，与车前子相似，虽利小便而不走气。酒浸与光明朱砂同用，能秘真。"

（5）《本草衍义补遗》："茯苓，仲景利小便多用之，此治暴新病之要药也，若阴虚者，恐未为宜。"

（6）《本草纲目》："茯苓，《本草》又言利小便，伐肾邪，至东垣、王海藏乃言小便多者能止，涩者能通，同朱砂能秘真元。而朱丹溪又言阴虚者不宜用，义似相反，何哉？茯苓气味淡而渗，其性上行，生津液，开腠理，滋水源而下降，利小便，故张洁古谓其属阳，浮而升，言其性也；东垣谓其为阳中之阴，降而下，言其功也。《素问》云，饮食入胃，游溢精气，上输于肺，通调水道，下输膀胱。观此，则知淡渗之药，俱皆上行而后下降，非直下行也。小便多，其源亦异。《素问》云，肺气盛则便数而欠，虚则欠咳小便遗数，心虚则少气遗溺，下焦虚则遗溺，胞移热于膀胱则遗溺，膀胱不利为癃，不约为遗，厥阴病则遗溺闭癃。所谓肺气盛者，实热也，其人必气壮脉强，宜用茯苓甘淡以渗其热，故曰，小便多者能止也。若夫肺虚、心虚、胞热、厥阴病者，皆虚热也，其人必上热下寒，脉虚而弱，法当用升阳之药，以升水降火。膀胱不约，下焦虚者，乃火投于水，水泉不藏，脱阳之证，其人必肢冷脉迟，法当用温热之药，峻补其下，交济坎离，二证皆非茯苓辈淡渗之药所可治，故曰阴虚者不宜用也。""陶弘景始言茯苓赤泻、白补，李杲复分赤入丙丁，白入壬癸，此其发前人之秘者；时珍则谓茯苓、茯神，只当云赤入血分，白入气分，各从其类，如牡丹、芍药之义，不当以丙丁、壬癸分也，若以丙丁、壬癸分，则白茯神不能治心病，赤茯苓不能入膀胱矣。张元素不分赤白之说，于理欠通。"

（7）《本草经疏》："茯苓，其味甘平，性则无毒，入手足少阴，手太阳、足太阴、阳明经，阳中之阴也。胸胁逆气，邪在手少阴也；忧恚惊邪，皆心气不足也；恐悸者，肾志不足也；心下结痛，寒热烦满，咳逆，口焦舌干，亦手少阴受邪也。甘能补中，淡而利窍，补中则心脾实，利窍则邪热解，心脾实则忧恚惊邪自止，邪热解则心下结痛、寒热烦满，咳逆、口焦舌干自除，中焦受湿热，则口发渴，湿在脾，脾气弱则好睡，大腹者，脾土虚不能利水，故腹胀大也。淋沥者，脾受湿邪，则水道不利也。膈中痰水水肿，皆缘脾虚所致，中焦者，脾土之所治也，中焦不治，故见斯病，利水实脾，则其证自退矣。开胸腑，调脏气，伐肾邪者，何莫非利水除湿，解热散结之功也。白者入气分，赤者入血分，补心益脾，白优于赤，通利小肠，专除湿热，赤亦胜白。"

（8）《本草正》："茯苓，能利窍去湿，利窍则开心益智，导浊生津；去湿则逐水燥脾，补中健胃；祛惊痫，厚肠藏，治痰之本，助药之降。以其味有微甘，故曰补阳。但补少利多，故多服最能损目，久弱极不相宜。若以人乳拌晒，乳粉既多，补阴亦妙。"

（9）《药品化义》："白茯苓，味独甘淡，甘则能补，淡则能渗，甘淡属土，用补脾阴，土旺生金，兼益肺气。主治脾胃不和，泄泻腹胀，胸胁逆气，忧思烦满，胎气少安，魂魄惊跳，膈间痰气。盖甘补则脾脏受益，中气既和，则津液自生，口焦舌干烦渴亦解。又治下部湿热，淋沥水肿。便溺黄赤，腰脐不利，停蓄邪水。盖淡渗则膀胱得养，肾气既旺，则腰脐间血自利，津道流行，益肺于上源，补脾于中部，令脾肺之气从上顺下，通调水道，以输膀胱，故小便多而能止，涩而能利。"

（10）《本草求真》："茯苓入四君，则佐参术以渗脾家之湿，入六味，则使泽泻以行肾邪之余，最为利水除湿要药。书曰健脾，即水去而脾自健之谓也。……且水既去，则小便自开，安有癃闭之虑乎？水去则内湿已消，安有小便多见之谓乎？故水去则胸膈自宽而结痛烦满不作，水去则津液自生而口苦舌干悉去。"

（11）《本经疏证》："夫气以润而行，水以气而运，水停即气阻，气阻则水淤。茯苓者，纯以气为用，故其治咸以水为事，观于仲景书，其显然可识者，如随气之阻而宣水（茯苓甘草汤）；随水之淤而化气（五苓散）；气以水而逆，则冠以导水而下气随之（茯苓桂枝甘草大枣汤、茯苓桂枝白术甘草汤）；水以气而涌，则首以下气而导水为佐（桂枝五味甘草及诸加减汤）；水与气并壅于上，则从旁泄而虑伤无过（茯苓杏仁甘草汤、茯苓戎盐汤、茯苓泽泻汤）；气与水偕溢于外，则从内挽而防脱其阳（防己茯苓汤）；气外耗则水内迫，故为君于启阳之剂（茯苓四逆汤）；气下阻则水中停，故见功于妊娠之疝（桂枝茯苓丸、葵子茯苓散）。凡此皆起阴以从阳，布阳以化阴，使请者条邕，浊者自然退听，或从下行，或从外达，是用茯苓之旨，在补不在泄，茯苓之用，在泄不在补矣。"

茯苓戎盐汤是由茯苓半斤，白术二两，戎盐弹丸大、一枚，组合而成。用法为上三味，先将茯苓、白术煎成，入戎盐，再煎，分温三服。此方主治补脾益肾，清湿利热。小便不利，蒲灰散主之，滑石白鱼散、茯苓戎盐汤并主之，本方茯苓、白术补脾利湿，戎盐（大青盐）咸寒清热，助肾益精，故可治疗脾肾两虚，兼有湿热的小便不利。

有例淋证，文某，男，40岁，业农，于1958年7月前来就诊。自诉从3月起，小便微涩，点滴而出，至4月上旬溺时疼痛，痛引脐中，前医投以五淋散连服5剂无效。诊其脉缓，独尺部细数，饮食正常。予踌躇良久，忽忆及《金匮要略》淋病篇有云"淋之为病，小便如粟状，痛引脐中"等语，但有症状未立治法。又第二节云"苦渴者，瓜蒌瞿麦丸主之"。但此病不渴，小便频数，经查阅余无言《金匮释义》曰："不渴者，茯苓戎盐汤主之，滑石白鱼散并主之。"遂将两方加减变通，处方：茯苓24 g，白术6 g，戎盐6 g，化滑石18 g，去发灰、白鱼，易鸡皮6 g，冬葵子9 g。嘱患者连服8剂，日服1剂，每剂2煎，每次放青盐3 g，煎成1小碗，每碗2次分服，忌鱼腥腻滞、辛辣之物。据患者自述吃完8剂后，中午时忽觉小便解至中途突有气由尿道中冲射而出，尿如涌泉，遂痛止神爽，病即若失。再诊其脉已缓和，尺部仍有弦数，此系阴亏之象，继以猪苓汤合芍药甘草汤育阴利小便而愈。

戎盐，即青盐，味咸性寒，有治溺血、吐血、助水脏、益精气之功。本方主要用于尿后余沥不尽，小便不黄，刺痛不明显，饮食减少，身体瘦弱，心下悸，腰膝酸软，四肢无力，舌淡苔白等症。蒲灰散、滑石白鱼散、茯苓戎盐汤三方并治小便不利，而其侧重不同。蒲灰散，主治湿胜热郁之小便不利；滑石白鱼散，为水与血并结膀胱之方治也；茯苓戎盐汤，为膏淋、血淋阻塞水道通治之方。

【常用药对】

1. 茯苓配桂枝

茯苓健脾利湿，补益心脾；桂枝温阳通脉，化气利水，平冲降逆。二药合用，相互为用，温阳化气、利水除饮之功益彰。治疗水湿痰饮为患，症见奔豚、心悸、眩晕、胸痹、咳喘、背心冷等。

2. 茯苓配茯神

茯苓甘平，色白入肺，其气先升后降，功专益脾宁心、利窍除湿；茯神甘平，抱木心而生，善走心经而宁心安神。茯苓以通心气于肾，使热从小便出为主，茯神以导心经之痰湿而安魂宁神为要。二药配伍，协同为用，通心气于肾，令水火既济，心肾相交而宁心安神治失眠益彰。治疗水火不济，以致心慌、少气、夜寐不安、失眠、健忘等症。

3. 茯苓配木通

茯苓淡渗利湿，宁心安神，专走气分；木通入血分，能降泻心火，导心经湿热从小便而出，此外还能宣通血脉、下乳、利关节，不仅利小便兼能通大便，又有强心利尿作用。两药相配，清热利湿，治疗湿热下注之小便赤涩、淋证；也可治心功能不全所致之小便不利、两足浮肿、全身浮肿、烦闷喘促等症。

4. 茯苓配枳壳

痰饮流入四肢，令人肩背酸痛，两手疲软，不可误认为风邪，可用茯苓利水渗湿，健脾和中，以治湿饮停痰；枳壳泻痰除痞，行气宽中，使气行湿化而痰饮自除。两药合用，和中宽胸，渗湿化痰。治疗痰停中脘，胸膈不舒，两手疲软，肩背酸痛，脉沉细。

5. 茯苓配泽泻

茯苓淡渗利水，渗湿而健脾；泽泻渗湿而泄热，专泻肝、肾之火。茯苓有补有泻，而泽泻则有泻无补。两药配用，利水作用加强，茯苓能上渗脾肺之湿，从肺以"通调水道，下输膀胱"，使水道畅通无阻，则小便自利、气分水湿热除、肿消、泄止。治疗水饮内停之小便不利、口渴、水肿、泄泻。

【名方应用】

1. 苓桂术甘汤（《金匮要略》）

方中以茯苓为主药，以健脾渗湿，祛痰化饮；伍入桂枝温阳化气，既可温阳以化饮，又能化气以利水，且兼平冲降逆；与茯苓相伍，一利一温，对于水饮滞留而偏重者，兼有温化渗利之妙用。湿源于脾，脾虚则生湿，故佐以白术健脾渗湿，助健运化，脾阳健旺，水湿自除。甘草益气和中，以共收饮去脾和、湿不复聚之功。药虽四味，配伍严谨，湿而不热，利而不峻，确为痰饮之和剂。《金匮要略》以之治中阳不足、饮停心下之胸胁支满、耳眩短气，以及心下痞坚等。《伤寒论》以之治伤寒误用吐下，损伤中阳，水气上逆之心下逆满，气上冲胸，头眩短气，身为振振摇。证虽不一，病机相同，故均以一方治之。正如《金匮要略论注》所述："若心下有痰饮，心下非即胃也。乃胃之上，心之下，上焦所主，唯其气挟寒湿阴邪冲胸及胁而为支满。支者，撑定下去，如痞状也。阴邪抑遏上升之阳而目见玄色，故眩。苓桂术甘汤，正所谓温药也。桂甘之温化气，术之温健脾，苓之平而走下，以消饮气，茯苓独多，任以为君也。"

苓桂术甘汤在本章白术的功能功效处详细介绍。

2. 苓甘五味姜辛汤（《金匮要略》）

方中以干姜为主药，取其辛热之性，既温肺散寒以化饮，又温运脾阳以祛湿；细辛以之辛散，温肺散寒，助干姜散其凝之饮；以茯苓之甘淡，健脾渗湿，一以化既聚之痰；一以杜生痰之源；佐入五味子敛肺气以止咳，与细辛相伍，一散一收，散不伤正，收不留邪；使以甘草和中，调和诸药。纵观全方，开合相济，温散并行，使寒邪得去，痰饮得消，药虽五味，配伍严谨，实为温肺化饮之良剂。治寒饮内蓄诸症，如咳嗽痰多，清稀色白，胸膈不快，舌苔白滑，脉弦滑。痰多欲呕者，加半夏降逆止呕，燥湿化痰；兼冲气上逆者，重加桂枝温中降逆；咳嗽甚，颜面虚浮者，重加杏仁以利肺气而止咳。

（1）组成：茯苓 12 g，细辛 6 g，五味子 12 g，半夏 15 g，炙甘草 6 g，陈皮 15 g，生姜 9 g，杏仁 9 g，苦桔梗 9 g，炙枇杷叶 9 g。用于化湿止咳。

（2）歌诀：苓甘五味姜辛汤，温肺寒饮效力强，痰多可入橘半杏，寒痰咳嗽服能康。

（3）适应证：干咳，咽痒，口干，不思饮，脉滑。痰多欲呕者，加半夏以温化寒痰，降逆止呕；咳甚喘急者，加杏仁、厚朴以降气止咳；脾虚食少者，可加人参、白术、陈皮等以益气健脾。咳满即止，而复更渴、冲气复发者，以细辛、干姜为热药也，服之当遂渴，而渴反止者，为支饮也，支饮者，法当冒，冒者必呕，呕者复内半夏，以去其水。咳满即止而复渴者，是说服苓甘五味姜辛汤后，咳满止，饮去胃中干而复渴。冲气复发者，是说咳满止不久而气冲又复发也，这是因为细辛、干姜都是散寒驱饮的热药，服后应感到口渴（此说明咳满即止而所以更复渴），而渴反止者，这是又有支饮上逆之故（此说明冲气所以复发），支饮上逆的病变规律应当出现冒，有冒亦必有呕，故治疗时又加半夏以去其水。

（4）主治：冲气即低，而反更咳胸满者，用桂苓五味甘草汤，去桂加干姜、细辛，以治其咳满。

（5）方解：本方所治之证为寒痰证，以咳痰色白清稀为特点。寒饮或由脾阳不足，水湿失其温化，寒湿内生，聚为痰饮；或因肺感外寒，肺失宣布，津聚而为痰饮。寒饮停肺，肺失宣降，气机不利，故咳嗽痰多，清稀色白；饮阻胸阳，阳气不布，故胸膈不快；舌苔白滑，脉弦滑，皆为寒痰水饮之证。寒痰冷饮，非温不化，所谓"病痰饮者，当以温药和之"，故立温肺化饮之法。

干姜配细辛温肺化饮；茯苓健脾利水；五味子收敛久咳耗散之肺气。本方证多为脾阳不足、寒从中生、聚湿成饮、寒饮犯肺所致，此即"形寒寒饮则伤肺"（《灵枢·邪气脏腑病形》）之义。寒饮停肺，宣降违和，故咳嗽、痰清稀色白；饮阻气机，故胸满不舒；饮邪犯胃，则喜唾涎沫。治当温阳化饮。方以干姜为君，既温肺散寒以化饮，又温运脾阳以化湿。臣以细辛，取其辛散之性，温肺散寒，助干姜温肺散寒化饮之力；复以茯苓健脾渗湿，化饮利水，一以导水饮之邪从小便而去；一以杜绝生饮之源，合干姜温化渗利，健脾助运。为防干姜、细辛耗伤肺气，又佐以五味子敛肺止咳，与干姜、细辛相伍，一温一散一敛，使散不伤正，敛不留邪，且能调节肺司开合之职，为仲景用以温肺化饮的常用组合。使以甘草和中调药。综观全方，具有温散并行、开合相济、肺脾同治、标本兼顾的配伍特点，堪称温化寒饮之良剂。本方原治支饮服小青龙汤后，咳虽减，但其人冲气上逆，出现气从小腹上冲胸咽之状，继投桂苓五味甘草汤，服已，冲气虽平，而反更咳，胸满者，属小青龙汤之变法。因证无表寒，冲气已平，故不用麻黄、桂枝解表散寒；寒饮尚存，故仍用干姜、细辛温肺散寒化饮；因饮邪较重，故配茯苓健脾渗湿，以杜生痰之源。

方中以干姜为君，味辛性热，既可温肺化饮，又能温运脾阳以化湿。细辛辛热温散，亦能温肺化饮，以助君药温化痰饮之力，为臣药。此二味，温化寒饮，相得益彰。茯苓甘淡渗利，健脾祛湿，与干姜相配，既可消已成之饮，又可绝生痰之源，所谓"短气有微饮者，当从小便去之"（《金匮要略》）。然干姜、细辛皆为温燥辛散之品，易耗气伤阴，五味子酸而微温，既可敛肺止咳，又可敛阴生津，与姜、辛相伍，散收并行，使饮去而不伤正。此二味为佐药。甘草甘温，助茯苓益气健脾，合干姜温中扶阳，兼能调和药性，是为佐使。全方诸药相合，共奏温肺化饮之效，使阳气复，寒邪去，痰消饮化，诸证可除。方中五味子收敛之力较强，凡痰饮或外感均应忌用，恐其敛邪。但其与干姜、细辛相伍，则既无敛邪之弊，也无伤正之虞，故前人有云："若要痰饮退，宜用姜辛味。"此三味相伍，为温化痰饮之重要组合。

（6）方论：服前汤已，冲气即低，而反更咳胸满者，下焦冲逆之气既伏，而肺中伏匿之寒饮续出也，故去桂枝之辛而导气，加干姜、细辛之辛而入肺者，合茯苓、五味子、甘草，消饮驱寒，以泄满止咳也。(《金匮要略心典》)

(7)用法用量：上五味，以水八升，煮取三升，去滓，温服半升，日三服。现代用法：水煎温服。注意凡肺燥有热、阴虚咳嗽、痰中带血者，忌用苓甘五味姜辛汤。

(8)功效配伍：苓甘五味姜辛汤温化寒饮，止咳消满。本方即桂苓五味甘草汤去桂枝，加干姜、细辛组成，因冲气已平，故去桂枝。方用茯苓、甘草、五味子健脾化饮，收敛肺肾之气；干姜、细辛温肺散寒化饮，止咳消满。诸药配伍既能温化上焦寒饮，也可顾护下焦阳虚。上五味，水煮去滓，温服，一日三次。

(9)方证论治辨析：苓甘五味姜辛汤治支饮，寒饮咳满证。症见服桂苓五味甘草汤后，冲气得平，而反更咳，胸满。本证咳嗽、胸满为饮邪遏郁胸肺，肺气不利。治宜温化寒饮，方用苓甘五味姜辛汤。

(10)适用人群：用于表现为咳痰量多，清稀色白，胸膈不快，舌苔白滑，脉象弦滑等症者。现代临床常用于治疗慢性支气管炎、阻塞性肺气肿、支气管哮喘、肺源性心脏病等疾病，辨证属寒饮型者。

(11)禁忌人群：凡痰稠黏滞者、痰黄者，皆慎用。

(12)煎服禁忌：苓甘五味姜辛汤作汤剂时，宜温服，不可冷服。该方剂中的细辛为辛散之品，故煎熬时，不可久煎。一般先用清水浸泡饮片30分钟，然后煎至沸后15分钟即可。

(13)用方思路：苓甘五味姜辛汤、苓桂术甘汤是"病痰饮者当以温药和之"的主治方，前方温而较燥，后方温而和缓。临证若需散寒燥化痰饮者用前方，若需温化和解痰饮者用后方。苓甘五味姜辛汤临床用于治疗慢性支气管炎、哮喘、肺心病等。

(14)临床应用：①证治要点：本方为治寒痰咳嗽之主方，临证以咳嗽痰多、清稀色白、舌苔白滑为证治要点。②加减应用：咳嗽痰多，或兼胃气上逆而呕者，加半夏、陈皮化痰降逆和胃；肺中痰阻见咳嗽较重者，加紫菀、苏子、杏仁宣肺降气止咳；若肾阳不足，气上冲逆者，加桂枝、沉香温阳平冲降逆；初起兼表寒者，可加麻黄、桂枝解表宣肺散寒。③现代应用：常用于慢性支气管炎、肺气肿证属寒痰者。

(15)案例

①黄某，女，38岁。1966年2月12日初诊。干咳咽痒1个月多。始服止

嗽散加减，后服桑杏汤、麦冬汤等加减，咳不但不减反而越来越重。近干咳，咽痒，口干，不思饮，嗳气，胸闷，大便溏稀，日1～2行，舌苔白厚腻，脉滑细。予苓甘五味姜辛夏汤加减：茯苓12g，细辛6g，五味子12g，半夏15g，炙甘草6g，陈皮15g，生姜9g，杏仁9g，苦桔梗9g，炙枇杷叶9g。上药服1剂咳减，3剂咳即止。

②胡某，男，47岁，汽车工人。1963年9月11日初诊。症状：咳嗽气短，倚息不得卧，吐白痰夹水，每于早晚咳甚，咳时俟痰出而后安，伴有胸闷不适，胃脘胀满，舌白而润，脉象弦滑。按病属痰饮为患，肺有宿寒，无见外感。故拟除痰涤饮，温肺散寒。方用苓甘五味姜辛半夏汤：茯苓12g，炙甘草3g，五味子3g，生姜9g，细辛1.5g，制半夏6g，嘱服两剂。9月13日二诊，服前方两剂，诸症悉减，咳平安卧，精神倍增，早晚咳痰减少。

诊其脉仍弦而滑，胃脘略不适，按病仍属肺气虚寒，痰饮未尽。守原方加陈皮6g，生姜易干姜6g。5剂后咳止痰平，其病如失，饮食大增，精神舒畅，睡眠安宁，脉息和缓而虚，舌净口和，唯食后稍事胀闷，继从香砂六君子汤加味调理中州，以善其后。

③刘某，男，33岁。1987年3月10日诊。患咳嗽、气紧、胸闷半年余，经透视诊断为支气管炎。屡服中西药，其效不佳。症见：咳嗽痰多，清稀色白，胸闷不适，气紧，不能平卧，口渴喜热饮，四肢不温，背心冷，得温则咳嗽缓解，舌苔白滑，脉弦滑。此乃寒痰蓄肺，肺气失宣。治以散寒肃肺，涤痰蠲饮。药用茯苓15g，干姜、苏子各10g，五味子、细辛各6g，甘草3g。水煎服，日1剂。服上方3剂后，症状减其大半。继服3剂，症状全部消失，唯感食欲缺乏、气短、乏力。以益气健脾，实卫固表治之：党参、茯苓各15g，黄芪24g，防风、白术各10g，甘草3g。连服3剂，痊愈。

张景岳说过："五脏之病，虽俱能生痰，然无不由乎脾肾。盖脾主湿，湿动则为痰，肾主水，水泛亦为痰，故痰之化无不在脾，而痰之本无不在肾，所以凡是痰证，非此则彼，必与二脏有涉。但脾家之痰，则有虚有实，如湿滞太过者，脾之实也；土衰不能制水者，脾之虚也。若肾家之痰，则无非虚耳。盖火不生土者，即火不制水，阳不胜阴者，必水反侵脾，是皆阴中之火虚也；若火盛烁金，则精不守舍，津枯液涸，则金水相残，是皆阴中之水虚也。此脾肾虚实之有不同者，所当辨也。又若古人所云湿痰、郁痰、寒痰、热痰之类，虽其在上在下，或寒或热，各有不同，然其化生之源，又安能外此二脏？如寒痰湿痰，本脾家之病，而寒湿之生，果无干于肾乎？木郁生风，本肝家之痰，而木强制土，能无涉于脾乎？火盛克金，其痰在肺，而火邪炎上，有不从中下二焦者乎？故凡欲治痰，而不知所源者，总唯猜摸而已耳。"这里所谓"寒痰湿痰，脾家之病"，系《金匮要略》卷中之苓甘味姜辛夏汤；《普济方》之茯桂五味甘草去桂加干姜细辛半夏汤；《医门法律》中桂苓五味甘草去桂加姜辛半夏汤；《千金方衍义》中苓甘五味姜辛半夏汤；《金匮要略心典》中姜苓五味细辛汤；《四圣心源》中苓甘姜味辛夏汤，俱为化湿止咳，立在健脾。

④寒哮：薛某，男，55岁，干部。患支气管哮喘15年，每由气候反常而诱发，每次发作即用西药青霉素、氨茶碱、激素控制。1993年12月3日因牙痛自服牛黄解毒丸后哮喘发作。用西药治疗3天，哮喘未能缓解，两肺哮鸣音有增无减。据其舌淡苔白，痰白清稀，及服凉药诱发等情况，诊断为寒哮，遂停用西药，予苓甘五味姜辛汤：茯苓15g，甘草6g，五味子10g，干姜12g，细辛9g。水煎服。服1剂即明显好转，继进1剂喘平，两肺听诊哮鸣音消失。

按语：《续建殊录》记曰："一男子，郁郁不乐，咳嗽短气，动摇则胸悸甚，上气微呕，不欲饮食，小便不利，盗汗出，时时抢于心下，或胸中痛，与等甘姜味辛夏汤加人参，服药而诸证渐退，逾月而愈。"

⑤患者，女，苗条偏瘦，高个子170cm以上，肤白。痤疮满脸全发，尤以两侧面颊、下颌部较重，脓头、结节、瘢痕在面部凹凸不平、色红，在本是白皙的瓜子脸上特别突出。听闻说话细声细语。追问下平素饮食规律、作息规律、情绪良好，二便正常，无烟酒嗜好、无辛辣油腻嗜好，除痘疹以外自觉并无其他更多不适。

切脉：脉稍沉弦，诊脉时觉其手凉。腹诊：腹直肌似稍拘急，无显著压痛，脐上微悸动，胃部似乎振水音（不确定）。据以上痤疮暴发态势、色红脓头，人拘紧状态等给予荆芥连翘汤五剂。

2019年4月11日一诊方：荆芥15g，连翘20g，防风15g，枳壳15g，柴胡15g，白芍15g，甘草5g，当归10g，川芎10g，生地黄10g，黄连5g，黄柏10g，栀子10g，黄芩15g，桔梗10g，白芷5g，薄荷5g，日一剂，水煎服。

2019年4月18日二诊，观察面部症状好像有所减，遂原方续服五剂，方药仍如一诊不做变化，至三诊时已服药10剂，不料痤疮不但无减，反有新发，知是此路不通……重新寻找新的方证。体质上纤瘦柔弱、脉象上相对沉细、语声上较为沉静低微，本次腹诊清楚感觉到振水音且脐上悸动，手足常冷，舌淡红尖有少许芒点，除舌象以外，种种表现都显示这是阴证寒证，可是在看盘踞满脸的红色疙瘩，又显然是热象无疑……思索之后，调整处方。

2019 年 5 月 2 日三诊方：苓甘五味姜辛夏杏加大黄汤加味。茯苓 20 g，炙甘草 6 g，五味子 10 g，干姜 6 g，细辛 3 g，法半夏 10 g，杏仁 10 g，酒大黄 5 g，连翘 15 g，四剂，水煎服。

2019 年 5 月 10 日四诊：观察面部痤疮较之前减少，疮体缩小，无新发，查胃部振水音，脉弱、细。患者继续治疗的信心增强，仍以三诊苓甘五味姜辛夏杏加大黄汤加味。处方：茯苓 40 g，甘草 6 g，五味子 10 g，干姜 10 g，细辛 8 g，法半夏 15 g，杏仁 10 g，酒大黄 10 g，连翘 30 g，皂角刺 30 g，三剂，水煎服。

2019 年 5 月 13 日五诊：本次来诊面部痤疮的减少，看到了前所未有的好转，患者非常高兴，询问服药期间是否有"牙痛、咽痛"等上火不适感，答没有。另外，本月经期没有出现以往的剧烈痛经，查胃部振水音消失，因仍有小部分痤疮。继续原方续服五剂。处方：茯苓 40 g，甘草 6 g，五味子 10 g，干姜 10 g，细辛 8 g，法半夏 15 g，杏仁 10 g，酒大黄 10 g，连翘 30 g，皂角刺 30 g，五剂水煎服。

2019 年 5 月 17 日六诊：望痤疮及脓头基本消失，只是遗留有瘢痕，患者告知本次服药期间出现牙龈少许出血及上腭痛，前后服药近月余，就此停药。嘱其勿食生冷，后续观察。

按语：此案初始出现方向性错误，犯了见痘治痘、直接对病用方的毛病，当经过两诊服用 10 剂荆芥连翘汤后病情反重，查得胃内的确存在振水音才恍然大悟。

3. 茯苓补心汤（《千金方》）

按《药性论》茯苓"善安心神。治小儿惊痫"，方中以茯苓伍紫石英、党参、赤小豆、麦冬、桂心、甘草、大枣。以治心气不足，善悲愁恚怒，衄血，面黄烦闷，五心热，或独语不觉，喉痛舌强，冷涎出，善惊恐，走不定，妇人崩中，面色赤者。

（1）处方：原书参苏饮 3 两，局方四物汤 1 两半。

（2）功能主治：男子、妇人虚劳发热，或五心烦热，并治吐血、衄血、便血并妇人下血过多致虚热者。

（3）用法用量：上（㕮）咀。每服 4 钱，水 1 盏半，加生姜 7 片，大枣 1 个，煎至 6 分，去滓，不拘时候服。

（4）主治：感冒风寒，头目昏重，鼻流清涕，加川芎半两煎服；疝气初发，必先憎寒壮热，甚者呕逆恶心，加木香半两服之，两日寒热必退；或阴（癫）尚肿，牵引作楚，再于此药，每服加灯心茎煎，下青木香。心虚寒病，苦悸恐不乐，心腹痛，难以言，心寒，恍惚喜悲愁恚怒，衄血，面黄，烦闷，五心热渴，独语不觉，咽喉痛，舌本强，冷汗出，善忘，恐走，及治妇人怀孕，恶阻吐呕，眩晕，四肢怠惰，全不纳食。（《易简方》）

（5）赤小豆：别名赤豆、红小豆等，为豆科植物赤小豆或赤豆的种子。夏、秋分批采摘成熟荚果，晒干，打出种子，除去杂质，再晒干。

①性状：a. 赤小豆：干燥种子略呈圆柱形而稍扁，长 5～7 mm，直径约 3 mm，种皮赤褐色或紫褐色，平滑，微有光泽，种脐线形，白色，约为全长的 2/3，中间凹陷成一纵沟，偏向一端，背面有一条不明显的棱脊。质坚硬，不易破碎，除去种皮，可见两瓣乳白色子仁。气微，嚼之有豆腥味。以身干、颗粒饱满、色赤红发暗者为佳。主产广东、广西、江西等地。

b. 赤豆：又名饭赤豆。干燥种子，呈矩圆形，两端圆钝或平截，长 5～8 mm，直径约 4～6 mm，种皮赤褐色或稍淡，平滑有光泽，种脐位于侧缘上端，白色，不显著突出，亦不凹陷；其他性状与赤小豆相似。全国大部分地区均产。药材以赤小豆品质为好，但货源不多，渐为赤豆所代替。

②功能主治：利水除湿，和血排脓，消肿解毒。治水肿，脚气，黄疸，泻痢，便血，痈肿。

《神农本草经》："主下水，排痈肿脓血。"

《名医别录》："主寒热，热中，消渴，止泻，利小便，吐逆，卒澼，下胀满。"

《药性论》："消热毒痈肿，散恶血、不尽、烦满。治水肿皮肌胀满；捣薄涂痈肿上；主小儿急黄、烂疮，取汁令洗之；能令人美食；末与鸡子白调涂热毒痈肿；通气，健脾胃。"

《食疗本草》："和鲤鱼烂煮食之，甚治脚气及大腹腔积液肿；散气，去关节烦热，令人心孔开，止小便数；绿赤者，并可食。暴利后气满不能食，煮一顿服之。"

《蜀本草》："病酒热，饮汁。"

《食性本草》："坚筋骨，疗水气，解小麦热毒。"

《日华子本草》："赤豆粉，治烦，解热毒，排脓，补血脉。"

《本草纲目》："辟温疫，治产难，下胞衣，通乳汁。"

《本草再新》："清热和血，利水通经，宽肠理气。"

（6）麦冬：别名不死药、禹余粮，为百合科植物沿阶草的块根。商品大多为栽培品。浙江于栽培后第三年立夏时采挖，称"杭麦冬"；四川于栽培第二年清明后采挖，称"川麦冬"。野麦冬多在清明后挖取，习称"土麦冬"。麦冬挖起后，剪下块根，洗净泥土，暴晒3～4天，堆通风处，使其反潮，蒸发水气，约3日，摊开再晒，如此反复2～3次。晒干后，除净须根杂质即可。

生境分布：生长于溪沟岸边或山坡树林下。全国大部分地区有分布，或为栽培。主产浙江、四川。此外，江苏、贵州、云南、广西、安徽、湖北、湖南等地亦产，但多野生，少有栽培。

①性状：a.杭麦冬又名笕麦冬、浙麦冬。干燥块根呈纺锤形，两头钝尖，中部肥满，微弯曲，长2cm左右，有的可达4cm，中部直径4～6mm。表面黄白色，半透明，有不规则的纵皱纹。未干透时，质较柔韧，干后质坚硬。折断面黄白色，角质状。横断面中央有细小的木质部。气微香，味微甜。

b.川麦冬形状与杭麦冬相似而较短粗。表面乳白色，有光泽。质较坚硬；香气较小；味较淡，少黏性。

c.土麦冬表面粗糙皱缩，黄黑色，形体瘦小，纤维性强。以上均以表面淡黄白色、肥大、质柔、气香、味甜、嚼之发黏者为佳。瘦小、色棕黄、嚼之黏性小者为次。

②功能主治：养阴润肺，清心除烦，益胃生津。治肺燥干咳，吐血，咯血，肺痿，肺痈，虚劳烦热，消渴，热病津伤，咽干口燥，便秘。

《神农本草经》："主心腹结气，伤中伤饱，胃络脉绝，羸瘦短气。"

《名医别录》："疗身重目黄，心下支满，虚劳客热，口干燥渴，止呕吐，愈痿蹶，强阴益精，消谷调中，保神，定肺气，安五脏，令人肥健。"

《药性论》："治热毒，止烦渴，主大水面目肢节浮肿，下水。治肺痿吐脓，主泄精。"

《本草拾遗》："治寒热体劳，下痰饮。"

《日华子本草》："治五劳七伤，安魂定魄，时疾热狂，头痛，止嗽。"

《本草衍义》："治心肺虚热。"

《珍珠囊》："治肺中伏火，生脉保神。"

《医学启源》："《主治秘诀》云，治经枯乳汁不下。"

《用药心法》："补心气不足及治血妄行。"

《南京民间药草》："治妇女湿淋。"

《福建民间草药》："能清心益肝，利尿解热，治小便淋闭，小儿肝热。"

《安徽药材》："治咽喉肿痛。"

（7）紫石英：别名萤石、氟石，为卤化物类矿物萤石的矿石。采得后，拣选紫色的入药。去净外附的沙砾及土。

生境分布：产于浙江、江苏、辽宁、黑龙江、河北、湖南、湖北、甘肃等地。

①性状：为不规则的块状。全体呈紫色或浅绿色，色深浅不匀。半透明至透明，玻璃样光泽。表面常有裂纹。质坚体重，易碎，断面不整齐。气无，味淡。以色紫、质坚者为佳。不溶于水，溶于硫酸，并放出氟化氢，与盐酸和硝酸作用很弱。《本草衍义》称："紫石英明澈如水精，其色紫而不匀。"似与本品相符。又掌禹锡引《岭表录异》云："紫石英其色淡紫，其质莹澈，随其大小皆有五棱，两头如箭镞。"则又似石英类矿物。目前市售品主要为萤石。但少数地区如四川、云南等地亦有以石英类矿物作为紫石英入药者。

②功能主治：镇心，安神，降逆气，暖子宫。治虚劳惊悸，咳逆上气，妇女血海虚寒不孕。

《神农本草经》："主心腹咳逆（「咳逆」一作「呕逆」）邪气。补不足，女子风寒在子宫，绝孕十年无子。"

《名医别录》："疗上气，心腹痛，寒热邪气，结气，补心气不足，定惊悸，安魂魄，镇下焦，止消渴，除胃中久寒，散痈肿。"

《药性论》："女子服之有子，主养肺气，治惊痫，蚀脓，虚而惊悸不安者，加而用之。"

《本草再新》："安新安神，养血去湿。"

《本草便读》："温营血而润养，可通奇脉，镇冲气之上升。"

（8）酸枣仁：别名山枣仁、山酸枣、枣仁、酸枣核，为鼠李科植物酸枣的种子。秋季果实成熟时采收，将果实浸泡一宿，搓去果肉，捞出，用石碾碾碎果核，取出种子，晒干。

生境分布：生长于阳坡或干燥瘠土处，常形成灌木丛。分布于辽宁、内蒙古、河北、河南、山东、山西、陕西、甘肃、安徽、江苏等地。主产河北、陕西、辽宁、河南。此外，内蒙古、甘肃、山西、山东、安徽、江苏等地亦产。

①性状：干燥成熟的种子呈扁圆形或椭圆形，长 5～9 mm，宽 5～7 mm，厚约 3 mm，表面赤褐色至紫褐色，未成熟者色浅或发黄，光滑。一面较平坦，中央有一条隆起线或纵纹，另一面微隆起，边缘略薄，先端有明显的种脐，另一端具微突起的合点，种脊位于一侧不明显。剥去种皮，可见类白色胚乳黏附在种皮内侧。子叶两片，类圆形或椭圆形，呈黄白色，肥厚油润。气微弱，味淡。以粒大饱满、外皮紫红色、无核壳者为佳。

②功能主治：养肝，宁心，安神，敛汗。治虚烦不眠，惊悸怔忡，烦渴，虚汗。

《神农本草经》："主心腹寒热，邪结气聚，四肢酸疼，湿痹。"

《名医别录》："主烦心不得眠，脐上下痛，血转久泄，虚汗烦渴，补中，益肝气，坚筋骨，助阴气，令人肥健。"

《药性论》："主筋骨风，炒末作汤服之。"

《本草拾遗》："睡多生使，不得睡炒熟。"

王好古："治胆虚不眠，寒也，炒服；治胆实多睡，热也，生用。"

《本草汇言》："敛气安神，荣筋养髓，和胃运脾。"

《本草再新》："平肝理气，润肺养阴，温中利湿，敛气止汗，益志定呵，聪耳明目。"

（9）大枣：别名干枣、美枣、良枣、大枣等，为鼠李科植物枣的成熟果实。秋季果实成熟时采收。拣净杂质，晒干。或烘至皮软，再行晒干。或先用水煮一滚，使果肉柔软而皮未皱缩时即捞起，晒干。

生境分布：一般多为栽培。分布全国各地。全国大部分地区有产，主产于河北、河南、山东、四川、贵州等地。

①性状：果实略呈卵圆形或椭圆形，长 2～3.5 cm，直径 1.5～2.5 cm。表面暗红色，带光泽，有不规则皱纹，果实一端有深凹窝，中具一短且细的果柄，另一端有一小突点。外果皮薄，中果皮肉质松软，如海绵状，黄棕色。果核纺锤形，坚硬，两端尖锐，表面暗红色。气微弱，味香甜。以色红、肉厚、饱满、核小、味甜者为佳。

②功能主治：补脾和胃，益气生津，调营卫，解药毒。治胃虚食少，脾弱便溏，气血津液不足，营卫不和，心悸怔忡。妇人脏躁。

《神农本草经》："主心腹邪气，安中养脾，助十二经。平胃气，通九窍，补少气、少津液，身中不足，大惊，四肢重，和百药。"

《本草经集注》："煞乌头毒。"

《名医别录》："补中益气，强力，除烦闷，疗心下悬，肠澼。"

《药对》："杀附子、天雄毒。"

孟诜："主补津液，洗心腹邪气，和百药毒，通九窍，补不足气，煮食补肠胃，肥中益气第一，小儿患秋痢，与虫枣食，良。"

《日华子本草》："润心肺，止嗽。补五脏，治虚劳损，除肠胃癖气。"

《珍珠囊》："温胃。"

李杲："温以补脾经不足，甘以缓阴血，和阴阳，调营卫，生津液。"

《药品化义》："养血补肝。"

《本草再新》："补中益气，滋肾暖胃，治阴虚。"

《中国药植图鉴》："治过敏性紫斑病、贫血及高血压。"

（10）人参：别名棒锤、山参、园参等，为五加科植物人参的根。a. 园参9—10 月采挖生长 6 年以上的人参。用镐细心刨起，防止断根和伤根，去掉泥土，再行加工。新鲜品称"园参水子"。新鲜的移山参称"移山参水子"。b. 野山参 5—9 月采挖。用骨针拨松泥土，将根及须根细心拔出，防止折断，去净泥土、茎叶。新鲜品称"野山参水子"。

①性状：a. 园参又名秧参。主根（参体）呈圆柱形，表面淡黄色，上部有断续的横纹。根茎（芦头）长 2～6 cm，直径 0.5～1.6 cm，有稀疏的碗状茎痕（芦碗）及一至数条不定根（参芋）。支根 2～6 条，末端多分歧，有许多细长的须状根，其上生有细小疣状突起（珍珠点）。由于加工方法不同，商品园参主要有以下几种。

红参：主根长 5～20 cm，直径 0.7～2 cm。表面棕红色，半透明，有大纵皱，环纹不明显，有支根痕。根茎土黄色，上有碗状茎痕 4～6 个。质硬而脆，断面平坦，角质，棕红色，中有浅色圆心。气香，味微苦。

边条参：性状同红参，唯一般以根茎较长、身长径圆、支根较长为特点。

糖参：主根长 3.5～12 cm，直径 0.6～2 cm。表面淡黄白色，上端有较多的断续环纹，遍体有点状表皮剥落及细根痕迹。断面平坦，粉质，黄白色，有时韧皮部附近有淡黄色圈，中心部常有放射状裂隙。气香，味甘而微苦。

白人参：性状同糖参，形体较好，和野山参相似，但多为顺直体，根茎较红参长，须根分散，短而脆。

生晒参：主根长 3～10 cm，直径 0.3～2 cm。表面土黄色，有黑棕色横纹及纵皱，细支根及须根均已除去而仅留痕迹。质脆，体轻，断面平坦，白色，有放射状裂隙。气香，味苦。有完整的根茎及须根者，称"全须生晒参"。

白干参：主根表皮均已除去，体表淡黄色或类白色，上端横纹不明显，但可见浅纵皱及支根痕。其他性状与生晒参近似。

掐皮参：主根长 6～15 cm，直径 1.2～2.5 cm，表面淡黄色，上端环纹不明显，但可见许多加工所致的凹点。支根浅棕色，支根与须根用线扎成牛尾状。断面白色。气香，味甘微苦。

大力参：主根长 5～15 cm，表面淡黄色、半透明，有明显纵皱，上端有棕色横纹。细支根及须根均已除去。质硬而脆。断面平坦，透明角质状。气香，味苦。园参商品，均以身长、支大、芦（根茎）长者为佳。支瘦小，芦短、糖重者为次。主产吉林，其次为辽宁、延边朝鲜族自治州等地。

b. 野山参又名山参。主根短粗，与根茎等长或较短，多具 2 个主要支根，形似人体。上端有细而深的横环纹。根茎细长，一般长 3～9 cm，上部扭曲，习称"雁脖芦"，芦碗密集，下部无芦碗而较光滑，俗称"圆芦"。须根稀疏，长为主根的 1～2 倍，柔韧不易折断，有明显的疣状突起（珍珠点）。全体呈淡黄白色、皮细、光润。气香浓厚，味甘微苦。由于加工不同，商品野山参有生晒参、糖参、掐皮参 3 种。其性状除全形外，均与相应的园参商品相似：以支大、浆足、纹细、芦长、碗密、有圆芦及珍珠点者为佳。主产吉林、辽宁、黑龙江等地。

c. 移山参体形似野山参，但主根下部往往较肥大，纹粗而浅，常延续到主根中部，须根珍珠点较少。加工商品同野山参。

d. 朝鲜人参是产于朝鲜的人参，习称朝鲜人参，又名别直参、高丽参。商品有朝鲜红参、朝鲜白参之分，而以红者为优。

朝鲜红参：加工法与国产红参相同。体较足壮，上生双马蹄芦与肩齐，单芦的名"独碗芦"，中部皆深陷，边缘甚整齐，质坚硬。主根长 6～10 cm，直径 1～2 cm。表面红棕色，有顺纹，上部或显黄衣，全体显纵棱。支根多弯曲交叉。质坚体重。断面角质发亮，有菊花纹。香气浓厚，味甘微苦。

朝鲜白参：芦头与园参相似，体呈圆柱形。表面黄白色，有浅棕色细纹。须根大部除去，质松泡。断面有圆心。稍有香气，味甘微酸。此外，日本栽培的人参，习称东洋参，始载于《纲目拾遗》，商品因加工不同，分为白参与红参两种。

②功能主治：大补元气，固脱生津，安神。治劳伤虚损，食少，倦怠，反胃吐食，大便滑泄，虚咳喘促，自汗暴脱，惊悸，健忘，眩晕头痛，阳痿，

尿频，消渴，妇女崩漏，小儿慢惊，及久虚不复，一切气血津液不足之证。

《神农本草经》："主补五脏，安精神，止惊悸，除邪气，明目，开心益智。"

《名医别录》："疗肠胃中冷，心腹鼓痛，胸肋逆满，霍乱吐逆，调中，止消渴，通血脉，破坚积，令人不忘。"

《药性论》："主五脏气不足，五劳七伤，虚损瘦弱，吐逆不下食，止霍乱烦闷呕哕，补五脏六腑，保中守神。""消胸中痰，主肺痿吐脓及痫疾，冷气逆上，伤寒不下食，患人虚而多梦纷纭，加而用之。"

《日华子本草》："调中治气，消食开胃。"

《珍珠囊》："养血，补胃气，泻心火。"

《医学启源》："治脾胃阳气不足及肺气促，短气、少气，补中缓中，泻肺脾胃中火邪。《主治秘要》：补元气，止泻，生津液。"

《滇南本草》："治阴阳不足，肺气虚弱。"

《本草蒙筌》："定喘嗽，通畅血脉，泻阴火，滋补元阳。"

《本草纲目》："治男妇一切虚证，发热自汗，眩晕头痛，反胃吐食，疟疾，滑泻久痢，小便频数，淋沥，劳倦内伤，中风中暑，痿痹，吐血嗽血下血，血淋血崩，胎前产后诸病。"

《千金方衍义》：人参、茯苓补手少阴气分；石英、桂心补手少阴血分；甘草、大枣乃参、苓之匡佐；麦门冬、赤小豆乃英、桂之报使，并开泄心包旺气，以疗喉舌诸疾；石英兼行足厥明，而主妇人崩中，以其能温经散结也。

③加减：感冒风寒，头目昏重，鼻流清涕，加川芎半两煎服；疝气初发，必先憎寒壮热，甚者呕逆恶心，加木香半两服之，两日寒热必退；或阴（癞）尚肿，牵引作楚，再于此药，每服加灯心茎煎，下青木香。

4. 杨氏茯苓汤（《杨氏家藏方》）

据张元素言"茯苓赤泻白补，上古元此说"，并谓茯苓"其用有五：利小便也，开腠理也，生津液也，除虚热也，止泻也"。方中茯苓伍入泽泻、香附、橘红、大腹皮、干姜、桑白皮各等分，水煎服。以治脾气不实，手足浮肿，小便秘涩，气急喘满者。

（1）功效主治：脾气不实，手足浮肿，小便秘涩，气急喘满。逐支饮，通利小便。主饮积胸痞，痰停膈上，头痛目眩，噫醋吞酸，嘈烦怔悸，喘咳呕逆，体重胁痛，腹痛肠鸣，倚息短气，身形如肿。及时行若吐若下后，心下逆满，气上冲胸，起则头眩，振振身摇；脾虚泄泻，脉缓者。

（2）组成配方：白茯苓（去皮）、泽泻、香附子、橘红、大腹皮、干生姜、桑白皮（细剉，炒）各等分。

（3）用法用量煎法：上咬咀。每服五钱，水一盏半，煎至七分，去滓温服，不拘时候。（《杨氏家藏方》卷十）

（4）《医略六书》：泻由乎湿，脾土虚弱，不能制御于中，故偏渗大肠，泄泻不止焉。白术崇土燥湿，茯苓渗湿和脾，炙草缓中益胃，兼益中州之气也。水煎温服，使湿去土强，则脾能健运而敷化有权，泄泻无不自止矣。此健脾渗湿之剂，为脾亏泄泻之专方。

5. 茯苓丸（《全生指迷方》）

据李东垣言"茯苓白者入壬癸，赤者入丙丁"，又谓"其用有六：利窍而除湿，益气而和中，小便多而能止，大便结而能通，心惊悸而能保，津液少而能生"。方由茯苓伍入橘皮、黄芩、五味子、桔梗、姜半夏组成。以治咳嗽，大便坚，从腹上至头发热，脉急者。

（1）别名：茯苓煎。

（2）处方：茯苓4分，白术4分，椒目4分，木防己5分，葶苈5分，泽泻5分，甘遂11分，赤小豆2分，前胡2分，芫花2分，桂心2分，芒硝7分（别研）。

（3）制法：上为末，炼蜜为丸，如梧桐子大。

（4）功能主治：水肿，支饮上气，黄疸及脚气、消渴后成石水，腹胁坚胀，足胫浮肿，上气不得卧，口干，颈脉动，腹胀间冷，大小便不利。

各家论述：《千金方衍义》：丸中芫花、甘遂、葶苈、芒硝、椒目、防己兼走二便；佐以茯苓、白术、桂心、泽泻、前胡、赤小豆利水下气之味，深得峻药缓攻之妙。

6. 指迷茯苓丸（《证治准绳》）

据《名医别录》茯苓"止消渴，好睡，大腹，淋沥，膈中痰水，水肿淋结"。方中由茯苓伍入半夏、炒枳壳、风化朴硝共为丸，姜汤送下。以治中脘停痰，脾气不行，痰与气搏，以致臂痛不举，及妇人产后发喘，四肢浮肿者。

（1）出处：指迷茯苓丸，出自明代《证治准绳》。本方又名"茯苓丸"。

（2）组成：半夏二两，茯苓一两，枳壳半两，风化朴硝三钱。

（3）用法：上药共研为末，姜汁糊丸，每次服6g。也可改为汤剂水煎服，各药用量按常规剂量。

（4）功效：燥湿行气，软坚消痰。

（5）主治：两臂疼痛，或四肢浮肿，或咳嗽痰多，胸脘满闷，或产后发喘，苔白腻，脉弦滑。停痰中脘，流于四肢，症见两臂酸痛，或四肢水肿，舌苔白腻，脉滑等。

（6）方解：君为半夏，辛温，燥湿化痰。臣为茯苓，甘淡，健脾消痰，以绝痰源。佐为枳壳行气消痰；芒朴硝软坚消痰；姜汁制半夏之毒，并可辛温化痰。诸药相合，使脾健痰消，诸症可解。

（7）证治机制：本方原治臂痛，属于痰停中脘，滞于肠胃，流于经络。盖四肢皆禀气于脾，脾湿生痰，痰饮流于四肢，故见两臂或四肢疼痛，甚则浮肿。如《是斋百一选方》云："伏痰在内，中脘停滞，脾气不流行，上与气搏，四肢属脾，滞而气不下，故上行攻臂。"舌苔白腻，脉弦滑，乃湿痰内阻之象，此痰停中脘，流于四肢之证，切不可以风湿论治，法当燥湿行气化痰。

（8）方义分析：方中半夏为君，燥湿化痰。臣以茯苓健脾渗湿，以治生痰之源。二者相配，既消已成之痰，又杜生痰之源。枳壳理气宽中，使气顺则痰消。然痰伏中脘，流注肢节，非一般化痰药所能及，故加味咸而苦之风化朴硝，取其软坚润下，荡涤中脘之伏痰。用姜汁糊丸，生姜汁既可制半夏之毒，又助半夏化痰散结，共为佐药。诸药合用，燥湿涤痰之力较强，确有推陈涤垢之效；对于痰停中脘、流于四肢的臂痛证，之所以不治四肢，但去中脘之结癖停痰，盖脾运复健，自然流于四肢之痰亦潜消默运，实属"治病求本"之意。

（9）运用要点：临床应用以两臂酸痛，四肢水肿，舌苔白腻，脉滑为辨证要点。

（10）现代应用：西医之慢性气管炎、哮喘、多种结缔组织疾病（如类风湿关节炎、结节性多发性动脉炎、硬皮病等）及多发性神经炎之周围神经损坏等具有麻木拘急症状而属脾胃虚弱、痰饮内停所致者亦可应用。指迷茯苓丸方加减，可治多种痰疾，收效颇佳。

①梅核气：咽嗌不适，如物堵塞，咳之不出，咽之不下，咽喉不红肿，无赘生物，脉滑、苔白。已病半年，服至10剂后病瘥。

②肢体麻木：右侧腓肠肌外缘麻木，为痰客经络、血脉失养致肌肤麻木。服12剂获验。

③口吐痰涎：素嗜食甘肥，近年嗳气，口中如嚼木渣，时时唾出黏液样痰涎。脉弦滑、苔白厚腻。进15剂，唾痰减少。

④心脏多发性期前收缩：心悸、心电图为"单源多发性期前收缩"，结代脉，舌质淡红，苔白滑。进13剂后，脉律齐，心电图正常。此为痰湿扰心致

脉律不整。

⑤梅尼埃病：头晕目眩，不能站立，胃脘不适，恶心欲吐，脉象弦滑。以本方重用茯苓，进一剂诸症即减，再进2剂，病瘥。

⑥咳嗽：咳白色黏痰，痰量多，胸脘闷胀。咳声重浊，苔白，脉濡。为痰湿所致，进6剂即安。

⑦头皮反复疖肿，证属年老体虚，脾运失健，湿痰蕴积，邪毒外犯，凝聚头皮为患。当健脾助运，化痰渗湿，解毒活血治之。用本方加减：清半夏12g，枳壳10g，风化朴硝10g，茯苓15g，党参12g，金银花15g，连翘15g，蒲公英15g，大贝母12g，川连3g，白芥子10g，赤芍10g，川芎10g，生甘草5g。5剂疖肿不再出现，去风化朴硝加陈皮5剂，疖肿消失，半年未复发。

⑧银屑病，证属脾虚失运湿痰内阻，津液不足肌肤失于濡润，本方加减：党参12g，茯苓12g，甘草10g，风化朴硝（冲）6g，陈皮12g，清半夏12g，大胡麻12g，制首乌12g，土炒白术12g，紫草15g，蜂房12g，炒枳壳6g。服15剂疹消病愈。白癜风，证属痰湿蕴阻肌肤，气血阻滞。用本方加味：茯苓12g，枳壳12g，清半夏10g，风化朴硝（冲）6g，桃仁10g，红花10g，丹参10g，降香10g，海螵蛸12g，青皮10g，陈皮10g，甘草10g，补骨脂10g，白芷10g，服10剂，白斑不再发展，继服20剂，白斑区出现色素岛，并有痒感，原方化裁治疗3月余，白斑消退近80%，原方改制蜜丸，调治半年，白斑全部消失。

⑨结节性痒疹肝郁气滞，脾运不畅，湿痰凝，瘀阻肌肤。用本方加味：柴胡12g，郁金10g，青皮10g，陈皮10g，炒枳壳10g，清半夏10g，茯苓12g，风化朴硝（冲）6g，大贝母12g，红花10g，丹参10g，乌梢蛇15g，全蝎3g，灵磁石（先下）30g，远志（炙）5g，甘草5g，服5剂，痒感缓解。加夜交藤15g，白鲜皮15g，继服10剂，药尽而愈。

（11）其他：如痰停中脘之失眠、癔症、脑血栓形成后遗症，用本方加减治疗也有效；本方加减治疗重舌、白游风（血管性水肿）、流注；治疗颈椎病、前列腺增生、肥胖症。

（12）配方基础研究：本方为中医祛痰剂之代表方。方中茯苓健脾渗湿，和中化饮；半夏辛温燥湿化痰、消痞散结，枳壳行气以助消痰；风化朴硝涤痰导饮，姜汁制半夏毒，且能消痰行气。全方共奏祛湿化痰之功，适用于因脾胃虚弱、停痰留饮所致之痰湿流注、发无定处、筋脉拘急，四肢麻木或哮喘等症。

生姜油对中枢神经有抑制作用，能明显抑制小鼠自发活动，延长戊巴比妥钠睡眠时间，对抗戊四氮惊厥、镇痛，并能降低酵母致热大鼠体温，表明生姜油对中枢神经有抑制作用。

（13）临床应用：临床主要用于治疗肠系膜上动脉综合征、偏瘫肩痛症等病证。

①本方善治痰停中脘，流于经络之臂痛证。临证以两臂酸痛，舌苔白腻，脉弦滑为辨证要点。

②临证若痰湿内阻而见咳嗽痰多、胸膈满闷、舌苔白腻、脉弦滑者，也可应用本方加减治疗。两臂酸痛或肢体麻木较甚者，可加入桂枝、姜黄、鸡血藤等活血通络之品；手臂抽掣者，可酌加全蝎、僵蚕等以息风止痉；用治咳嗽痰稠黏，可酌加海浮石、瓜蒌等以润燥化痰。

③可用于慢性支气管炎、上肢血管性水肿等属于顽痰停伏者。

（14）医案举例

①肠系膜上动脉综合征：比较加味指迷茯苓汤联合肠内营养与肠内营养治疗肠系膜上动脉综合征的短期及中长期疗效，治疗组9例予加味指迷茯苓汤联合肠内营养治疗，对照组7例单纯肠内营养治疗，疗程5周。比较治疗前后两组患者呕吐、腹痛、体重及肠系膜上动脉夹角角度的改变。结果：治疗组可有效控制患者呕吐、腹痛等症状，改善营养不良状况，增加肠系膜上动脉与腹主动脉之间的夹角角度，使患者尽早自主饮食，利用人体自身的消化系统来正常摄取营养，产生良好的中长期疗效。

②偏瘫肩痛症：在康复训练的基础上，应用加味指迷茯苓汤治疗中风偏瘫肩痛症30例，对照组27例在康复训练的同时，予服复方氯唑沙宗片，疗程10日。以疼痛消失或疼痛减轻为优。结果：治疗组30例，优24例（80%），良6例（20%）；对照组27例，优15例（55.56%），良6例（22.22%），差6例（22.22%），治疗组疗效明显优于对照组。

③肺部耐药菌感染：某男，29岁。因发热、咳嗽、吐痰7周，于2001年5月12日入院。1年前不慎从3楼坠地，致腰椎骨折，因截瘫而长期卧床。7周前患肺炎，当地医院用多种抗生素治疗，病情未能控制，体温忽高忽低，痰多喘促，胸片未见改善，多次痰培养示细菌对抗生素皆不敏感，痰中、口腔及大便中还查见大量真菌生长。遂转来我科中医药治疗。诊见：喘咳不宁，痰多色白、稀稠夹杂、咳吐不爽，甚时喉间痰鸣如曳锯，形瘦神弱，汗出恶风，食

欲极差，大便秘结，数日一行，面白无华，舌淡苔白浊厚，脉虚数。体温呈不规则热型，双肺满布湿啰音，转氨酶升高。此痰浊壅滞、肺脾气虚之证，治当攻补兼施。方用茯苓丸，加党参、白术，日1剂，水煎服；每日再静脉滴注黄芪注射液40 mL、丹参注射液250 mL。

二诊：1周后，体温正常，喘咳减轻，痰变稀薄，仅双肺底闻及细湿啰音，余症随之改善，食纳仍差，舌中心苔仍厚浊。原方加白蔻10 g，神曲15 g，2周后肺系症状已不明显，食欲好转，肝功基本正常，但神气尚显不足。指迷茯苓丸减至半量，重用参、芪、归、术等补益之品，随症加减，共治疗22天，复查胸片示炎症完全吸收。

按语：患者久卧伤气，元气不足，邪入客肺，肺炎由生。体弱邪盛，咳喘既久，必耗肺气，子病及母，脾气亦虚。脾虚不运，生湿酿痰，上壅肺金，以致恶性循环。证属本虚标实，方中茯苓丸燥湿祛痰、导浊通便，参、芪、白术补肺实卫、健脾运湿，加丹参注射液以改善肺部血液循环。纳差而舌中心苔厚浊者，湿邪滞胃也，故加白蔻、神曲以除湿醒胃。不时发热乃邪盛正虚、正邪相搏之故，扶正祛邪，邪去正复，体温自然复常。

方解：指迷茯苓丸主要用于治疗脾失运化，痰停中脘之证。方用半夏等燥湿化痰，合以枳壳、风化朴硝理气软坚润下为配伍特点。临床应用以痰停中脘引起的脘闷臂痛或四肢浮肿、苔白腻、脉弦滑为辨证要点。若正气已伤，当慎用本方，且需加用健脾益气之品，使痰去而正不伤。

④顽固性癌痛：某男，72岁。因胸背疼痛2个月余，加重1个月于2003年4月17日入院。2个月余前不明原因出现胸背疼痛，未予医治，1个月前疼痛加重，X线片及CT片皆示胸椎多个椎体、多根肋骨及右锁骨骨质破坏，左侧胸腔中量积液。诊断为转移性骨癌，多方查找未发现原发病灶，故予支持、对症疗法。始用消炎止痛剂，继用可待因，终用吗啡缓释片加局部放射治疗，不是止痛效果不佳，便是不良反应太大。不得已用哌替啶肌内注射，家属又惧怕成瘾，故改道中医。入院时胸痛难忍，莫可名状，按压无济于事，昼轻夜重，难以安卧，胸闷气促，时吐浊痰，大便干结，3～5日1行。形体肥胖，除中度贫血外一般情况尚可，舌苔白腻，脉象缓滑。证属痰气凝结、肺气郁闭，治当燥湿导痰、宣通肺气。疏方：指迷茯苓丸全方，药量用原方的一半（风化朴硝分3次冲服，下同），加桔梗、鹿角片各15 g，日1剂，水煎服。继续支持治疗和注射哌替啶。

二诊：3剂后病痛未见改善，但无毒性和不良反应。继予前方，药量增至全量，5 剂后胸痛减轻，夜能入睡 4～5 小时，哌替啶由每次注射 100 mg 减至 50 mg，余症继续好转，大便调畅。再减风化朴硝为 10 g，苔已不腻，加党参 30 g，鹿角片增至 20 g，10 剂。

三诊：疼痛已消，1 周未注射哌替啶，近增口渴喜饮，苔薄黄乏津，故于前方中加知母、麦冬各 15 g，石膏 40 g，10 剂。后患者疼痛已除，兼证改善，复查 X 线片，病灶稍有好转，继用前方增损。现一般情况良好，癌痛未作，仍在继续治疗中

⑤刘君健民，年五旬余，身短体胖，嗜酒，膏粱自奉，每病必咳嗽吐痰，习以为常也。近日感风寒，头身痛，咳尤剧，服表散药诸症俱罢。唯右臂时疼，屈伸不灵，自认风寒余邪未尽，医亦以为然，举凡蠲痹汤、祛风胜湿汤等遍服不应。易医则谓：血虚不能荣筋，宗治风先治血，血行风自灭之意，递服当归补血汤、十全大补汤、独活寄生汤之类，略配风药，数进亦不效。昨偕吾友甘君来治，切脉问证，得其大概，感觉前治之非。夫人但知风血之能致病，而不知痰之病变尤奇。况其脉不紧弦而沉滑，又嗜酒好肥甘，内湿必多，尤为生痰之源。每病咳痰，已成痰体，今臂痛之不咳不痰，其痛非血非风明矣。《证治汇补》云："四肢痿痹，屈伸不利，风湿痰也。"臂痛即痹之渐，虽兼风湿而不离诸痰。本证虽为痰致而尚未深，治宜加以鉴别：其胸中不疼不胀，不宜控涎、十枣之重剂；饮食如故则脾胃未伤，亦不适培土益气之理中、六君；而臂痛未久，痰渍经隧，考诸古人指迷茯苓丸之适应证治，实为本病之天然设置。方中半夏燥痰，茯苓渗利，枳壳行气，化硝软坚，又恐药力过缓，复增桂枝、姜黄之引经，南星涤痰，广香调气。因痰借气行，气行则痰化，组合尚称周到。

服二帖转增咳嗽吐痰，病者惧而来告。吾曰："咳则肺窍开，痰吐则经络通，是佳兆也。何用惧为！"嘱依前方再服。又四帖，不咳而痰减，手臂渐次不痛，可以屈伸自如，改用归芍六君子汤以治其本而作善后之图。（《治验回忆录》）

按：本案痰饮臂痛，赵氏鉴别诊断析理明晰，"人但知风血之能致病，而不知痰之病变尤奇"。所选指迷茯苓丸加味亦颇切当，堪以为法。

⑥陈某，男，55 岁。左右示指、掌指关节麻木半年，发胀，眠差，颈肩板硬，易困，有汗。舌淡胖润，脉沉数寸弱。此属外有寒邪，内生痰湿，络脉夹瘀，麻黄附子细辛汤合指迷茯苓丸加味治之：麻黄 10 g，细辛 10 g，附子 30 g，生半夏 30 g，茯神 30 g，桂枝 25 g，枳壳 10 g，枣仁 30 g，姜黄 25 g，

磁石 30 g，陈皮 10 g，松节 30 g，白芥子 10 g，蜈蚣 1 条，炙甘草 15 g。10 剂。服药后麻木症状消失。

⑦徐某，女，70 岁。左肩周炎。肩部明显萎缩，平举不超过 30°，疼痛致夜不能寐。舌淡苔白浊，脉滑。病程半年有余，中西药、膏药都试过，没有明显效果。

处方：茯苓 12 g，炒枳壳 10 g，姜半夏 9 g，芒硝 3 g，党参 15 g，白术 25 g，干姜 10 g，炙甘草 6 g，姜黄 10 g。五剂。只服用四剂，肩关节就恢复了正常（出现过腹泻）。

⑧2007 年 10 月期间在广州大学城给本科同学上课，课间休息，一女同学上台求医。主诉：右手阵发性麻痹无力，不能抬过肩膀，腰背肌肉酸痛，其余无特殊不适，舌淡红稍胖，苔白润，脉弦。自诉每有中医老师上课，即上台求医，服药甚多，症不见减。余寻思良久，本病似无证可辨，但怪病多痰，女同学舌淡胖、苔白润为中焦脾虚痰湿内蕴之象。痰浊留滞经络，故致肌肉、肢体酸痛麻痹无力。于是予指迷茯苓丸加减如下。

处方：枳壳 15 g，芒硝（冲）5 g，茯苓 15 g，生姜 15 g，半夏 20 g，羌活 10 g，苏叶 10 g，炒白术 30 g，甘草 6 g，桔梗 10 g，丹参 10 g。嘱服 3 剂。服药后汇报反应如何。春节后接女同学短信告知：服药后症状明显缓解，3 剂后诸症悉除。至今数月余未见复发。

⑨冯某，男，58 岁。患者左臂疼痛、不能抬举，曾服祛风通络之药数十剂，病情有增无减。咳吐痰涎、头晕、言语不清、大便偏干、舌苔黄厚而腻、脉滑按之有力。辨为痰火内阻，经络不利，兼有胃气上逆。疏方：半夏 20 g，枳壳 10 g，茯苓 30 g，风化硝（后下）10 g，黄连 10 g，黄芩 10 g，竹沥水 3 大匙，生姜汁 1 大匙，服 3 剂，而痰涎大减、大便畅通、言语清晰，左臂痛止、能高举头上。因此，症为内火生痰，为防其复发，又与黄连解毒汤三剂，嘱勿食肉，臂痛从此而愈。

按语：本案为火动生痰。《玉机微义》说："夫痰之为病，有因热而生痰者，热则熏蒸津凝而成痰。"火热灼炼津液，化生痰浊，阻塞于肢体经络，气血闭阻不通，故见臂痛不举。便干、脉滑、苔黄厚腻，均为痰火之象。所以治疗决不可使用祛风通络与辛香燥烈之品。否则，火上浇油，必贻害无穷。今用黄连、黄芩、风化硝清热泻火，以撤生痰之因；半夏、茯苓、枳壳化痰利湿，理气和胃；竹沥、姜汁以祛经络之痰。《丹溪心法》谓："竹沥滑痰，非姜汁不能行经络也。"此方以"指迷茯苓丸"加味，共成清热化痰通络之治，务使火热去，痰浊不生，经络畅通，则臂痛立愈。

现代研究：临床报道也见于治疗肩周炎、椎动脉型颈椎病、顽固性癌痛、失眠、癔症、肺部耐药菌感染、肺部包块、麻木证、十二指肠壅积症、颈椎病、重舌、流注、白游风、风痒、痹证、梅核气、室性期前收缩、梅尼埃病、前列腺增生、多发性疖肿、银屑病等证属痰浊中阻的病证。

方歌：指迷茯苓丸半夏，风硝枳壳姜汤下，中脘停痰肩臂痛，气行痰消痛自罢。

7. 茯苓川芎汤（《室湘论方》）

据《珍珠囊》"茯苓止渴，利小便，除湿益燥，和中益气，利腰脐间血"，方中赤茯苓伍入桑白皮、防风、官桂、川芎、麻黄、芍药、当归、甘草各等分，加大枣 3 枚，水煎，空腹服。以治着痹，四肢麻木，拘挛浮肿。

（1）处方：赤茯苓 1 钱半，桑白皮 1 钱，防风 1 钱，苍术（米泔浸 1 宿，炒）1 钱，麻黄 1 钱，芍药（煨）1 钱，当归（酒洗）1 钱，官桂 5 分，川芎 1 钱 2 分，甘草 4 分。

（2）功能主治：痹。

（3）方剂类型：解表剂、清热剂、泻下剂、祛风湿剂、祛湿利水剂、温里剂、理气剂、消导剂、驱虫剂、止血剂、活血剂、化痰止咳平喘剂、安神剂、息风剂、开窍剂、补益剂、固涩剂。

（4）方剂剂型：汤剂、丸剂、散剂、膏剂、丹剂、酒剂、药酒、冲剂、口服液剂、胶囊剂、片剂。

（5）用法用量：水 2 盅，加大枣 2 个，煎 8 分，食前温服。

8. 东垣茯苓汤（《兰室秘藏》）

据《伤寒明理论》茯苓"渗水暖脾"及《药性论》"开胃止呕逆"，方中由茯苓伍入猪苓、泽泻、芍药、苍术、生黄芩、当归身、升麻、柴胡、生姜、肉桂、炙甘草共组成。以治伤生冷，初为泄泻，后为赤白痢，腹中绞痛，食少热燥，四肢沉重无力者。

9. 白茯苓丸（《普济方》）

据《日华子本草》茯苓"补五劳七伤，安胎，暖腰膝，开心益智，止健忘"，方中由茯苓伍入覆盆子、黄连、瓜蒌根、萆薢、党参、熟地黄、玄参、石斛、蛇床子、鸡内金共为细末，炼蜜丸，饭前磁石汤送下。以治下消，口渴多饮，小便频数，尿浊，形体消瘦，体倦脚弱等。

（1）处方：白茯苓 1 两，覆盆子 1 两，黄连（去须）1 两，人参（去芦头）1两，瓜蒌根1两，熟干地黄1两，鸡内金（微炒）50枚，萆薢（锉）1两，玄参1两，石斛（去根，锉）3分，蛇床子3两。

（2）制法：上为末，炼蜜为丸，如梧桐子大。

（3）功能主治：因消中之后，胃热入肾，消烁肾脂，令肾枯燥，遂致消肾，即两腿渐细，腰脚无力。

（4）用法用量：每服30丸，食前煎磁石汤送下。

（5）各家论述：《医方集解》：此足少阴药也。茯苓降心火而交肾，黄连清脾火而泻心，石斛平胃热而涩肾，熟地黄、玄参生肾水，覆盆、蛇床固肾精，人参补气，花粉生津，萆薢清热利湿，鸡内金能消水谷，通小肠、膀胱而止便数，善治膈消，磁石色黑入肾，补肾益精，故假之为使也。

10. 茯苓杏仁甘草汤

《金匮要略》记载："胸痹，胸中气塞，短气，茯苓杏仁甘草汤主之。橘枳姜汤亦主之。"对于茯苓杏仁甘草汤的应用，应当首先掌握其基本的主治，即饮停胸胁所导致的胸闷气塞、其痛甚轻或不痛等症，在此基础上加以发挥，只要病机相同，即可使用，有时就算有一个或是两个症状具备亦可使用，如仲景所说：但见一证便是，不必悉俱。临床凡见病涉心肺，内有痰饮，而见胸闷、短气或心慌、浮肿等症者，均用茯苓杏仁甘草汤加味治疗，并常取得满意疗效。

茯苓杏仁甘草汤是用来治疗胸痹疾病而又有喘息、水饮疾病在胸内的一首组成较为简单的方剂。全方只有三味药：茯苓、杏仁、甘草。茯苓甘淡渗湿，入心、脾经，健脾宁心，能够利水消肿，祛湿而能够治疗水饮内停的疾病；杏仁苦寒，入肺经而能够润肺下气，是治疗咳喘疾病较好的药物。本方中茯苓淡渗利湿，苦杏仁苦温燥湿，一个渗湿，另一个则燥湿止咳喘，一上一下，恰好是用来恢复肺气升降的重要搭配。

《金匮要略》中说本方用来治疗胸中由于湿邪水饮在内而导致不通的疾病。肺为华盖，喜燥恶湿，所以在这里用苦杏仁润燥化湿邪，两者合用，有降逆气的作用，最后用甘草和胃化湿，调和药性不同的两位中药，则寒饮去，胸中闷塞感消，胸痹除也。

（1）组成：茯苓三两，杏仁五十个，甘草一两。

（2）用法：上三味，以水一斗，煮取五升，温服一升，日三服。不瘥，更服。

（3）应用

①中医病证：饮阻胸痹证。胸痛，胸闷，以闷为主，短气，或似有水饮逆窜胸中，或呕吐痰涎、质地清稀，舌淡、苔滑，脉沉或滑。

②西医疾病：冠心病、肺源性心脏病、风湿性心脏病、肋间神经痛、神经性头痛、支气管炎、支气管哮喘、肺气肿、前列腺炎、膀胱炎等临床表现符合饮阻胸痹证者。

（4）作用功效：宣肺利气化饮。

（5）功效配伍：茯苓杏仁甘草汤宣肺化饮。方中茯苓健脾化饮；杏仁宣肺利气；甘草健脾和中。三药合用，可使饮去气顺。上三味药，水煮去滓，温服，一日三次。若无效，再服药。

（6）主治：胸痹，胸中气塞，短气，茯苓杏仁甘草汤主之，橘枳姜汤亦主之。

（7）方证论治辨析：茯苓杏仁甘草汤治胸痹，饮阻气滞证。症见胸中气塞，短气。本证属胸痹轻证。胸痹饮阻与气滞可互为因果，饮邪阻塞气机，可致气滞，气滞亦能使水饮运行不利而停饮。但二者在因果关系上有先后主次之别，故其证有偏于气滞或偏于饮邪之异。本证胸中气塞、短气，偏于饮邪，故可伴咳逆、吐涎沫、小便不利。治用茯苓杏仁甘草汤宣肺化饮。

（8）用方思路

①茯苓杏仁甘草汤既是辨治饮阻胸痹证的重要代表方，又是辨治诸多杂病如心病、肺病、脾胃病等的重要基础方。

②方中茯苓既是利水药，又是益气药，还是安神药；杏仁既是化痰药，又是润燥药；甘草既是益气药，又是生津药。从方中用药用量及调配分析得知，茯苓杏仁甘草汤的应用并不局限于饮阻胸痹证，还可用于辨治诸多杂病，如循环、呼吸、消化、内分泌及代谢等系统疾病。

③运用茯苓杏仁甘草汤辨治的病证（无论病变部位在心、在肺或在脾胃）以水饮阻滞为主，其治既要利水，又要化痰，还要益气。

茯苓杏仁甘草汤治胸痹轻证，或为胸痹初起。因其证尚无胸背痛，或心痛彻背；方亦无瓜蒌、薤白开痰结之品，故谓之轻证。临证轻证用轻药，重证用重药，方证对应，则可取效。本方临床用于治疗冠心病、风湿性心脏病、慢性气管炎、肺心病等疾病。

（9）方解：茯苓作用于中焦，可健脾化痰逐中焦之水，平上冲之气；杏仁作用于上焦，逐胸中之水，降肺之逆气，又可开胸散结；甘草缓中健脾，使水饮去而肺气利。诸药合用，共奏健脾化痰、益气化饮之功。

（10）方论：《医宗金鉴》：胸痹，胸中急痛，胸痛之重者也；胸中气塞，胸痹之轻者也。胸为气海，一有其隙若阳邪干之则化火，火性气开不病痹也。若阴邪干之则化水，水性气阗，故令胸中气塞短气，不足以息，则为胸痹也。水盛气者，则息促，主以茯苓杏仁甘草汤，以利其水，水利则气顺矣。

黄元御：胸痹胸中气塞，短气，是土湿胃逆，浊气阻塞，肺无降路，是以短气，肺气阻塞，则津液凝瘀而化痰涎，茯苓杏仁甘草汤中杏仁和肺气而破壅，茯苓、甘草补土而泄湿也。

唐容川：短气者谓胸中先有积水停滞，而气不得通，肺主通调水道，而司气之入，水道不通则碍其呼吸之路，故短气也，当以利水气为主，水行则气通，故主苓杏以利水。

（11）临床应用与医案

①胸痹：王某，男，68岁。患者因阵发性心前区闷痛1周入院，入院时还伴有心慌，喘气，胸闷，双下肢浮肿，纳差。大小便正常。查舌质淡红苔薄白，脉弦。心电图：前间壁心肌梗死。中医辨证考虑心脉瘀阻，痰饮阻滞。治拟活血通瘀、宣肺化饮之法。处方：茯苓、全瓜蒌各15 g，杏仁、郁金、太子参各12 g，甘草、当归、赤芍、川芎、桃仁、薤白各10 g。服上方7剂后，患者心前区疼痛缓解，心慌、喘气、胸闷等症状明显好转，心电图复查较前明显改善。随后以茯苓杏仁甘草为基础，加党参、郁金、当归、川芎各12 g，全瓜蒌、五味子、丹参各10 g，桂枝、陈皮各6 g，调理月余，康复出院。

②咳喘：王某，女，63岁。1994年9月7日入院。患者原有慢性咳喘及高血压病史10余年。因受凉后引起咳喘复发1个月余，咳嗽，咳吐白色泡沫痰，胸闷气促，动则心慌，精神差。体查：血压20/14 kPa（150/105 mmHg），心率84次/分，心律不齐，双肺均可闻及湿啰音，肝肋下1 cm，无压痛，舌质淡红、苔白，脉微弦。全胸片报告：左上肺部感染，陈旧性结核。心电图：偶发房性期前收缩，左室肥大伴劳损。中医辨证属痰湿阻肺，气机不畅，兼有痰湿阻滞心脉。治拟宣肺化痰，降气解郁。处方：茯苓、丹参、蒲公英各12 g，杏仁、百部、法半夏、陈皮、全瓜蒌、五味子、前胡、郁金各12 g，甘草6 g。服中药10天后，咳、痰、喘症明显减少，心慌、胸闷等症缓解。继以上法治疗20余天，病情逐渐稳定，心肺体征恢复正常。

③水肿：左某，男，74岁。患者原有高血压、糖尿病病史，因双下肢浮肿3个月，于1994年11月8日来我院就诊。主诉双下肢浮肿，午后为甚，伴

胸闷，气短，阵发性心慌，精神差，大小便尚可。西医检查后诊断为糖尿病性肾病，冠心病，心功能不全。经给予扩血管、利尿、降糖药物治疗，血压正常，血糖值正常，但临床症状无明显好转。中医检查：舌质淡红，苔白微腻，脉短、尺部脉弱。辨证考虑脾肾虚弱，水湿停滞，心脉受阻。治拟健脾利水，行气解瘀。处方：茯苓、益母草、丹参各 30 g，猪苓、薏苡仁、大腹皮各 20 g，杏仁、车前子、山药各 12 g，甘草、白术、桂枝、陈皮各 10 g。服 5 剂后，双下肢浮肿即消，胸闷、气短、心慌等症也明显好转，精神良好。后以上方加减治疗 2 月余，病情稳定，情况良好。随访 1 年，水肿等症未见复发。

④成人型呼吸窘迫综合征：某男，42 岁，因胆囊炎、胆石症住院外科手术。术后次日，突然呼吸窘迫浅促，咳唾痰涎，腹满呕恶，苔黄腻，脉数，延请呼吸科会诊。查体：呼吸 26 次／分，两肺呼吸音粗、两下肺可闻及湿啰音，X 线：两肺纹理增多，边缘模糊；伴肺不张。除控制输液量、加强抗感染外，予宽胸理气、利肺化饮的茯苓杏仁甘草汤合橘枳姜汤出入，药如茯苓 12 g，杏仁 10 g，橘皮 8 g，枳实 10 g，全瓜蒌 15 g，制半夏 10 g，黄连 3 g，葶苈子 12 g，生姜 2 片，2 剂药后咳出大量黄黏痰涎，病势顿挫。

⑤中风：陈某，男，69 岁，2006 年 3 月 29 日初诊。主诉：语言欠利伴右侧肢体活动不利 20 余天。现病史：20 余天前无明显诱因出现语言欠利伴右侧肢体活动不利。当时神清、头晕，无头痛及恶心呕吐等症，自服硝苯地平控释片、阿司匹林、降压避风等药物治疗，症状未见改善。于外院查头颅 CT：脑梗死。遂就诊于我科门诊并收入院治疗。现头晕、头部沉紧感，下颌不自主震颤，语言欠利，右颜面麻木，右侧肢体活动不利伴口干，纳多，夜寐欠安，小便频，大便干，舌暗红苔黄腻，脉弦。既往患高血压 40 余年，帕金森病 3 年。2005 年 1 月行胆囊摘除术。诊断如下。a. 中医：中风，颤震；b. 西医：脑梗死，帕金森病。治法：入院初期以生理盐水 250 mL 加脑蛋白水解物 20 mL 静脉滴注。中药予陈皮 15 g，清半夏 15 g，茯苓 20 g，枳实 15 g，竹茹 5 g，川厚朴 15 g，黄连 15 g，生黄芪 30 g，当归 20 g，地龙 15 g，桃红各 20 g，威灵仙 30 g，赤芍 15 g，水蛭 10 g，大黄 10 g，鸡血藤 30 g，珍珠母 30 g，生龙骨、生牡蛎各 30 g。患者经 7 天治疗后，语言欠利、右颜面麻木、右侧肢体活动不利较前好转，但下颌不自主震颤病情复旧。颤震众医家皆从风、痰、火入手，殊不知先天吸吮动作亦为魄之所属，而肺为魄之处，又肺为水之上源，故应可从肺论治。4 月 5 日查房，据其舌脉，湿热之性无疑，因而原方去当归、生芪之温燥，加远志 30 g，杏仁 10 g，炙甘草 15 g 以清宣肺气，

宁心安神。服药 7 剂后颤震虽有所消减，但不明显。其舌暗红苔黄腻、脉弦未变，故原方加重茯苓（40 g）、杏仁（20 g）用量，重在清宣肺气，共 7 剂。4 月 17 日查房，患者诉颤震明显减轻，仅情绪激动时症状明显，继以前法治疗。4 月 29 日患者下颌不自主震颤基本消失，行走如常，饮食二便正常。继以前法治疗 7 日，病情基本痊愈。

⑥嗅觉障碍：刘某，女，72 岁，2005 年 12 月 22 日初诊。主诉：憋喘 10 余年，近 1 周加重。现病史：患者于 2005 年 4 月无明显诱因憋喘加重，就诊于外院，后转诊，诊为冠心病，予单硝酸异山梨酯、蚓激酶等药物治疗，症状有所缓解。1 周前因情绪波动，憋喘症状加重。经患者介绍来诊收入院治疗。现憋喘不能平卧，动则喘甚，张口抬肩，咳嗽、咳吐大量白色黏痰，伴颈项部僵直感，鼻塞、不闻香臭，纳呆，小便量少，双下肢水肿，大便 2 日 1 行、便干，夜寐欠安，舌暗红苔薄黄，脉弦数。既往患冠心病 40 余年，糖尿病 5 年，高血压 30 年，1999 年行阑尾切除术。诊断如下。a. 中医：喘证；b. 西医：冠心病，慢性充血性心力衰竭，2 型糖尿病。治法：入院初期以美洛西林钠、硝酸甘油、喘定、呋塞米等药物静脉滴注。中药予当归 15 g，生地黄 15 g，桃红各 20 g，枳壳 15 g，川牛膝 20 g，川芎 20 g，柴胡 15 g，赤芍 15 g，桔梗 15 g，炙甘草 10 g，延胡索 15 g，五灵脂 15 g，丹参 20 g，茯苓 20 g，陈皮 15 g。患者经 6 天治疗后，憋喘症状较前好转，但鼻塞、不闻香臭病情复旧。12 月 28 日医师查房，谓"心肺有病，鼻为之不利也"。有诸内必形诸外，且"肺气通于鼻，肺和则鼻能知香臭矣"，鼻为肺窍，故其鼻塞可从肺论治，方用茯苓杏仁甘草汤合血府逐瘀汤加减。因而原方加杏仁 15 g，辛夷 15 g 以开宣肺气，通利鼻窍，提壶揭盖。服药 7 剂后鼻塞有所消减，但未完全改善。其舌暗红苔黄腻、脉弦数变为舌暗苔白，故原方加桂枝 20 g，薤白 15 g，以辛甘发散为阳，重在温通心阳，共 14 剂。1 月 10 日患者诉鼻塞明显减轻，憋喘症状好转，继以前法治疗。1 月 17 日患者鼻塞消失，呼吸如常，饮食二便正常。继以前法治疗 7 日，病情基本痊愈。

⑦陈津生医案：富某，女，56 岁，干部，1985 年 4 月 5 日就诊。症见：心动悸，脉结代。心电图示频发室性期前收缩。经中西药（中药如炙甘草汤；西药如氯化钾、乙氨碘呋酮等）治疗无效。伴胸闷窒塞、短气、脘闷、纳呆、恶心欲吐，一日中之大半倚卧床榻，动之稍剧即短气动悸不已。观其体丰，面白，舌略胖苔薄白润。拟茯苓杏仁甘草汤加味：茯苓 30 g，杏仁 10 g，炙甘草 10 g，枳壳 10 g。水煎，日 1 剂。服 1 剂，短气窒塞大减，3 剂毕，期前收缩

消失，脉缓匀齐，纳增，追访至今未再发。

本案之脉结代，先投炙甘草汤所以不效，是因其非阴阳俱损所致。而其体丰、面白、脘闷欲吐等，则属痰湿壅盛、阳气不能通达之证。改用茯杏仁甘草汤以祛湿通阳，又加枳壳以逐痰宽胸。由于方药切中病机，故仅服三剂即愈。

⑧患者，男，68岁，阵发性心前区闷痛时还伴有心慌、喘气、胸闷，双下肢浮肿，纳差。大小便正常。查舌质淡红苔薄白，脉弦。心电图：前间壁心肌梗死。中医辨证考虑心脉瘀阻，痰饮阻滞。治拟活血通瘀、宣肺化饮之法。处方：茯苓、全瓜蒌各15g，杏仁、郁金、太子参各12g，甘草、当归、赤芍、川芎、桃仁、薤白各10g。服上方7剂后，患者心前区疼痛缓解，心慌、喘气、胸闷等症状明显好转，心电图复查较前明显改善。随后以茯苓杏仁甘草为基础，加党参、郁金、当归、川芎各12g，全瓜蒌、五味子、丹参各10g，桂枝、陈皮各6g，调理月余，康复出院。

⑨宗像敬一医案：患者，71岁，牙科医师，于1979年3月，诊断为肾病，用类固醇治疗未见明显好转。临床所见未提示肾功能减退，本人与家属强烈要求用中医治疗。试用十几种药方均未获得明显疗效，用补中益气建中汤加当归、木通、升麻与真武汤并用，终于成功地使临床症状缓解，八年来病情基本稳定。

但是，自1988年1月起，患者无感冒等任何诱因出现了蛋白尿（++～+++），伴下肢轻度浮肿。随着季节变化，到3月浮肿逐渐加重。改用茯苓四逆汤合真武汤观察2周，浮肿仍未控制，5—7月用补中益气建中汤加真武汤治疗，血中蛋白量仍低，浮肿加重，于8月份再次用补中益气建中汤和真武汤加味无效，体重近70kg（平常55kg左右），浮肿已由下肢扩展到腹部、颜面及上肢，患者出现哮喘和短气，不能平卧。根据患者浮肿、口微渴、小便不利、纳尚可、哮喘及气短、心下痞硬和便秘的情况，用茯苓杏仁甘草汤加减。

服药3天后，尿量明显增加。两周内体重减少10kg，浮肿情况除下肢尚有残余外，其他各处均有改善。但10月上旬，因天气变化和盐的摄取量增多，下肢及手又出现轻度浮肿，未发现哮喘和气短。经加大一倍剂量服用茯苓杏仁甘草汤后，排尿量再次增加，浮肿消失。为巩固疗效，继续服用同方一个月。

按语：本例针对哮喘、气短、颜面及全身浮肿、小便不利、口微渴及心下痞硬等症状进行治疗而获得显效。用药一个月后，哮喘、气短消失，以后用同方其他症状也进一步改善。因此，本方对进行性肾病伴高度浮肿的患者有效。

⑩吉益南涯医案：一男子短气息迫，喘而不得卧，面色青，胸中悸，脉沉微。以茯苓杏仁甘草汤使服之。3剂，小便快利，诸症痊愈。

按语：仲景有云："夫短气有微饮，当从小便去之。"本案短气息迫，喘而不得卧，乃饮停胸膈，故服茯苓杏仁甘草汤，使小便快利而愈。

临证提要：《金匮要略》记载："胸痹，胸中气塞，短气，茯苓杏仁甘草汤主之。橘枳姜汤亦主之。"对于茯苓杏仁甘草汤的应用，应当首先掌握其基本的主治，即饮停胸胁所导致的胸闷气塞、其痛甚轻或不痛等症，在此基础上加以发挥，只要病机相同，即可使用，有时就算有一个或两个症状具备亦可使用，如仲景所说：但见一证便是，不必悉俱。临床凡见病涉及心肺内有痰饮而见胸闷、短气或心慌、浮肿等症者，均用茯苓杏仁甘草汤加味治疗，并常取得满意疗效。

11. 茯苓甘草汤

（1）原文用法与原方用量：伤寒汗出而渴者，五苓散[1]主之；不渴者，茯苓甘草汤主之。茯苓甘草汤方茯苓二两，桂枝（去皮）二两，甘草（炙）一两，生姜（切）三两，上四味，以水四升，煮取二升，去滓。分温三服。

注释：[1] 五苓散：见经方利水剂。

（2）功效配伍：茯苓甘草汤温中化饮，通阳利水。方中茯苓淡渗利水；桂枝通阳化气；生姜温胃散水；炙甘草和中益气。全方共奏温中化饮、通阳行水之功。上四味药，水煮去滓，分三次温服。

（3）方证论治辨析：茯苓甘草汤治汗出口不渴证。症见伤寒汗出，口不渴。伤寒汗出之后，有口渴与不渴之别。五苓散证是汗后表邪随经入腑，影响膀胱气化，致水蓄下焦，津不上承，故口渴，治宜通化膀胱阳气而利水。茯苓甘草汤证为汗后脾胃阳虚，水停中焦，津液尚能布化，故口淡不渴。此证可伴见舌淡苔滑、脉沉细缓等症。治宜温中化饮、通阳利水，方用茯苓甘草汤。

（4）用方思路：茯苓甘草汤与苓桂术甘汤是同类方，只是前者温阳作用稍强于后者，因方中有桂枝与生姜两味辛温药相配，但后者健脾利饮强于前者，因茯苓用量较大，又配有白术健脾利饮。茯苓甘草汤临床用于治疗心悸、慢性胃炎等疾病。

（5）方义：方用茯苓甘淡，淡渗水湿，桂枝通阳化饮，平冲制悸，生姜温胃散水，甘草甘平而培中补土，健脾以制水。

（6）辨证要点：本方以温阳化饮为主，适用于阳虚而中焦水停之证。所见之厥而心下悸，由于阳气内伏，不能卫外，而致手足厥冷，阳气内伏使水气内停而出现心下悸。与由于肾阳虚衰而不能温煦肢体的厥有着本质差异。临床上见到冲气上逆、呕吐、心下悸、不欲饮、小便不利、指尖凉或微有寒热者，即可用本方治疗。

本方与苓桂术甘汤、苓桂甘枣汤三方均可治疗阳虚停水之证。用药除茯苓、桂枝、甘草外仅差一味。本方所治之证为胃阳虚，水停中焦，悸动在胃之上脘，并可见胃中震水音，故用生姜健胃散饮；苓桂术甘汤所治之证为脾阳虚，水停中焦，心下逆满，起则头眩而心悸不安，用白术健脾行水；苓桂甘枣汤所治之证为心阳虚，下焦寒水上冲，脐下悸动而气逆欲作，用大枣补脾益气，培土制水，并重用苓桂，通利下焦寒水之气。

（7）注家方论

①成无己《注解伤寒论》：茯苓、甘草之甘，益津液而和卫；桂枝、生姜之辛，助阳气而解表。

②王子接《绛雪园古方选注》：茯苓甘草汤，治汗出不渴，其义行阳以统阴，而有调和营卫之妙。甘草佐茯苓，渗里缓中并用，是留津液以安营，生姜佐桂枝。散外固表并施，是行阳气而实卫，自无汗出亡阳之虞。

③许宏《金镜内台方议》：今此汗出而渴者，为邪不传里，但在表而表虚也。故与茯苓为君，而益津和中；甘草为臣辅之；以桂枝为佐，生姜为使，二者之辛而固卫气者也。

④吴谦《医宗金鉴》：伤寒太阳篇，汗出表未和，小便不利；此条伤寒表未解，厥而心下悸；二证皆用茯苓甘草汤者，盖因二者见症虽不同，而里无热，表未和，停水则同也。故一用之谐和营卫以利水，一用之解表通阳以利水，无不可也。此证虽不曰小便不利，而小便不利之意自在，若小便利则水不停，而厥悸属阴寒矣，岂宜发表利水耶！

（8）医案举例

①刘渡舟医案：阎某，男，26岁。患者心下筑筑然动悸不安，腹诊有振水音与上腹悸动。三五日必发作一次腹泻，泻下如水，清冷无臭味，泻后心下之悸动减轻。问其饮食、小便，尚可。舌苔白滑少津，脉象弦。辨为胃中停饮不化，与气相搏的水悸病证。若胃中水饮顺流而下趋于肠道，则作腹泻，泻后胃饮稍减，故心下悸动随之减轻。然去而旋生，转日又见悸动。当温中化饮为治，疏：茯苓24 g，生姜24 g，桂枝10 g，炙甘草6 g。服药3剂，小便增

多，而心下之悸明显减少。再进 3 剂，诸症得安。自此之后，未再复发。

②申某，女，73 岁，长春市人，2001 年 7 月 30 日初诊。便秘 30 余年，水肿、心悸 10 余年，加重 2 周。30 年前因生活操劳、作息不规律引起便秘，自认为是正常现象未在意，以后形成惯性便秘，一般 5～7 天 1 次，长则 10 天以上 1 次。10 年前因劳累、心情不畅出现双下肢水肿、心悸，随劳动、活动量大小加重或减轻，经省级医院诊为冠心病。2 周前因过怒、过累、不欲进食而至今未排便，心悸加重，常觉气短，胸闷乏力，双腿沉重，行走困难。伴颜面发紧，双手胀痛，饮食减少。身体略瘦，颜面虚浮，面色晦暗，双手不温，微肿。唇舌淡，齿痕明显，脉沉弱。中医诊断：便秘、心悸、水肿，证属心脾两虚，治宜补益心脾、温阳化气。处方：茯苓 30 g，当归 30 g，桂枝 30 g，生姜 15 g，炙甘草 10 g，制附子 8 g，番泻叶代茶，便通为度。7 剂，每日 1 剂，水煎温服，每日 3 次。

2001 年 8 月 6 日二诊：水肿、心悸明显减轻，服药当天排便，至今排便 3 次。自觉面色好转，饮食量增，能做轻微家务。唇舌淡红，脉沉。调方：茯苓 30 g，当归 30 g，桂枝 30 g，生姜 8 g，炙甘草 5 g，制附子 5 g，大黄 5 g。7 剂，每日 1 剂，水煎温服，每日 3 次。

2001 年 8 月 13 日三诊：排便每日 1 次，心悸、胸闷、气短消失，饮食正常。除行走时间长踝部稍见浮肿外，余无不适。继服 7 剂，10 天服完停药。嘱平时常食鲫鱼汤。同年 12 月随访未再复发。

按语：本案便秘既有共性又有个性，其个性在于患者年老体弱，疾病症状多。便秘、心悸、水肿证候不同，机制则一，均由心脾阳虚、温运失职致肠失传导、胸阳不振、水邪泛滥，故用茯苓甘草汤为主调治，加当归补血并润肠，现代药理研究证明其能纠正心肌缺血；加附子壮元阳以温脾阳，加番泻叶代茶以利年老病体较快起效。以此扶正祛邪兼顾，脏腑同调，刚柔并进，而收良效。

③叶天士医案：胡某，受湿患疮，久疮阳乏气泄，半年奄奄无力，食少暧暧难化，此脾胃病，法以运中阳为要，方用：茯苓、桂枝、炙草、生姜加生白术、薏苡仁。

④刘渡舟医案：陈某，夏天抗旱，过劳之余，口中干渴殊甚，乃俯首水桶而暴饮，当时甚快，来日发现心下动悸殊甚，以致影响睡眠，屡次就医，服药无算，然病不除。经友人介绍，请余诊治，令其仰卧床上，以手按其心下，则跳动应手，如是用手振颤其上腹部，则水在胃中漉漉作响，声闻于外。余

曰：此振水音也，为胃中有水之证。问其小便尚利，脉弦而苔水滑。处方：茯苓 12 g，桂枝 10 g，生姜汁一大杯，炙甘草 6 g，嘱煎好药兑入姜汁服。服后便觉热辣气味直抵于胃，而胃中响动更甚。不多时觉腹痛欲泻，登厕泻出水液甚多，因则病减。又照方服一剂而悸不发矣。

12. 茯苓泽泻汤

胃反是指饮入即吐而言，吐而渴欲饮水，证属胃内停饮，饮邪上逆而致呕吐，吐后则饮消，病当愈也。今吐后反渴欲饮水，水饮重潴于胃，水气上逆，故有反复呕吐清水、胃脘胀满、头眩心悸、苔白脉滑等症，治宜茯苓泽泻汤，温阳化饮，降逆止呕。

（1）组成：茯苓半斤，泽泻四两，甘草二两，桂枝二两，白术三两，生姜四两。

（2）用法：上六味，以水一斗，煮取三升，纳泽泻，再煮取二升半，温服八合，日三服。

（3）作用功效：健脾利水，温胃化饮。

（4）主治：胃反，吐而渴欲饮水者，茯苓泽泻汤主之。

（5）方解：本方是以苓桂术甘汤加泽泻、生姜组成，取仲景"病痰饮者，当以温药和之"之义。苓桂术甘汤是温阳化饮的祖方，通过健脾利水、淡渗利水和通阳化饮而治疗水饮病。本方则在其基础上加用泽泻以增强从小便渗利水湿的作用，增加生姜以止呕吐。

（6）方论：猪苓散治吐后饮水者，所以崇土气，胜水气也。茯苓泽泻汤治吐未已，而渴欲饮水者，以吐未已，知邪未去，则宜桂枝、甘草、干姜散邪气，茯苓、白术、泽泻消水气也。（尤怡《金匮要略心典》）

吐而渴者，津液亡而胃虚燥也。饮水则水停心下，茯苓、泽泻降气行饮，白术补脾生津，此五苓散原方之意也。然胃反因脾气虚逆，故加生姜散逆，甘草和脾。又五苓散治外有微热，故用桂枝。此胃反无表热，而亦用之者，桂枝非一于攻表药也，乃彻上彻下，达表里，为通行津液、和阳散水之剂也。（李芝《金匮要略广注》）

（7）各家论述

①《金匮玉函经二注》：胃反吐，津液竭而渴矣，斯欲饮水以润之，更无小便不利，而用此汤何哉？盖阳绝者，水虽入而不散于脉，何以滋润表里，解其燥郁乎？惟茯苓之淡行其上，泽泻之咸行其下，白术、甘草之甘和其中，桂枝、生姜之辛通其气，用布水精于诸经，开阳存阴，而治荣卫也。

②《沈注金匮要略》：此外风乘胃，脾虚成饮之方也。风气通肝，木盛制土，脾胃气郁而反上逆，则为胃反，然吐则痰饮去而风火炽盛，胃津枯燥，以故吐而渴，欲饮水，但木旺土衰，则水寡于畏，肾水反溢为饮，治当健脾，以除伏邪宿饮。故以干姜、桂枝、白术、甘草健脾和营卫，而驱邪外出，茯苓、泽泻导胃肾之余饮也。

（8）临床应用

胃反：成绩录云，安部候臣菊池大夫，从候在浪华，久患胃反，请治于先生曰：不佞曩在江户得此病，其初颇吐水，间交以食，吐已乃渴，诸医交疗，百端不愈，一医叫我断食，诸证果已。七日始饮，复吐如初，至今五年，未尝有宁居之日，愿先生救之。先生乃诊其腹，自胸下至脐旁硬满，乃与茯苓泽泻汤，数日而痊愈。

古人是这样描述的："脾伤则不磨，朝食暮吐，暮食朝吐，宿食不化，名曰胃反。"这个病用现代医学术语来说叫胃动力不足，是因为种种原因导致的胃部肌肉蠕动力不足，从而出现上腹部胀满、饭后腹胀、纳差、恶心呕吐等症状。

许多常见的胃病（如浅表性胃炎、萎缩性胃炎、胃溃疡等）和胃癌都能引起这些症状，癌症患者放化疗后也容易出现这类症状。患者早上吃的东西，晚上呕吐出来，晚上吃的东西，第二天早上呕吐出来，呕吐物气味很难闻。

胃动力不足会造成胃潴留，胃里潴留的食物和水都较多，这些食物就在胃里腐化，胃就会胀痛不适。经过一天或一夜后，这些腐化物只能靠呕吐才能吐出来，所以患者会出现"朝食暮吐，暮食朝吐"的症状。患者经常嗳气，嗳出来的气味难闻至极，患者自己都会感到恶心。同时患者还会有胃灼热和口干的症状，所以"渴欲饮水"。

茯苓泽泻汤从两个方面来解决这个问题：一是用茯苓和泽泻这种利水药让停滞在胃内的水排泄出去；二是用桂枝、白术、甘草和生姜等健胃药促进胃肠蠕动。这样一来胃肠的正常功能就得到了恢复，食物和水能往下走，就不会出现胃反的情况。胃排空后，也不会再有胃灼热的现象，患者就不会觉得口干。

临床上"胃反"这种病非常常见，用这个方子很管用。不过遗憾的是许多医师一看患者口干，就考虑用天花粉和石斛之类的滋阴药，再加上一些清热解毒药，结果患者越吃药越严重，这都是中阴阳学说的毒太深，不明病理所致。

（9）经方新用

①茯苓泽泻汤配黄芪 30 g，猪苓 18 g，吴茱萸 10 g，陈皮 15 g，治疗胃下垂，胃内有水饮。

②茯苓泽泻汤加麻黄 5 g，杏仁 12 g，葶苈子 10 g，半夏 12 g，细辛 4 g，治疗喘咳水饮，病肺关胃。

③茯苓泽泻汤加半夏 10 g，天麻 12 g，石菖蒲 9 g，治疗痰湿眩晕。

④茯苓泽泻汤配乌药 15 g，石菖蒲 10 g，肉桂 6 g，车前子（布包入煎）30 g，治疗小便癃闭之蓄水症。

（10）徐氏临证心得：胃病患者常会伴有呕吐症状，其中有的属于痰饮中阻，因饮停于胃，胃气不和，上逆为呕，这类患者自觉胃脘部痞胀不适，畏寒喜暖，胃中辘辘有声，头目昏眩，吐出多量液体，兼有未消化的食物，轻则数日一呕，重者每日呕吐。由于中焦阳气不振，水谷不归正化，水反为湿，湿停成饮，加以胃中津液留于胃脘之中，与饮食之物俱不易顺利地排入十二指肠，于是达一容量时随胃气上逆而吐出，往往使小溲渐少，形体逐渐消瘦，气血亦随之而不足。

这些患者常有胃、十二指肠溃疡而伴有幽门不完全性梗阻，凡有胃下垂者，尤易并发此疾。因是不完全性梗阻，可以先服中药调治，通过恰当的治疗，得以使病变改善而控制呕吐。

张仲景《金匮要略》中所述"诸呕吐，谷不得下者，小半夏汤主之""胃反而渴欲饮水者，茯苓泽泻汤主之"等方论，可认为小半夏汤是诸种呕吐的通用方，茯苓泽泻汤由茯苓、泽泻、白术、桂枝、甘草、生姜组成，包含苓桂术甘汤，又是五苓散的类似方，功用为祛饮止呕而利小便，运用上述两方治疗溃疡病合并幽门不完全性梗阻而呕吐的病例，颇有一定的效果。其中茯苓和泽泻各用 10～30 g，配通草加强通利之功，加蜣螂以祛瘀通络，或再加红花活血以助其药力。服药数剂后，呕吐止而小溲增多，诸症亦随之而改善。应注意服药的方法，汤剂要浓煎，最好每剂药煎 2 次，取药液一起浓缩成 150～200 mL。待患者在吐后 20～30 分钟温服，30 分钟以内勿进食，勿饮水。服药后取右侧卧位，腰臀部稍稍垫高，这样可以使药液充分作用于幽门部位。或先插入胃管，将胃中潴留液抽出后，旋即注入药液，然后拔出胃管，体位同上所述。

如患者胃气上逆不和，呕吐较频，可令其在服药前先嚼生姜片，舌上感辛辣后吐出姜渣，随即服药半量，可防其吐出药液。或令患者嚼生姜，医师给患者针刺内关穴，平补平泻，频频捻针，服药后仍行捻针。如有恶心欲吐之状，再加针刺天突穴，这样能控制其呕吐，才有利于药物在体内起作用，否则，药即吐，效果也就差矣。若幽门部位梗阻较甚，可另加云南白药每日1～1.5 g，与汤药一起调匀服下。饮食以半流质少量多次为宜。一般服药5～7剂，呕吐可渐控制或改善，若效果不著，仍然呕吐，提示幽门病变较重，梗阻难通，则应考虑手术治疗。所以在运用以上方药时，也寓有诊断性治疗之意。

（11）解读赏析：《本草纲目》云："茯苓，本草又言利小便，伐肾邪，至东垣、王海藏乃言小便多者能止，涩者能通，同朱砂能秘真元。而朱丹溪又言阴虚者不宜用，义似相反，何哉？茯苓气味淡而渗，其性上行，生津液，开腠理，滋水源而下降，利小便，故张洁古谓其属阳，浮而升，言其性也；东垣谓其为阳中之阴，降而下，言其功也。素问云，饮食入胃，游溢精气，上输于肺，通调水道，下输膀胱。观此，则知淡渗之药，俱皆上行而后下降，非直下行也。小便多，其源亦异。肺气盛则便数而欠，虚则欠咳小便遗数，心虚则少气遗溺，下焦虚则遗溺，胞移热于膀胱则遗溺，膀胱不利为癃，不约为遗，厥阴病则遗溺闭癃。所谓肺气盛者，实热也，其人必气壮脉强，宜用茯苓甘淡以渗其热，故曰，小便多者能止也。若夫肺虚、心虚、胞热、厥阴病者，皆虚热也，其人必上热下寒，脉虚而弱，法当用升阳之药。以升水降火。膀胱不约，下焦虚者，乃火投于水，水泉不藏，脱阳之症，其人必肢冷脉迟，法当用温热之药，峻补其下，交济坎离，二证皆非茯苓辈淡渗之药所可治，故曰阴虚者不宜用也。"半夏性味辛温，燥湿化痰祛饮，降逆止吐。张仲景治呕吐以半夏为方名的有六，如小半夏汤、大半夏汤、半夏干姜散、半夏泻心汤、小半夏加茯苓汤和生姜半夏汤等，充分说明半夏为止吐的主要药物。生姜辛温，入肺、胃、脾经。其治呕之功用，历来医籍中载之甚详，《备急千金要方》誉之为治呕吐的"圣药。"

（12）医案举例

①回某，男，43岁。经常胃胀，食不消化，甚者吐水带食，水见水逆，气短身倦，肌肉松软。吞钡示：胃下垂，内有大量潴留液，胃张力低，蠕动差。刻诊：面容清瘦，营养欠佳，大便不实，头眩心悸，舌胖大有齿痕，脉虚缓。辨证：中气不足，胃内蓄饮，转输无力，阴水胀满。治法：益气温阳，促胃化饮。方药：茯苓泽泻汤加味。组成：茯苓40 g，泽泻30 g，甘草20 g，桂枝15 g，白术15 g，生姜30 g，黄芪30 g，党参20 g，升麻12 g，陈皮20 g。

每日 1 剂，水煎分早晚二次温服。

复诊：服药 3 剂见好，又服 7 剂，胃无沉坠感，振水音减少，胃脘胀满，呕吐消失，胃纳见增，此方加减治疗月余，形体康复，接近正常，但胃下垂恢复原位尚待时日，只有形体充盛，肌肉丰满方可。故依此方制作丸剂长服，以求彻解。

②呕吐：张某，男，48 岁。1984 年 4 月 2 日诊。自诉：以往身健无病。15 天前感冒治愈后，出现呕吐，每日吐 1～3 次，呕吐物为水食混杂，经治未愈求诊。现症：伴头晕，精神差，胃纳、大便尚正常，舌质淡胖、苔薄白、津润，脉象缓滑。此为脾虚水滞之胃反证。拟用健脾利水之法主治，方用茯苓泽泻汤加味：茯苓 15 g，泽泻 20 g，白术 12 g，桂枝 10 g，生姜 10 g，甘草 3 g，天麻 12 g。上方服 5 剂后，呕吐停止，仅头晕未解，舌脉同上。此脾气虽复，胃气和降，但水饮未尽，风邪未除。上方加防风 12 g，再进 2 剂，出微汗，头晕消失，精神欠佳。予香砂六君子丸 1 瓶分服善后。

③糖尿病性胃轻瘫呕吐：用本方加制半夏治疗糖尿病性胃轻瘫呕吐 26 例。处方：茯苓 20 g，泽泻 10 g，甘草、桂枝各 6 g，白术、制半夏各 9 g，生姜 3 片。上腹饱胀甚者加厚朴 6 g。每日 1 剂，水煎分 2 次服。在积极控制血糖的同时进行观察，10 天为 1 个疗程，一般 1～2 个疗程。结果：症状消失，胃蠕动正常为治愈，14 例；胃蠕动明显改善为有效，9 例，症状及胃造影无改善为无效，3 例。总有效率为 88.47%。

④淤积性皮炎：使用本方加减治疗淤积性皮炎 193 例，疗效良好。一般资料：男性 174 例，女性 19 例。皮损仅发于左下肢者 24 例，发于右下肢者 32 例，双下肢均发病者 137 例；皮损仅见红斑、水疱、丘疹而无糜烂、溃疡者 48 例，糜烂、溃疡直径在 1 cm 以内者 76 例，1～2 cm 者 34 例，2～3 cm 者 17 例，3～4 cm 者 11 例，4 cm 以上者 7 例。所有病例中伴有深静脉栓塞者 9 例。基本方：茯苓 30 g，泽泻 12 g，桂枝 6 g，白术 15 g，干姜 6 g，当归 10 g，丹参 20 g，川牛膝 10 g，白鲜皮 10 g，甘草 6 g。肿胀较甚者加车前子 10 g，猪苓 15 g；皮损色红、灼热者加金银花 20 g，蒲公英 15 g；皮损增厚、皮色暗褐者加三棱 10 g，莪术 10 g；大便干结者去干姜加生大黄 6～9 g；大便溏薄者加山药 30 g，生薏苡仁 30 g；瘙痒剧烈者加苦参 10 g，蛇床子 10 g；气虚者加生黄芪 10～30 g，党参 20 g；血虚加鸡血藤 20 g，枸杞 10 g；腰膝酸痛者加续断 10 g，桑寄生 10 g。治疗结果：治愈（皮损消退）78 例；好转（皮损消退 30% 以上）101 例；未愈（皮损消退不足 30% 者）14 例。

⑤高脂蛋白血症：用本方加味治疗高脂蛋白血症49例，疗效满意。一般资料：96例患者中，男60例，女36例，随机分为治疗组49例，对照组47例。临床表现多见乏力，纳呆，胸脘痞闷，头晕，形体偏胖，舌淡苔白而润，脉滑。中医辨证为脾虚痰湿型。治疗方法：治疗组口服茯苓泽泻汤加味。药物组成：茯苓30g，泽泻15g，桂枝9g，白术10g，生山楂30g，甘草6g，生姜3片。兼痰瘀内阻者加红花10g，丹参15g；兼脾肾阳虚者加干姜10g，炮附子10g，淫羊藿10g；兼肝气郁滞者加柴胡15g，当归10g，白芍15g。水煎服，日1剂，分早晚2次服用。对照组口服血脂康胶囊，每次0.6g，每日2次。2组均以3周为1个疗程，连服2个疗程后判定疗效。治疗结果：治疗组显效37例，有效9例，无效3例，总有效率为93.9%；对照组显效21例，有效16例，无效10例，总有效率为78.7%。2组有效率比较 $P < 0.05$，有显著性差异。显效率比较，$P < 0.01$，有极显著差异。

⑥椎–基底动脉缺血性眩晕：以本方治疗椎–基底动脉缺血性眩晕。一般资料：55例患者中，男42例，女13例，36～45岁14例，46～55岁30例，56岁以上11例。所有患者均表现为突然发作性眩晕，恶心呕吐，耳蜗症状不明显，病程小于1周。其中26例伴局限性定位体征，47例分别有不同程度的高脂、高黏血症，21例有颈椎骨质增生。治疗方法：药物组成为茯苓、泽泻、石决明各30g，白术18g，天麻15g，半夏、丹参、桂枝各9g，生姜、炙甘草各6g。日1剂，水煎服。舌謇加菖蒲、郁金；肢麻加钩藤、全蝎。眩晕症状控制后，分别治疗原发病。治疗结果：服药1周，主要症状消失者14例；服药1周，主要症状缓解，2周消失者30例；服药2周，主要症状缓解，3周消失者11例。总有效率为100%。

⑦妊娠恶阻：2005年8月11日初诊。林某，24岁，妊娠近3个月，恶心呕吐1个多月，呕吐涎水、食物或胆汁，偶有冷汗出，口苦口干，饮入不舒，纳减，手足不温，腰酸，大便2～3天一解。尿常规检查：尿酮体（++）。舌淡红，苔腻滑润，脉细软。西医诊断：妊娠剧吐。治法：温胃清肝，化饮降逆。方剂：茯苓泽泻汤合黄芩加半夏生姜汤。茯苓10g，泽泻6g，甘草5g，桂枝5g，炒白术10g，生姜10片，炒黄芩6g，炒白芍10g，半夏15g，2剂。

二诊：2005年9月3日。服药期间恶阻好转，现纳欠3天，口淡，涎多，偶有呕吐涎沫或胆汁，咳嗽一周，有痰。尿常规检查：尿酮体（+）。舌稍红，苔薄白，脉细。中药守上方改生姜减4片，加杏仁10g，陈皮10g，3剂。

三诊：2005年9月6日。每餐能进食一小碗，恶阻继续减轻，口淡，咳嗽减轻。尿常规检查：尿酮体（－）。舌稍红，苔薄白，脉细滑。方剂：茯苓泽泻汤合半夏散及汤。茯苓10g，泽泻6g，炙甘草5g，桂枝6g，炒白术10g，生姜8片，半夏12g，3剂。

四诊：2005年9月24日。恶阻消失，纳可，外感3天，体温37.3°C，舌脉如上。治法：调气解表。方剂：香苏散（《太平惠民和剂局方》）加减。藿香6g，苏梗10g，炙甘草6g，陈皮10g，佩兰6g，荆芥6g，蝉蜕5g，3剂。

方剂比较：茯苓甘草汤与茯苓桂枝甘草大枣汤、茯苓泽泻汤的比较：方剂药物组成：茯苓甘草汤有茯苓、桂枝、甘草、生姜，茯苓桂枝甘草大枣汤有茯苓、桂枝、甘草、大枣，茯苓泽泻汤有茯苓、桂枝、甘草、生姜、泽泻。白术茯苓甘草汤与茯苓桂枝甘草大枣汤相比较，仅有姜枣之别，前方有生姜温胃宣散水气，后者有大枣以健脾。故前者治疗胃阳不足水饮内停的"不渴"和水饮内停胸阳被遏的"心下悸"，后者治疗心阳虚水饮内停的脐下悸，"欲作奔豚"；茯苓甘草汤与茯苓泽泻汤比较，后方多了泽泻和白术，化饮散水之力更强，茯苓桂枝甘草大枣汤与茯苓泽泻汤比较，两方除有姜枣之别外，后方还是多了泽泻和白术，化饮散水之力也更强，故可以治疗"胃反，吐而渴，欲饮水者"。

按语：茯苓泽泻汤是治疗"胃反，吐而渴欲饮水者"的方剂，其反胃系饮邪内停所致，吐而停饮未除，故仍渴而欲饮，水入胃阳又被遏故复吐。用茯苓泽泻汤温阳以化饮，饮去则吐可止。徐灵胎曰："此治蓄饮之吐。"

方中茯苓之淡行其上，泽泻之咸行其下，白术、甘草之甘和其中，桂枝、生姜之辛通其气。此案为妊娠恶阻，呕吐1个月余未愈。《素问·平人气象论》说"人以水谷为本"，本去则胎虞。症由饮停日久化热所致，故除用茯苓泽泻汤蠲饮之外，配黄芩加半夏生姜汤平调寒热，以降冲逆。三诊时饮邪渐减，热象已消，故去黄芩加半夏生姜汤，易茯苓泽泻汤合半夏散及汤，恶阻治愈。在整个治疗过程中，生姜为辅药，但亦不可或缺，且其用量也每每随证而有所增损出入，以合症情，此即所谓丝丝入扣也。四诊用香苏散，既可解表，又可调气和胃，加蝉蜕者，以其味甘、咸，性凉，可以疏风，还能够治疗恶阻。

临证提要：本方功能健脾利水，化饮止呕。主治胃有停饮、中阳不运所致的反复呕吐，渴欲饮水，越吐越渴，越渴越吐等。现代多用于治疗胃炎、慢性胃肠炎、胃神经症、胃窦炎、幽门水肿所致之呕吐、糖尿病性胃轻瘫、慢性肾炎水肿、低血压所致之头晕恶心、梅尼埃病等符合本方证者。

本方证与五苓散水逆消渴之病机、治法相似，但五苓散重点在于膀胱气化不行，小便不利，以致水反上逆；本方则重点在于水停在胃，中阳不运，故口渴、呕吐并见。临床须鉴别之。

13. 茯苓四逆汤

四逆汤、通脉四逆汤、当归四逆汤、茯苓四逆汤与四逆散，方名均以四逆命名，但各方同中有异。四逆汤主治少阴阳虚阴盛证，病以四肢烦逆、脉微细为主要特点；通脉四逆汤主治少阴阳虚格阳证，病以四肢厥逆、身反不恶寒为主要特点；当归四逆汤主治厥阴肝寒血虚证，病以手足厥寒或麻木为主要特点；茯苓四逆汤主治肾阴阳俱虚证，病以烦躁为主要特点；四逆散主治厥阴肝气郁滞证，病以四肢逆冷而限于末端、情绪低落为主要特点。

（1）组成：茯苓四两，人参一两，附子（生用，去皮，破八片）一枚，甘草（炙）二两，干姜一两半。

（2）服用方法：上五味，以水五升，煮取三升，去滓，温服七合，日三服。

（3）治则方解：病机：误用汗下，阴阳两伤。治则：扶阳益阴。

（4）方义：方中附子温壮肾阳，干姜温阳和脾，助附子振奋肾阳，人参益气生津，茯苓健脾利水，宁心安神。甘草益气，并调和诸药。

（5）功效配伍：茯苓四逆汤回阳益阴。本方由四逆汤加人参、茯苓组成。方中四逆汤回阳救逆；人参益气固脱，养阴生津，安精神，定魂魄，既助干姜、附子回阳救逆，又能养心阴、安心神；重用茯苓宁心安神。诸药合用，回阳之中能益阴，益阴之中能助阳。陈恭溥《伤寒论章句》云："方用人参、茯苓，资在上之心气，以解阳烦；四逆汤，启水中之生阳，以消阴躁。以上五味药，水煮，去滓，温服，一日二次。

在四逆汤的组方配伍中，其附子用量范围在 0.4～224 g；干姜用量范围在 0.4～300 g；甘草用量范围在 0.2～300 g。附子较多的用量为 37 g，其次为 15～19 g；干姜较多的用量为 19 g，其次为 37 g；甘草较多的用量为 19 g，其次为 37 g 和 75 g。选择附子、干姜、炙甘草三味较高的频次中的用量，其之间的配比分别有 37∶19∶19（2∶1∶1）；5∶37∶37（1∶2.5∶2.5）；19∶56∶275（1∶3∶4）三种基本类型。较高的使用频次中，当附子、干姜、炙甘草各自超大用量时，其配伍比例有 112∶16∶28、1∶112∶7 和

75∶75∶112 几种形式。反映了四逆汤原方中三味药均有可能被重用，但当重用方中某一味药，特别是附子或干姜时，其他药味配伍用量则需相对减少的规律。

（6）方证论治辨析：茯苓四逆汤治太阳病汗下后，阴阳两虚烦躁证。症见发汗，或下之后，病仍不解，烦躁者。太阳病发汗不当则伤阳，误下则损阴，造成阴阳两虚。汗下之后，病仍不解者，是汗下后疾病已发生变化。太阳与少阴相表里，太阳病治疗不当，易伤及少阴，结果形成少阴阴阳俱虚的变证。因汗下后阴阳俱损，阳损则神气浮越，阴损则不敛神，故神不守舍则烦躁。治疗用茯苓四逆汤回阳益阴，安神宁心。

（7）用方思路：茯苓四逆汤较四逆加人参汤多出茯苓一味，故除治阴阳两虚烦躁证外，亦可用于治疗心肾阳虚的水肿，临证可加防己、葶苈子、白术、猪苓、泽泻等。本方临床用于治疗急慢性心力衰竭、阵发性心动过缓、肺心病、急慢性胃肠炎、慢性结肠炎、慢性肾炎、雷诺综合征等。

（8）注家方论

①成无己《注解伤寒论》：四逆汤以补阳，加茯苓、人参以益阴。

②钱潢《伤寒溯源集》：茯苓虚无淡渗而降下，导无形之火以入坎水之源，故以为君，人参补汗下之虚，而益胃中之津液，干姜辛热，守中而暖胃，附子温经，直达下焦，导龙火以归源也。

③吴谦《医宗金鉴》：先汗后下，于法为顺，病仍不解，遽增昼夜烦躁，亦是阴盛格阳之烦躁也，用茯苓四逆，抑阴以回阳。茯苓感太和之气化，伐水邪而不伤阳，故以为君；人参生气于乌有之乡，通血脉于欲绝之际，故以为佐；人参得姜、附，补气兼以益火；姜、附得茯苓，补阳兼以泻阴；调以甘草，比之四逆为稍缓和，其相格故宜缓也。

④熊曼琪《伤寒学》：茯苓四逆汤由四逆汤加人参、茯苓组成。方中四逆汤回阳救逆，以固肾本；人参壮元气、补五脏、安精神、益气生津。人参配四逆汤，于回阳之中有益阴之效，益阴之中有助阳之功。茯苓重用至四两，取其健脾益气、宁心安神、渗利水湿之功，助姜附温阳利水以消阴翳，合人参壮元气、安精神以止烦躁；诸药合用，共奏回阳益阴兼伐水邪之功。

⑤梅国强《伤寒论讲义》：本方由四逆汤加茯苓、人参而成。四逆汤回阳救逆，人参益气养阴，安精神，定魂魄。阳虚而阴为继者，多取此法；茯苓利水通阳，宁心安神。水渍阳微者，配姜、附，其效益彰。

（9）医案举例

①刘绍武医案：齐某，男，49岁。3个月前，因天气炎热而服生冷，致泄泻、腹痛，曾用中药治疗后痊愈。后又食生冷，再度出现泄泻。经用中西药治疗，无明显疗效，病程迁延至今。症见泻下清水，每日4～6次，脐周疼痛，喜温喜按，畏冷，气短，口干，唇舌色淡，苔薄白，六脉沉弱。证属肾阳虚弱兼气液不足。治宜温补肾中元阳，兼养气液。方药：茯苓12 g，条参、制附片（先煎）各15 g，炮姜6 g，炙甘草10 g，水煎服。服5剂泻止，继服10剂而愈。

②周连三医案：段某，素体衰弱，形体消瘦，患病年余，久治不愈。症见两目欲脱，烦躁欲死，以头冲墙，高声呼烦。家属诉：初起微烦头疼，屡经诊治，因其烦躁，均用寒凉清热之剂，多剂无效，病反增剧。面色青黑，精神极惫，气喘不足以息，急汗如雨而凉，四肢厥逆，脉沉细欲绝。拟方：茯苓30 g，高丽参30 g，炮附子30枚，炮干姜30 g，甘草30 g，急煎服之。服后，烦躁自止，后减其量，继服十余剂而愈。

③贺有琰医案：江某，男，53岁，1959年1月7日入院。主诉：心慌气喘反复发作已3年，近日又复发。1941年曾呕血1次，量多，无腹痛史。近3年来常发心悸气喘，每年发作2～3次，每次发作15分钟，去年曾经住院治疗，近日又突起心悸气喘，伴有咳嗽、食欲减退、食后恶心呕吐，此次发作持续不愈，不能平卧，平卧则上述症状加剧。检查：急性病容，有发绀，神志尚清，时躁扰，发育中等，全身淋巴结、皮肤、头颈部均无异常。心率212次/分，未闻杂音，两肺偶有干啰音，腹软，肝脾未扪及，膝反射存在，锥体束征（-），脉数急不整，按之极度无力。诊断：阵发性心动过速。处方：熟附片24 g，淡干姜12 g，炙甘草9 g，党参12 g，白茯苓12 g，法半夏9 g，浓煎，每日1剂。疗效：1月9日，心率106次/分，自觉心慌好转。1月12日，心率84次/分，心律规律，患者无任何不适，1月17日痊愈出院。

④何志雄医案：1964年，有一肺心病患者住院治疗，经中西药调治后，病情好转。某晚，适余值班，黎明前，护理来唤，云此肺心病患者突见张口呼吸，端坐床头而不能卧。余急给氧，气略平。但四肢渐冷，至天明，冷更甚，手逾肘、足过膝，端坐而张口呼吸更甚，痛苦异常，舌淡，脉数。余遂与其他中医共拟茯苓四逆汤加减予服。经二三小时，冷势即减，气亦平，迫中午，已能平卧矣。

⑤丁某，女，41岁，已婚，工人，1984年11月29日入院。主诉腰痛、

浮肿 10 年，呕吐 8 个月，加重 1 个月入院。症见面色无华，软弱无力，动即喘咳，暮寒夜热，下肢肿胀，呕吐频作，手足逆冷，身冷添衣不减，下利日 10 余行（常服大黄煎剂），舌淡胖、苔薄黄微腻，脉沉细无力。诊断：慢性肾炎尿毒症期。12 月 22 日因肺部感染下病危通知。12 月 23 日临睡前，突然胸闷憋气，心悸加重，张口抬肩，翕胸撷肚，气喘欲窒，语言困难，烦躁不安，面色惊恐，神志恍惚，舌淡润苔薄，脉细数。中医诊断：虚损（阴阳两亏），呕吐（秽浊中阻）。证属阴寒内盛，浊气上冲（重证）。治以温阳救逆。头煎服后，喘闷递减，安然入睡。患者长期服用大黄泻剂，呕、利频作，脏腑败馁，已成虚损痼疾，所以肺受外邪侵袭，病即告危。呕、利、水肿为脾阳欲绝；息促、张口抬肩为肾阳衰微，纳气无权。经用本方，化裁 10 剂而起，又经调理出院。

⑥患者，王某，男，50 岁。初诊：某年的国庆节期间，患者面色黧黑，神疲憔悴，眼结膜血丝密布，失眠已经多年，整天头痛、烦躁有心慌心悸，咽干厌食，大便溏薄，小便清长，夜尿频频。脉沉细，舌质很淡，舌苔有点黄。

腹诊：腹肌非常薄，弹性比较差，心下部特别痞硬，肚脐周围有悸动，用手压上去就感到很明显的跳动。失眠，烦躁，眼睛红，从外表上看似乎有热象，其实仔细一看，整个情况还是带有很明显的阳虚阴盛证。当时是中秋季节，天气还不是很冷，可患者衣服却穿得比别人多，手脚都很冰，一活动就有汗。手脚冰、特别恶寒（形寒肢冷）、动则汗出、精神疲惫憔悴；腹肌菲薄，弹力不够；脉象沉细，舌苔淡，这类都是四逆汤证。再加上肚脐周围悸动，心慌心悸，这是茯苓证。心下痞硬，这是人参证。处方：茯苓 30 g，党参 10 g，制附片（先煎）5 g，生甘草 5 g，干姜 5 g，生龙骨 20 g，生牡蛎 20 g，5 剂。

10 月 8 日患者来复诊，喜形于色，说从来没有像这次服药后失眠状态改善得那么好。他说现在头痛、烦躁、心慌、心悸稍有减轻，但睡眠状态大有好转，眼睛的红丝也褪了一部分。

⑦中年男性，肺癌合并痛风。刻下：咽干痛，饮水则解，须臾复痛，咽部无明显红肿；无明显恶寒，汗出正常，大便一天一次，小便色黄无热痛；不知饥，食少则腹胀；腹软，下肢冷；手掌大鱼际干燥且红，脉浮、沉取无力，舌红苔薄。

处方：茯苓 10 g，生晒参 5 g，附片 3 g，干姜 3 g，生甘草 3 g，山萸肉 5 g，五味子 5 g。3 剂，水煎服。药后咽干痛明显缓解。上方加减服用 2 周，咽干痛完全缓解。

⑧男，64岁，胆囊癌患者。不规律发热，发热时恶寒，最高39.6℃，乏力，口渴喜饮热水，饮水则出汗，纳可，寐可，大便可，小便因喝水量多。舌红苔少，脉左寸沉滑，左侧余弦滑。处方：附子10g，干姜10g，炙甘草10g，茯苓15g，生晒参15g。2剂。药后体温降至正常，恶寒明显缓解。

⑨男，66岁。体型中等。主诉：2年来时发胸痛如刺彻背，伴见气短。

刻下：胸痛无发作。乏力，神差，胸闷、按捶则舒；心悸时作，食少觉胀，饮水多，喜冷饮，食凉无不适；恶热、汗出甚，空调需开至24.5℃；睡需趴卧，仰卧难安；眠差，自述无深眠；大便3日1次，质干；夜尿3～4次。

腹诊：膨隆，上腹部腹力3/5，心下痞硬，胃脘肤温低；脐旁压痛；小腹不仁。

茯苓15g，生晒参15g，制附片10g，干姜10g，生甘草10g，苏梗10g，香附10g，陈皮10g，五味子5g。药后睡眠好转，大便每日1次，胸闷缓解。方已中的，增损用之。

（10）解读赏析

①四逆汤，方出自《伤寒论》，是治疗少阴寒化证的代表方，由其派生的白通汤、白通加猪胆汁汤、通脉四逆汤、茯苓四逆汤等，为中医治疗心肾虚、脾肾阳虚、真寒假热证的系列要方。四逆汤组方精妙，法度严谨，药少专宏，为历代医家所推崇。随着临床的发展和用方经验的积累，该方已被广泛于临床各科，成为现代古方新用的重要方剂之一。

古代四逆汤使用涉及病名大致有60余种。张仲景《伤寒论》中主要将其用于伤寒、霍乱、泄泻，也是后世历代运用四逆汤的主流病种。四逆汤主治疾病种类在唐代开始有所拓展，涉及内、外、妇、儿等多科病种。唐朝最早运用四逆汤来治疗脚气、三痹、腰痛、寒疝、产后病、小儿病、外科痈疽。

唐降至明、元朝外，各朝治疗病种不断增加，清朝涉及四逆汤运用的文献条文虽较多，但是病名范围反有缩减，趋于比较有限的几个病种。在出现频次稍高的15种证候中，频率大于5%的仅有6种，依次是脾胃阳虚、脾肾阳虚、阴毒、少阴病证、阳脱、真寒假热。四逆汤主治阴证，其脏腑定位主要在脾、胃、肾，尤以肾阳虚证最多见，本方还可用于寒湿阴证。从历代证候分布来看，宋朝证候以脾肾两脏阳虚较多，明朝四逆汤用于寒湿病证较多。清朝多用于肾阳虚的相关证候，尤其是多用于真阳衰竭之戴阳证。

实际上，四逆汤所涉及大概有158个症状，其中出现频率较高的前10个症状依次是：手足厥冷、汗多、泄泻、腹痛、下利清谷、上吐下利、心烦、恶寒、干呕、恶心，进一步归并为手足厥冷、恶寒、汗多、腹痛、吐利五大症，反映出四逆汤证的核心证候。四逆汤运用涉及症状出现率较高的还有胸闷、便下脓血、喘息和咳嗽，涉及胸阳不振、寒伤肠络、肾不纳气和寒饮犯肺等病机，是源于《伤寒论》主治的发展。

②《伤寒杂病论》的条文数次出现的"手足厥冷、泄泻、汗多、下利清谷"一直在之后的不同朝代中多次出现。魏晋补充了"胸闷"；唐代出现了"便下脓血、痛肿、喘息、头目眩晕、小便频数、腰痛、不孕不育、脚弱、咳嗽、咳唾痰涎、气逆冲胸、疝痛、舌瘘、身热日久、小便余沥、阴部湿痒"，其中"便下脓血"多为后世沿用；宋代最先用于"小便不禁""下肢浮肿"；元代用于"耳鸣或耳聋"；明代始用于"吐血"；清朝首用于"暴盲"。虽然历代该方治症不断扩展，但清代运用该方涉症范围更加接近《伤寒杂病论》原方所主的症状范围。《伤寒杂病论》条文涉及 5 种脉象，未涉及舌象，古代历朝四逆汤运用涉及舌象仅 8 条，主见舌苔黑润；涉及脉象达 26 种之多，其中脉微欲绝、脉象微弱、无脉总属于微弱之脉，占总体脉象出现率的 61%。除微弱脉象外，也多兼沉、细、迟等；间有涉及弦脉和浮脉。有人研究四逆汤的功效表述，其条文有 40 条，集中反映了该方温补、破阴及回阳的基本作用，同时提示所主病证的病机以肾、心、脾、胃为主要脏腑定位。古代四逆汤变化运用涉及药味共计 162 种，涉及 20 类药物，其中以与温补药配伍最为多见。四逆汤原方配伍在东汉用生附子、干姜，晋唐以降至明则倾向于炮附子替用生附子，干姜与炮干姜互用，但至清朝则有回归早期主用生附子和干姜的倾向。历朝四逆汤中均用炙甘草。

③四逆汤运用中涉及加味出现频次较高的 10 味：人参、白术、肉桂、茯苓、半夏、当归、陈皮、厚朴、芍药、细辛，归属健脾益气、温里散寒、益阴养血、理气化痰四类。健脾益气多配伍人参、白术、茯苓；温阳散寒多配伍肉桂、细辛、蜀椒、吴茱萸；益阴养血多和当归、芍药配伍；理气化痰药多用半夏、陈皮。

唐朝多用蜀椒，之后常用肉桂，常配半夏、陈皮；清朝不用细辛，偶用吴茱萸。四逆汤加味中除多与温热药配伍外，早在唐朝就出现与大黄、黄连等苦寒药的配伍。猪胆汁作为仲景四逆汤加味的反佐药法，历代均有出现，在清朝出现得最多。古代四逆汤运用涉及剂型共有 5 种，包括汤、散、蜜丸、糊丸、药酒，汤剂最为常用（74.5%），与阳衰阴盛之急重证相宜。丸、散剂出现频率接近，主用于脾胃虚寒等证。清朝前几种剂型多有出现，但至清朝则主要是汤剂的运用。古代四逆汤在服用时间上以"不拘时候"和"食前服"的频次最高，绝大部分采用"温服"法，"冷服"法很少，并限于真寒假热、戴阳等证的治疗。古代文献中有关四逆汤服用禁忌的条文较少，主见于唐代《外台秘要》和明代《普济方》中。所涉禁忌包括忌猪肉、羊肉、饧、海藻、菘菜、冷水、生葱、桃、李、雀肉、生冷、油腻、醋物、黏食、热面、鱼、鸡、生菜。

④四逆汤运用的适应病证在历代均得到不同程度的扩展，涉及内、外、妇、儿等多科病种和病证。其中伤寒、霍乱、泄泻是古代运用四逆汤的主流病种；脾胃阳虚、脾肾阳虚、阴毒、少阴病证、阳脱、真寒假热是古代运用四逆汤的主要病证；手足厥冷、恶寒、汗多、腹痛、吐利、脉微弱六大症是古代四逆汤证的核心证候。

有学者指出，四逆汤功效集中于温补、破阴及回阳的三个方面，这一点，百岁名医、笔者业师刘绍武公认为，与其所主病证的阳气虚衰、阴盛阻隔、阳气脱散的基本病机相符，也体现了其效证的一致性。对四逆汤运用的病、证、症的演变追踪表明，唐降至明四逆汤涉及病名不断增加，至清朝病名范围反有缩减；最早的四逆汤原主病证一直为后世沿袭，宋朝证候以脾肾两脏阳虚较多，明朝多用于寒湿病证，清朝主要定位于肾阳虚的相关证候；四逆汤治症不断扩展，魏晋"胸闷"，唐朝"便下脓血"，宋朝"小便不禁""下肢浮肿"，元朝"耳鸣或耳聋"，明朝"吐血"，清朝"暴盲"在历代治症扩展中可圈可点。

⑤四逆汤后世拓展创新主要基于原方证病机上的延伸和由四逆汤所主病证在症状上的扩展。古代四逆汤运用的病、证、症范围自唐以降的拓展演变至清代的缩减，提示方剂运用中由约至博、由博返约的不断探索创新与验证积淀的过程。山西善用四逆汤的名医门纯德先生说，四逆汤原方配伍均用炙甘草，但围绕附子、干姜则经历了初用生附子、干姜到以炮附子替用生附子、干姜与炮干姜互用，再到主以生附子和干姜的倾向。这一往复回归现象除与主治病证至清朝的学术复古思潮有关外，也提示四逆汤原方主治与组方用药的经典性。古代对四逆汤原方中附子、干姜、甘草选配剂量跨度很大，三味药均有可能被重用，但重用附子或干姜时，其他药味配伍用量则相对减少。这一现象提示，一方面为近现代温补医家临床超量使用干姜、附子的事实提供了前人的经验依据；另一方面也提示临床附子与干姜在配伍上存在主次剂量配伍的不同模式。

⑥四逆汤加味变化运用涉及药味较多，出现频率较高的可归属健脾益

气、温里散寒、益阴养血、理气化痰四类，反映了历代医家围绕四逆汤主治病证，探索出的以温阳治法为核心，同时针对兼顾阳衰气虚、脏寒痼冷、阴血不足及湿痰气滞等基本病机的加味规律。四逆汤运用的主要剂型是汤剂，服法上以"不拘时候"和"食前服"最多，绝大部分采用"温服"法，与该方所主的阳衰阴盛之急重证、寒证及病位主涉少阴有关。茯苓四逆汤为益阴回阳之重剂，从组成看，由四逆汤加人参再加茯苓而成，其义在于：寓干姜附子汤之意，以破阴回阳，阳气得复，则阴霾四散；寓茯苓甘草汤之意，针对水饮为患，先治其水，不治厥而厥自回，不治喘而喘自安；重用茯苓在于养心宁神，降逆平冲，利水通阳。张锡纯《医学衷中参西录》记载："李姓女子，头目眩晕，心中怔忡，呕吐涎沫，有时觉气上冲，昏蒙不省人事遂俾单用茯苓一两，煎汤服之，服后甫五分钟，病即减轻，旋即煎渣再服，益神清气爽，连服数剂，病即痊愈。"可见重用茯苓对平冲降逆有独特的作用。

14. 茯苓汤合小半夏汤加减

（1）组成：半夏一升，生姜半斤，茯苓三两。

（2）用法：上三味，以水七升，煮取一升五合，分温再服。

（3）作用功效：和胃止呕，引水下行。

（4）主治：卒呕吐，心下痞，膈间有水，眩悸者，小半夏加茯苓汤主之。先渴后呕，为水停心下，此属饮家，小半夏加茯苓汤主之。

（5）来源：小半夏加茯苓汤出自《金匮要略·痰饮咳嗽病脉证并治第十二》，书云："卒呕吐，心下痞，膈间有水，眩悸者，小半夏加茯苓汤主之""先渴后呕，为水停心下，此属饮家，小半夏加茯苓汤主之"。后世医家对此方均有摘录阐述，如《卫生宝鉴》说小半夏加茯苓汤可"除悬饮，止呕吐"。通过《金匮要略》原文论述可知，小半夏加茯苓汤所主病机为水饮停留于胸膈、胃脘，阻滞气机，使胃气上逆，同时水饮之邪变动不居，侵袭他处，临床上就会出现"呕吐""心下痞""眩悸"等表现，而这些临床表现与化疗后呕吐相符。化疗后呕吐病位属中焦，其本质为元气受损在前，脾胃受损在后，化生水湿阻滞在中，使用小半夏加茯苓汤加减能兼顾标本，故可取得良好效果

（6）方解：本方用生半夏降逆止呕，生姜和胃散痞，加茯苓导水下行，以定眩悸。

（7）方论：饮气逆于胃则呕吐；滞于气则心下痞；凌于心则悸；蔽于阳则眩。半夏、生姜止呕降逆，加茯苓去其水也。（《金匮要略心典》）

（8）小半夏加茯苓汤配伍原则及药理分析

　　小半夏加茯苓汤组成为"半夏一升、生姜半斤、茯苓三两"，煎煮方法为"右三味，以水七升，煮取一升五合，分温再服"。其中半夏为君药，性味辛温，具有燥湿化痰、降逆止呕等诸多功效；生姜辛温为臣，散寒行水，温中止呕，还可解半夏之毒；佐以甘淡茯苓利水渗湿，健脾宁心。全方辛散甘淡，各药协同，使寒饮得除，脾胃得健，气机调和。故可治疗脾胃虚弱，痰湿阻滞的呕吐。笔者临床发现，运用小半夏加茯苓汤加减，可降逆止呕以缓急，又可补益脾胃以固本，还可行气除湿以宣痹，如呕吐严重可加旋覆花、代赭石以助降逆，如脾虚严重可加炒白术、生晒参健脾益气，如水湿泛滥可加薏苡仁除湿。现代研究发现小半夏加茯苓汤水提取物富含姜酚、芦丁，尤其是姜酚可延长呕吐的潜伏期、减少呕吐次数及降低呕吐频率。

　　半夏、生姜温化寒凝，行水散饮，降逆止呕；茯苓健脾益气，渗利水湿，导水下行，降浊升清。用小半夏加茯苓汤，一般半夏、生姜剂量均在 15 g 以上，茯苓用 30 g，量少则难以取效。在治疗过程中需强调生姜的作用，叮嘱患者一定要加足量，每片以 5 分钱币大小厚薄为宜。如某患者服前两剂药后病情大减，第 3 剂因家人代其煮药未放生姜而自觉药力不在胃脘部停留却向下行至腹部，生姜不放或量少不足，则不能使药力停留在胃脘部去水饮，足见生姜作用之重要。

　　半夏：为小半夏加茯苓汤之君药，为天南星科植物半夏的块茎，始载于《神农本草经》。辛，温，归脾、胃、肺经，具有燥湿化痰、降逆止呕、消痞散结的功效；外用消肿止痛。关于半夏，《药性论》谓"消痰涎，开胃健脾，止呕吐，去胸中痰满，下肺气，主咳结。新生者磨涂痈肿不消，能除瘤瘿。气虚而有痰气，加而用之"。现代药理研究发现，半夏可以减少胃液分泌、保护胃黏膜、促进胃黏膜的修复，并通过抑制呕吐中枢来达到止呕的疗效。另有研究表明，从半夏新鲜鳞茎中分离的外源凝集素具有抗癌的作用。

　　生姜：为小半夏加茯苓汤之臣药，为姜科植物姜的新鲜根茎，始载于《名医别录》。辛，温，归肺、脾、胃经，具有解表散寒、温中止呕、温肺止咳的功效。生姜素有"呕家圣药"之称，《名医别录》中便有记载"生姜……去痰，下气，止呕吐"。现代药理研究表明，生姜具有抗癌、抗炎、抗溃疡及止呕等作用，而其提取物 6- 姜酚很可能是生姜止呕的物质基础。有研究统计止呕古方 1000 余首，其中生姜使用频率为 62.56% 排名第一，同时整理现代名家中的止呕处方发现，生姜仍有非常高的使用频率，由此可知，生姜止呕功效是确切的。

茯苓：是本方佐药，为多孔菌科茯苓的干燥菌核，始载于《神农本草经》。甘、淡，平。归心、脾、肾经，具有利水渗湿、健脾、宁心的功效。茯苓是利水渗湿的要药，广泛应用于各种寒热虚实水肿的治疗中，《本草衍义》有记载"茯苓、茯神，行水之功多，益心脾不可阙也"。现代药理研究表明茯苓具有抗癌、保肝、利尿等功效，其中利尿可能是通过增加细胞内钾的含量改变渗透压完成。

（9）药理作用

①治疗肺心病：（用法）水煎，每日 1 剂，分早晚 2 次温服。肺心病系由支气管、肺、胸廓或肺血管的慢性病变所致的肺循环阻力增加，进而引起肺动脉高压和右心室肥大的一种心脏病，早期肺心病呼吸和循环功能尚能代偿，即所谓肺心病缓解期。主要临床表现为咳嗽、咳痰，动则心悸、气短，轻度发绀，甚者呼吸困难、肝大、下肢浮肿等。急性发作期多由着凉感冒、呼吸道感染而诱发。临床可见心悸、气短、咳嗽咳痰、唇爪发绀、肝大浮肿等症状加重，甚则出现谵语、躁动不安、语无伦次或抽搐、昏睡等。

本病属中医"咳喘""心悸""水肿""暴喘""肺胀"等范畴。朱均报道：小半夏加茯苓汤治疗肺心病心力衰竭 48 例，并设对照组观察疗效。结果：治疗组显效 30 例，有效 16 例，无效 2 例，总有效率为95.8%，与对照组比较有显著性差异。方法：对照组采用抗感染、强心利尿，持续低流量给氧及对症处理。治疗组则在对照组治疗的基础上加用制半夏 12 g，茯苓 20 g，生姜 30 g 为 1 剂，水煎 2 次，混合取汁约 150 mL，每日分为 5 次口服或鼻饲；舌紫有瘀斑者，于方内加丹参 9 g；苔黄厚腻者，加瓜蒌 12 g；苔浮而润滑者，加石斛 9 g；舌光剥无苔者，加怀山药 15 g。每日服 1 剂，12 日为 1 个疗程。

②治妊娠剧吐：（用法）水煎，每日 1 剂，分早晚 2 次温服。孕妇在早孕时出现择食、食欲缺乏、轻度恶心呕吐、头晕、倦怠等症状，称为早孕反应。多在妊娠 12 周前后消失，一般对孕妇生活和工作影响不大，无须特殊治疗。少数怀孕女性早孕反应严重，恶心呕吐频繁，不能进食，影响身体健康，甚至有威胁孕妇生命的情况，称为妊娠剧吐。本病多见于年轻初孕女性，出现于停经 40 多天时，原因尚不十分清楚。根据病史及妇科检查，诊断并不困难。西医治疗主要是对症处理并解除患者思想顾虑。病情严重者考虑终止妊娠。本病相当于中医"妊娠恶阻"，又称为"妊娠呕吐""子病""病儿""阻病"等，其病理特点是孕后血聚养胎，冲脉之气较盛，其气上逆胃失和降所致。运用小半夏加茯苓汤治疗妊娠恶阻 32 例，结果显效 25 例，有效 7 例，全部有效。处

方：姜半夏 10 g，茯苓 12 g，生姜 6 g。每日 1 剂，呕剧者日服 1.5 剂，饮食不入者配合静脉补液。

（10）临床应用与医案

①水气呕吐：付金生，时当暑月，天气亢燥，饮水过多，得胸痛病，大汗呕吐不止。视之口不渴，脉不躁，投以温胃之剂，胸痛遂愈，而呕吐未除，自汗头眩加甚。再以温胃方加黄芪予服，服后亦不见效，唯汗出抹拭不停，稍动则眩晕难支，心下悸动，举家咸以为脱，吾许以 1 剂立愈。半夏 15 g，茯苓 9 g，生姜 1 片。令即煎服，少顷汗收呕止，头眩心悸顿除。

按语：饮水过多，消化不及，停于心下，蕴郁胸脯，而致胸痛，汗出，呕吐不止。虽无阳热见证，但继用温胃，饮邪不能尽去，唯宜小半夏加茯苓汤降逆止呕，导水下行，竟 1 剂呕止，其效如神。

②痰饮呕吐：朱左，停饮凝痰，聚于胃府，胃府之气，升多降少，五十日辄呕黏痰涎水，二便不利，脉象沉弦。夫痰之与津，本属同类，清气化，则津随气布而上供；津气不化，则液滞为痰而中阻。气之化与不化，悉视阳之转运如何，所以《金匮》有饮家当以温药和之之例也。然刚燥之药，多服劫阴；攻逐之剂，正虚难任，唯有分其清浊，使清津上升，浊液下降，虽难霍愈，或可减轻耳。

制半夏 6 g，云茯苓 24 g，老生姜 3 g。来复丹 3 g，药汁送下。

按语：痰饮聚于胃府，胃气上逆，辄呕痰水，宜小半夏加茯苓汤治之。加用来复丹，以促阳气来复也。

③胃脘痛：小半夏加茯苓汤为水饮停于胃脘而设，胃脘不适应当存在，但呕、吐、悸、眩、痞 5 个主症中，悸和眩均不是胃脘症状，如果患者以心悸眩晕为主症来就诊，可用小半夏加茯苓汤。

病例：袁某，男，37 岁。患高血压，头目眩晕，呕吐时发，心悸，脘部作痞，脉弦滑，舌苔白滑。辨证：呕吐悸眩痞俱见，此乃膈间水饮也。处方：半夏 15 g，茯苓 30 g，生姜 15 g。服 6 剂痊愈。

按语：见头晕、高血压便多以肝阳上亢辨证，取用平肝潜阳为常法，对胃脘之呕吐频频泛恶，或忽略不见，或将头晕和胃脘不适分割开来分而治之，如果不是对水气停滞对身体或上或下的影响了如指掌，则很难独取小半夏加茯苓汤来治疗。该病例有力地证明了，以小半夏加茯苓汤独治水饮，不用天麻、钩藤等所谓降压之品，血压也能下降，显示了中医辨证论治的魅力。水饮停滞，对全身之影响不居一处，仅从上焦而言，水饮上逆于肺，轻者可见短气，重则暴发喘满，水停心下，上凌于心则发心悸，蔽冒清阳则有目眩，比如仲景在《金匮要略·痰饮咳嗽病脉证并治》中苓桂术甘汤有胸胁支满目眩之见症，五苓散有吐涎沫而癫眩之见症，刘老常用水气病多方治疗或上或下多种疑难杂症而收奇效，在于刘老深刻体会到了水饮对全身上下的影响。仲景在《伤寒论》《金匮要略》二书中有短气、喘满、悸眩等症的描述，但刘老临证从不拘泥于此，例如，目为清窍，水饮蔽冒可见目眩，但耳鼻亦为在上之清窍，浊阴在上，清窍不利可致目眩，有时亦可见到耳鸣、耳塞、嗅觉不灵，诸多临床见症也证实了这一点。

④患者，女，30岁，牧民。饮食生冷诱发胃脘痛。1973年9月12日来诊。症见胃脘痛，打嗝，吐清水痰涎，畏寒，痛时喜温熨按，腹胀，食欲减退，反酸嗳气，口不渴，喜热饮，舌苔白，脉微沉紧。此为过食生冷，寒积于中，阳气不振，寒邪犯胃所致。治宜温胃散寒，祛痰止痛，引水下行。

处方：半夏40 g（先煎半小时），茯苓30 g，生姜30 g。

二诊：1973年9月16日，服药4剂后，诸症全部消失而愈。为巩固疗效，继服2剂，病情稳定，追访5年未见复发。

⑤患者，女，58岁，退休。2016年10月17日诊。因恶性淋巴瘤化疗后就诊，现患者出现顽固性恶心呕吐，每日吐8～10次，呕吐物初为食物残渣，后多为胃液、痰涎，午后尤甚，精神极差，全身乏力，稍动则头晕、心悸，纳差痞满，睡眠尚可，畏寒肢冷，小便可，大便溏，舌体胖大、有齿痕、苔水滑，脉沉弦。西医诊断：化疗所致恶心呕吐。中医诊断：呕吐；脾虚水停证。治宜健脾和胃、行水散痞。处方：法半夏15 g，生姜20 g，茯苓30 g，炒白术15 g。水煎取汁300 mL，每日1剂，早晚分服，共7剂。复诊：患者述初服2日后恶心呕吐次数便明显减少，胃脘痞满之感亦有开解之征，偶有头晕，舌上水滑之象以稍退，效不更方：法半夏15 g，生姜20 g，茯苓30 g，桂枝15 g，炒白术15 g，砂仁15 g，厚朴10 g，天麻10 g，煎煮服用同前法。7剂后诸症皆除，后用参苓白术散加减善后。

按语：该患者是接受化疗后出现呕吐，亦有胃脘痞满、呕吐痰涎之征，思之或有水气停聚，细问果有胃脘冰冷，振水之感，结合舌脉，已知有水饮停于中焦。患者素体正气已亏，后遭药毒再伤，脾胃皆伤，必化湿生水，停于胃脘，胃气上逆，以致呕吐。故初诊主降逆止呕缓其急，次健脾利水；复诊见效，加重行气利水之力；后以参苓白术散加减复其正气以完全功。

⑥神经性呕吐：姜某，女，33岁，1986年5月3日来诊。呕吐1年余，

或在饭前，或在饭后，或进食即吐，或夜间而呕，发作无时。吐物或为未尽消化之食物，或为清水痰涎。曾于外院做多项检查，除轻度胃下垂外，未见其他异常，诊为神经性呕吐，但中西药物屡用乏效。刻诊：体质瘦弱，面色苍白，纳减，体倦，头晕心悸，脘腹部痞闷不舒，中下腹时肠鸣，舌质淡红，苔白腻，脉弦细。证属胃失和降，痰饮内停。治宜降逆和胃化痰，拟小半夏加茯苓汤予之。半夏 30 g，生姜 25 g（切片），茯苓 20 g。半夏用温水浸 30 分钟后，去水，合诸药共煎，徐服。药下呕吐即大为减轻，仅进 5 剂，呕吐肠鸣诸症悉止。

按语：本证为支饮之一证。以呕为主症，伴有心下痞满，头目昏眩，心悸。为水停心下，支结膈间所致。本证较小半夏汤证饮停为重，故加茯苓以健脾利水，并可宁心止眩，一举数得。

⑦小半夏加茯苓汤治疗胃脘部疾病：刘某，女，42 岁。1995 年 1 月 23 日初诊。1 年来不明原因而见恶心、嗳气、心下痞闷、纳食不馨，曾服用舒肝和胃丸等中成药，药后稍缓。其后病情如故，伴口苦咽干，胸闷、心悸、头晕，月经 2～3 个月一行，月水量少色暗，呈酱油色，舌淡苔白腻，脉沉弦，辨属水饮停于胃脘之证。治当行水散痞，引水下行：茯苓 30 g，半夏 18 g，生姜16 片，7 剂。二诊：述服药后第 2 天，恶心、嗳气、心下痞闷均明显好转，胸膈间有豁然开朗之感，头晕。心悸若失，值月经来潮，月水颜色转红，量亦增多，苔腻已减。治疗有效，继宗上法：茯苓 30 g，半夏 18 g，生姜 16 片，泽泻 15 g，白术 6 g，7 剂。三诊：脘痞、嗳气、恶心、心悸、头晕均好转若失，要求巩固疗效。处方：茯苓 30 g，半夏 14 g，天麻 10 g，猪苓 20 g，泽泻16 g，白术 10 g，桂枝 10 g，7 剂。

按语：针对这一病例，刘老分析到，根据患者的症状，最先想到的是肝气不舒、肝气犯胃之证，因为有口苦、咽干、头晕的少阳主证，又有心下痞闷、纳食不馨、嗳气等肝气犯胃的症状，但仔细分析，疏肝理气和胃的中成药不在少数，患者一定服过，详问果然多次服过舒肝和胃丸等中成药，服后稍有好转，但其后病情如故，若是木郁克土之证，症状定会明显减轻，可患者至今未愈，考虑应有其他缘由，脾胃主运化受盛，运化不及时，痰浊水饮最易生成，基于此再问诊，患者述胃脘部总有水汪汪、凉凉的感觉，自觉胸腹之间气不通畅，胸膈部似有物阻隔其间，平日口干不欲饮水，与小半夏加茯苓汤证"卒呕吐，心下痞，膈间有水眩悸"的描述十分相像，观舌淡苔白腻、脉沉弦，经云沉潜水蓄是也，沉脉主水饮，弦亦为阴脉，这样辨证便从肝胃不和之证转为水饮停于胃脘之证，那又如何解释肝气不畅的少阳证及月经量少的血瘀证呢？水饮阻隔于心下膈间，势必影响肝气的运行，服用和胃理气中药后，肝气稍有顺畅，但水饮未去，肝气复又阻滞如初，所以见病情稍有好转复又如故。肝气不畅，由气及血，又可见血分不畅，月经量少色暗，这样便有水饮停于心下胃脘为本，肝气不畅为标，治病先治本，饮去则胃脘部诸证好转，气畅则嗳气痞闷、口苦咽干若失，血行则月水量多色红。

⑧加味小半夏茯苓汤治疗眩晕。

药物组成：制半夏、泽泻、茯苓各 30 g，生姜 25 g。

随证加减：肝阳上亢者加天麻、钩藤、菊花等；肝肾阴虚者加熟地黄、女贞子、枸杞等；肾阳不足者加淫羊藿、肉桂、怀牛膝等；气血亏虚者加黄芪、党参、当归、阿胶等；兼有瘀血者加桃仁、红花、川芎、川牛膝等。

治疗方法：每日 1 剂，水煎分服，5 剂为 1 个疗程。

功效主治：利湿化痰，平肝潜阳，补养气血。

医案：患者，女，43 岁。主诉：反复发作性眩晕 5 年，再次发作 4 天。5 年来眩晕症状经常发作，平均 2 个月即发作 1 次，频发时几乎每周 1 次。每次发作时大多采用西药静滴能量合剂、甘露醇等治疗，效果均不理想。就诊时自述眩晕、胸闷、心慌、恶心、纳呆，活动后诸症加剧，伴体倦无力，四肢懒动，动则汗出。3 年前被确诊为颈椎病，无高血压、冠心病病史。辨证属脾气虚弱，气血不足。治拟健脾助运，补益气血。处方：炙黄芪、制半夏、茯苓、泽泻、熟地黄、生薏苡仁各 30 g，白术、白芍各 12 g，当归 15 g，党参、川芎、桂枝各 10 g，生姜 25 g。每日 1 剂，水煎服。药服 5 剂后，眩晕症状即已缓解，精神体力明显好转，诸症减轻。守上方继服 10 剂，诸症皆除，随访 3 个月，眩晕未再复发。

经验心得：不论何种证型的眩晕，其病机多携痰挟水兼湿。古人云"无痰不作眩"即是此理。如肝中阴津亏虚，虚火上炽、灼伤阴液，即凝炼成痰，虚阳挟痰热上扰清窍而成眩晕；若气血亏虚，脾失健运，肺失肃降，水湿滞留，聚湿生痰，而成眩晕；又如饮食不节，湿痰之邪壅阻中焦，皆可导致清阳不升，头脑失于温煦而成眩晕；若肾中阴精不足，阳气失于依附濡养，而又使元气亏乏，脾肾虚弱，水津代谢不能正常进行，易生痰湿之邪，以致阻遏气机而成眩晕。因此，治疗应在结合分型施治的基础上，皆于方中重用半夏、泽泻、茯苓、生姜诸药，以期达到利湿化痰、祛除病邪的作用。

15. 外台茯苓饮

治心胸中有停痰、宿水，自吐出水后，心胸间虚，气满不能食，消痰气，令能食。茯苓、人参、白术各三两，枳实二两，橘皮二两半，生姜四两。上六味，以水六升，煮取一升八合，分温三服，如人行八九里，进之。本方治心下痞硬、逆满、食欲缺乏确有验，加半夏增橘皮用量尤良，肝胃疾多有此证，宜注意。

（1）组成：茯苓、人参、白术各三两，枳实二两，橘皮各二两半，生姜四两。

用法：上六味，水六升，煮取一升八合，分温三服，如人行八九里，进之。

（2）方解

①本方是橘皮枳实生姜汤加健胃的人参，利尿的茯苓、白术，故治橘枳姜汤证心下痞硬、小便不利或有停饮者。

②茯苓、人参、白术，生姜有四君之义，用生姜换炙甘草，更加走窜灵动。

③枳实、白术，有枳术丸之义，攻补兼施。

④茯苓、橘皮、生姜，温太阴化痰湿水饮，同时去气滞。本方主要消痰湿水饮，补虚损，开胃口。

（3）运用要点

①脾胃虚弱，津液停滞，胸膈满闷，吐而虚满，不能进食。

②吞酸，嘈杂，胃内有停水。

③腹壁柔软，触之心下大多有抵抗。

（4）病机辨证：本方证是里虚寒太阴证，以胸满、腹胀、心下痞、纳差、小便不利为主症。

（5）类方鉴别

①厚朴生姜半夏甘草人参汤：治疗太阴气滞，以气滞腹胀满为主，虚实结合；外台茯苓饮是治疗太阴痰湿水饮阻碍而引起的纳差、食欲差、人虚弱为主，虚弱多一些，实（水湿、痰）的成分少一些。

②本方与半夏泻心汤同治心下痞满，但本方用于里虚寒之太阴病，半夏泻心汤用于上热下寒、半表半里阴证之厥阴病，临证不可不辨。

③吴茱萸汤治疗寒与气上冲甚，呕吐，头痛，烦躁。

（6）加减及合方运用

①冯世纶经验：为了增强祛湿利饮、理气降逆之功，冯教授适当调整了原方药味与药量配比。以苍术、党参易方中白术、人参，重用陈皮，减少生姜，增入清半夏。常用剂量：茯苓 12～15 g，苍术 10～15 g，党参 10 g，枳实 10 g，陈皮 30 g，清半夏 15 g，生姜 15 g。湿饮者，多予茯苓、苍术；反之则少用。生姜减量，减轻了汤药的辛辣之味，改善了口感。又因与清半夏同用，有小半夏汤之意，故而降逆止呕功效依旧如故。

②据证增损药味：本方固然药简效宏，然为使药物契合患者的具体病情，多需依据药证原则，适当增损药味。若兼便秘，加大剂生白术温中生津通便；无脘腹胀满，去行气除满之枳实；脘腹痛剧，加延胡索活血止痛；反酸或吞酸，加海螵蛸、煅瓦楞子制酸以治标；水饮化热，加生薏苡仁清热利饮；经行或病久血虚，加当归养血等。

③冯教授临证十分重视本方与他方的合用，经常合用的经方有：兼太阳中风，合桂枝汤；少阳郁热，合小柴胡汤；阳明里热，合用黄连阿胶汤；外邪里饮，合五苓散；里虚寒饮上逆，合吴茱萸汤；血虚水盛，合当归芍药散；阳虚水停，合真武汤；里虚寒偏重，合理中汤；外邪里热轻证，合桂枝甘草龙骨牡蛎汤；胸痹见痰阻气逆，合枳实薤白桂枝汤等。

（7）临床运用：①呼吸系统：咳嗽，咳痰，尤其是慢性咳嗽后期，痰湿水饮断根者，用本方善后。②消化系统：胃脘胀，纳差等。③心痹症见胃肠症状者。④胃液分泌过多。

（8）临床验案

①黄煌医案（痞满）：桑右，36 岁，自诉心下痞满，呼吸困难，常欲深呼吸而不得，头部昏沉，伴饮食不香，胃口不佳，口干欲饮，舌淡苔白，脉弦滑。因患者信任中医，此次特来求治。综合四诊，患者很明显是水饮为患，水滞中焦以致气机升降失常，治当行水开结理气。用外台茯苓饮加减：茯苓 30 g，生白术 18 g，党参 10 g，枳壳 15 g，陈皮 15 g，半夏 12 g，生姜 30 g，三剂。今天患者来拿最后一剂药，问其病情进退如何，患者说喝了第一剂就基本好了，胸口亮畅多了……

②冯世纶医案：陶某，女，48 岁。主诉：胃胀 1 年。患者近 1 年来胃胀，多在进食后出现，有时呕吐、嗳气、口苦或口甜，诊断为慢性胃炎，经治疗未获好转。刻诊：胃胀，嗳气，纳差，口干不欲饮，颈部活动不适，背部针扎感，腰部凉，大便二三日一行，时干时稀，小便少，夜尿二三次。舌淡苔白，

脉沉弦细数无力。体征：上腹无压痛。西医诊断：慢性胃炎。中医诊断：痞满，属胃虚饮停、气郁气逆、饮郁化热兼太阳表证。方选外台茯苓饮合五苓散加半夏。处方：茯苓 12 g，苍术 18 g，泽泻 18 g，猪苓 10 g，党参 10 g，枳实 10 g，陈皮 30 g，清半夏 15 g，桂枝 10 g，生姜 15 g。7 剂，每日 1 剂，水煎分 3 次温服。二诊：患者胃胀、口干、颈背部不适明显减轻，纳食增加，嗳气减少。继服 7 剂，基本痊愈。

③患者，女，81 岁，因"发现胰腺占位 3 个月余，伴发热 3 天"收治入院。患者形体消瘦，脸色无华，唇白，眼睑淡，不欲饮食，腹肌紧张，压之疼痛，有振水音，舌红苔黄腻，脉细。面诊：形体消瘦，脸色无华，唇白，眼睑淡。舌诊：舌质淡红，苔黄腻。腹诊：腹扁平，心下痞硬，腹肌紧张，压之疼痛，按之空，可闻及振水音。脉诊：脉细。问诊：患者食欲差，无饥饿感，食后恶心呕吐，时有发热，偶有干咳，无腹胀腹痛，无头晕心悸，无胸闷气短，夜病欠安，小便正常，大便 2～3 日一行，近期体重下降 10 kg 左右。处方：外台茯苓饮，茯苓 30 g，党参 15 g，白术 15 g，陈皮 30 g，枳实 30 g，干姜 5 g。随后复诊以痊愈无痛。

④患者，女，59 岁，因"上腹部隐痛不适间作伴消瘦乏力 1 年余"收治入院。患者形体消瘦，脸色少华，唇红润，上腹部隐痛不适，食后反酸胃灼热明显，口干口苦，纳食差，近 3 个月体重下降 2 kg，舌淡红，苔白厚，脉弦细。面诊：形体消瘦，脸色少华，唇红润，眉间明显川字纹，眉毛浓厚，眨眼频繁。舌诊：舌淡红，苔白厚。腹诊：腹扁平，压之不痛，按之空可闻及振水音。脉诊：脉弦细。问诊：患者上腹部隐痛，食欲差，食后反酸胃灼热，口干口苦，夜寐欠安，小便正常，大便日行 2～3 次，不成形，近 3 个月体重下降 2 kg。处方：外台茯苓饮合半夏厚朴汤。

茯苓 30 g，党参 15 g，白术 15 g，陈皮 30 g，枳实 20 g，干姜 5 g，姜半夏 15 g，姜厚朴 15 g，苏梗 15 g。随后复诊，患者腹部无明显疼痛，随症加减药物，随访无复发。

⑤患者，男，60 岁，因"腹胀间作 2 个月余"收治入院，患者体形消瘦，脸色苍白，贫血貌，唇淡，不欲饮食，腹胀时作，皮肤绷紧，腹肌紧张，压之疼痛，有振水音，偶有胸闷气短，无腹痛腹泻，纳食欠佳，寐差易醒，大便正常，矢气少，小便少。舌淡红，苔薄，脉细滑。面诊：体型消瘦，脸色苍白，唇白，眼睑淡，贫血貌。舌诊：舌质淡红，苔薄。腹诊：腹胀满，心下痞硬，腹肌紧张，压之疼痛，可闻及振水音。脉诊：脉细滑。问诊：患者有反流性食

管炎，上腹部胀闷，不思饮食，频繁嗳气，饮水后口中吐出清水，夜间侧卧流口水，夜寐欠安。

处方：外台茯苓饮，茯苓 30 g，党参 15 g，白术 30 g，陈皮 30 g，枳实 30 g，干姜 10 g。随复诊患者无明显胸闷气短现象，无腹泻，饮食健康，睡眠质量较好。

16. 防己茯苓汤

茯苓 18 g，防己、黄芪、桂枝各 9 g，甘草 6 g。功效：益气通阳，健脾利水消肿。治阳虚皮水证。症见四肢肿，水气在皮肤中，四肢聂聂动者。本方即防己黄芪汤去白术，加桂枝、茯苓而成。方中主药防己散在表之水气，茯苓导水湿下行；黄芪温阳益气，助黄芪去表之水气。桂枝通阳达表，协茯苓化气利水。甘草益气健脾。益气健脾与通阳利水药同用，体现邪正兼顾的配伍特点。

（1）药理研究：本方可利尿，强心，抗微生物，扩张血管，改善血液循环，健胃，增强吞噬和免疫功能，镇痛。其中汉防己扩张血管，降血压，利尿，镇痛，解热，抗炎，抗过敏，抗痢疾杆菌；黄芪、甘草增强吞噬和免疫功能，改善消化功能，抗微生物。黄芪利尿，甘草保肝，抗炎，解毒；茯苓利尿，增强细胞和体液免疫功能，调节电解质平衡，降血糖；桂枝发汗解热，抗菌，抗病毒，健胃，其提取物桂皮醛能镇痛、镇静、抗惊厥。本方为治阳虚皮水的常用方剂。以四肢浮肿、小便不利为据。水肿、皮肤作胀者，加大腹皮、冬瓜皮；小便短少者，加猪苓、泽泻；膀胱气化失司者，加白术、葱白；疲乏无力者加党参、白术；畏寒肢冷者，加附子、干姜。用于特发性水肿，急慢性肾炎水肿，心源性、肾源性、营养不良性水肿属阳虚皮水者。

方中防己配黄芪、桂枝，益气走表，发汗祛湿，使皮水从外而解；桂枝佐茯苓温阳化水，淡渗水湿；桂枝与黄芪相助，实表阳而通气血；桂枝与防己相配，温阳化湿，以行水气；甘草协黄芪，健脾益气，以培中州。方中若加白术，健脾渗湿消肿之力更强。

（2）功效配伍：防己茯苓汤通阳化气，表里分消。方中防己、黄芪补肺宣肺，使水气从表而解；茯苓、桂枝通阳利水，使水气从小便而解。另外，黄芪既能从表托邪外出，又能利水退肿，桂枝外能开腠理以发散水气，内能通化膀胱阳气以利小便，故黄芪与桂枝配伍能使水湿之邪表里分消，并能通阳行痹，鼓舞卫气通行。黄芪、茯苓、甘草健脾制水，并能防止肾水泛滥。

用法：上五味药，水煮，去滓，分 3 次温服。

（3）方证论治辨析：防己茯苓汤治皮水之阳气遏郁证。症见四肢皮腠水肿，肿处聂聂动，如虫行皮中状。皮水者肿势较突出，如《金匮要略·水气病脉证并治》云："皮水，其脉亦浮，外证跗肿，按之没指，不恶风。"本证为皮腠水气壅盛，致卫阳遏郁不畅。脾主四肢肌肉，脾虚不运，则水气潴留，故四肢皮腠水肿；水肿之处，阴气过盛，卫阳之气受阻，阳欲通而阴欲阻，阴阳交争，水气相逐，则肿处肌肉聂聂动，如虫行皮中状。治用防己茯苓汤通阳化气，使水气从表从里分消。

（4）用方思路：防己茯苓汤方性平和，而利水消肿作用较强，既能使水从小便解，又能使水从汗解。临证经适当化裁，可治疗各种水肿病。若腰以上肿，重用桂枝、防己，适当加少量麻黄；腰以下肿，重用茯苓，再加白术、泽泻、猪苓、车前子等；若阳虚加附子；若有蛋白尿，可重用黄芪。临床用本方治疗特发性水肿、冠心病合并心力衰竭、肾病综合征、尿毒症、妊娠子痫、膝关节慢性滑囊炎等疾病。

（5）医案举例

①患者，男，23岁。秋季因贪食瓜果患泄泻，愈后屡有反复。诊见：面目虚浮，足胫水肿，日泻3～5次，无腹痛及脓血，便呈水样，尿短少，舌淡胖，苔白，脉濡缓。证属脾胃不健，疏泄无权，水湿内聚为患，治宜培补中州，分利水谷。处方：防己、桂枝、黄芪、茯苓、车前子各10 g，土炒陈皮、炙甘草各6 g。二诊：上方服5剂，小溲转清长，大便渐实，便次减少。继服5剂，水泻止，肿胀消，食增病痊。后随访1年，未见反复。

按语：该例初由瓜果损伤脾胃，疏泄失职，湿壅下焦，阴阳不分，故病水泻。水邪渍于肌肤，而致浮肿。防己茯苓汤运脾利湿，加车前子开支河以通水道，土炒陈皮理脾肺以利三焦，气顺湿除，肿泻自痊。

②患者，男，62岁，农民。自诉患肝炎5年，近月余腹胀，纳呆，尿少，下肢肿。诊见：面色黧黑，左颧及前颈有血痣4枚，形体消瘦，腹大有水，舌淡紫，苔薄白，脉沉弦。查肝功能：黄疸指数6 μmol/L，麝香草酚浊度试验＞20 U，麝香草酚絮状试验（+++），硫酸锌浊度试验＞20 U，谷丙转氨酶＜40 U/L，白蛋白、球蛋白比值为2.10/5.20。乙型肝炎表面抗原阳性。尿常规：尿蛋白（+），红细胞（++）。A超探测：肝剑突下4 cm，肋缘下2 cm。余正常。西医诊断：肝硬化腹腔积液，肝肾综合征。证属脾失健运，肾摄无权，气虚血滞，水湿停留。治宜健脾益肾，活血导水。处方：防己、桂枝、红花各10 g，黄芪、茯苓、泽兰各30 g，灯心草3 g。济生肾气丸20 g，分2次以药汤送服。二诊：上方服30剂，腹腔积液消失，仅两足微肿，饮食增加，二便如

常，精神明显好转。继以当归身、熟地黄、丹参、巴戟天等加入方内，服药半载，诸症悉退，久病获痊。复查肝功能各项均达正常值，白蛋白、球蛋白比值为 3.85/2.10，尿常规无异常。停药观察 2 年，情况一直良好。

按语：本例患者为肝硬化并发腹腔积液，辨证属脾肾阳虚型。防己茯苓汤合加味肾气丸，补先天益性命之根，培后天养百骸之母。脾肾功能恢复，肝有所养，木可条达，病虽沉疴，尤可再起。

③患者，女，38 岁，农妇。自述 2 年前患肾炎，愈后情况一直尚可，近因农事繁忙，劳累过度，周身再度浮肿，伴有头昏、乏力、尿少等症。诊见：面目浮肿，神情淡漠，舌质淡紫，舌体胖嫩且有齿痕，苔白，脉缓弱。尿常规：蛋白（+++），红细胞 3～5 个 /HP，白细胞 2～5 个 /HP，颗粒管型 1～2 个 /HP。血压 21.3/13.3 kPa。证属脾阳不振，土不制水，治宜培补中宫，渗泄水湿。处方：防己、桂枝各 10 g，黄芪、茯苓、白术各 30 g，车前子 15 g，炙甘草 3 g。二诊：上方服 10 剂，浮肿消退，饮食倍增，精神转佳。原方以熟地黄、山药、鹿角片、熟附片等加减化裁，先后服药 80 余剂，诸恙尽退，连续尿检 5 次均正常，血压稳定于 16.0/12.0 kPa 以下。随访 2 年，情况一直良好。

按语：该例患者西医曾诊为慢性肾炎肾病型，主要症状有浮肿、尿蛋白、高血压。医者据其周身浮肿，投防己茯苓汤扶脾导水，加白术、车前子，待水邪大势已去，加熟地黄、山药、鹿角片、熟附片等峻补肾之阴阳，使脾肾功能恢复，故获捷效。

④患者，女，46 岁。自诉近年来身体奇胖，伴有倦惰，头昏，胸闷稍劳则喘，行动艰难，经闭 14 个月。诊见：身长 158 cm，体重 90.5 kg，肥胖对称，腹壁厚实，血压 21.3/13.3 kPa，舌淡，边有齿痕，苔白滑，脉弦滑。证属脾阳虚衰，水停血闭，治宜益气利水，兼通血分。处方：防己、桂枝、红花各 10 g，茯苓、黄芪、马鞭草各 30 g，炙甘草 5 g。二诊：服 10 剂，遇劳则喘闷减，月事通，头昏及倦惰亦有好转。原方减红花、马鞭草，加荷叶、泽泻、陈皮各 10 g，服 30 剂后，腹壁柔软，体重及血压均有下降，症状基本消失。继以原方每周服 5 剂，约半年共服药 180 余剂，诸症悉除，体重下降至 72 kg，血压稳定在 16.0/12.0 kPa，身体轻便，行动自如。停药观察 2 年，疗效巩固。

按语：肥胖病以脂肪壅积、超过标准体重 20% 以上为特征。该例患者年逾四旬，脾阳渐衰，室内操作，活动量微，致使机体废物堆积，代谢失常，隧道阻塞，水裹血闭，形成肥胖病。防己茯苓汤助阳益气，敛湿蠲饮；加红花、马鞭草通经隧而孤湿邪；加陈皮理三焦之气；泽泻、荷叶祛脂化饮，助防己、茯苓通调水道，推陈出新。脾阳健，三焦畅，湿除肥减身爽，故病若失。

⑤患者，患血痹麻木，四肢肿胀，肢冷微颤，气短疲倦，身重困着，脉虚微迟。依防己茯苓汤加鸡血藤 30 g，羌独活各 12 g，川芎 12 g，威灵仙 30 g，地龙 15 g，效良。

⑥患者，脾虚便溏，胃满腹胀，尿少浮肿，四肢疲惫，舌淡体胖，脉虚缓无力。此中阳失健，水气不行，治宜防己茯苓汤去防己配五苓散加制附子 10 g，干姜 10 g，大腹皮 18 g，鸡内金 15 g，益气健脾，温阳行水愈。

⑦患者，男，28 岁。病浮肿 1 年，时轻时重，用过西药，也用过中药健脾、温肾、发汗、利尿法等，效不明显。刻诊：全身浮肿，腹大腰粗，小便短黄，脉象弦滑，舌质嫩红，苔薄白，没有脾肾阳虚的证候。进一步观察，腹大按之不坚，叩之不实，胸膈不闷，能食，食后不作胀，大便 1 天 1 次，很少矢气，说明水不在里而在肌表。因此考虑《金匮要略》上所说的"风水"和"皮水"，这两个证候都是水在肌表，但风水有外感风寒症状，皮水则否。所以不拟采用麻黄加术汤和越婢加术汤发汗，而用防己茯苓汤行气利尿。诚然，皮水也可用发汗法，但久病已经用过发汗，不宜再伤卫气。处方：汉防己、生黄芪、带皮茯苓各 15 g，桂枝 6 g，炙甘草 3 g，生姜 2 片，大枣 3 枚。用黄芪协助防己，桂枝协助茯苓，甘草、生姜、大枣调和营卫，一同走表，通阳气以行水，使之仍从小便排出。服 2 剂后，小便渐增，即以原方加减，约半个月症状完全消失。

⑧患者，男，76 岁，农民。2013 年 4 月 29 日初诊。患心悸 2 年余，劳累后加重，伴浮肿，头不晕。舌淡，苔厚略腻，脉弦硬。有高血压病史。查体：精神一般，颜面、手指微肿，双下肢凹陷性水肿，按之没指。心脏听诊有轻度杂音，偶可闻及期前收缩。血压 144/80 mmHg。中医诊断为心悸、水气病，辨证为痰水互结，治宜利水化痰，佐以活血通脉。处方用防己茯苓汤合枳实薤白桂枝汤加减：粉防己 12 g，茯苓 20 g，白术 10 g，桂枝 10 g，黄芪 15 g，瓜蒌 10 g，薤白 10 g，半夏 10 g，厚朴 10 g，丹参 20 g，川芎 10 g，泽泻 15 g，木通 10 g，车前子（包煎）12 g，水煎服。连续服 15 剂。2013 年 5 月 14 日患者因路途远而未来就诊，其子代诉：用药后诸症均减，劳累后心不悸动，下肢水肿明显好转。患者服药虽有效，但病未痊愈，故继用前方去木通，续用 15 剂。2013 年 6 月 24 日，其子又来取药，言及下肢仍有轻微浮肿，再守方用药 15 剂。1 年后询知病情稳定，心悸、水肿未再发。

第五节 姜的功能功效

【来源】

为姜科植物姜的鲜根茎。夏季采挖，除去茎叶及须根，洗净泥土。

【生境分布】

全国大部分地区有栽培。全国大部分地区有产，主产四川、广东、山东、陕西等地。

【原形态】

姜，多年生草本，高 40～100 cm。根茎肉质，扁圆横走，分枝，具芳香和辛辣气味。叶互生，2 列，无柄，有长鞘，抱茎；叶片线状披针形，长 15～20 cm，宽约 2 cm，先端渐尖，基部狭，光滑无毛；叶舌长 1～3 mm，膜质。花茎自根茎抽出，长约 20 cm；穗状花序椭圆形，稠密，长约 5 cm，宽约 2.5 cm；苞片卵圆形，长约 2.5 cm，先端具硬尖，绿白色，背面边缘黄色；花萼管状，长约 1 cm，具 3 短齿；花冠绿黄色，管长约 2 cm，裂片 3，披针形，略等长，唇瓣长圆状倒卵形，较花冠裂片短，稍为紫色，有黄白色斑点；雄蕊微紫色，与唇瓣等长；子房无毛，3 室，花柱单生，为花药所抱持。蒴果 3 瓣裂，种子黑色。花期 7—8 月（栽培的很少开花）。果期 12 月至翌年 1 月。本植物干燥的根茎（干姜）、根茎的栓皮（姜皮）、叶（姜叶）亦供药用，各详专条。

【性状】

鲜根茎为扁平不规则的块状，并有枝状分枝，各柱顶端有茎痕或芽，表面黄白色或灰白色，有光泽，具浅棕色环节。质脆，折断后有汁液渗出；断面浅黄色，有一明显环纹，中间稍现筋脉。气芳香而特殊，味辛辣。以块大、丰满、质嫩者为佳。

【种类区分】

1. 生姜

为姜的鲜味食品，辛而微温，以辛来用它，重点在于发散风寒，所以说："走而不守"。经常配麻黄、桂枝、紫苏叶等治风寒感冒，有发汗解表的功效。生姜切碎加红糖适量煮汤热饮，既可以用于风寒感冒，又可以用于胃寒疼痛。生姜有和胃止呕作用，可用于各种呕吐。胃寒呕吐配半夏，胃热呕吐配竹茹、黄连。生姜与大枣配伍，常作为药引子使用，入补益剂中，以调补脾胃，增进食欲，促进药力吸收，提高滋补药效，增强抗体。入解表剂桂枝汤中调和营卫。与白芍同用能制白芍的寒气，并能温经止痛。与桂枝、白酒同用能通阳复脉，如炙甘草汤。与化痰药同用能除痰止咳。《本草从新》有"行阳分而祛寒发表，宣肺气而解郁调中，畅胃口而开痰下食"的记载。此外，单味姜煎汤服用，可解半夏、南星、鱼、蟹之毒。资料显示，生姜治疗周围性面神经麻痹亦有良好效果。近年来，国外一些科学家研究发现生姜具有防氧化、抗衰老效能。生姜中的姜辣素被人体吸收后，可产生一种抗衰老物质，抑制体内脂褐质的产生，防止氧自由基对人体的侵害，减少老年斑和皮肤皱纹的出现。

2. 干姜

为姜的干燥根茎，既能消除里寒以"散"，又能助阳回阳以"守"，所以说"能走能守"。常用于脾胃寒证，无论是外寒内侵的实证，还是阳气不足的虚证都可以应用。干姜配良姜使用，能治脘腹冷痛；配半夏治里寒呕吐；配人参、白术治脾胃虚寒；配附子回阳救逆。用于亡阳证，能增强附子的回阳，并可减低附子的毒性，所以有"附子无干姜不热"的说法。《珍珠囊》记载，干姜其用途有四：①通心助阳；②祛脏腑沉寒痼冷；③发阴经之寒气；④治感寒腹痛。近年来研究发现，姜含 6- 姜醇，对血小板凝集有明显抑制作用。

生姜与干姜，两味药皆味辛，性偏于温或热，皆可入于肺、脾、胃经，其功效皆可温肺与温中，为散寒之要药。仲景无论是治外感还是治内伤，皆常使用。最著名的代表方如桂枝汤、生姜泻心汤之用生姜，理中汤和四逆汤之用干姜。

二药也确实有所区别。从《神农本草经》对姜的药性记载来看，邹润安就认为应分作两截来看，其前面一截之"味辛，温，大热，无毒，主胸满，咳逆上气，温中，止血"是言干姜；而后面一截之"出汗，逐风湿痹，肠澼，下痢"是属生姜。而《名医别录》对此二药药性的记载也有所不同，即干姜

"主治寒冷腹痛，中恶，霍乱，胀满……止唾血"，生姜则"主治伤寒头痛，鼻塞，咳逆上气，止呕吐"，这说明二者的主治是有差异的。生姜与干姜，不仅味有厚薄，气亦有厚薄，俗话说"嫩姜没有老姜辣"。《阴阳应象大论》曰："味厚则泄，薄则通。气薄则发泄，厚则发热。"唯其发且通（生姜），斯能走；唯其泄且热（干姜），斯能守。故生姜长于解表发汗止呕，走而不守，功主横散（以其得夏气多），因而在上可以止逆，在下可以挽留，在中又可定倾颓、行津液，此外还可解半夏、南星之毒。凡系阴邪搏阳，当使阴横散，阳乃畅通者，生姜皆能主之。如治"身体如风痹状"之桂枝黄芪五物汤，因其证为"阴外裹而在内之阳不振"，故倍生姜逐在外之阴邪束缚，使肾阳外布。再如生姜半夏汤证之"似呕不呕，似哕不哕，彻心中愦愦然无奈者"，乃寒邪挟饮逼迫气分，故也重用生姜以驱饮散寒。

干姜，其"辛，温、大热"之性过于生姜，除为脾肺药外，尚可兼入心、肾经，为理中、补虚、驱寒之要药。在理中汤证（既吐且利，寒多不欲饮水，或胸痹，心中痞，留气结在胸，胸满，胁下逆抢心）之所以用之者，就在于其病机为"中无所守"，"盖唯中虚，是以客气得入；唯中寒，是以不能逐而使出，故理中补虚，即其制出之权；其驱寒，即其制入之威"，从而使中气得守。在理中汤基础上加减变化而成的桂枝人参汤、干姜人参半夏丸、薯蓣丸和旋覆代赭汤等方，都无不"恃姜为却寒散满之长城"，意为即使是对待以寒凉而治中焦寒热不和之半夏泻心汤证、黄连汤证等，也都依赖干姜的作用。

干姜所治为在中之水饮，非在上之痰。故小青龙汤、真武汤中用之。由于干姜受气足，足则上达肺，下通大肠，外及皮毛，重镇降逆。而生姜则受气微，微则仅能由中及上，故止散外感、止呕吐耳。又因干姜得秋气多，故功兼收敛，长于温中回阳而在四逆汤中用之。尤其是通脉四逆汤证，以病既植根中气之虚而中寒，所以方中要倍用干姜。干姜能温经止血，故仲景在柏叶汤、桃花汤等虚寒性之出血证方中用之，但须炮过后用。炮姜有黑与不黑之殊，不黑者（仅用砂烫至鼓起，表面呈棕褐色）治血分虚寒而无热，如产后血虚发热之类；黑者则治中气虚而化热以伤血者，如唾血、利血之类。治化热伤血者，干姜最好以童便炮制。至于上虚不能制下之甘草干姜汤证，因用干姜尚嫌其横溢而肺益虚，故亦需炮用，炮过后，可以自肺及脾及肾也。干姜味辛性温，能令外不敢入；性守不走，能令内不敢出，重在一个"守"字。生姜功在横散，长于发汗解表止呕，散阴以畅阳，故《神农本草经》言其"久服去臭气，通神明"，现代治中风方剂中亦多用生姜取汁。干姜可代生姜，生姜不可代干姜。

呕者多用生姜，间亦用干姜。咳则必用干姜，不得用生姜。调中可混用生姜与干姜，但解外不可混用。干姜之治呕为兼及他证，而用生姜则专治呕。

（1）共同性：干姜与生姜同出一源，都为姜科多年生草本植物姜的根茎。前者为干燥根茎，后者取其新鲜根茎。二药均味辛性热，皆归于脾、胃、肺经，均具温中散寒、温肺暖胃之功效。均可治各种原因导致的腹痛腹胀、恶心呕吐、脾胃虚寒，均为温暖中焦之主药。阴虚内热者，忌服二药。

（2）个异性：干姜辛热燥烈，功专温中散寒、健运脾阳，用治脾胃虚寒、脘腹冷痛；又具有温阳守中、回阳通脉之功，用治心肾阳虚、阴寒内盛所致之亡阳厥逆、脉微欲绝者；又善能温肺散寒，用治寒饮咳喘、形寒背冷，痰多清稀之证。干姜配伍附子、甘草，用治阳气欲脱者。干姜配伍麻黄、用治伏于肌腠中之寒邪。干姜配伍细辛、五味子，用治水饮寒痰犯肺的咳嗽，吐白色稀水泡沫状之痰，气喘、畏冷、头眩者。干姜配伍党参、白术、炙甘草、藿香、吴茱萸、茯苓、陈皮，用治脾胃虚寒，或寒邪直中脾胃的脘腹冷痛、喜热喜按者。生姜辛温，兼入心经，可散风寒，用治风寒感冒、身热头痛、恶寒无汗、腹胀纳呆等证；温中焦、理胃气，用治各种原因引起的腹痛呕恶；生姜辛辣入肺经，可开豁冲散，温暖脾胃而运化痰湿，用治痰气壅肺之咳喘证；可解半夏、南星、鱼蟹之毒，但用量不宜过大。生姜配伍麻黄、荆芥、桂枝、紫苏叶，用治风寒感冒。生姜配伍半夏以和胃止呕，并可解半夏毒。生姜配伍白芍以制白芍之寒而温经止痛。生姜配伍大枣，以补益脾胃元气，湿中祛湿。

3. 炮姜

为干姜炒到表面微黑，又叫黑姜，性温、味苦涩，无辛散作用，专守中焦，止血止泻，所以说"守而不走"。主要用于虚性出血，寒证腹泻，与侧柏叶、艾叶配伍治阳虚失血；与白术配伍治寒证腹泻。炮姜还有温经止痛功效。现代研究证明，炮姜水煎剂对应激性胃溃疡、幽门结扎型胃溃疡、醋酸诱发胃溃疡的发生有显著抑制作用。

4. 煨姜

为生姜经煨制的品名，生姜经煨制后辛温不燥，辛散药力不及生姜，而温中止呕功效较生姜好，适用于腹痛呕吐、大便泄泻等症。

5. 生姜皮

为生姜的外皮，辛凉力缓，和脾利水，善治水肿，小便不利，常配茯苓皮、桑白皮、大腹皮等治各种水肿，具有利水消肿的作用。

6. 姜汁

为鲜姜的汁，经绞榨去渣，取其汁入药，辛散力强，长于化痰止呕。姜汁为丸，有化痰利窍的功效，呕吐不止重者可用姜汁急救。多年来，将姜汁配白芥子、延胡索、甘遂、细辛的末调成膏状，穴位贴敷治疗慢性气管炎，有化痰止咳平喘功效。鲜姜有许多药用，但能治水火灼烫伤却鲜为人知。取姜汁敷患处能缓解疼痛消肿。据报道用姜汁治水防烫伤 400 例均获良效。姜汁还具有灭菌、消炎、清洁创面、促进食欲等作用。

总结以上所论述姜的 6 种用法：发汗解表选用生姜；祛痰、温中、回阳选用干姜；温经止血、止泻选用炮姜；和胃止呕选用煨姜；利尿消肿选用生姜皮；呕吐、多痰、水火灼烫伤选用姜汁。姜的用途日益广泛，提示姜值得我们更深入地研究探讨。

【栽培】

喜温暖湿润的气候，不耐寒，怕潮湿，怕强光直射。忌连作。宜选择坡地和稍阴的地块栽培。以上层深厚、疏松、肥沃、排水良好的沙壤土至重壤土为宜。用根茎（种姜）繁殖，穴栽或条栽。秋季采挖生姜时，选择肥厚、色浅黄的生姜。有光泽、无病虫伤疤的根茎作种姜，下窖贮藏，或在室内与细沙分层堆放贮藏备用。南方于 1—4 月，北方于 5 月，取出种姜保温催芽，然后把种姜切成小块，每块保留 1～2 个壮芽。穴栽按行株距 40 cm×30 cm 开穴，深 13～17 cm，先浇粪水于穴中，待渗透土后，每穴平放种姜 1 块，最后覆盖细堆肥与土。条栽按行距 40 cm 开沟，施入基肥后，按株距 27 cm 下种，上覆土与地面平。四川产区很注意播种的深浅度，播种深（挖穴 30 cm 左右），并不断培土而成菜姜，为生姜来源；播种浅（挖穴 5～10 cm）而成药姜，为干姜来源。

田间管理出苗后发现缺株，及时补栽。全年中耕除草 3～4 次，追肥 4次，肥料以有机肥和复合肥为主。生长期间对水分要求比较严格，不能缺水，要及时浇水保湿，收获前 10 日停止浇水。

病虫害防治：病害有腐败病，俗称姜瘟，高温多雨季节易发病。用波尔多液浸种 10 分钟，发病时拔除病株，用石灰撒病穴消毒。虫害有亚洲玉米螟，8—9 月为害姜的茎秆。用 90% 敌百虫 1000 倍液灌心叶。姜弄蝶，以幼虫为害叶片。用 80% 敌敌畏 1500 倍液喷杀。

【药理作用】

1. 对消化系统的作用

对装有隔离小胃及食道瘘的狗，用 50% 煎剂置于口腔中，可对胃酸及胃液的分泌呈双相作用，最初数小时内为抑制，后则继以较长时间的兴奋。向胃内灌注 25% 煎剂 200 mL，则呈兴奋作用。隔离小胃狗试服生姜 0.1～1.0 g，胃液分泌增加并刺激游离盐酸分泌，但胃蛋白酶对蛋白的消化作用却降低，脂肪酶的作用增强。浸膏能抑制硫酸铜引起的狗的呕吐，服姜汁 10%～50% 30 mL 也有效，但 5% 30 mL 则无效。从生姜中分离出来的姜油酮及姜烯酮的混合物亦有止吐效果，最小有效量为 3 mg，对阿扑吗啡引起的狗呕吐及洋地黄引起的鸽呕吐均无效。家兔经消化道给予姜油酮可使肠管松弛，蠕动减退。生姜是祛风剂的一种，对消化道有轻度刺激作用，可使肠张力、节律及蠕动增加，有时继之以降低，可用于因胀气或其他原因引起的肠绞痛。

2. 对循环和呼吸的作用

正常人口嚼生姜 1 g（不咽下），可使收缩压平均升高 11.2 mmHg，舒张压上升 14 mmHg，对脉率则无显著影响。酒精提取液对麻醉猫血管运动中枢及呼吸中枢有兴奋作用，对心脏也有直接兴奋作用。

3. 抗菌及抗原虫作用

体外试验水浸剂对堇色毛癣菌有抑制作用，对阴道滴虫有杀灭作用。

4. 其他作用

蛙皮下注射、家兔静脉注射大量姜油酮，能引起运动麻痹，兔的血压有时可下降。

【干姜用药剂量研究】

（1）张仲景经验：张氏治病广泛使用干姜，其著作《伤寒杂病论》中应用干姜的方剂达 23 方之多。干姜一般用量为二两，作为君药以温中散寒、温散水饮、温阳止血及反制诸石之寒，用于散寒止痛、止呕时通常大剂量应用。

（2）干姜配细辛、五味子温肺化饮治寒饮喘咳，代表方小青龙汤、苓甘五味姜辛汤，干姜用量为三两。

（3）取回阳救逆之效，治心肾阳衰、阴寒内盛之少阴证，常与附子、炙甘草同用，代表方通脉四逆汤，干姜用三两，并注明"强人可四两（60 g）"。

（4）治脾胃虚寒、脘腹冷痛，常配人参、白术温中散寒、健运脾阳，代表方理中丸，干姜用三两。

（5）治中阳衰弱、阴寒内盛之脘腹剧痛证，方用大建中汤，干姜辛热，温中散寒，助蜀椒温阳散寒止痛，干姜用量为四两。

（6）治肾着之病，其人身体重，腰中冷，如坐水中，形如水状，反不渴，小便自利，饮食如故，病属下焦，腰以下冷痛，腹重如带五千钱，方用干姜苓术汤，干姜与白术相伍用至四两。

（7）干姜作为佐制之用，张氏在风引汤［大黄四两，干姜（炮）四两，龙骨四两，桂枝（去粗皮）三分，甘草（炙）半两，牡蛎（熬）半两，凝水石一两半，赤石脂一两半，白石脂一两半，紫石英一两半，滑石一两半］中用至四两。

（8）范中林经验：范中林先生非常崇尚阳气，对干姜、附子的使用具有典型的火神派风格和独到的应用经验。中医认为附子无干姜不热，因此，范中林先生用姜（生姜、炮姜、干姜）有时配附子，有时则与其他药物配用，在《范中林六经辨证医案选》69 个医案中，干姜首次应用者 22 个，用量 15～30 g。由于干姜辛温无毒，具有温中散寒、回阳通脉、燥湿消痰等功效，被广泛用于脘腹冷痛、呕吐泄泻、腹冷脉微、痰饮咳喘等多种三阴病证。值得一提的是"少阴寒厥证"案，本应急投四逆汤驱阴回阳，但附子须久煎，恐失救逆之机，故先投甘草干姜汤以复胸中之阳，使欲绝之阳不致立断，故为用四逆汤赢得时间。由此可知，在措手不及用附子的紧急情况下，干姜可暂代为救急首选药物。

（9）陈兆新经验：自拟干姜苍术散，于患部外敷热烤，经治 30 例寒湿性腰腿痛患者，获较好疗效，认为干姜辛、大热，能温能散，驱逐寒邪。方用干姜 50 g，苍术 10 g，当归 15 g，按此比例配方，研成细末，过筛备用。先将药末用 95% 酒精调成糊状，外敷于患者疼痛最明显之处，并用敷料、纱布固定。而后，用装有两只 60～100 W 白炽灯泡的烤箱外烤，灯泡离所敷部位 2～3 寸为宜，每次外敷热烤 20～40 分钟，每日 1 次，一般以 1～2 周为 1 个疗程，如治疗中疼痛明显减轻，则隔 2～3 日治疗 1 次，直到疼痛完全消失。在治疗过程中，如局部出现水疱应停止敷药，待水疱消失后继续治疗。

【注意事项】

（1）本品辛热燥烈，阴虚内热、血热妄行者忌用。如张景岳于《本草正》中谓："阴虚内热多汗者，皆忌用姜。"在《景岳全书》又说痘家："凡烦热、紫黑、便结、毒盛者，皆不可轻用"干姜，为恐干姜能助邪热，故当慎用。

（2）张璐："干姜禀阳气之正，虽烈无毒，其味本辛，炮之则苦，专散虚火。用治里寒止而不移，非若附子行而不守也……生则逐寒邪而发表，胸满咳逆上气，出汗风湿痹宜之。炮则除胃冷而守中，温中止血，肠下利宜之……然亦不可过多，多用则耗散元气。辛以散之，是壮火食气也。少用则收摄虚阳，温以顺之，是少火生气也。"

（3）张景岳在《新方八阵》中广泛地运用干姜，通过炮制和配伍，使干姜或发散外寒，或温通里寒，或上或下，但本品悍烈，独任为难，必伍以甘温以制其勇而济其用，故于辛热之品用量往往较轻；若宜兼补，则更伍用大剂量的人参或熟地黄等，取"少火生气"之意。

【生姜的剂量研究】

（1）江志华经验：治疗感冒，取鲜姜90 g，捣成泥状，炒热至皮肤能忍受为度，摊贴于大椎穴，下加热袋保温仰卧，服热粥1碗，单布罩头和面部，微汗即可去罩布，继续热敷40分钟即可，避风2小时。

（2）陈安辉经验：治疗老年顽固性呃逆，取生姜100 g，去皮捣烂取汁加开水100 mL，当冷却到35 ℃时，加入蜂蜜20 mL，顿服，每日1次。治疗15例，服药1～11次全部告愈。

（3）谢卫经验：治疗咳嗽，用生姜30～50 g，捣烂取汁为1份，再取蜂蜜4份，即为成年人1天量（儿童酌减）。按此比例混匀于碗中，再置锅内隔水蒸热约10分钟，早晚2次分服，连用2日。此法可散寒补中，化痰止咳。

（4）赵广忠、姚义生经验：治疗冻疮未溃者，取鲜生姜60 g，配羊角辣椒60 g，置于95%的酒精300 mL内，浸泡10～15日，去渣，装瓶备用。用棉球蘸药液涂擦患处，每日1～2次，治疗时间按病情而定。

（5）张仲景经验：①干呕哕，若手足厥者，可用橘皮四两，生姜半斤，行滞消痰，止呕吐，方为橘皮汤。（《金匮要略》）

②胸痹，胸中气塞，短气，可用橘皮一斤，枳实三两，生姜半斤，行气开郁，和胃化饮，方为橘皮枳实生姜汤。（《金匮要略》）

③发汗后，身疼痛，脉沉迟者。脉沉迟，或痹，或四肢拘挛、心下痞塞者，可用桂枝加芍药、生姜各一两，人参三两，方为新加汤，益不足之血，散未尽之邪。温补其营卫，方为桂枝加芍药生姜人参汤，桂枝（去皮）三两，芍药四两，甘草（炙）二两，人参三两，大枣（擘）十二枚，生姜四两。（《伤

寒论》)

④伤寒汗后，胃阳虚弱，水饮内停，心下痞硬，肠鸣下利；妊娠恶阻，噤口痢，可用生姜（切）四两，甘草（炙）三两，人参三两，干姜一两，黄芩三两，半夏（洗）半升，黄连一两，大枣（擘）十二枚，和胃降逆，散水消痞，方为生姜泻心汤。(《伤寒论》)

（6）韩阳儒经验：治疗顽固性室性期前收缩，用生姜100g，当归60g，大枣10枚，羊肉500g，瓦煲加清水文火炖成糊状，渣肉同食，每日服1次，分3次服完，3日为1个疗程。阴虚火旺者禁用。

（7）宋太医院经验：胃反，吐逆不止，心膈不利，饮食减少，可用生姜（切，炒）三两，蓬莪术（锉炒）一两，陈橘皮（汤浸去白，炒）二两，甘草（锉，炒）二两，方为生姜散。(《圣济总录》)

（8）王焘经验：肺虚劳寒损，则腰背苦痛，难以俯仰，短气，唾如脓。可用生姜一斤，大枣30枚，杜仲皮五两，萆薢四两，桂心四两，白术五两，甘草（炙）三两，附子（炮）三两。方为生姜温中下气汤。(《外台秘要》引《删繁方》)

【炮姜的剂量研究】

（1）姚氏经验：治疗血痢不止，以炮姜为末，米饮下。(《姚氏集验方》)

（2）雷解宇、张燕军经验：参苓白术散加炮姜治疗化疗诱发的腹泻，党参15g，焦白术15g，茯苓30g，炒扁豆30g，怀山药30g，莲子肉20g，砂仁5g，炒薏苡仁30g，炮姜15g。呕吐加姜半夏、姜竹茹各10g；苔腻纳差加厚朴、苍术各10g，沉香5g；口干、口苦加黄连5g，黄芩10g；腹痛明显加白芍15g；里急后重明显加槟榔、枳壳10g。水煎服，每日1剂，分2～3次口服。

（3）傅青主经验：治疗小产。傅氏云："已小产而血大崩，宜散其瘀，而不可重伤其气。盖胎已堕，血既脱而血室空虚，唯气存耳……故必补气以生血，新血生而瘀血自散矣。"用理气散瘀汤（人参、黄芪各30g，当归、姜炭15g，茯苓6g，红花3g，牡丹皮9g）。(《傅青主女科》)

（4）韩德成经验：治头目眩晕、吐逆，炮姜60g，炙甘草3g，共为粗末，每服15g，加水煎后，去渣取汁，食前热服。

（5）范中林经验：对于肾阳虚衰之不孕，脾肾不足、气血亏虚之闭经，脾肾阳虚致月经色暗夹瘀块，以炮姜温经散寒，用量20～30g，阳虚寒凝血滞重者，炮姜可重用至60g温经以助血行。用于气血亏虚、血虚寒凝之证，炮姜温阳而无辛燥伤血之弊，如产后气血亏虚，或寒凝气滞胸痛，经行腹痛，瘀块甚多，以及脾胃虚寒致胃痛、便黑，用炮姜温中散寒、化瘀止痛，用量15～60g，多用30g。脾肾阳虚哮喘，以炮姜温培脾肾，用量20～30g。少阴阳虚水泛重证，炮姜6g与干姜6g同用，温补阳气。

（6）施发经验：治休息痢。干姜（炮）、建茶各一两。上为末，以乌梅取肉，丸如梧桐子大。每服三十丸，食前米饮下。

（7）治赤白痢，无问日数。干姜（炮裂）二两，栀子仁十四枚。上为散，每服三钱，以水一中盏，入薤白七茎，豉半合，煎至五分，去滓，不计时候稍热服。（《太平圣惠方》）

（8）治冷久痢，食不消化，脐腹疼痛。干姜三两（炮裂），附子（炮），一两半，龙骨二两。上为细散。每服一钱，煎乌梅汤调下。（《太平圣惠方》）

（9）治妇人血瘕痛。干姜（炮裂）一两，乌贼骨一两，桃仁（汤浸，去皮尖双仁，微炒）一两。上为细散。每服空心以温酒调下二钱。（《太平圣惠方》）

（10）郭立中经验：治疗不寐，辨证属真阳下虚、虚火上浮、心肾失交。处方：制附子（先煎2小时）90g，炮姜60g，炙甘草10g，朱茯神20g，炒酸枣仁30g，生龙骨（先煎）、生牡蛎（先煎）各45g，生龙齿（先煎）60g，加肉桂（后下）15g。

【各家论述】

（1）成无己：姜、枣味辛甘，专行脾之津液而和营卫，药中用之，不独专于发散也。

（2）李杲：孙真人云，姜为呕家圣药。盖辛以散之，呕乃气逆不散，此药行阳而散气也。俗言上床萝卜下床姜，姜能开胃，萝卜消食也。

（3）《药性类明》：生姜去湿，只是温中益脾胃，脾胃之气温和健运，则湿气自去矣。其消痰者，取其味辛辣，有开豁冲散之功也。

（4）《医学入门》：姜，产后必用者，以其能破血逐瘀也。今人但知为胃药，而不知其能通心肺也。心气通则一身之气正，而邪气不能容，故曰去秽恶，通神明。丹溪云，留皮则冷，去皮则热。非皮之性本冷也，盖留皮则行表而热去，去皮则守中而热存耳。

（5）《本草纲目》：生用发散，熟用和中，解食野禽中毒成喉痹；浸汁点赤眼；捣汁和黄明胶熬，贴风湿痛。姜，辛而不荤，去邪辟恶，生啖，熟食，醋、酱、糟、盐、蜜煎调和，无不宜之，可蔬可茹，可果可药，其利溥矣。凡早行、山行宜含一块，不犯雾露清湿之气及山岚不正之邪。按方广《心法附馀》云，凡中风、中暑、中气、中毒、中恶、干霍乱、一切卒暴之病，用姜汁与童便服，立可解散，盖姜能开痰下气，童便降火也。

（6）《本草经疏》：生姜所禀，与干姜性气无殊，第消痰、止呕、出汗、散风、祛寒、止泄、疏肝、导滞，则功优于干姜。

（7）《药品化义》：生姜辛窜，药用善豁痰利窍，止寒呕，去秽气，通神明。助葱白头大散表邪一切风寒湿热之症；合黑枣、柴胡、甘草，所谓辛甘发散为阳，治寒热往来及表虚发热；佐灯心草通窍利肺气，宁咳嗽；入补脾药，开胃补脾，止泄泻。

（8）《本草新编》：姜通神明，古志之矣，然徒用一二片，欲遽通明，亦必不得之数。或用人参，或用白术，或用石菖蒲，或用丹砂，彼此相济，而后神明可通，邪气可辟也。生姜性散，能散风邪，伤风小恙，何必用桂枝，用生姜三钱，捣碎，加薄荷二钱，滚水冲服，邪即时解散。或问生姜发汗，不宜常服，有之乎？曰，生姜四时皆可服，但不宜多服散气，岂特发汗哉。然而多服则正气受伤，少服则正气无害，又不可过于避忌，坐视而不收其功也。至于偶受阴寒，如手足厥逆，腹痛绕脐而不可止，不妨多用生姜，捣碎炒热，熨于心腹之外，以祛其内寒也。

（9）《本草从新》：姜汁，开痰，治噎膈反胃，救暴卒，疗狐臭，搽冻耳。煨姜，和中止呕，用生姜惧其散，用干姜惧其燥，唯此略不燥散。凡和中止呕，及与大枣并用，取其行脾胃之津液而和营卫，最为平妥。

（10）《本草经读》：仲景桂枝汤等，生姜与大枣同用者，取其辛以和肺卫，得枣之甘以养心营，合之能兼调营卫也。真武汤、茯苓桂枝汤用之者，以辛能利肺气，气行则水利汗止，肺为水之上源也。大小柴胡汤用之者，以其为少阳本经之药。吴茱萸汤用之者，以其安阳明之气，阳明之气以下行为顺，而呕自止矣；少阴之气，上交阳明中土，而利亦止矣。若人只知其散邪发汗，而不知其有匡正止汗之功，每于真武汤、近效白术汤，辄疑生姜而妄去之，皆读书死于句下之过也。

（11）《神农本草经》：去臭气，通神明。

（12）《名医别录》：主治伤寒头痛、鼻塞，咳逆上气。

（13）陶弘景：归五脏，去痰下气，止呕吐，除风湿寒热。

（14）《药性论》：主痰水气满，下气；生与干并治嗽，疗时疾，止呕吐不下食。生和半夏，主心下急痛；若中热不能食，捣汁和蜜服之。又汁和杏仁作煎，下一切结气实，心胸壅隔，冷热气。

（15）《备急千金要方》：通汗……去膈上臭气。

（16）《食疗本草》：除壮热，治转筋、心满。止逆，散烦闷，开胃气。

（17）《本草拾遗》：汁解毒药，破血调中，去冷除痰，开胃。

（18）《珍珠囊》：益脾胃，散风寒。

（19）《医学启源》：温中祛湿。制厚朴、半夏毒。

（20）《日用本草》：治伤寒、伤风、头痛、九窍不利。入肺开胃，去腹中寒气，解臭秽。解菌蕈诸物毒。

（21）《罗氏会约医镜》：煨姜，治胃寒，泄泻，吞酸。

（22）《现代实用中药》：治肠疝痛有效。

【归经】

入肺、胃、脾经。

（1）《雷公炮制药性解》：入肺、心、脾、胃四经。

（2）《本草汇言》：入脾、肺、肠、胃诸经。

（3）《本草经解》：入胆、肝、肺经。

【性味】

辛，温。

（1）《名医别录》：味辛，微温。

（2）《备急千金要方》：无毒。

（3）《医学启源》：性温，味甘辛。

（4）《医林纂要》：煨姜，辛苦，大热。

（5）《本草再新》：煨姜，味辛，性温平，无毒。

【注意】

阴虚内热者忌服。

（1）《本草纲目》：食姜久，积热患目。凡病痔人多食兼酒，立发甚速。痈疮人多食，则生恶肉。

（2）《本草经疏》：久服损阴伤目，阴虚内热，阴虚咳嗽吐血，表虚有热汗出，自汗盗汗，脏毒下血，因热呕恶，火热腹痛，法韭忌之。

（3）《随息居饮食谱》：内热阴虚，目赤喉患，血证疮痛，呕泻有火，暑热时症，热哮大喘，胎产瘀胀及时病后、痧痘后均忌之。

【功能主治】

散寒，止呕，开痰。治感冒风寒，呕吐，痰饮，喘咳，胀满，泄泻；解半夏、天南星及鱼蟹、鸟兽肉毒。

【用法用量】

1. 内服

煎汤，1～3钱；或捣汁。外用：捣敷，擦患处或炒热熨。

2. 复方

（1）治感冒风寒：生姜五片，紫苏叶一两。水煎服。（《本草汇言》）

（2）治呕吐，百药不差：生姜一两，切如绿豆大，以醋浆七合，于银器煎取四合，空腹和滓旋呷之。（《食医心镜》）

（3）胸中似喘不喘，似呕不呕，似哕不哕，彻心中愦愦然无奈者：半夏半升，生姜汁一升。上二味，以水三升，煮半夏取二升，内生姜汁，煮取一升半，小冷。分四服，日三夜一服，呕止，停后服。（《金匮要略》生姜半夏汤）

（4）治冷痰嗽：生姜二两，饧糖一两。水三碗，煎至半碗，温和徐徐饮。（《本草汇言》）

（5）治三十年咳嗽：白蜜一斤，生姜二斤（取汁）。上二味，先秤铜铫知斤两讫，纳蜜复秤知数，次纳姜汁以微火煎，令姜汁尽，唯有蜜斤两乃止。且服如枣犬，含一丸，日三服。禁一切杂食。（《备急千金要方》）

（6）治劳嗽：蜂蜜、姜汁各四两，白萝卜汁、梨汁、人乳各一碗。共熬成膏，早晚滚汤服数匙。（《经验广集》五汁膏）

附方：五汁膏。

组成：蜂蜜四两，姜汁四两，白萝卜汁半斤，梨汁半斤，人乳一碗。用法用量：五汁煎成膏，滴水成珠，外加麻油、东丹、石灰收炼，如汁多加多，汁少加少，做膏药贴。不拘久近，立时见效。主治虚劳嗽血痰喘。

（7）治伤寒汗出，解之后，胃中不和，心下痞硬，干噫食臭，胁下有水气，腹中雷鸣下利者：生姜（切）四两，甘草（炙）三两，人参三两，干姜一两，黄芩三两，半夏（洗）半升，黄连一两，大枣（擘）十二枚。上八味，以水一斗，煮取六升，去滓，再煎取三升。温服一升，日三服。（《伤寒论》生姜泻心汤）

（8）治霍乱心腹胀痛，烦满短气，未得吐下：生姜一斤。切，以水七升，煮取二升，分作三服。（《肘后备急方》）

（9）风湿痹痛：生姜汁和黄明胶熬贴。（《本草从新》）

（10）治中气昏厥，亦有痰闭者：生姜五钱，半夏、陈皮、木香各一钱五分，甘草八分。水煎，临服时加童便一盏。（《本草汇言》）

（11）治时行寒疟：生姜四两，白术二两，草果仁一两。水五大碗，煎至二碗，未发时早饮。（《本草汇言》）

（12）治胃气虚，风热，不能食：姜汁半鸡子壳，生地黄汁少许，蜜一匙头。和水三合，顿服。（《食疗本草》）

（13）治腹满不能服药：煨生姜，绵裹纳下部中，冷即易之。（《梅师集验方》）

（14）治手脱皮：鲜姜一两。切片，用酒二两单，浸二十四小时后，涂搽局部，一日二次。（内蒙古《中草药新医疗法资料选编》）

（15）治秃头：生姜捣烂，加温，敷头上，约二三次。（《贵州中医验方》）

（16）治诸疮痔漏，久不结痂：生姜连皮切大片，涂白矾末，炙焦研细，贴之勿动。（《普济方》）

（17）治发背初起：生姜一块，炭火炙一层刮一层，为末，以猪胆汁调涂。（《孙真人海上方》）

（18）治赤白癜风：生姜频擦之良。（《易简方》）

（19）治猘犬咬人，重发：捣姜根汁饮之。（《补缺肘后方》）

（20）治蝮蛇毒：末姜薄之，干即易。（《备急千金要方》）

（21）治跌扑伤损：姜汁和酒调生面贴之。（《易简方》）

（22）牙齿疼痛，日夜呻吟：老生姜切片，安瓦上，用炭火，却将白矾掺姜上，候焦为末，擦疼处。（《海上方》赴筵散，又名晋矾散）

（23）治百虫入耳：姜汁少许滴之。（《易简方》）

【临床应用】

1. 风寒感冒

本品辛散温通，能发汗解表，祛风散寒，可单煎或配红糖、葱白趁热服，治感冒轻证，往往能得汗而解。也可与桂枝、羌活等温辛解表药同用，以增强发汗解表之力。

2. 脾胃寒证

本品辛散温通，能温胃散寒，对寒犯中焦或脾胃虚寒之胃脘疼痛、食少、呕吐者，可收祛寒开胃、止痛开呕之效，宜与高良姜、胡椒等温里药同用。若脾胃气虚，宜与人参、白术等补脾益气药同用。近用治蛔虫性肠梗阻和痢疾。

3. 胃寒呕吐

本品辛散温通，能温中散寒、和中降逆，为止呕要药，可单味应用或随证配伍治疗多种呕吐。对胃寒呕吐，可配伍高良姜、白豆蔻等温胃止呕药；痰饮呕吐者，常配伍半夏；胃热呕吐者，可配黄连、竹茹、枇杷叶等清胃止呕药。某些止呕药用姜汁制过，能增强止呕作用，如半夏、姜竹茹等。

4. 风寒咳嗽

本品辛温发散，能温肺散寒、化痰止咳，多治感寒咳嗽及痰饮咳嗽。治风寒客肺，痰多咳嗽，恶寒头痛者，每与麻黄、杏仁同用；外无表邪而痰多者，常与陈皮、半夏等药同用；治积年咳嗽可配白蜜熬膏服；治劳嗽则配伍蜂蜜、白萝卜汁、姜汁、梨汁、人乳等。

5. 药食中毒

本品能解鱼蟹毒，用于治疗中鱼蟹毒引起的呕吐腹泻等症，单用或配紫苏同用。本品又解生半夏、生南星之毒。故在炮制半夏、南星时，常用生姜同制，以减轻其毒性。

【现代研究】

1. 治风湿痛、腰腿痛

用鲜生姜制成5%～10%的注射液，行痛点或反应结节注射，亦可配合远端或近端穴位注射，如关节部位则在关节囊周围注射。每点注入0.5～2 mL，每日或隔日1次，3～5次为1个疗程，一般可连续注射20～30次。注射后局部常有胀、麻及灼热感，甚至疼痛加剧，约1～2天便减轻或消失。据观察，反应越重效果越佳。用于风湿痛、慢性腰背痛 113 例，显效 36 例，好转 56 例，有效率为 81%；尤以对风湿痛疗效更佳，有效率达 92.5%；治疗风湿性关节炎 38 例，治愈 14 例，显效 15 例，有效 6 例。有效病例用药后疼痛减轻或消失，关节肿胀消退或好转，功能恢复或改善。还曾试用于小儿麻痹症，亦有一定效果。此外，用生姜、麻油制成生姜曲注射剂行穴位注射，对风湿痛或腰腿痛也有疗效。

2. 治胃、十二指肠溃疡

据数十例病例的观察，生姜对改善症状有较好效果：服药后能使疼痛减轻或消失，随之反酸、饥饿感也见好转，便秘及黑粪转为正常，食欲增加。但多不能根治，常易复发；对一部分患者能遗留下较长的胃部堵塞感。用法：鲜生姜 60 g，洗净切碎，加水 300 mL，煎 30 分钟。每日 3 次，2 日服完。

3. 治疗疟疾

鲜生姜洗净拭干，切碎捣烂，摊于纱布块上，再包叠成小方块，敷贴于穴位上，用胶布固定或绷带包扎。选用穴位计分 3 组：第 1 组为双侧膝眼，生姜用二两分敷两穴；第 2 组为大椎加间使（双侧），生姜用一两分敷 3 穴；第 3 组选大椎 1 穴，生姜用 5 钱。一般于发作前 4～6 小时敷贴，经 8～12 小时即可取下，敷药 2 次即可。观察 40 例，除第 1、第 3 两组各有 2 例无效外，其余均控制发作，血检疟原虫阴性。

4. 治疗急性细菌性痢疾

用鲜生姜一两半，红糖一两，共捣为糊状，每日 3 次分服，7 天为 1 个疗程。据 50 例观察，治愈率为 70%，好转率为 30%。用药后腹痛、里急后重平均消失时间分别为 2.16 天和 2.14 天，大便外观及次数恢复正常分别为 2.8 天和 2.2 天，大便镜检及培养平均转阴日数分别为 2.58 天和 2.6 天。治疗中未见明显不良反应。

5. 治疗蛔虫性肠梗阻

取鲜生姜 2 两，捣烂取汁，加蜜糖至 60 mL；1～4 岁 30～40 mL，5～6 岁 50 mL，7～13 岁 50～60 mL，分 2～3 次口服。或用生姜一两捣汁，加入蜂蜜 60 mL 为 1 剂；1～2 岁服 1/4 剂，2～4 岁服 1/3 剂，4～7 岁服 1/2 剂，7～14 岁服 2/3 剂，14 岁以上服 1 剂。服药后患儿一般不感腹痛，呕吐停止，包块通常于服药后 1～3 天消失。包块消失后即可服驱蛔药物。如服姜蜜后腹痛仍不止，可用盐酸氯丙嗪、阿托品等解痉止痛；腹胀明显者应行胃肠减压，姜蜜合剂可从胃管注入，注入后夹住胃管 2～3 小时；呕吐重者注意纠正水、电解质的紊乱；如有腹胀发热，须加用抗生素，并严密观察病情变化，如肠鸣音消失需及时考虑手术治疗；给药 12～24 小时后仍未见效者，可用 10% 盐水行低位灌肠，或内服中药。曾按上述方法分别观察 52 例和 109 例患者，结果除有 5 例系回盲部蛔虫团阻塞、阑尾蛔虫症及并发穿孔改为手术治疗外，全部治愈。平均住院时间分别为 2.2 天和 2.4 天。

6. 治疗急性睾丸炎

取肥大的老生姜，用水洗净，横切成约 0.2 cm 厚的均匀薄片，每次用 6～10 片外敷于患侧阴囊，并盖上纱布，兜起阴囊，每日或隔日更换 1 次，直到痊愈。据观察，敷药后患者均感阴囊表皮灼热刺疼、发麻发辣，少数发生红肿，个别发生红疹。共治 24 例，敷药第 2 天 15 例患者自觉坠胀疼痛及触痛减轻，睾丸肿胀显著消退；第 3 天有 12 例痊愈，自觉症状消失，睾丸消肿，触痛消失；4 天后 4 例患者痊愈；5 例患者在敷药后 5 天痊愈。治愈天数平均为 2.9 天。对照组 4 例患者（兜起阴囊热敷，服磺胺类药及注射青霉素），平均治愈天数为 8.5 天。阴囊局部皮肤有创口或因睾丸炎化脓穿溃者不能应用本法。

7. 用于中毒急救

对于半夏、乌头、闹羊花、木薯、百部等中毒，均可用生姜急救。曾有报道，4 例南星中毒患者用生姜后均获痊愈。用法：轻者急用生姜汁含漱，并口服 5 mL，以后每隔 4 小时续服 5 mL；中毒严重致神志昏迷者，立即鼻饲 25% 干姜汤 60 mL，以后每 3 小时灌入鲜姜汁 5 mL。

此外，试用生姜揩擦治疗白癜风，生姜浸酒涂擦鹅掌风及甲癣均有一定效果。（《中药大辞典》）

【单味药方】

（1）治急性细菌性痢疾，鲜生姜 45 g，加红糖 30 g，共捣为糊状。每日 3 次分服，7 天为 1 个疗程。

（2）治呃逆，取新鲜多汁的生姜 1 块，洗净，切成薄片。用时取生姜片放入口中咀嚼，边嚼边咽姜汁，一般嚼 1～3 片后呃逆为止。伴有急性口腔炎、咽喉炎者慎用。

（3）治咳喘，取鲜生姜 1 块如鸡蛋黄大，去皮，切碎，放鸡蛋 1 个搅拌均匀，再放入油中煎成黄色。趁热吃，每日晨起 1 次，7 天为 1 个疗程。

（4）治冻疮未溃者，取鲜生姜 60 g，配羊角椒 60 g，置 95% 的酒精 300 mL 内，浸泡 10～15 天，去渣，装瓶备用。用棉球蘸药液涂擦患处，每日

1～2次，治疗时间按病情而定。

（5）治晕车，取五分硬币大小的新鲜生姜片，在临上车前敷在内关穴（男左女右）上，再用胶布（或伤湿止痛膏）包扎固定。

（6）治面神经炎（面瘫），取鲜生姜适量，剖开备用。用剖开的生姜反复自左向右交替涂擦患侧上下齿龈，直至齿龈部有烧灼感或有发热感。每日2～3次，7天为1个疗程。

（7）治花斑癣，取生姜适量，洗净，切成薄片。用生姜擦患处发热，再取1片姜蘸细盐少许，涂擦患处5次，擦至患处皮肤略呈淡红色，然后抹上一层细盐。每日3次，擦后禁用水洗，用药1周即可。

（8）治水、火烫伤，取生姜适量，捣烂榨汁。用药棉蘸姜汁敷于患处，灼伤轻者，敷药1次即可。严重者可用姜汁纱布湿敷24～48小时，创面干洁后自行结痂，脱落痊愈。

【常用药对】

1. 生姜配竹茹

生姜温中化痰以止呕，竹茹清热和胃降逆而止呕。两药合用，和胃止呕，调中降逆。治疗寒热互结、胃气上逆之呕逆不止。

2. 生姜配陈皮

生姜温胃涤痰，降逆止呕；陈皮性温，下气止呕。两药合用，有温胃止呕之功。适合于胃寒气逆、中气不和之呕秽反胃、腹胀、食少。

3. 生姜配茶叶

生姜达肺经，发表除寒，横行有效，入胃腑，温中止呕，辛热多功；茶叶苦甘微寒，清心降火，涤垢除烦，消食行痰，解酒止渴。前人云"痢多挟滞""无积不成痢"，两药合用，寒温并调，消食止痢。治疗寒热疟、赤白痢。

4. 生姜配小茴香

寒湿困脾，胃失和降，则食必难入矣。生姜辛温散解，温脾和胃；小茴香辛温芳香，能散寒除湿。二药合用，助脾胃，进饮食。治疗寒湿困脾，食少脘闷，头身困重，口中黏腻，大便不实，舌苔白腻，脉濡细。

5. 生姜配白矾

中风初期，昏厥不语，风与痰热内闭也，治宜涌吐热痰。以开窍闭。白矾辛寒，佐以辛散之生姜，功能清热祛风痰，开窍闭，且药性上浮，易致呕吐，故可用之，俾痰出热清风散，气机畅通，则神清语出。治疗中风初期，失音不语，昏睡不知人，然此药性猛，故体虚之人不宜用也。

【名方应用】

1. 生姜半夏汤（《金匮要略》）

"病患胸中似喘不喘，似呕不呕，似哕不哕，彻心中愦愦然无奈者，生姜半夏汤主之。"胸为气海，是清气出入升降之道路，且内居心肺，下邻脾胃，若寒饮搏结于胸中，闭郁胸阳，阻碍气之升降出入，则可导致似喘不喘、似呕不呕、似哕不哕、心胸中极度烦闷不适的病证。由于寒饮搏结、气机受阻，而病及肺胃，凌迫于心。故仲景治用生姜半夏汤，辛散寒饮，以舒展胸中之阳气。而注意本方与小半夏汤药味组成相同，但分量不同，其作用也就不同。如小半夏汤重用半夏（用量相当于生姜半夏汤的1倍），主要在于降逆化饮；生姜半夏汤重用生姜且取汁（达一升之多），主要在于散饮去结。"小冷"服，为"治寒以热，凉而行之"的反佐之意。"分四服"，既免药力过大反刺激而致呕吐；更取频频服之，以发挥药力的持续作用。半夏味辛，性温，有小毒，入脾、胃经，体滑性燥，降而不升，能燥能润，既能燥湿化痰，除饮散结，又能降逆止呕，宽中消痞。生姜味辛，性微温，入肺、脾、胃经，升中有降，既能温中止呕，又能化饮除痰。两药相伍，生姜既能辅半夏增强化饮止吐之功，又能制半夏毒，减轻其不良反应。两者相辅相成，共奏化饮止呕之功。

（1）组成：半夏半斤，生姜汁一升。

（2）用法：上二味，以水三升，煮半夏，取二升，纳生姜汁，煮取一升半，小冷，分四服，日三夜一服。呕止，停后服。

（3）作用功效：温中散寒，降逆化饮。

（4）主治：胸中似喘不喘，似呕不呕，似哕不哕，彻心中愦愦然无奈者，生姜半夏汤主之。

（5）诠释：胸为气海，主宗气而司呼吸，内藏心肺，下邻脾胃，寒饮蓄胃，上泛胸阳，致气机升降失常，出现似喘非喘，胸闷憋气，似呕不呕，乃心中闹漾之感，似哕不哕，有气逆欲吐之兆。总之，心中极度烦闷而无所依附，如心神恍惚之感。形象地反映了寒饮结胸、气机受阻、胃失和降、上凌胸阳的病变特征。故治宜生姜半夏汤，辛散寒饮，舒展阳气，降浊平胃。

（6）治法：化饮和胃，宣展气机。

（7）方解：本方与小半夏汤药味组成基本相同，但剂量轻重有别。小半夏汤重用半夏，目的是降逆化痰，消痞除满；而生姜半夏汤重用生姜汁，意在化饮散结，通降气逆。本方与半夏干姜散，一用生姜汁，一用干姜，前者的目的在于温散饮邪，后者的目的在于温中降逆止呕。

（8）方论：生姜、半夏，辛温之气，足以散水饮而舒阳气，然待小冷服者，恐寒饮固结于中，拒热药而不纳，反致呕逆。今热药冷饮下嗌之后，冷体既消，热性便发，情且不违，而致大益，此《内经》之旨也。此方与半夏干姜散略同，但后者温中气，故用干姜，此散停饮，故用生姜；后者因呕吐上逆，顿服之则药力峻猛，足以止逆降气，呕吐立除；前者为心中无奈，寒饮内结，难以猝消，故分四服，使胸中邪气徐徐散也。

（9）各家论述

①《金匮玉函经二注》：此方与小半夏汤相同，而取意少别。小半夏汤宣阳明之气上达，故用半夏为君，生姜为佐；半夏汤通阳明之经，故用姜汁为君，半夏为佐，取其行于经络，故用汁也。

②《医宗金鉴》：彻心中愦愦然无奈者，总形容似喘不喘，似呕不呕，似哕不哕，心中愦乱无奈，懊憹欲吐之情状也，故以半夏降逆，生姜安胃也。

③《医宗金鉴》引李彣：生姜、半夏，辛温之气，足以散水饮而舒阳气。然待小冷服者，恐寒饮固结于中，拒热药而不纳，反致呕逆。今热药冷饮下嗌之后，冷体既消，热性便发，情且不违，而致大益，此《内经》之旨也。此方与前半夏干姜汤略同，但前温中气，故用干姜，此散停饮，故用生姜；前因呕吐上逆，顿服之则药力猛峻，足以止逆降气，呕吐立除；此心中无奈，寒饮内结，难以猝消，故分四服，使胸中邪气徐徐散也。

④《金匮要略心典》：生姜半夏汤，即小半夏汤，而生姜用汁，则降逆之力少，而散结之力多，乃正治饮气相搏，欲出不出者之良法也。

⑤《高注金匮要略》：门人问曰：胃寒而上沁下吸，温之降之，固为正治。其温胃而不用甘草者何也？答曰：生姜辛温而性善走，取汁用之，则过嗓即发，是所以温上焦之似喘似呕也；配半夏以降之，则辛温之性渐渐下沉，是温胃之外，尤欲以辛胜肝，而并治其下焦之欲哕。故于甘草之守中者无取焉。

（10）临床应用

①主治胃中虚寒、胃气上逆所致的恶心、呕吐诸症。

②用于治疗水饮停蓄于肺所致的咳逆上气。

③用于治疗水饮停蓄于胃所致的心下痞满。

④用于治疗胸中似喘不喘、似呕不呕、似哕不哕、彻心中愦愦然无奈者。

（11）对药出处：生姜泻心汤、小柴胡汤、厚朴生姜半夏甘草人参汤、柴胡加芒硝汤、柴胡加龙骨牡蛎汤、柴胡桂枝汤、旋覆代赭汤、黄芩加半夏生姜汤、葛根加半夏汤、大柴胡汤、射干麻黄汤、泽漆汤、越婢加半夏汤、奔豚汤、小半夏汤、小半夏加茯苓汤，生姜半夏汤、半夏厚朴汤、温经汤。

（12）按语：半夏功效之特长，全在于"开、宣、滑、降"四字。故自《神农本草经》记述半夏为妊娠所忌用，但历来临床又常用半夏治疗妊娠恶阻。如《金匮要略》干姜人参半夏丸就是专用于妊娠呕吐不止之证的。后世又常用《金匮要略》小半夏汤治疗妊娠呕吐。临床实践证明，半夏用于妊娠期女性，无毒性作用及不良反应，故不应列为妊娠禁忌药。

（13）临床应用与医案

①小儿吐奶：陈某，男，1.5个月。1995年11月17日初诊：近3日来不欲吮奶，时吐奶，偶尔吐涎沫，昨晚哭闹甚，欲索一方，苔白，指纹淡红，遂予生姜半夏汤：半夏3g，入煎取汁，加生姜汁5mL，酌加红糖适量，分5～6次灌服，连服2日病愈。

按语：本例患儿吐奶当为寒饮阻隔所致，应属生姜半夏汤证，考虑婴儿难以受药，故径处该方以治之，想不到旋获著效，足见经方之妙。

②眉棱角痛：刘某，男，38岁，眉棱角痛8年，予以生姜半夏汤治之。药用生半夏30g，生姜20g，用沸水泡，代茶频服。服1剂痛减，2剂痛止。嘱再服2剂以巩固疗效。至今未发。

③于某，男，19岁。嗜饮啤酒，四季皆如，一日，饮冷啤过量，又食水果甚多，出现胃胀恶心，但无痛感，口吐清水，胃酸上溢，心中荡漾难忍，舌苔无变化，脉象沉滑。证属寒饮积胃，胃失和降；处方予生姜半夏汤加干姜，2剂而安，嘱其饭时可食生姜丝少许，永保胃安。

④任某，女，35岁。性格内向，忧郁寡欢，肝气抑郁挟胃气上逆，恶心欲吐，胁肋撑胀，嗳气烦闷，胃脘胀满无食欲，心中忙乱，舌质淡暗，苔白，脉弦滑。证属：胃中停饮，肝胃气逆；治宜生姜半夏汤配黄连3g，吴茱萸9g，加枳实15g，香附20g，广木香12g，陈皮18g，6剂而痊。

（14）临证提要：本方功能宣散寒饮、舒展气机，用治寒饮搏结于胸胃而致的胸中似喘不喘，似呕不呕，似哕不哕难以名状，烦闷不堪，痛苦难忍之症。现临床加减可用于治疗头痛、急慢性胃炎、胃或贲门痉挛、胆汁反流性胃炎、食管炎、梅尼埃综合征等属本方证者。

小半夏汤、半夏干姜散、生姜半夏汤三方俱由半夏和姜组成，且三方均治寒饮内停、胃气上逆所致的呕吐，但其临床应用不完全一致。其中小半夏汤，重在降逆化饮，其证以饮为主，偏于标实。半夏干姜温中散寒与化逆降饮共举，其证为中阳不足，较突出主症除"干呕，吐逆，吐涎沫"外，应还有中阳不足之见症。生姜半夏汤重用生姜汁以加强其辛开散结的作用，可知气机被遏是其主要矛盾。主症"胸中似喘不喘，似呕不呕，似哕不哕，彻心中愦愦然无奈"都是寒饮闭遏气机所致。临床使用可以之为鉴。

2. 真武汤（《伤寒论》）

《本草经读》言生姜"真武汤，茯苓桂枝汤用之者，以辛能利肺气，气行则水利汗止，肺为水之上源也。"本方为治脾肾阳虚、水气内停的主要方剂。此缘于脾阳虚，则湿积而为水；肾阳虚，则聚水而从其类。方中以附子之大辛大热，温肾暖土，以助阳气；伍入茯苓之甘淡渗利健脾渗湿，以利水邪；生姜辛温，既助附子之温阳祛寒，又伍茯苓以温散水气；佐以白术健脾燥湿，以扶脾之运化；其用白芍者，一者取其利小便；一者取其缓急止腹痛。或取其敛阴缓急，以解身之间动。诸药相伍，温中有散，利中有化，脾肾双补，阳水得制，故为脾肾阳虚，寒水为病的有效之剂。原书载：若咳者，加五味子、细辛、干姜；小便利者，去茯苓；下利者，去芍药，加干姜；呕者，去附子，加重生姜。处方：茯苓9 g，芍药9 g，白术6 g，生姜（切）9 g，附子（炮）5 g。

（1）原文：太阳病发汗，汗出不解，其人仍发热，心下悸，头眩，身瞤动 [1]，振振欲擗地 [2] 者，真武汤主之。（伤寒论：82）

注释：[1] 身瞤动：谓身体筋肉不由自主地跳动。瞤（shun，音舜），肌肉掣动。[2] 振振欲擗地：谓身体震颤，站立不稳而摇摇欲仆倒之状。

真武汤治太阳病过汗伤阳，阳虚水泛证。症见太阳病发汗后，汗出不解，其人仍发热，心下悸，头眩，身瞤动，振振欲擗地。太阳病在表，发汗为正治法。若阳虚外感而发汗，或发汗太过，必重伤少阴心肾之阳气，导致阳虚水泛的少阴变证。其人汗后仍发热，为虚阳外越，非太阳表证之发热；心下悸为肾阳虚，不能化气行水，水气内停，上凌于心；头眩为水气上干，蒙闭清窍，清阳不能上濡头目；身瞤动，振振欲擗地，为阳虚不能温养经脉肌肉，而水寒反浸渍经脉筋肉所致。《素问·生气通天论》云："阳气者，精则养神，柔则养筋。"故治宜温阳利水，方用真武汤。

（2）用方思路：真武汤是温阳利水的主方，凡心肾阳虚、脾肾阳虚等阳虚水泛证，皆可应用。临证治疗水肿，气虚者加黄芪、党参等；兼心悸者加桂枝、防己、葶苈子等；兼血瘀者加蒲黄、泽兰、益母草、桃仁等；水肿甚者与五苓散合方化裁。

临床用于治疗慢性充血性心力衰竭、慢性肾炎、肾病综合征、慢性肾衰竭、慢性支气管炎、肺气肿、肺心病合并心力衰竭、慢性胃肠炎、肠易激综合征、甲状腺功能减退症、羊水过多症等疾病。

（3）功能主治：温阳利水，治脾肾阳衰，水气内停，小便不利，四肢沉重疼痛，腹痛下利，或肢体浮肿，苔白不渴，太阳病发汗，汗出不解，其人仍发热，心下悸，头眩，身瞤动，振振欲擗地者。现用于肝、肾性水肿、心性水肿，耳源性眩晕，慢性结肠炎等属于脾肾阳虚者。

（4）用法用量：上五味，以水 800 mL，煮取 300 mL，去滓，每次温服 100 mL，日三服。咳者，加五味子、细辛、干姜各 3 g；小便利者，去茯苓；下利者，去芍药，加干姜 6 g；若呕者，去附子，生姜加至 15 g。

本方是治脾肾阳虚、水湿内停的要方。方中附子温壮肾阳，白术健脾燥湿，茯苓利水渗湿，生姜温散水气，芍药利小便，止腹痛。五味相配，既能温补脾肾之阳，又可利水祛湿。故适用于脾肾阳虚、水湿内聚所产生的诸证。

（5）治则：温阳化气行水。

（6）方义：方用附子辛热以壮肾阳，使水有所主。白术健脾燥湿，使水有所制。生姜佐附子助阳，宣散水气，主水之中有散水之意。茯苓淡渗利水，制水之中有利水之功。芍药敛阴和营，制姜附刚燥之性。

（7）辨证要点：真武汤功能温阳散寒，化气行水。《伤寒论》用本方治疗肾阳虚而水泛之证。其要点在于阳虚与饮停并存。若仅有阳虚而无停饮，或仅有停饮而无阳虚，皆非本方所对之证。病位方面，以肾为主，兼及心脾。

本方与苓桂术甘汤均可治疗身体震颤而不能自持者。苓桂术甘汤主治脾虚水停证，病以脾虚不能制水，而胃脘逆满、气上冲胸、头眩为主要特点，重以健脾利水；真武汤主治心肾阳虚水气证，病以心肾阳虚所致之四肢沉重或水肿、心悸等为特点，重在温肾阳、利水气。

真武汤与五苓散均能治水，真武汤治阳虚水泛之证，五苓散治太阳蓄水证。治疗上真武汤扶肾阳而治水，五苓散通阳化气以利水。临床上真武汤证见脉沉迟、沉紧，或阳虚肢冷。五苓散证则见脉浮或口渴，关键是三焦气化不利。

（8）仲景方论

①《伤寒论》第 82 条：太阳病，发汗，汗出不解，其人仍发热，心下悸，头眩，身瞤动，振振欲擗地者，真武汤主之。

②《伤寒论》第316条：少阴病，二三日不已，至四五日，腹痛，小便不利。四肢沉重疼痛，自下利者，此为有水气，其人或咳，或小便利，或下利，或呕者，真武汤主之。

（9）功效配伍：真武汤温阳利水。方中附子辛热，补命门之火，壮肾中之阳，能温阳散寒利水；茯苓、白术健脾制水，渗利小便；生姜辛散，助附子温里阳，散水气；芍药酸苦微寒，既能敛阴和营血，又能兼制附子刚燥之性，并能舒缓筋脉挛急，养血通脉。诸药相合，温肾阳以化气利水，培脾土以制水。吴仪洛《成方切用》云："真武北方之神，一龟一蛇，司水火者也，肾命象之，此方济火而利水，故以名焉。"上五味药，水煮，去滓，温服，一日三次。

（10）汤证辨疑

①五苓散证：见于《伤寒论》。本方证与真武汤证同为水饮为患，可见小便不利、水肿等症。但前者为太阳表邪不解，内传膀胱，致膀胱气化不利，遂成小便不利的"蓄水证"，当见头痛、发热、烦渴引饮、脉浮等表邪未尽症状，虽亦可见"悸"，但为脐下悸动，而非"心下悸"；真武汤证则由脾肾阳虚所致，必见水肿、心悸、小便不利、腰背畏寒、四肢不温、脉沉微细、舌淡苔白滑等虚寒脉症。

②苓桂术甘汤证：见于《金匮要略》。本方证为中阳不足、饮停心下所致，与真武汤证均可见头眩心悸、振振身摇等症，但由于饮停心下，故可见胸胁支满，短气而咳，而无真武汤证的小便不利、水肿及其他脾肾阳虚见症。

③实脾散证：见于《重订严氏济生方》。本方证与真武汤证均属脾肾阳虚水停的阴水证，症见身面及腰以下肿，且以身半以下肿甚，按之凹陷不易恢复，小便不利，舌淡，脉沉。但实脾散证重在脾阳虚寒，可兼见脘腹胀满，大便溏薄，舌苔厚腻，脉沉迟，在脾虚水停基础上兼见气滞；真武汤证则偏于肾阳不足，症见四肢沉重，畏寒肢冷，心下悸动，腹痛，身瞤动，在脾肾阳虚基础上，尚有阴随阳伤之症，全身虚寒见症亦较前者为甚。

④五皮散证：见于《华氏中藏经》。本方证与真武汤证均可见小便不利、肢体浮肿等症。但前者系脾虚湿盛、泛溢肌肤所致，常兼见心腹胀满，上气喘急，苔白腻，脉沉缓；后者则由脾肾阳虚、水气不化导致，定见畏寒肢冷，脉沉微，苔白滑，或心下悸，身瞤动，振振欲擗地等症。

⑤猪苓汤证：见于《伤寒论》。本方证亦可见小便不利、浮肿等症，但系水热互结而成，而非阳虚水气不化，故非但不会出现畏寒、肢冷、舌淡、脉沉

微等阳虚证之脉症，反见发热、口渴欲饮、心烦不寐，或小便赤涩、小腹满痛、舌质红、脉数等热象。本方证与真武汤证同为水气为病，一寒一热，应鉴别。

（11）方证论治辨析：真武汤治少阴病之阳虚水泛证。症见腹痛、小便不利、四肢沉重疼痛、自下利。

"少阴病，二三日不已，至四五日"，为少阴肾阳亏虚，不能主水，水寒内盛，则水气泛溢周身。阳虚寒凝，水湿浸渍，脾运失职，则腹中疼痛，便溏下利；肾阳虚，膀胱不能气化而出，浊阴不泻，则小便不利；阳虚寒盛，水气不化，水无去路，与阴寒之气相搏，泛溢肌腠，浸渍肢体，则四肢沉重疼痛，甚至周身浮肿。治宜温阳利水，方用真武汤。肾阳亏虚，肾不主水，关门不利，水邪内停，气机升降出入失常，可见诸多或然症，治疗用真武汤加减化裁。若水寒犯肺而咳嗽，加干姜、细辛温肺以散寒水，加五味子收敛肺气；小便利则不需要利水，故去茯苓；若阴盛阳衰而下利甚，去阴柔苦泄之芍药，加干姜以温里散寒；水寒犯肺而呕，加重生姜用量，以和胃降逆止呕，方后谓"去附子"似有不妥，因附子为方中主药，去之与本证无益。

（12）临床应用

①本方证为脾肾阳虚、水邪为患的主要方证，以浮肿、小便不利、四肢沉重、苔白滑、脉沉微细为辨证要点。肾性水肿、心性水肿、慢性肝病浮肿、醛固酮增多症、甲状腺功能减退、梅尼埃综合征、肠结核之腹痛下利、前列腺肥大等属于脾肾阳虚者，皆可用本方辨治。

②尝以本方加桂枝、北五加皮、车前子等治疗心力衰竭所致水肿，加黄芪、防己等治疗慢性肾炎、肾病综合征见脾肾阳虚脉症者，均取得较好效果。

③本方加党参、桂枝、苍术、威灵仙等，可用以治风湿性关节炎、女性寒湿带下。

④原方加减：咳者加五味子、细辛、干姜；小便利者去茯苓；下利者去白芍加干姜；呕者去附子，重用生姜。

方中生姜宜按比例使用，不可用量不足。

（13）注家方论

①成无己《伤寒明理论》：真武，北方水神也，而属肾，用以治水焉。水气在心下，外带表而属阳，必应发散，故治以真武汤。青龙汤主太阳病，真武汤主少阴病。少阴，肾水也，此汤可以和之，真武之名得矣。茯苓味甘平，白术味甘温。脾恶湿，腹有水气，则脾不治；脾欲缓，急食甘以缓之。渗

水缓脾，必以甘为主，故以茯苓为君，白术为臣。芍药味酸微寒，生姜味辛温，《内经》曰：湿淫所胜，佐以酸辛。除湿正气，是用芍药、生姜酸辛为佐也。附子味辛热，《内经》曰：寒淫所胜，平以辛热，温经散湿，是以附子为使也。水气内溃，至于散则所行不一，故有加减之方焉。若咳者加五味子、细辛、干姜；咳者，水寒射肺也；肺气逆者，以酸收之，五味子酸而收也。肺恶寒，以辛润之，细辛、干姜辛而润也。若小便利者去茯苓，茯苓专渗泄者也。若下利者去芍药，加干姜。酸之性泄，去芍药以酸泄也，去细辛之性散，加干姜以散寒也。呕者，去附子，加生姜，气上逆则呕，附子补气，生姜散气，两不相损，气则顺矣。增损之功，非大智孰能贯之。

②方有执《伤寒论条辨》：真武者，北方阴精之宿，职专司水之神，以之名汤，义取之水。然阴寒甚而水泛滥，由阳困弱而土不能制伏也。是故术与茯苓燥土胜湿，芍药附子利气助阳，生姜健脾以燠土，则水有制而阴寒退，药与病宜，理必至愈。

③吴昆《医方考》：真武，北方之神，司水火者也。今肾气凌心，虚邪内动，有水火奔腾之象，故名此汤以主之。茯苓、白术，补土利水之物也，可以伐肾而疗心悸。生姜、附子，益卫回阳之物也，可以壮火而祛虚邪。芍药之酸，收阴气也，可以和荣而生津液。

④许宏《金镜内台方议》：少阴者，肾也，真武者，北方之正气也。肾气内虚，不能制水，故以北方主之。其病腹痛者，寒湿内胜也；四肢沉重疼痛者，寒湿外甚也；小便不利，又自下利者，湿胜而水谷不化也；或咳或呕者，水气在中也。故用茯苓为君，白术为臣，二者入脾走肾，逐水祛湿；以芍药为佐而益脾气；以附子、生姜之辛为使，温经而散寒也。又发汗，汗出不解，其人仍发热，邪气未解也；心下悸，头眩，身瞤动，振振欲擗地者，为真气内虚而亡其阳，亦用此汤正气温经而复其阳也。

⑤张璐《伤寒缵论》：真武汤方本治少阴病水饮内结，所以首推术、附，兼茯苓、生姜之运脾渗水为务，此人所易明也。至用芍药之微旨，非圣人不能。盖此证虽曰少阴本病，而实缘水饮内结，所以腹痛自利，四肢疼重，而小便反不利也。若极虚极寒，则小便必清白无禁矣，安有反不利之理哉！则知其人不但真阳不足，真阴亦已素亏，或阴中伏有阳邪所致，若不用芍药顾护其阴，岂能胜附子之雄烈乎？即如附子汤、桂枝加附子汤、芍药甘草附子汤，皆芍药与附子并用，其温经固营之法，与保阴回阳不殊，后世用药，能获仲景心法者几人哉！

⑥柯韵伯《伤寒附翼》：若兼咳者，是水气射肺所致，加五味之酸温，佐芍药以收肾中水气；细辛之辛温，佐生姜以散肺中水气，而咳自除。若兼呕者，是水气在胃，因中焦不和，四肢亦不治，此病不涉少阴，由于太阴湿化不宣也，与治肾水射肺者不同法，不须附子以温肾水，倍加生姜以散脾湿，此为和中之剂，而非治肾之剂矣。若小便自利而下利者，是胃中无物，此腹痛因于胃寒，四肢因于脾湿，故去芍药之阴寒，加干姜以佐附子之辛热，即茯苓之甘平者亦去之，此为温中之剂，而非利水之剂矣。

⑦吴谦《医宗金鉴》：小青龙汤，治表不解，有水气，中外皆寒实之病也；真武汤，治表已解，有水气，中外皆寒虚之病也。真武者，北方司水之神也，以之名汤者，赖以镇水之义也。夫人一身制水者，脾也；主水者，肾也；肾为胃关，聚水而从其类者。倘肾中无阳，则脾之枢机虽运，而肾之关门不开，水虽欲行，孰为之主，故水无主制，泛溢妄行而有是证也。用附子之辛热，壮肾之元阳，而水有所主矣；白术之苦燥，创建中土，而水有所制矣；生姜之辛散，佐附子以补阳，温中有散水之意；茯苓之淡渗，佐白术以健土，制水之中有利水之道焉。而尤妙在芍药之酸敛，加于制水、主水药中，一以泻水，使子盗母虚，得免妄行之患；一以敛阳，使归根于阴，更无飞越之虞。孰谓寒阴之品无益于阳乎？而昧者不知承制之理，论中误服青龙发汗亡阳，用此汤者，亦此义也。然下利减芍药者，以其阳不外散也；加干姜者，以其温中胜寒也。水寒伤肺则咳，加细辛、干姜者，散水寒也。加五味子者，收肺气也。小便利者，去茯苓，以其虽寒而水不能停也。呕者，去附子倍生姜，以其病非下焦，水停于胃也。所以无须温肾以行水，只当温胃以散水。佐生姜者，功能止呕也。

⑧陈修园《伤寒真方歌括》：附子壮元阳，则水有所主；白术建土气，则水有所制；合芍药之苦以降之，茯苓之淡以泄之，生姜之辛以行之，总使水归其壑。今人以行水之剂目为温补之剂，误矣。

（14）名医验案

①许叔微医案：乡人京姓之子，年近三十，初得病身微汗，脉弱恶风。医者误以麻黄汤汗之，汗遂不止。发热心痛，多惊悸，夜间不得眠卧，谵语不识人，筋惕肉瞤，振振动摇。医者以镇心惊风药治之。予视之曰，强汗之过也。仲景云，脉微弱，汗出恶风者，不可服青龙汤。服之则筋惕肉瞤者，为逆也。唯真武汤可救之。仲景云，太阳病，发汗，汗出不解。其人仍发热，心下悸，身瞤动，振振欲擗地者，真武汤主之。予三投而大病除。次以清心丸、竹

叶汤解余毒，数日差。

②滑伯仁医案：滑伯仁治一人，七月内病发。或令其服小柴胡汤，必二十六剂乃安，如其言服之，未尽二剂，即发散太过，多汗亡阳，恶寒甚，肉瞤筋惕，乃请滑诊视，脉细欲无，即以真武汤进七八服，稍有结盟，更服附子七枚乃愈。

③刘渡舟医案：李某，男，32岁。患头痛病，每在夜间发作，疼痛剧烈，必以拳击头始能缓解。血压正常，心肺正常。西医检查未明确诊断，头痛不耐烦时，只好服止痛药片。问如何得病？答：夏天开车苦热，休息时先痛饮冰冻汽水或啤酒，每日无间，至秋即觉头痛。问头痛外尚有何症？答：两目视物有时黑花缭乱。望面色黧黑，舌淡质嫩，苔水滑，脉沉弦而缓。此证乃阳虚水泛上蔽清阳所致，以其色脉之诊可以确定。为疏：附子12 g，生姜12 g，桂枝12 g，茯苓24 g，白术9 g，炙甘草6 g，白芍9 g。其服6剂获安，又服苓桂术甘汤4剂巩固疗效而愈。

④韩其江医案：刘某，男，成年，患自汗不止，曾到济南某医院检查，诊断为自主神经紊乱，亦无治法，余诊视后，认为是阳虚水泛，给予真武汤。五六剂后，即恢复正常。

⑤方略医案：刘姓子，暑月患病，痰气上壅，充塞咽喉，口鼻出血，目闭不开，声如鼾睡。闵君文思延余诊治。六脉沉细微弱，四肢厥冷。余曰："此阴寒直中之症。寒客太阴，则痰蔽胸膈，神志昏迷；寒客少阴，阴火上冲，凝结喉间，颈筋粗大，逼血上溢。急宜真武汤大剂煎成冷饮，收龙雷之火，归其窟宅，厥疾可。"其父疑此方不合时令，未敢遽服。余大声呼曰："救此逆症，如拯焚济溺，刻不容缓，若再踌躇，恐无及矣。余在此坐待，以壮君之胆。"督令灌之，一剂甦，三剂愈。

⑥唐声庵医案：魏某，男，59岁，于1963年7月诊治。患者初病时，因头面及下肢午后浮肿，服西药治疗月余，未见疗效，改用中药治疗2个月左右，仍未见效，病日增重，而来就诊。现症：全身除胸部及手心未肿之外，均浮肿，按之凹陷不起，小便稀少，饮食不进，口虽渴但不饮，神倦体重，着衣被而不暖，面色灰暗无华，舌苔黑而滑润，舌质红色娇艳，脉浮大无根。此乃真阳衰极，土不制水所致。拟方：炮附子60 g（先煎50分钟，下同），白术24 g，白芍24 g，茯苓24 g，潞党参60 g，玉桂6 g，炙甘草24 g，生姜30 g（先煎出味）。水煎3次，头煎1次顿服，第2、第3煎不论次数，频频饮服，1日尽1剂。

上药连进 3 剂，浮肿已消退十之六七，查其苔已不黑，脉不浮而反沉，此乃虚焰渐衰、正气渐复之佳象。上方炮附子、潞党参、玉桂、生姜量减半，续服 4 剂而愈。

⑦郭子光医案：黄某，男，62 岁，和尚。1994 年 1 月 9 日初诊。病史：患者存在先天性心脏病，心房间隔缺损，未做手术治疗，继后又出现完全性右束支传导阻滞、频发室性期前收缩，因心功能不全发生浮肿，多次住院治疗。现症：全身浮肿，下肢肿甚而厥冷，按之如泥，心悸、气短殊甚，不能行走，甚至无力完成洗脸、穿鞋等劳作，胸闷胀作痛，咳嗽痰少，头晕，自汗出，不欲食，腹中痞满，小便少。察其面色苍暗，精神萎靡，唇甲青紫，语声低而断续，舌质紫暗，苔薄白腻，脉呈屋漏之象。辨证：阳衰阴盛，寒凝血脉，气虚欲脱，病险。治以温阳益气为主，兼利水活血。方用真武汤合生脉散加味。制附片 20 g，茯苓 20 g，白术 20 g，白芍 15 g，生姜 20 g，红参 15 g，五味子 12 g，麦冬 20 g，黄芪 60 g，桂枝 15 g，丹参 20 g。服 4 剂，嘱低盐饮食。

1994 年 1 月 14 日复诊：浮肿尽消，只足踝部尚有轻度浮肿，能下床在室内行走，小便量增加，诸症缓解，舌质紫，苔薄白润，脉缓细沉而结代，参伍不调，未见屋漏之象。是气阳回复、阴寒消退之征，上方减黄芪为 40 g，茯苓、白术各为 15 g，继续与服。治疗观察 2 个多月，浮肿两次反复，加重黄芪至 60～80 g，茯苓、白术各 20 g，则尿量增多，浮肿又消退。唯脉象结代而参伍不调，始终如故，表明病根未除。

按语：虾游脉与屋漏脉，皆因心力衰竭时心排血量严重不足，几乎未能激起外周血管搏动所致。从中医宏观辨证观察，虽然两者都是气阳虚极，瘀血浊水阻滞所致，但虾游脉多有阴盛格阳、虚阳外越的表现，而屋漏脉则是阴寒凝结比较突出。在治疗上，两者都以大力温阳气为主，不过前者注重"通阳"以除格拒，后者注重"散寒"以解凝结，略有不同而已。

3. 生姜泻心汤（《伤寒论》）

据《本草经疏》"生姜所禀，与干姜性气无殊，消痰、止呕、出汗、散风、祛寒、止泄、疏肝、导滞，则功优于干姜。"又《药性论》"主痰水气满，下气；生与干并治嗽，疗时疾，止呕吐不下食。生和半夏主心下急痛；若中热不能食，捣汁和蜜服之。又汁和杏仁作煎，下一切结气实，心胸拥膈，冷热气。"此方即半夏泻心汤减干姜，加生姜四两，具有和胃消痞、散结除水之功，以治水热互结、心下痞硬、干噫食臭、腹中雷鸣、下利等症。正如王旭高云："生姜泻心汤治水与热结之痞，故重用生姜以散水气。"痞"通"否"，《周易》六十四卦之一。否卦之义，天气不降，地气不升，天地不交，升降失调，痞塞不通。痞证乃升降失常所致。中焦乃脾胃所居，是气机升降之枢纽。脾胃气虚，则升清降浊之力减弱，清气不升，浊阴不降，气机阻滞，故而为痞。半夏泻心汤的用药配伍是辛开苦降，恢复脾胃正常的升降功能。故用以治疗心下痞，证药相吻，效如桴鼓。

历代医家对于半夏泻心汤脾胃中虚、升降失司的病机无任何异议，但对客邪却有不同的见解，比较典型的有：寒热互结，清代柯琴认为，半夏泻心汤是"寒热之气互结心下"所致；热夹水饮，清代程应旄认为，半夏泻心汤是"热邪夹水饮，尚未成实"；痰涎为病，清代秦之桢认为，诸泻心汤病证"皆是痰饮作祸"。当代伤寒大家刘渡舟亦认为乃"痰气痞"。胃热肠寒：郭子光认为，半夏泻心汤的基本病理是"胃热肠寒，虚实夹杂"。湿热为病：清代医家汪琥《伤寒论辨证广注》认为，半夏泻心汤是治疗"湿热不调，虚实相伴之痞"的方剂。当代中医大家任应秋也认为是"湿热兼虚"。

临床常见半夏泻心汤证亦均以客邪不同而临床表现迥异，常见的约有以下几种情况。偏于湿热：以苔黄、口苦、嘈杂、吞酸为主要临床特征。清代叶天士以泻心法治中焦湿热，并指出"苦寒能驱热除湿，辛通能开气宣浊"。偏于寒湿：以苔白、怕凉、腹痛、下利为主要临床特征。胃热脾寒：临床既有苔黄、口苦、吞酸的胃热证，又有腹痛、下利、畏寒的脾寒证。痰气痞：酒家或饮家患有心下痞，伴有恶心呕吐、大便稀溏、舌苔白腻、脉滑等症。临床还有一种既无热象又无寒象、更无寒热错杂之象，属非寒非热，但以胃脘痞硬为主，治以半夏泻心汤疗效如神。归纳其病机为脾胃中虚，客邪上逆，气机升降失常而为痞证。正如吴昆所言："若不治其表，而用承气汤下之，则伤中气，而阴经之邪乘之矣。以既伤之中气而邪乘之，则不能升清降浊，痞塞于中，如天地不交而成否，故曰痞。泻心者，泻心下之邪也。"

半夏泻心汤使用的辨证要点是：《伤寒论》第149条以误治为起因，以结胸为对比，论述半夏泻心汤方证，所以原文只扼要谈及"痞"的临床特征，即"但满而不痛"。"不痛"是与结胸"满而硬痛"的疼痛做鉴别。"硬满疼痛"是"压痛、反跳痛、板状腹"的互词，所以《伤寒论》所言大结胸证见于现代临床的急腹症。而泻心汤即便伴有疼痛也是胀满疼痛而不应是板状腹，也没有反跳痛。结合《金匮要略》"呕而肠鸣，心下痞者，半夏泻心汤主之"，及第157条生姜泻心汤证、第158条甘草泻心汤证，半夏泻心汤证除心下痞硬主症外，尚有呕吐、下利、肠鸣、嗳气等。

　　从配伍方面分析，半夏泻心汤方证为本虚标实之证，客邪上逆为主要矛盾，但脾胃已虚也是必须考虑的因素。从方药组成及用量可知，方以祛邪为主，兼顾扶正。攻邪之品先入于胃，凭借胃气发挥其祛邪作用。方中人参、甘草、大枣甘温益气补其虚，半夏、干姜辛散开结散寒，与人参、甘草、大枣配伍升补清阳，黄连、黄芩苦降清热以泄其浊阴。尤在泾论曰"痞者，满而不实之谓。夫客邪内陷，即不可从汗泄，而满而不实，又不可从下夺，故唯半夏、干姜之辛，能散其结。黄连、黄芩之苦，能泻其满。而其所以泄与散者，虽药之能，而实胃气之使也。用参、草、枣者，以下后中虚，故以之益气，而助其药之能也"。

　　全方一方面用辛开苦降，寒温并投以祛"客邪"；另一方面用甘温调补以扶正，同时正复方能邪祛，也是祛除"客邪"之前提。故全方起到了辛开苦降，补泻兼施，上下复位，中气得和，痞证自除的作用。可谓"一升一降，气机调和；一温一寒，阴阳协调"。从病脉证治、理法方药一线相贯的角度看，半夏泻心汤证有以下特点：病证——痞硬，治法——消痞，方剂——半夏泻心汤；药物——半夏、干姜之辛开，黄芩、黄连之苦降。从中可以发现仲景本义是通过辛开苦降以泻心，通过泻心以消痞，本方着眼于"泻"心下之邪，"消"心下之痞。《伤寒论》第158条仲景明言"此非结热，但以胃中虚，客气上逆，故使硬也"。诸药相伍与病机环环相应，丝丝相扣，临证时应根据"客邪"之特点灵活调整药物的剂量、据"客邪"性质辨证加减药物，方能做到药到病除。

　　（1）原文用法与原方用量：伤寒汗出，解之后，胃中不和，心下痞硬，干噫食臭[1]，胁下有水气，腹中雷鸣[2]，下利者，生姜泻心汤主之。（伤寒论：157）生姜泻心汤方：生姜四两（切），甘草三两（炙），人参三两，干姜一两，黄芩三两，半夏半升（洗），黄连一两，大枣十二枚（擘）。上八味，以水一斗，煮取六升，去滓，再煎取三升，温服一升，日3服。

　　（2）注释：[1] 干噫食臭，指嗳气中有腐馊的食物气味。噫（ai），音义同"嗳"；臭（xiu），指气味。[2] 腹中雷鸣，形容腹中有辘辘作响的声音。

　　（3）功效配伍：生姜泻心汤和中降逆，散水消痞。本方即半夏泻心汤减干姜二两，另加生姜四两组成。方中重用生姜为主药，取其辛温气薄，和胃降逆，开结散水；半夏辛温，与生姜相配，可增强降逆和胃、开结宣散水气之力；黄芩、黄连苦寒，清热化湿消痞；干姜辛热气厚，守而不走，温中阳，散寒化饮；人参、大枣、炙甘草甘温补脾益胃，以运中土。本方与半夏泻心汤功效基本相同，仍属辛开苦降、寒热并用、和中消痞之法，但其散水降逆之功尤著。上八味药，水煮，去滓后，再煎煮，分3次温服。

（4）方义：本方即半夏泻心汤减干姜量，加生姜组成。方中黄连、黄芩苦寒清热燥湿。半夏、干姜辛温，辛以散邪，温以畅通，使脾胃气机得以升降，并制约黄连、黄芩以防寒凉太过而阻碍气机。人参、大枣调补脾胃之气，恢复脾胃的生理功能，重用生姜和脾胃，散水气。甘草补中益气，并调和诸药。

（5）辨证要点：本方在半夏泻心汤运用规律的基础上，兼食积、饮停。在具体运用时不必食积与饮停二者兼备，凡寒热错杂或兼食积，或兼饮停，以致中焦升降失职者，皆可选用本方治疗。治疗胃肠道疾病时，只要抓住虚实夹杂、湿热并存的病机，有脘腹胀满、呕吐、泄利、呃逆等症，就可以选择使用。

半夏泻心汤、生姜泻心汤、甘草泻心汤均为治疗心下痞的方剂，症状皆以脾胃升降失常、寒热错杂而出现的心下痞满与呕利等为主。三方药物相仿，治疗略同，但同中有异，其中辛开苦降甘调而各有侧重。半夏泻心汤证以心下痞兼呕为主；生姜泻心汤以心下痞硬，干噫食臭，胁下有水气，腹中雷鸣与下利为主；甘草泻心汤则以痞利俱甚，谷气不化，客气上逆，干呕心烦不得安为主。

（6）注家方论

①方有执《伤寒论条辨》：生姜大枣，益胃而健脾，黄芩黄连，清上而坚下，半夏干姜，蠲饮以散痞，人参甘草，益气而和中。然则泻心者，健其脾而脾输，益其胃而胃化，斯所以为泻去其心下痞硬之谓也。

②柯琴《伤寒附翼》：病势已在腹中，病根犹在心下，总因寒热交结于内，以致胃中不和。若用热散寒，则热势猖獗，用寒攻热，则水势横行，法当寒热并举，攻补兼施，以和胃气。故用芩连除心下之热，干姜散心下之痞，生姜、半夏去胁下之水，人参、甘草、大枣培腹中之虚。因太阳之病为在里，故不从标本，从乎中治也。且芩连之苦，必得干姜之辛，始能散痞。人参得甘枣之甘，协以保心。又君生姜佐半夏，全以辛散甘苦之枢，而水气始散，名曰泻心，实以安心也。

③王子接《绛雪园古方选注》：胃阳虚不能行津液而致痞者，唯生姜辛而气薄，能升胃之津液，故以名汤。干姜、半夏破阴以导阳，黄芩、黄连泻阳以交阴，人参、甘草益胃安中，培植水谷化生之主宰，仍以大枣佐生姜，发生津

液，不使其再化阴邪，通方破滞宣阳，是亦泻心之义也。

④张志聪《伤寒论集注》：生姜、半夏，宣达阳明胃气上输于脾；干姜大，资益脾气以行于胃；甘草、人参，补助中土，配芩连以泻心下之痞硬。

⑤吴谦《医宗金鉴》：名生姜泻心汤者，其义重在散水气之痞也。生姜、半夏散胁下之水气，人参、大枣补中州之土虚，干姜甘草以温里寒，黄芩、黄连以泻痞热，备乎虚水寒热之治，胃中不和下利之痞，焉有不愈者乎？

（7）方证论治辨析：生姜泻心汤治心下痞，寒热错杂兼水气食滞证。症见伤寒汗出，解之后，胃中不和，心下痞而硬，干噫食臭，腹中雷鸣，下利。

伤寒汗出，表证当解，其病当愈。今汗后表证虽解，但脾胃虚弱，或素日脾胃虚弱，外邪乘机内陷，致脾胃不和，升降紊乱，气机壅塞，形成寒热错杂之痞证。心下痞而硬，指心下痞满而按之有硬感，但按之不痛，故与结胸证有别，此为寒热错杂，有形水气及饮食浊气结滞，气机痞塞；干噫食臭，为脾虚胃弱，不能消磨水谷；腹中雷鸣、下利，为脾虚胃弱，运化失职，水气流注胁下，走于肠间。治用生姜泻心汤和中降逆，散水消痞。

（8）医案举例

①岳美中医案：胡某，男。患慢性胃炎，自觉心下有胀闷感，经年累月当饱食后嗳生食气，所谓"干噫食臭"；腹中常有走注之雷鸣声。体形瘦削，面少光泽。认为是胃功能衰弱，食物停滞，腐败成气，增大容积，所谓"心下痞硬"；胃中停水不去，有时下走肠间，所谓"腹中雷鸣"。以上种种见症，都符合仲景生姜泻心汤证，因疏方予之。生姜 12 g，炙甘草 9 g，党参 9 g，干姜 3 g，黄芩 9 g，黄连 3 g（忌用大量），半夏 9 g，大枣 4 枚（擘），以水 8 盅，煎至 4 盅，去滓再煎，取 2 盅，分 2 次温服。服 1 周后，所有症状基本消失，唯食欲缺乏，投以加味六君子汤，胃纳见佳。

②刘渡舟医案：潘某，女，49 岁。主诉心下痞满，噫气频作，呕吐酸苦，小便少而大便稀溏，每日三四次，肠鸣辘辘，饮食少思。望其人体质肥胖，面部浮肿，色青黄而不泽。视其心下隆起一包，按之不痛，抬手即起。舌苔带水，脉滑无力。辨为脾胃之气不和，以致升降失序，中夹水饮，而成水气之痞。气聚不散则心下隆起，然按之柔软无物，但气痞耳。遵仲景之法为疏生姜泻心汤加茯苓：生姜 12 g，干姜 3 g，黄连 6 g，黄芩 6 g，党参 9 g，半夏 10 g，炙甘草 6 g，大枣 12 枚，茯苓 20 g。连服 8 剂，则痞消大便成形而愈。

③萧伯章医案：潘某，初患头痛，往来寒热，余以小柴胡汤愈之，已逾旬矣。后复得疾，诸药杂治，益剧。延诊时云：胸中痞满，欲呕不呕，大便溏

泻，腹中水奔作响，脉之紧而数。正疏生姜泻心汤，旁有少年谓：黄连、黄芩凉药，干姜、生姜热药，人参补药，何一方混杂乃尔？余曰：方出《伤寒》，仲景明言"胃中不和，心下痞硬，干噫食臭，腹中雷鸣，下利者，生姜泻心汤主之"。吾乃照录原方，毫无加减，既患寒热混杂之证，必用寒热错杂之药。其人语塞而退。已而一剂知，二剂愈。越日复延诊，其人从旁笑谢曰：日前轻慢乞恕，乃今知古方之不可思议也。余笑颔之而去。

④刘渡舟医案（水气痞）：苏某，女，28岁。自1982年生育后得心下痞证，至今已4年。心下痞而鸣响如雷，伴腹胀，小便不利，干呕不渴，常有低热，大便正常。他医曾用苓桂剂、柴胡剂及香砂六君子汤等方药治疗皆无寸功，舌质红，苔薄腻，脉弦。此属水气凝滞于中，脾胃气机失和。生姜12g，干姜3g，黄连6g，黄芩6g，党参10g，茯苓15g，半夏10g，炙甘草6g，大枣10枚。5剂。服药后诸证均有明显减轻，上方加竹茹、陈皮，续服6剂，诸证皆消，数年顽疾告愈。

⑤刘渡舟医案（水气痞）：丁某，男，47岁。患心下痞满，时而隆起一软包，如鸡蛋大小，按之而痛。两胁下鸣响不适，嗳气频作，口苦纳减，并见面目浮肿，小便不利，大便不成形，每日三四次。舌苔白厚，脉沉弦滑。证属脾胃不和，寒热之气痞塞于中，兼挟胁下有饮气。生姜12g，干姜3g，黄连2.5g，黄芩2.5g，党参9g，茯苓18g，半夏9g，炙甘草6g，大枣12枚。仅服2剂则诸证悉减，心下隆起之包块平消未作，小便利而饮食增。上方又服6剂而安。

⑥刘渡舟医案（呃逆）：郭某，男，46岁。患呃逆证8个多月，呃逆频作，顽固不休，以致不能坚持工作。曾服丁香柿蒂汤，旋覆代赭汤及香砂六君子汤等无效。神疲乏力，大便稀溏，每日一至两次，脉沉弦无力，舌苔润滑。上有呃逆之气，下有泻利之情，此必先病其中，脾胃升降失司。用手按其心下，告之有堵塞之感，当按心下痞证治疗。生姜12g，干姜3g，半夏12g，黄连6g，黄芩6g，党参10g，炙甘草6g，大枣7枚，刀豆子10g。连服6剂，呃逆不作，心下痞与便溏均消，从此病愈。

⑦刘渡舟医案（失眠）：马某，女，50岁。患失眠证，每夜只能入睡二三小时，而且乱梦纷纭，白昼则头晕神疲。舌苔滑腻，脉弦滑。初诊用温胆汤不效，再诊时，知其大便稀溏，每日二三次，伴心下胀闷不舒，时有嗳气。由此而知病根在于脾胃不和。张景岳曾指出："今人有过于饱食，或病胀满者，卧必不安，此皆胃气不和之故。"

⑧詹右，操劳烦心，心胃不和，肝不条达，胁胀气痛，气冲心悸，作烦吐痰，气下作泻，饮食不多，归脾在理，淡竹凉肝平胃，心乃肝之子也。胃为水谷海也。脏病治腑，腑以通为调，脏以藏为安，仙机之妙，非浅衷所能知也。虚则补其母，实则泻其子，暂拟生姜泻心汤加减也。用生姜、甘草各1.5 g，党参9 g，酒炒黄芩3 g，法半夏6 g，炒黄连1.5 g，干姜1.5 g，大枣加味磨木香汁冲服。

⑨彭某，女，30 岁。夏日食葡萄而泻3 天，每日3 次水样便，腹微疼，咽干不思饮，心下痞满，纳差，嗳气，腹时胀满而肠鸣辘辘，四肢乏力，苔白腻，脉弦滑。原本中寒，又值外邪相加，中阳不运，水饮内作，因见肠鸣下利、嗳气、纳差等症，与生姜泻心汤：生姜12 g，干姜3 g，炙甘草10 g，党参10 g，半夏12 g，黄芩10 g，黄连10 g，大枣4 枚。药服1 剂，腹泻、腹疼止，服3 剂，诸症好转。

⑩王某，女，38 岁，1981 年3 月14 日初诊。腹痛，下黄白色脓性便，每日3 次，伴里急后重，肠鸣，口苦，无寒热，近年来凡进食生冷即易腹泻，劳累则右眼睑、右口角抽搐。苔薄微白，舌淡红而润，脉细无力。此为饮食不慎，湿热侵犯胃肠，阻滞气机故腹痛、肠鸣，排黄白色脓性便；热邪内迫，湿性重滞，故口苦、里急后重；脾虚运化失司，故进食生冷易腹泻；脾虚水谷精微运化失常，气血生化无源，络脉失养，故劳累则眼睑、口角抽搐；苔薄白，舌淡红而润，脉细无力，乃脾虚有湿、气血两虚之证。证属饮食不当而感湿热，素体脾虚气血不足，络脉失养。治宜清热祛湿，益脾养血，通营活络，扶正祛邪。上方服用3 剂，每日1 剂，水煎服。药后胃肠湿热清，腹痛、里急后重、大便脓液均除。

按语：生姜泻心汤是《伤寒论》方剂之一，主治心痞硬、噫气而有食臭味、肠鸣有声、泻痢、胁下阵痛等症。吴谦在《医宗金鉴》中提出，此汤应加茯苓，以治兼有小便不利、下肢浮肿等者。该方属于和剂，能调和脾胃之气，以解寒热之纷，并有增补中气的作用。其证因气机升降不利，中焦痞塞，胃气不降而生热，故以芩连之苦寒以降之；脾气不升而生寒泻利，故用干姜之辛热以温之；生姜健胃以散饮；半夏消痞以开豁痰气；脾胃气弱，不能斡旋上下，故以参、草、枣以补之。本方苦降、辛开、甘补，散饮消痞，擅治中州不和等病，运用之妙，存乎一心，要在临证心悟。

⑪患儿，女，11 岁，2009 年6 月15 日初诊。主诉：干噫、食臭时轻时重2 个月余。现病史：2 个月来患儿时常干噫食臭，一日暴食而卧，次日噫气

食臭，先后经用保和丸、藿香正气丸、三黄片等药治疗，虽时减轻而终不能除。求诊时，其母述：她口中哪来的那么多臭气，见人不敢对脸说话，连学也不愿上。诊见：时而干噫，气臭难闻，胃脘不适，食纳不香，大便滞而不畅，小便黄。舌质红，苔薄黄，脉弦紧。诊断：食臭。西医诊断：口臭。辨证：寒热互结，胃失和降。治法：辛开苦降，和胃降逆。方药：生姜泻心汤加减。处方：生姜 15 g，姜半夏 9 g，黄芩 6 g，黄连 6 g，焦山楂 10 g，陈皮 6 g，砂仁 6 g，大枣 3 枚，甘草 6 g。3 剂，日 1 剂，水煎服。二诊（2009 年 6 月 18 日）：母女甚喜，噫气食臭大减，胃脘不适全消，食纳增加，舌淡红，苔白，脉见缓象。上方生姜减为 10 g，再进 3 剂。三诊（2009 年 6 月 21 日）：诸症消失。为防复发，上方再进 5 剂，改隔日 1 剂，痊愈停药。嘱其少食肥甘，调情志，以防再发。

按语：食臭，临床并不少见，生姜泻心汤治疗有时有效，有时则无效，要对生姜泻心汤所治之噫食臭和平素的"口臭"进行进一步研究。平素的"口臭"多为胃火炽盛、积热上攻所致，而本方之"口臭"乃寒热互结、胃气不和所致。因此，临证时还须把握其本证，方能取效。因此，用生姜泻心汤一定要重用生姜；热偏重者重用芩连；寒偏重者重用干姜；偏虚者重用党参、炙甘草、大枣，方能收到预期效果。

⑫ 程某，女，33 岁，1967 年 3 月 7 日初诊。左偏头痛 1 年，西医诊为三叉神经痛。反复发作，时轻时重。既往有肝炎史，近日发作较重，左侧头面、眼眶皆痛，伴头眩而晕，大便溏泻，一日 2～3 行，经细问也约 1 年，口干不欲饮，舌苔白根腻，脉沉细弦。证属上热下寒，治以苦辛开降，予以半夏泻心汤加吴茱萸：半夏 12 g，党参 9 g，黄芩 9 g，黄连 6 g，干姜 6 g，炙甘草 6 g，大枣 4 枚，吴茱萸 9 g。结果：上药服 3 剂，头痛、便溏皆好转，上方减黄芩为 6 g，加生石膏 30 g，继服 12 剂，头痛已，大便如常。

按语：此也为寒饮上犯之头痛，因郁久化热而成上热下寒之证，单用，吴茱萸汤则不能清上热，只用清热药又必加重下寒，故用半夏泻心汤加吴茱萸苦辛开降，治后下寒有去，故又加生石膏佐清上热，这样病邪尽除，则头痛自消。《伤寒论·辨太阳病脉证并治》谓："但满而不痛者，此为痞，柴胡不中与之，宜半夏泻心汤。"清代王旭高说："半夏泻心汤治寒热交结之痞，故苦辛平等；生姜泻心汤治水与热结之痞，故重用生姜以散水气；甘草泻心汤治胃虚气结之痞，故加重甘草以补中气而痞自除。"吴昆《医方考》谓："伤寒下之早，胸满而不痛者为痞，此方主之。伤寒自表入里……

若不治其表，而用承气汤下之，则伤中气，而阴经之邪乘之矣。以既伤之中气而邪乘之，则不能升清降浊，痞塞于中，如天地不变而成痞，故曰痞。泻心者，泻心下之邪也。生姜、半夏之辛，所以散痞气；黄芩、黄连之苦，所以泻痞热；已下之后，脾气必虚，人参、甘草、大枣所以补脾之虚。"斯方为治疗中气虚弱，寒热错杂，升降失常而致肠胃不和的常用方；又是体现调和寒热，辛开苦降治法的代表方。临床应用以心下痞满、呕吐泻痢、苔腻微黄为要点。《伤寒论》的生姜泻心汤即半夏泻心汤减干姜 10 g，加生姜 12 g 而成。方中重用生姜，取其和胃降逆，宣散水气而消痞满，配合辛开苦降、补益脾胃之品，故能用治水热互结于中焦，脾胃升降失常所致的痞证。甘草泻心汤即半夏泻心汤加重炙甘草用量而成，方中重用炙甘草调中补虚，配合辛开苦降之品，故能用治胃气虚弱，寒热错杂所致的痞证。

黄连汤即半夏泻心汤加黄连 10 g，并以黄芩易桂枝而成，本方证为上热下寒，上热则欲呕，下寒则腹痛，故用黄连清上热，干姜、桂枝温下寒，配合半夏和胃降逆，人参、甘草、大枣补虚缓急。全方温清并用，补泻兼施，使寒散热清，上下调和，升降复常，则腹痛呕吐自愈。诸方或一二味之差，或药量有异，虽辛开苦降、寒热并调之旨不变，而其主治却各有侧重。黄连汤寒热并调、和胃降逆，则治上热下寒的腹痛欲呕之证。半夏泻心汤的主要功效为"泻心"，此处的"心"并不是指心脏器官，而是指心下部位，即上腹部。"泻心"就是泻除心下部位的邪气，消除心下部位的痞满症状。所以名谓"泻心"实则泻胃。《古今名医方论》中说："然胃居心下，心下痞者，胃痞也。不曰泻胃，而曰泻心，恐混以苦寒，伤其胃阳，又误为传入阳明，以治阳明之法治之也。此仲景之微旨也。"

4. **生姜甘草汤**（《备急千金要方》）

方中用生姜 15 g，甘草 12 g，人参 9 g，大枣 12 枚。为粗末，水煎，分 3 次服，以治肺痿、咳唾涎沫、咽燥口渴。本方用生姜辛温不燥以温肺，伍人参、甘草、大枣补土生金，以其甘腻而制生姜之辛散，使补而不滞。治肺痿咳唾涎沫不止，咽燥而渴方。

5. **半夏与生姜配伍**

生姜既能增强半夏温胃、降逆止呕止咳、调理气机的作用，又能制约半夏之毒性，药性相互为用，减毒增效而为常用配伍组合。

（1）配伍功用：和胃化痰，降逆止呕、止咳。用治胃寒呕吐、胸脘满闷，或痰饮咳嗽。

（2）配伍意义：半夏味苦，主降主泄；生姜味辛，主升主散。半夏温胃、化痰、降逆止呕；生姜温胃、温肺、散寒、止呕、止咳。生姜与半夏相伍，一降一升，善于调理上焦心肺、中焦脾胃，以及气机之升降，从而使清者升，浊者降，气机畅，病证愈。

（3）伍用原理：半夏味辛，性温，有小毒，入脾、胃经，体滑性燥，降而不升，能燥能润，既能燥湿化痰、除饮散结，又能降逆止呕、宽中消痞。生姜味辛，性微温，入肺、脾、胃经，升中有降，既能温中止呕，又能化饮除痰。两药相伍，生姜既能辅半夏增强化饮止吐之功，又能制半夏毒，减轻其不良反应。两者相辅相成，共奏化饮止呕之功。

（4）临床应用

①多种呕吐：半夏、生姜善于和胃止呕，为治疗呕吐的常用对药，两药性偏温，对寒邪犯胃，或痰湿伤胃所致呕吐尤为适宜，随证配伍可治疗多种呕吐。痰饮呕吐、心中痞满者，半夏、生姜配伍同用，化痰降逆，和胃止呕，如小半夏汤（《金匮要略》）。呕吐清水痰涎、脘腹满闷者，半夏、生姜配伍茯苓同用，化痰降逆止呕，如小半夏加茯苓汤（《金匮要略》）。胃寒呕吐，症见突然呕吐，伴发热恶寒、头身疼痛者，半夏、生姜配伍附子、丁香、藿香同用，温胃散寒止呕，如半附汤（《医学入门》）。胃热呕吐，症见心烦、呕吐酸苦水者，半夏、生姜配伍黄连、黄芩、竹茹同用，清胃止呕，如黄芩加半夏生姜汤（《金匮要略》）。胃气虚呕吐，症见饮食稍不慎即呕吐者，半夏、生姜配伍党参、白术、甘草等同用，益气止呕。妊娠呕吐，半夏、生姜配伍砂仁、苏梗等同用，理气安胎止呕。

②多种咳嗽：半夏、生姜配伍，有化痰止咳作用，适用于咳嗽、痰多色白者，对风寒犯肺或痰湿内停者尤为适宜。风寒咳嗽，半夏、生姜配伍荆芥、旋覆花、前胡、细辛、赤芍、甘草、大枣同用，解表散寒，化痰止咳，如金沸草散（《类证活人书》）。痰湿咳嗽，症见胸闷，吐痰色白易咳者，半夏、生姜配伍陈皮、茯苓、甘草等同用，燥湿化痰，理气和中，如二陈汤（《太平惠民和剂局方》）。痰热咳嗽、吐痰黄黏者，半夏、生姜配伍竹茹、黄芩、杏仁等同用，清热化痰药。妊娠咳嗽，或咳嗽呕逆者，半夏、生姜配伍白术同用，燥湿化痰，降逆止呕，如白术汤。（《圣济总录》）

③眩晕、眉棱骨痛：情志不畅，气机郁滞，痰湿内阻随气逆于上所致的眩晕、眉棱骨痛，半夏、生姜配伍沉香同用，理气降气，和胃化痰，如玉液

汤。(《重订严氏济生方》)

（5）现代研究：生姜有促消化液分泌，保护胃黏膜，抗溃疡，保肝，利胆，兴奋心血管中枢，升高血压，抑制多种病原微生物，抗炎，解热，镇痛，镇吐等作用。

神经症、急慢性胃炎、胃十二指肠溃疡、幽门不完全呕吐、急慢性支气管炎、支气管哮喘等可参考治疗。

6. 甘草干姜汤

载于《伤寒论》《金匮要略》，两处所载剂量一致，均为炙甘草四两、干姜二两。在《伤寒论》第29条，本方用于治疗伤寒挟虚误汗，致阴阳两伤者，急用本方辛甘化阳，先复中焦阳气。在《金匮要略·肺痿肺痈咳嗽上气病脉证治第七》中，用本方治疗虚寒肺痿，旨在辛甘合用，温复阳气，使肺治节有权、气化得司。丹波元简说："此证虽云肺中冷，其源未尝不由胃阳虚乏。"可见中、上焦虚寒证均可用本方治疗。脾阳不足者，加人参、白术；少阴厥逆，加附子；肺寒痰饮，加麻黄、半夏、细辛等。

（1）原文：肺痿吐涎沫而不咳者，其人不渴，必遗尿，小便数，所以然者，以上虚不能制下故也。此为肺中冷，必眩，多涎唾，甘草干姜汤以温之。

（2）诠释：吐涎沫而不咳，其人口不渴，此乃肺痿虚寒，阳气不布，聚津为涎，因未犯气道故不咳，胃寒有饮故口不渴；肺痿虚寒，肃利太过，则小便利数；肺气虚而不能制约膀胱，必有遗尿，此肺中虚冷所致也。清阳不升则头眩，气不摄津则口多唾涎，此脾肺之阳气不足也，故宜甘草干姜汤，温复肺气，摄涎化津。

（3）治法：温肺暖胃，益气摄津。

（4）组成：炙甘草四两，干姜二两。

（5）用法：水煎服。

（6）功效：辛甘化阳，温养肺胃。

（7）主治：主治伤寒误汗后，四肢厥冷，咽中干，烦躁吐逆，以及肺痿吐涎沫而不咳，遗尿，小便数者，苔白，脉细弱。

（8）经方方论：本方以甘草、干姜二味组成，药虽少，配伍恰当。从药物的性味看，味甘性温，甘缓益气，温肺散寒，而且甘草用量独重，不仅益脾摄涎，又有良好的温肺止咳作用。取干姜味辛大热，入肺、胃二经，既温肺暖胃，又且化饮止呕，升清阳降痰浊，所治虚寒之肺痿者，甘草、干姜汤服之宜。干姜宜生用，勿炮，炮之药性异也，此处乃传抄之误。

（9）经方新用

①患胃痛多年，遇寒即犯，痛时呕吐脘胀，嗳气，偶尔泛酸，食不消化，平时口吐涎沫，气短乏力，苔白，脉迟。此寒滞胃腑，蓄饮上逆，治宜甘草干姜汤加半夏12 g，吴茱萸10 g，桂枝12 g，党参18 g，川椒12 g，广木香12 g，苍术15 g，厚朴12 g，良效。

②心绞痛频发，心电图示心肌供血不全。发则胸闷憋气，手足欠温，恶心欲吐，口吐涎水，有时竟以胃疼症状出现，自觉心里凉，温熨则舒，按脉沉微迟紧，此阳虚中寒证。治宜甘草干姜汤加檀香10 g，荜茇8 g，细辛5 g，党参18 g，附子12 g，桂枝15 g，川芎12 g，数剂而安。

③形体肥胖，经常眩晕，血压不高，无梅尼埃病病史。晕则头重，沉困嗜睡，口吐涎沫，食时恶心，胃内震荡，似有水饮一般，舌质胖淡，苔白腻，脉濡滑，无弦急劲动之势。此痰湿困阻清阳，浊邪害清之故也。治宜通阳化饮以展清阳，浊邪下趋以清头目，处方以甘草干姜汤加半夏15 g，白术12 g，泽泻15 g，荷叶30 g，白芷10 g，川芎10 g，石菖蒲10 g，5剂愈。

（10）临证加减

①肺中虚冷，吐涎沫，眩晕，不咳不渴，小便频数或遗尿不禁等，稍加乌药、益智仁，或金樱子，其效尤著。

②脾胃虚寒，脘腹疼痛，喜温欲按，肠鸣便溏，口不渴者，可加高良姜、肉桂、怀山药；若脘腹胀痛，加厚朴、香附、莱菔子、大腹皮等。

③脾胃阳虚之吐血、便血，血色暗淡、四肢不温，口不渴，苔白脉迟者，以伏龙肝煮水再煎本方。

④胃脘冷痛，呕吐不食者，加大枣、法半夏、炒谷芽。

⑤寒邪犯胃，气机郁滞，胃脘剧痛，呕吐频繁者，加陈皮、生姜、高良姜、延胡索、旋覆花。

⑥中焦虚寒，脾失健运，腹痛泄泻，纳差乏力者，加苍术、煨木香、焦白术。

⑦寒饮蕴肺，肺失宣降，久咳肺虚，络伤血溢者，加茯苓、茜草炭、花蕊石、淡竹叶、侧柏叶等。

⑧本方加黄芪、莲须、陈皮治遗尿。

⑨本方加黄芪、太子参、麦冬、石斛、枸杞、麦芽治唾液减少症。

⑩本方治吐逆、水谷不下者，名干姜甘草汤。（《外台秘要》）

⑪本方加人参、白术，治胸痹及脾阳虚而心中痞气者，名人参汤。

⑫ 本方加茯苓、白术，治寒湿肾着，名甘草干姜茯苓白术汤。(《金匮要略》)

⑬ 将本方中干姜换为生姜，加人参、大枣，治肺痿咳唾涎沫不止，呕燥而渴者，名千金生姜甘草汤。

⑭ 治赤白痢，名二宜丸(本方)。(《魏氏家藏方》)

⑮ 治吐血，名二神汤(本方)。(《朱氏集验方)》

(11)仲景方论

①《伤寒论》第 29 条：伤寒脉浮，自汗出，小便数，心烦，微恶寒，脚挛急，反与桂枝汤，欲攻其表，此误也，得之便厥。咽中干，烦躁，吐逆者，作甘草干姜汤与之，以复其阳，若厥愈、足温者，更作芍药甘草汤与之，其脚即伸，若胃气不和，谵语者，少与调胃承气汤，若重发汗，复加烧针者，四逆汤主之。

②《伤寒论》第 30 条：问曰：证象阳旦，按法治之而增剧，厥逆，咽中干，两胫拘急而谵语。师曰：言夜半手足当温，两脚当伸，后如师言，何以知此？答曰：寸口脉浮而大，浮为风，大为虚，风则生微热，虚则两胫挛，病形象桂枝，因加附子参其间，增桂令汗出，附子温经，亡阳故也。厥逆，咽中干，烦躁，阳明内结，谵语，烦乱，更饮甘草干姜汤，夜半阳气还，两足当热，胫尚微拘急，重与芍药甘草汤，尔乃胫伸，以承气汤微溏，则止其谵语，故知病可愈。

(12)辨证要点：本方为理中汤之半，是辛甘化阳温补剂之代表。无论何种疾病，只要符合中阳不足、阴寒内盛的病机，临床表现为面色苍白、形寒肢冷、少气懒言、脘腹冷痛、咽干而不渴、手足厥冷、烦躁吐逆、眩晕、小便频数、大便溏、出血等症者，皆可用本方加减治疗。本方与麻黄汤均可治疗肺寒证。甘草干姜汤所主肺寒，为肺虚寒证，由肺阳虚冷、阳虚不胜阴而生寒；而麻黄汤所主肺寒，为肺实寒证，由外寒客于肺，肺被寒遏而生寒。

(13)注家方论

①成无己《注解伤寒论》：《内经》曰：辛甘发散为阳，甘草干姜相合，以复阳气。

②方有执《伤寒论条辨》：甘草益气，干姜助阳，复其阳者，充其气之谓也。

③王子接《绛雪园古方选注》：甘草干姜汤，桂枝甘草汤，同为辛甘化阳，而有分头异治之道。桂枝走表，治太阳表虚；干姜守中，治少阴里虚。病

虽在太阳，而见少阴里虚证，当温中土，制水寒以复其阳。至于二方分两，亦各有别。彼用桂枝四两，甘草二两，是辛胜于甘；此用甘草四两，干姜二两，为甘胜于辛。辛胜则能走表护阳，甘胜则能守中复阳。分两之间，其义精切如此。

④陈修园《长沙方歌括》：误服桂枝汤而厥，其为热厥无疑，何以又用甘草、干姜乎？而不知此方以甘草为主，取大甘以化姜、桂之辛热，干姜为佐，妙在炮黑，变辛为苦，合甘草又能守中以复阳也。论中干姜俱生用，而唯此一方用炮，须当切记。或问亡阳由于辛热，今干姜虽经炮带些苦味，毕竟热性尚存，其义何居？答曰：此所谓感以同气，则易入也。子能知以大辛回阳主姜附而佐以胆尿之妙，便知以大甘复阳主甘草而佐以干姜之神也。

⑤曹颖甫《伤寒发微》：甘草干姜汤温胃以复脾阳，而手足自温。所以不用附子者，以四肢禀气于脾，而不禀气于肾也。其不用龙骨、牡蛎以定烦躁，吴茱萸汤以止吐逆者，为中脘气和，外脱之阳气，自能还入于胃中也。此误用桂枝汤后救逆第一方治，而以复中阳为急务者也。

（14）临床应用：临床主要用于治疗咳嗽、遗尿、血症、腰痛等病。

①咳嗽：甘草干姜汤辨证加味治疗肺寒咳嗽（包括风寒咳嗽、寒饮咳嗽、寒湿咳嗽、虚寒咳嗽）48 例，疗程 3 天到半年，以临床症状及 X 线改变作为疗效判定标准。结果：总有效率为 92.8%。认为舌淡苔白、口不渴或渴而少饮是肺寒咳嗽的辨证要点；在用药上甘草为主药，用量宜大，一般 15～30 g，对于外感风寒的咳嗽，可干姜、生姜同用。

②遗尿：甘草干姜汤加味治疗 16 例咳时遗尿患者，5 剂为 1 个疗程，1 个疗程后咳嗽遗尿症状完全消失者 8 例，2 个疗程后症状消失者 6 例。

③血证：本方辨证加减治疗晚期肺癌咯血 20 例，以咯血控制及症状消失为完全缓解。结果：完全缓解 30%，部分缓解 70%，总有效率为 100%。

④腰痛：本方加味联合温针治疗寒湿腰痛 50 例，疗程 10 日，以临床症状为疗效标准。结果：痊愈 41 例，显效 5 例，好转 3 例，无效 1 例，总有效率为 98.0%，明显优于对照组。

（15）医案举例

①孙某，女，52 岁。有支气管炎病史，逢冬即发，感寒即作，无热恶寒，咳痰多，色白质稀，头眩恶心，鼻流清涕，倚息难卧，气短心悸，舌淡苔白，脉沉迟而紧。辨证：寒饮阻肺，肺胃气虚。治法：暖胃益脾，温肺化饮。方药：甘草干姜汤加味。组成：甘草 30 g，干姜 12 g，半夏 15 g，茯苓 30 g，细

辛 4 g，苏子 12 g，冬花 12 g，紫菀 15 g，麻黄 4 g，桂枝 12 g，五味子 6 g。每日 1 剂，水煎，分早晚二次温服。复诊：药服 5 剂，咳喘明显好转，痰少呕止，见有食欲，夜能平卧，继服原方 5 剂，缓解。

②赵守真医案：戴某，端阳节伤于饮食，晚间又受风寒，翌日发作恶寒，腹痛泄泻。服发表消导药，表解而泻未止，今来就诊，腹鸣，日泻 5～6 次，不胀不痛，口淡乏味，舌苔薄白、不干，脉弱无力。归纳分析病情，乃胃寒而脾未大虚，不宜参术之补，非肠热胃寒，不合三泻心汤寒热杂进之药。然对此胃寒脾弱之证，在理中汤的原则下舍参术而用姜草，则成甘草干姜汤，具有温胃阳、补脾虚之效。药用：炙甘草 24 g，干姜（不炮）9 g。温煎频服，一日 2 剂，泻减效著。连服 2 日，泻全止，用异功散调理而安。

③陶政铨医案：陈某，男，43 岁。患消渴，前医诊为中阳失运、下焦阳虚，以温补脾肾法，用理中加味及金匮肾气丸不效，反觉中满纳呆，今来我处就诊。刻见口渴，饮水频频，口干难忍，鼻干无涕，呼吸觉冷，舌淡少津，脉略浮而细。证属肺冷气阻，津液寒凝。用甘草 10 g，干姜 10 g，按素常饮量煮取贮瓶，渴以代茶。旬日后二诊，渴势顿挫，饮量递减，鼻润有涕，呼吸煦然矣。效不更方，嘱其继服，月尽而瘥。

④陈维初医案：胡某，女，67 岁。小便频数已月余，每日排尿约 20 余次，甚则每刻钟就欲小便 1 次，但无尿路刺激征。曾多次查尿常规、尿糖及有关检查皆无异常，经中西医药治疗少效而就诊。问其病史，有慢性喘息性支气管炎已 10 年，遇寒加重，咳吐白色泡沫痰、量多。咳甚时常有小便自遗，大便时稀，舌体胖嫩，舌质淡红，边有齿痕，脉虚弱以右寸为甚。证属肺气虚寒，水液失控。治以温肺散寒，补益肺气，摄津缩尿。甘草干姜汤加味：炙甘草 24 g，干姜 15 g，益智仁、桑螵蛸各 10 g，3 剂，每日 1 剂，水煎服。药尽，尿次减少过半，药已中的，上方加黄芪、党参各 15 g，继服 5 剂，每日小便 6～7 次。为巩固疗效，后期以培土生金等法调治半个月。随治 1 年，小便次数正常。

（16）现代研究：临床报道也见于治疗慢性阻塞性肺疾病、支气管哮喘、慢性胃炎、胃十二指肠溃疡、慢性腹泻等病。现代药理研究表明，甘草干姜汤具有化痰、抗炎、止咳的作用，其中甘草含甘草酸、甘草黄酮、异甘草黄酮醇、甘草素等，具有类皮质激素样作用，其提取物具有祛痰止咳、保肝降酶、保护胃黏膜、增强免疫等多种作用，但大剂量长期使用有水钠潴留的不良反应。

【干姜配伍】

1. 脾胃虚寒阴寒内盛，脘腹冷痛，呕吐，泄泻

本品辛热燥烈，主入脾、胃经，长于温中散寒、温运脾阳，为温补中焦的主药，用于脾胃虚寒、脘腹冷痛之证，用干姜温中阳散寒，常配伍白术、人参等。中寒水泻者，以干姜为末，米汤调服。胃寒呕吐、脘腹冷痛者，配伍高良姜。

2. 亡阳证

本品辛热，归心、肾、脾经，能温心助阳、温阳守中、回阳通脉，用于阳气衰微、阴寒内盛、四肢厥冷、脉微欲绝之亡阳证，用干姜回阳通脉，常配伍附子。

3. 肺寒咳喘

本品辛热，有回阳通脉、燥湿化痰之功。用于肺寒咳嗽、痰多清稀等症，常配伍细辛、五味子等。寒饮咳喘、形寒背冷者，配伍麻黄、细辛、五味子。

4. 虚寒血证

本品炮熟之后有温中助阳、止血之功，用于虚寒吐衄、便血、崩漏之证，用炮姜温经止血，常配伍灶心土、三七等。

【单味药方】

（1）治卒心痛，干姜末，温酒服方寸匕，须臾，六七服，瘥。（《补缺肘后方》）

（2）治中寒水泻，干姜（炮）末，饮服二钱。（《备急千金要方》）

（3）治头目眩晕吐逆，川干姜二两（炮），甘草一两（炙红色）。上两味，为粗末。每服四五钱，用水二盏，煎至八分，食前热服。（《传信适用方》）

（4）治脾寒疟疾，干姜炒黑为末，临发时以温酒服三钱匕。（《外台秘要》）

（5）治吐血不止，干姜为末，童子小便调服一钱。（《备急千金要方》）

（6）治寒痢青色，干姜切豆大，每米饮服六七枚，日三夜一。（《补缺肘后方》）

（7）治痈疽初起，干姜一两。炒紫，研末，醋调敷周围，留头。（《诸症辨疑》）

【常用药对】

1. 干姜配黄连

干姜辛散之性略减，能走能守，辛温散寒而补脾阳，黄连苦寒泻火，坚肠止痢。两药合用，一补脾阳，一清实热，辛开苦降，能泻胃经之痞结，令热从中焦而散。治疗胃气不和，寒热互结，嘈杂泛酸，胃脘疼痛，呕吐泻痢，痢疾。临证之际常配当归、阿胶以养营清热，治阴虚发热之久痢不止。

2. 干姜配甘草

干姜辛热，功善温中散寒。治疗脾胃寒证，无论是外寒内侵之实寒证，还是脾胃阳气不足之虚寒证均可应用。甘草甘平，功善益气补中，常用于治疗脾气虚弱，中气不足。二药伍用，温中散寒，健脾益气。治疗寒性胃脘痛，肠鸣腹泻，胸背彻痛，眩晕，喘咳，女性经期腹痛等。

3. 干姜配川乌

阳毒伤寒，乃由肾阳本虚，或先犯房事而后感寒，或先伤生冷而后犯房事，以致阴寒内伏，外又寒著，而成阴盛格阳、阳气上脱之证。干姜、川乌均为辛温大热之品，合用具有回阳救逆、逐散阴寒之功。治疗阴毒伤寒始得之证。

4. 干姜配赤石脂

干姜辛热燥烈，功专温中散寒；配以赤石脂者，以其甘酸温涩之性，收敛腹泻，以防其伤阴也。二药相伍，温涩并行，俾复其中焦阳气，则诸症可除焉。治疗胃中冷不能食，或食已不消者。

5. 干姜配石菖蒲

干姜辛热守中，温胃散寒；石菖蒲辛温芳香，醒脾开窍。二药合用，脾胃自和，寒气自去，水谷各走其道，泻痢肠鸣则止矣。治疗水谷痢及冷气腹肚虚鸣。

【名方应用】

1. 干姜人参半夏丸（《金匮要略》）

方中由干姜温中散寒，伍入人参，扶正补虚，半夏、姜汁降逆。本方以治胃虚寒饮的恶阻证治，凡呕吐不止，并伴有口干不渴，或渴喜热饮、头眩心悸、舌淡苔白滑、脉弦或细滑等兼症的，用之最为适宜；若系胃热而阴伤，则应禁用。正如《金匮要略方论本义》所述："妊娠呕吐不止者，下实上必虚，上虚胸胃必痰饮凝滞，而作呕吐，且下实气必逆而上冲，亦能动痰饮而为呕吐，主之以干姜人参半夏丸。"方用干姜温益脾胃，半夏降逆，人参补中益气，为丸缓以收补益之功。用治虚寒之妊娠家，至善至法也。

（1）原文用法与原方用量：妊娠呕吐不止，干姜人参半夏丸主之。干姜人参半夏丸方：干姜一两，人参一两，半夏二两。上三味，末之，以生姜汁糊为丸，如梧子大，饮服十丸，日三服。

（2）功效配伍：干姜人参半夏丸温中补虚，降逆止呕。方中干姜温中散寒；人参补脾益胃；半夏、生姜汁降逆止呕。诸药配伍，温中散寒补虚，和胃降逆止呕。

上三味药，共研细末，用生姜汁糊为丸，如梧子大，用水吞服十丸，每日服 3 次。或作汤剂，水煎服。

（3）方证论治辨析：干姜人参半夏丸治妊娠呕吐、胃虚寒饮证。症见妊娠呕吐不止。妊娠呕吐不止，为妊娠胃气虚弱，胃失和降，胎气夹饮邪上逆。本证呕吐不止，乃妊娠恶阻重症，可见呕吐物呈清水涎沫，并伴头晕、心悸、舌淡苔白滑、脉弦。治宜温中补虚、降逆止呕，方用干姜人参半夏丸。

（4）用方思路：关于半夏堕胎之说始于《名医别录》，但古今医家治疗妊娠呕吐方中用半夏者不乏其例，若妊娠胃虚饮逆，呕吐不止，非半夏孰能止乎？程林《金匮要略直解》引："娄全善曰：余治妊娠病，屡用半夏未尝动胎，亦有故无殒之义，临床之工，何必拘泥。"

（5）加减：如呕吐甚、反酸者，加焦三仙、白术和胃健脾；如肾气虚明显而见腰酸耳鸣者，加杜仲、芡实以补肾安胎。

（6）方论：方中重用半夏以降逆止呕，干姜温中散寒，去脏腑沉寒痼冷，并用生姜汁糊为丸以增强止呕之功效；人参补中益气，健脾生津以扶正，全方药简而力专，配伍得当。半夏辛温有毒，得生姜之佐制使其毒性缓解，功于下气止呕，消痞散结，伍人参补消既济，一补一顺，使中阳得振，寒饮蠲化，胃气顺降，则呕逆自制。

（7）医论：妊娠后出现恶心呕吐、头晕厌食或食入即吐者，称为"恶阻"，也称"子病""病儿""阻病"等。恶阻本是妊娠应有的反应，一般多不需要治疗，多自然缓解；仅有极少数恶阻，始需治疗。如本条"妊娠呕吐不止"，即阐明恶阻比较严重，而且缠绵时间较长，以药测证，其病机为胃虚寒饮盛而上逆，故有呕吐不止之证，并多吐清稀涎沫，口干不渴，或渴喜热饮等。故治以干姜半夏人参丸，以温胃散寒、蠲饮止呕。但孕妇素体既弱，又有半产史者，用之宜慎。若恶阻严重，米饭不下，食入即吐者，甚或呕吐苦水，并夹血丝者，则需进一步做肝功能、尿酮等有关检查，若为阳性反应，则需住院治疗，或终止妊娠。另外，如经治疗仍未好转或出现体温升高、脉搏增快、黄疸等现象，则应考虑终止妊娠。

（8）临床应用与医案

①林善星医案（妊娠恶阻）：林某，女，26岁。停经2个月，开始胃纳不佳，饮食无味，倦怠嗜卧，晨起头晕恶心，干呕吐逆，口涎增多，时或吐出痰涎宿食。根据经验自知是妊娠恶阻，认为恶阻乃妊娠常事，未加适当处理。适时将近1个月，渐至水饮不入，食入则吐，所吐皆痰涎清水，稀薄澄澈，动则头晕眩掉，时时呕吐增剧。始延本人诊治。诊其脉虽细，但滑象明显，面色苍白，形容憔悴，羸瘦衰弱，无力以动，闭眼畏光，面里蜷卧，唇舌色淡，苔白而滑，口中和，四末冷，胸脘痞塞不舒，二便如常而量少。脉症合参，一派虚寒之象。干姜4.5g，党参9g，半夏4.5g。水煎，每日1剂。连服3剂，呕吐大减，略能进食稀粥和汤饮。再服3剂，呕吐俱停，但饮食尚少，继以五味异功散调理而安。7个月后顺产一男婴。

按语：本案脉症所参，果为一派虚寒之象，用干姜人参半夏丸正为适宜。

②慢性浅表性胃炎（反胃）：张某，男，46岁，2001年5月26日就诊。患者素有胃病病史，胃镜检查属慢性浅表性胃炎。1周前因感冒后饮食喝酒，当晚自觉胃痛，反胃。次日午后自觉胃饱满，膨胀不适，至暮则吐宿食酸水，吐后始觉舒畅，病情逐渐加重，饮食亦减，一日呕吐数次，经多方治疗，疗效不显。经询问所吐物皆痰涎清水，呕逆后其气直冲头顶，转动时头痛甚剧，眩晕，神疲乏力，面色少华，四肢发凉，舌淡苔白滑，脉沉迟。此乃中虚，胃有寒饮，土虚木旺，厥阴寒气上逆所致。治宜温中健脾，和胃止呕。药用：干姜15g，党参12g，姜半夏15g，炒吴茱萸10g，丁香10g，炒白术12g，旋覆花（包煎）12g，砂仁10g，生姜3片。水煎分2次服。服6剂后，呕吐头眩均减，继服5剂，后续用香砂六君子丸调理以巩固疗效，随访1年未复发。

③顽固性呕吐：王某，男，35岁，1979年4月8日就诊。患胃痛已2年余。近2个月来，每日午后胃脘饱胀不适，至暮吐出宿食及清水后才觉舒畅。经多方医治不效，延余诊治。舌苔白滑，脉沉弦迟。拟：党参15g，干姜15g，半夏12g，吴茱萸6g，代赭石30g，水煎服，日服1剂。连服3天，呕吐减轻，续服12天告安。

④痞证：杨某，男，21岁，1983年8月7日就诊。暑天嗜食冷饮，突然

吐泻俱作，经西医治疗，吐泻止，但胃脘痞满不适，嗳气频频，时泛清水。舌质淡，苔白滑多津，脉沉细迟。拟：泡参15g，干姜12g，半夏9g，瓜壳10g，薤白15g，水煎温服，1剂后病霍然而愈。

⑤腹痛：李某，男，36岁，1999年10月26日就诊。自述长期腹痛绵绵，时作时止，胃脘胀满，时吐涎沫，喜热恶冷，痛时喜按，饥饿劳累后更甚，食少嗳气，矢气则痛减，大便长期溏薄，兼神疲，气短，畏寒，舌淡苔白滑，脉沉细。此乃阳气素虚，脏腑虚寒所致。治宜温中散寒，和胃止痛，祛痰止呕。药用：干姜15g，党参12g，姜半夏12g，良姜12g，白芍15g，炒白术12g，木香9g，大枣12g，生姜3片。水煎，每日1剂。连服12剂而愈，随访1年未再复发。

⑥眩晕：吴某，女，55岁，2001年9月14日就诊。自述头眩晕半个月，并伴有眼花，睁眼四周旋转，恶心呕吐涎沫，终日想闭眼而卧，喜静恶躁，口中唾液甚多，腹中辘辘如水声，苔滑色灰，脉弦滑。此乃中焦虚寒、痰饮阻遏，致阳气不升而致眩晕。治宜温中逐饮。药用：干姜15g，党参12g，半夏12g，茯苓15g，桂枝12g，陈皮10g，吴茱萸10g，甘草6g。水煎服，每日1剂，连服15剂而愈，随访1年未再复发。

临证提要：此方古时用于妊娠呕吐不止的恶阻证，半夏虽有毒性，且后世有医家认为其为妊娠禁药，但《黄帝内经》云："有故无殒，亦无殒也。"由于半夏止呕作用强，故临床只要辨证为寒饮中阻、脾胃虚寒即可使用。不仅是妊娠恶阻，一般消化系统疾病如呕吐、腹痛、腹胀或眩晕伴有呕吐，如果辨证准确，皆可使用。

⑦郭某，女，已婚。初诊：1959年6月18日，现妊娠一个半月，停经30天即有泛恶呕吐，近4天加重，不能饮水进食，呕吐黄水，头晕，大便干燥，舌苔薄腻，根微黄垢，脉软滑微数，证属肝胃气逆、痰浊不降，治以和肝胃、降痰浊。处方：北秫米12g，清半夏9g。2剂。二诊（6月20日）：入院后服药仍吐，心中烦热，口干且苦，但喜热饮，胃脘作痛。少腹胀坠，舌苔薄黄腻，脉左细弦数，右滑数，病因痰湿中阻、胃浊不能下降，治以益气温中、化痰降浊。处方：党参3g，清半夏3g，干姜3g，三味研末，早晚各服1.5g，照前再加生姜汁4滴，调和徐服。

⑧谢鼎苏医案：郭某，26岁，1987年3月23日就诊。自诉妊娠3个多月，从1个月左右开始出现恶心呕吐，虽经治疗，但呕吐反逐渐加重，现饮食不进，进则呕吐不止，欲使胃内容物全部吐光后始觉稍舒，呕吐物为痰涎、

食物等。怀第一胎时曾因呕吐不止而致流产。刻诊：患者形容憔悴，羸瘦衰弱，疲乏无力，舌红少苔，口干喜饮，但克制不饮，四肢不温，但五心烦热，二便量少，脉滑细数。脉症合参，乃脾胃虚弱，浊气上逆，久呕伤津，气阴两亏。遂投干姜人参半夏丸合生脉散。干姜 5g，红参 10g，法半夏 10g，麦冬 10g，五味子 5g，生地黄 10g，生姜 10g。水煎，早晚分服。进 1 剂后，诸症大减，进 2 剂呕吐止，后以饮食调养而愈。6 个月后顺产一男婴。现母子均健。

2. 肾着汤（《金匮要略》）

据《药性论》干姜"治腰肾中疼冷，冷气，破血，祛风，通四肢关节，并开五脏六腑，去风毒冷痹，夜多小便。"方中由干姜伍入白术、茯苓、甘草以健脾利湿，共奏暖土胜湿之功。以治寒湿下侵之肾着病，可见身重腰下冷痛，腰重如带五千钱，但饮食如故，口不渴，小便自利者。肾着汤又名甘姜苓术汤，为本书详细介绍内容。

3. 干姜黄芩黄连人参汤（《伤寒论》）

本证寒热格拒，而上热剧吐尤甚，故重用芩连苦寒以清上热，热除则吐自止，伍入干姜辛温以祛下寒，寒去则利自除；人参补益中气，中气健则清热祛寒之药各得其所，更多发挥效果。正如《长沙方歌括》概括本方的配伍意义"芩连苦降借姜开，济以人参绝妙哉，四物平行各三两，诸凡拒格此方该"，堪称要言不烦。陈修园经验："若汤水不得入口，去干姜，加生姜汁少许，徐徐之呷，此少变古法，屡验。"

（1）原文用法与原方用量：伤寒本自寒下，医复吐下之，寒格[1]，更逆吐下，若食入口即吐，干姜黄芩黄连人参汤主之。干姜黄芩黄连人参汤方：干姜、黄芩、黄连、人参各三两。上四味，以水六升，煮取二升，去滓，分温再服。

注释：[1] 寒格：上热下寒相格拒。

（2）功效配伍：干姜黄芩黄连人参汤清上温下，辛开苦降，调和脾胃。方中黄芩、黄连苦寒泄降，以清上热；干姜辛温，直入中焦，守而不走，温阳开结以散下寒；人参甘温，补脾益气，扶助正气，并防黄芩、黄连苦寒伤胃。诸药相配，辛开苦降甘补，清上温下补中，调和脾胃，但偏重苦寒泄降。本方取黄芩、黄连之寒及干姜之热，寒热异气，分走上下，以清上温下，是取气不取味，故水煮去滓，不必再煎煮。上四味药，水煮，去滓，分二次温服。

（3）方证论治辨析：干姜黄芩黄连人参汤治上热下寒格拒证。症见伤寒，本自寒下，医复吐下之，寒格，更逆吐下，下利，饮食入口即吐。伤寒本自寒下，当指素日患虚寒下利，医者误用吐法或下法，却继发寒热格拒；医者又不辨，再次施用涌吐、攻下诸法，更伤脾胃，引邪入内，邪热内陷于上，阳气重伤于下，以致上热下寒，使寒热格拒加重。中焦脾胃升降受阻，上热则胃气不降，浊热不去，故饮食入口即吐；下寒则脾气不升，清气下趋，故下利。证属上热下寒、寒热格拒，故治以干姜黄芩黄连人参汤寒温并用、清上温下、辛开苦降、调和脾胃。

（4）用方思路：干姜黄芩黄连人参汤与黄连汤皆能清上温下，治上热下寒证，但前方寒热异气分走上下，各司其职，而后方偏于调和交通上下寒热之气。干姜黄芩黄连人参汤与半夏泻心汤，方中均有黄芩、黄连、干姜，但煎煮方法不同，前方去滓后不必再煎，是取气不取味，以分治上热下寒之气；后方去滓再煎，促使药之性味合和，专攻于中焦，以治寒热错杂之气。干姜黄芩黄连人参汤临床用于治疗急慢性胃炎、胃肠炎、痢疾、消化性溃疡、胆囊炎、尿毒症等疾病。

（5）辨证要点：本方寒热并用，辛开苦降，历代医家皆以其主治胃反呕吐。本方与半夏、生姜、甘草等泻心汤同取辛开苦降甘调法，同治脾胃升降失常、寒热错杂之证，但主症有所不同，泻心汤证以痞为主，呕、利为次，本证以呕为主，未及心下痞。说明虽见寒热相阻，逆而作吐，但未达气痞程度，因症状较轻，且制方用药仅用泻心之半。

栀子干姜汤与本方都可以治疗胃热脾寒证，前方所主的胃热，只是胃热而不兼湿，脾寒而不兼虚；而后者所主胃热兼湿，脾寒也兼虚。前方所主胃热脾寒不分轻重，而干姜黄连人参汤所主胃热脾寒以胃热为主。

（6）仲景方论条文

《伤寒论》第359条：伤寒，本自寒下，医复吐下之，寒格，更逆吐下；若食入口即吐，干姜黄芩黄连人参汤主之。

（7）注家方论

①成无己《注解伤寒论》：辛以散之，甘以缓之，干姜、人参之甘辛，以补正气；苦以泄之，黄连、黄芩之苦，以通寒格。

②王子接《绛雪园古方选粹》：厥阴寒格吐逆者，阴格于内，拒阳于外而为吐，用黄芩、黄连大苦，泄去阳热，而以干姜为之向导，开通阴寒。但误吐亡阳，误下亡阴，中州之气索然矣，故必以人参补中，俾胃阳得转，并可助干姜之辛，冲开阴格而吐止。

③许宏《金镜内台方议》：用干姜为君，以散逆气，而调其阳，辛以散之

也；以黄连为臣，而和其阴；黄芩为佐，以通寒格，苦以泄之也；人参为使，而和其中，补益真气，甘以缓之也。

④陈修园《伤寒论浅注》：此言厥阴，因吐下而为格阳证也。若汤水不得入口，去干姜，加生姜汁少许，徐徐呷之。此少变古法，屡验。

⑤陈修园《长沙方歌括》：方名以干姜冠首者，取干姜之温能除寒下，而辛烈之气又能开格而纳食也。家君每与及门论此方及甘草附子汤，谓古人不独审病有法，用方有法，即方名中药品之前后亦寓以法。善读书者，当读于无字处也。

⑥章楠《伤寒论本旨》：本来中宫虚寒，误行吐下，反动厥阴相火，与寒气格拒，更逆吐下。故以人参、干姜温中助气，芩、连泻三焦之相火，使阴阳气和，则吐下自止。此但中焦受伤，故不用附子，与少阴之格阳证不同也。

⑦孟承意《伤寒点精》：此属误复吐下，上下不交，阴阳不接，寒格于下，热格于上，故用芩、连以撤上焦之热，干姜以温在下之寒，人参补元气而安中土，则上下和而格拒开矣。

⑧梅国强《伤寒论讲义》：本证上热下寒，寒热格拒，而上热较重，故重用芩连苦寒以清上热，热除则吐自止；干姜辛温以祛下寒，寒去则腹痛自止；佐以人参补益中气、温中健脾，助其运转之功，则寒热之药，更易发挥效果。本方辛开苦降，与半夏泻心汤配伍同中有异，宜细心体会。

（8）名医验案

①刘渡舟医案：于某，男，29岁。夏月酷热，贪食寒凉，因而吐泻交作，但吐多于泻，且伴有心烦、口苦等症。脉数而滑，舌苔虽黄而润。辨证：为火热在上而寒湿在下，且吐利之余，胃气焉能不伤。是为中虚而寒热错杂之证。处方：黄连6g，黄芩6g，人参6g，干姜3g。嘱另捣生姜汁1盅，兑汤药中服之。1剂即吐止病愈。

②俞长荣医案：林某，50岁，患胃病已久。近来时常呕吐，胸间痞闷，一见食物便产生恶心感，有时勉强进食少许，有时食下即呕，口微燥，大便溏泄，一日两三次，脉虚数。予干姜黄芩黄连人参汤。处方：人参15g，北干姜9g，黄芩6g，黄连4.5g，水煎，煎后待稍凉时分4次服。服1剂后，呕恶、泄泻均愈。因病者中寒为本，上热为标；现标已愈，应扶其本。乃仿照《内经》"寒淫于内，治以甘热"之旨，嘱病者购生姜、大枣各500g，切碎和捣，于每日三餐蒸饭时，量取一酒盏置米上蒸熟，饭后服食。取生姜辛热散寒和胃气，大枣甘温健脾补中，置米上蒸熟，是取得谷气而养中土。服1个疗程（尽

两斤姜枣）后，胃病几瘥大半，食欲大振。后病又照法服用1个疗程，胃病因而获愈。

③黄德厚医案：曾某，男，37岁。素有胃痛病史，曾经钡餐检查示胃小弯有蚕豆大小之溃疡面。近半年来疼痛较频繁，2天前因陪客畅饮白酒及食香燥物较多，2时许疼痛剧烈，旋即吐血，家人急送西医治疗，药用葡萄糖、止血剂等无效，即转诊于余。症见吐血量较多、色鲜红，伴少量血块，面色苍白，自汗，四肢欠温，呼吸微弱，舌红，脉沉细数，询之大便4日未解，脉症参合，此乃酒毒辛热之物损伤胃络，致阳明冲气上逆、出血不止、气随血脱之候，亟宜止血救脱、攻下降冲法，即嘱用童便1盅顿服，方投干姜黄芩黄连人参汤加味。处方：红力参（另浓煎服）20 g，黄芩、黄连各9 g，干姜炭4 g，大黄（后下）12 g。水煎服2次，大便得通（黑色结便量多），血渐止，肢温汗收，仍守前方去大黄，1剂，服后血止，脉静，气和而安。继拟调中护创之剂以资巩固，调理半载，经复查溃疡面愈合。

④汪石山医案：一人年逾60，色紫，平素过劳，好酒，病膈，食至膈不下，则就化为脓痰吐出，食肉过宿，吐出尚不化也。初卧则气壅不安，稍久则定。医用五膈宽中散、丁沉透膈汤，或用四物加寒凉之剂，或用二陈加耗散之剂，罔有效者。来就余治，脉皆浮洪弦虚。余曰：此大虚证也，医见此脉以为热证而用凉药，则欲助其阴，而伤其阳；若以为痰为气，而用二陈香燥之剂，则欲耗其气而伤其胃，是以病益甚也，况此病得之酒与劳也，酒性酷烈耗血、耗气，莫此为甚，又加以劳伤其胃，且年逾六十，血气已衰，脉见浮洪弦虚，非吉兆也。宜以人参三钱，白术、当归身、麦冬各一钱，白芍八分，黄连三分，干姜四分，黄芩五分，陈皮七分，香附六分，煎服5帖，脉敛而膈颇宽，食亦进矣。

⑤胡某，男，51岁，因恶心呕吐，口中有氨味旬余就诊。患者慢性肾衰竭3年余，近6个月来因劳累病情加重近半月，纳食不思，恶心呕吐，吐出胃内容物、泛酸嘈杂、嗳气神倦乏力，面黄虚浮，双下肢轻度浮肿，大便色黄质软，尿量尚正常，舌淡红、质胖，苔黄腻、脉濡滑。实验室检查：尿素氮32.22 mmol，肌酐726 mmol/L，血钾4.3 mmol/L，血钠138 mmol/L，血氯100 mmol/L，血总蛋白55 g/L，白蛋白35 g/L，球蛋白20 g/L，系浊邪湿热壅阻，脾胃升降失常，故拟辛开苦降、调和脾胃法，予基本方加乌贼骨30 g。7天后复诊，呕吐、嘈杂泛酸已止，尚有恶心，纳食较馨，续用本方治疗月余，消化道症状基本消除，体力也较前好转。目前仍服药保守治疗，复查肾功能有

改善，病情稳定。

经验心得：尿毒症性胃炎是因尿毒症时，血中尿素弥散进入消化道，通过尿素分解细菌的作用，使肠道中氨的含量增加，导致胃肠道炎症，这是引起尿毒症患者营养不良的主要原因。中医学认为，尿毒症性胃炎属"关格"的范畴由肺、脾、肾三脏气化功能失常致浊邪湿热壅滞伤胃导致。干姜黄芩黄连人参汤辛开苦降，调和脾胃，治疗正气虚弱的胃热呕吐每有良效。用本方治疗尿毒症性胃炎取得了较好疗效，随着恶心呕吐等症状的消失，食欲增加，患者的营养情况也得到改善，这对患者能顺利进入血透、减少并发症、提高生活质量、延长寿命具有临床意义。

4. 干姜附子汤

（1）原文用法与原方用量：下之后，复发汗，昼日烦躁不得眠，夜而安静，不呕，不渴，无表证，脉沉微，身无大热者，干姜附子汤主之。（伤寒论：61）干姜附子汤方：干姜一两，附子一枚（生用，去皮，切八片）。上二味，以水三升，煮取一升，去滓，顿服。

（2）功效配伍：干姜附子汤急救回阳。本方即四逆汤去炙甘草组成。方中生附子、干姜皆大辛大热、辛温纯阳之剂，温里散寒，回阳救逆，以复脾肾之阳。附子生用破阴回阳之力更强，加之煎煮顿服，则药力集中，回阳效果更为迅速。去甘草者，是去缓就急，以挽残阳，以防暴脱。此即所谓"有形之血不可速生，无形之气急当先固"。

（3）方证论治辨析：干姜附子汤治肾阳虚烦躁证。症见下之后，复发汗，白昼烦躁不得眠，夜晚安静，不呕不渴，无表证，脉沉微，身无大热。太阳病先行下之，则伤里阳；继而发汗则阳气随汗而外泄。如此汗下失序，反而重伤少阴之阳气，使阳衰而阴盛，结果虚阳躁动，阴气阻遏，阴阳相争，故烦躁不安。白昼烦躁不得眠，夜晚安静者，因白昼属阳，阳气旺盛，虚衰之阳得到阳气资助，奋起与阴邪抗争，故烦躁不得眠加重；夜暮属阴，阴气旺盛，虚阳无助，无力与阴邪抗争，故夜晚安静。不呕、不渴、无表证，即排除了三阳证。若不呕，则病不在少阳；不渴，则非阳明；无表证，则邪已不在太阳。病由太阳病误用汗下之法，邪已入少阴之里。脉沉微是少阴阳虚阴盛之主脉，也是肾阳衰之征。身无大热，当指身有微热，为阳虚阴盛，虚阳外越。为防止阳气暴脱，故治用干姜附子汤急救回阳。

（4）用方思路：干姜附子汤是两味阳刚之品合用，故温阳作用强于四逆汤。临床用于治疗各种心功能不全、休克、肾炎、低血压、病态窦房结综合征等疾病。

（5）主治：阳衰阴盛证。下之后，复发汗，昼日烦躁不得眠，夜而安静，不呕不渴，无表证，脉沉微，身无大热。亦治中寒口噤，四肢强直，失音不语，忽然晕倒，口吐涎沫，状如中风，手足厥冷，或复烦躁。兼治阴证伤寒，大便自利而发热者。

（6）配方解析：本方所治，或误用汗下重伤其阳，或阴寒直中，或阴证伤寒，皆为阳气衰微、阴寒内盛所致。治当以急救回阳为法。方中附子大辛大热，走而不守，通行十二经脉，迅达内外以回阳救逆；干姜辛热，守而不走，温中祛寒，助附子回阳散寒，且使药力持久。两药相须配伍，为回阳重剂。本方回阳力峻，不可久用。阳回即可用平补之药。盖阳既安堵，即宜休养其阴，切勿误用辛热太过之药，转化他患也。

（7）辨证要点：本方所治之烦躁，为下后复汗，阳衰阴盛，阳为阴格，欲争无力之象，虚阳得其时而争，故昼日烦躁，失其时则弱而不能争，故夜晚安静。临床上见有烦躁，厥逆，或见纳呆，咽痛，舌淡苔白，脉沉细或沉紧等脉症，辨证为肾阳虚、阴邪内盛之证者，可考虑应用本方。本方与茯苓四逆汤同为治阳虚烦躁之主，但茯苓四逆汤为汗下后，阴阳两衰，以回阳救逆为主；本方为汗后，阳虚阴盛，以扶阳抑阴为主。

（8）仲景方论

《伤寒论》第61条：下之后，复发汗，昼日烦躁不得眠，夜而安静，不呕不渴，无表证，脉沉微，身无大热者，干姜附子汤主之。

（9）注家方论

①成无己《注解伤寒论》：《内经》曰：寒淫所胜，平以辛热。虚寒大甚，是以辛热剂胜之也。

②王子接《绛雪园古方选注》：干姜附子汤，救太阳坏病转属少阴者，由于下后复汗，一误再误，而亡其阳，致阴躁而见于昼日，是阳亡在顷刻矣。当急用生干姜助生附子，纯用辛热走窜，透入阴经，比四逆之势力尤峻，方能驱散阴霾，复焕散真阳，若犹豫未决，必致阳亡而后已。

③陈修园《长沙方歌括》：太阳底面便是少阴，太阳证误下之，以少阴之阳既虚，又发其汗，则一线之阳难以自主。阳王于昼，阳虚欲援同气之救助而不可得，故烦躁不得眠；阴王于夜，阳虚必俯首不敢争，故夜则安静。又申之曰：不呕不渴，脉沉微，无表证，身无大热。辨其烦躁之绝非外邪，而为少阴阳虚之证也。证既得，则以回阳之姜、附顿服，何疑！

④柯韵伯《伤寒来苏集》：姜、附者，阳中之阳也，用生附而去甘草，则势力更猛，比四逆为峻，回阳当急也。

⑤梅国强《伤寒论讲义》：干姜、附子二物为大辛大热之品，急回肾阳于欲脱之际。生附子破阴回阳之力，较熟附子更强；姜附同用，顿服，药力集中，则急救回阳，宜其速也。本方与四逆汤相比，少甘草一味。由于甘草煮汁性缓，故去而不用，则药简力宏，有单刀直入之妙。

⑥熊曼琪《伤寒学》：干姜附子汤由干姜和生附子组成，亦即四逆汤去炙甘草。方中大辛大热的姜附同用，以急救回阳，俾阳长阴消，阳气归根，则阴气自敛，寒邪自消。附子生用，破阴回阳之力更强。本方与四逆汤同为回阳之剂，本方不用甘草，是因本证为阳气暴虚、阴寒独盛、残阳欲脱之证，病势变化迅速，回阳宜急，不宜缓也，只取干姜附子单刀直入，以救残阳于未亡之顷刻。

（10）临床应用

①用方要点：本方乃急救回阳之重剂。临证以手足厥冷，或烦躁，脉沉微细为用方要点。

②临证加减：兼气虚者，加人参以益气固脱；汗多脉微者，可加龙骨、牡蛎以镇摄固脱。

③现代应用：常用于心力衰竭、肝硬化腹腔积液、风湿性心脏病、慢性咽炎、胃脘痛及感染性休克等属阳衰阴盛者。

④使用注意：非阳衰阴盛者，不可服用。生附子有毒，用量宜慎，并须久煎。

（11）医案举例

①许叔微医案：一妇人得伤寒数日，咽干，烦渴，脉弦细。医者汗之，其始衄血，继而脐中出血，医者惊骇而遁。余曰：少阴强汗之所致也。盖少阴不当发汗，仲景云："少阴强发汗，必动其血，未知从何道而出，或从口鼻，或从耳目，是为下厥上竭，此为难治。"仲景云无治法，无药方。余投以姜附汤，数服血止，后得微汗愈。论曰：本少阴证，而误汗之，故血妄行自脐中出。若服以止血药，可见其标，而不见其本。余以治少阴之本而用姜附汤，故血止而病除。

②李东垣医案：李东垣治一人，目赤，烦渴引饮，脉七八至，按之则散，此无根之脉，用姜附加人参服之，愈。

③李某，男，40岁。6天前患风寒感冒，经治诸症悉减，但遗留咽痛，曾

口服红霉素及肌内注射青霉素，咽痛不但不减，反而加重，甚至不能进食及讲话。刻见面色㿠白，身冷恶寒，口淡不渴，不思饮食，微有咳嗽，咳吐少许白色痰液。查咽喉部不红不肿，扁桃体不大，咽后壁无滤泡增生。舌淡苔白，脉沉紧。证属阳虚外感寒邪，滞结于咽部所致。法当温阳散寒，投干姜附子汤为治。处方：熟附子 15 g，干姜 19 g，2 剂，久煎频服。药后咽痛大减，已能进食、言谈。嘱其将原药服完，遂告痊愈，随访至今未复发。

第三章　临床应用

　　甘姜苓术汤为治疗寒湿腰痛的常用方剂。以腰重冷痛、苔白不渴、脉沉迟或沉缓为辨证要点。腰部冷痛甚者，可加附子、细辛以助散寒止痛之力；病延日久、腰膝酸软者，可加桑寄生、杜仲、牛膝以补肾强腰。常用于风湿性关节炎、坐骨神经痛、腰肌劳损等属寒湿痹阻的患者。

第一节　身下痛

　　"腰痛"是由腰部受损、气血运行失调、脉络绌急，或腰府失养导致的以腰痛为主要症状的病证，是中医学的常见病、多发病。甘姜苓术汤及肾着汤出自张仲景《金匮要略·五脏风寒积聚病脉证并治》："肾着之病，其人身体重，腰中冷，如坐水中，形如水状，反不渴，小便自利，饮食如故，病属下焦，身劳汗出，衣里冷湿，腰以下冷痛，腹重如带五千钱，甘姜苓术汤主之。甘草干姜茯苓白术汤方：甘草、白术各二两，干姜、茯苓各四两。"该方有温肾散寒、健脾除湿之功，主要通过补土制水、温化寒湿而治疗肾着病。肾着是肾为寒湿所伤，症状偏重在腰。肾着汤方中诸药实际上是主治太阴中焦寒湿的，肾属于少阴，腰为肾之外府，"着"就是中焦的寒湿下着于肾，肾受寒湿之邪，就会出现腰及腰以下冷痛为主的病证。临证常活用此方辨治外感内伤、跌仆闪挫，如腰肌劳损、腰椎间盘突出症等见阳气痹阻、寒湿留滞痹着于腰部经络肌肉而出现腰部沉重冷痛、转侧不利者，疗效很好。古人以腰属肾，湿痹在腰而名为肾着，腰被寒湿，故其人身体重而腰中冷，如坐水中，形如水状，但反不渴而小便自利，与一般水气病不同，水不在胃，故饮食如故。病在下腰，故腰以下冷痛，腹重如带五千钱。此病多由身劳汗出、衣里冷湿而久久得之，宜以甘姜苓术汤处之。

　　（1）患者，男，45岁，体格较壮实，夏末到一代宗师素朴中医院就诊。

时日炎热，患者上身着一件长袖，下半身长裤并内穿秋裤，同时佩戴保暖护腰。患者诉夏初受凉后发病，已 3 月余，腰痛沉困怕凉，腰围如有重物坠之，腰冷如坐凉水之中，弯腰时腰痛可加重；曾中西药针灸理疗等治疗乏效。饮食、睡眠、大小便无明显异常。脉沉滑，舌暗红，苔水滑。观其面色微黑亮而透红，语声有力。患者病因病证极为典型，以肾着汤原方原量（按一两为 15 克计量），处方：干姜 60 g，茯苓 60 g，白术 30 g，炙甘草 30 g。3 剂，日 1 剂，水煎分服。用药 3 剂后患者自觉病去大半，腰腿怕凉明显减轻；守方再服 3 剂，腰痛怕凉诸症皆消，衣着一如常人，至此患者数月之病痛由 6 剂汤药完全治愈。

（2）患者，女，36 岁，体型较瘦，秋季到一代宗师素朴中医院就诊，衣着较常人稍厚。患者腰腿困痛怕凉 1 年，无明确诱因加重 2 周，弯腰时加重不明显，步行正常。舌淡紫，苔薄白，脉弦。因此患者体型较瘦，腰部畏寒怕凉不甚。处方：干姜 50 g，茯苓 50 g，白术 25 g，炙甘草 25 g；3 剂，日 1 剂，水煎分服。患者服用 1 剂次日便复诊，言服药 1 剂后晨起时自觉口唇如被胶封，口中干而无津，张口困难，频送少量温水后方可开口。因患者心中惶恐不欲服用药物治疗，后经针灸施治月余病愈。此患者腰痛有坠重感，且怕凉不甚，舌苔薄白，提示伤湿不重，应用肾着汤时药量虽已做减量，但对于病情而言药量实则偏重，且患者舌苔未见明显湿象，应大减药量、轻温其阳、轻理其湿方为妥当。

（3）患者，男，46 岁，司机，体偏胖。间断腰痛半年，曾用膏药和西药治疗，效果不持久，后服中药治疗，效果欠佳，未服药，偶尔去理疗。陪朋友来看病治疗，朋友病好后才询问腰椎间盘突出是否可以治疗。刻诊：腰痛，腰沉困，腰部发凉，时常腰部潮湿，便溏，日 2～3 次，怕冷，阴囊潮湿，舌淡苔白，脉沉迟无力。病机：脾肾寒湿。治则：温肾暖脾祛湿。方药：甘姜苓术汤加减。白术 10 g，茯苓 20 g，干姜 20 g，炙甘草 10 g，五加皮 15 g，桂枝 10 g。10 剂，水煎服，服后腰部轻松，疼痛减轻七八，大便好转，后巩固愈。

（4）患者，男，45 岁，干部。腰痛数月来诊。体格偏胖，时常腰痛伴腰部发凉，腰部酸困沉，西医诊断为腰椎间盘突出、腰肌劳损，经牵引外敷针灸腰痛有所减轻，但减轻不十分明显，后服中药（补肾活血祛风之类）效果欠佳。大小便正常，饮食正常。舌淡苔白，脉沉弱。

病机：太阴虚寒，运化失司，寒湿困于少阴所致。治则：温中除湿。

方药：甘姜苓术汤合麻黄附子细辛汤加减。茯苓 20 g，干姜 20 g，白术

10 g，麻黄 10 g，炮附子 10 g，细辛 10 g，鹿角片 10 g，炙甘草 10 g。10 剂，水煎服，服药期间小便量增多，腰部沉困酸痛减轻十有八九，腰部发凉逐渐消失，后斟酌加减，愈。

按语：腰为肾之府，腰部疾病一般考虑于肾有关，治疗通常以补肾、活血等为主，但本例患者为太阴寒湿少阴肾所致，故治疗当以温中除湿的肾着汤治疗，同时加麻黄附子细辛汤加强散寒湿之力，加鹿角为督脉引经药，药专而宏，直达病所，故愈。

（5）患者，男，35 岁。半年前左膝扭伤，经治好转，逢天气骤变，顿感酸痛。3 个月前，左膝肿大，酸楚重着，步履艰难。县医院诊断为风湿性关节炎，经治疗无明显好转，症见面色苍白，左膝肿大，酸重而痛，按之柔软似有积液，皮色如常，左腿难以屈伸，小便清长，大便时溏，脉沉细，舌淡，苔白腻。证属寒湿留滞经络。药用：茯苓、白术各 20 g，干姜 15 g，甘草 10 g，牛膝 30 g。另用七香散（乳香、木香、丁香、山柰、甘松、白芷、肉桂各等份研末）撒膏上贴敷。5 剂后，肿痛减，左腿屈伸好转，二便已调，脉稍有力，苔白腻减退，前方加鸡血藤 30 g，连服 10 剂，膝肿消，面色红润，步履轻松。又服 10 剂后，追访 1 年未发。

（6）患者，男，50 岁。其病为腰腿、两足酸痛，恶寒怕冷，行路则觉两腿发沉。切其脉沉缓无力，视其舌硕大，苔则白滑。沉为阴脉，属少阴阳气虚也；缓为湿脉，属太阴脾阳不振也。本证为《金匮要略》所述"肾着"之病，为疏：茯苓 30 g，白术 15 g，干姜 14 g，炙甘草 10 g。此方服至 12 剂，则两足变热，恶寒怕冷与行路酸沉、疼痛之症皆愈。

（7）半身出汗：本方治疗半身出汗 12 例，病程最长 2.5 年，最短半年；有布鲁氏菌病病史者 2 例，风心病病史者 1 例，非特异性结肠炎病史者 3 例。患者皆有脾阳不足、寒湿内盛的症状，如汗出、身冷、畏寒等。结果治愈 9 例，好转 3 例。服药最少 2 剂，最多 12 剂。

患者，男，43 岁，1992 年 7 月 3 日初诊。患者每在安静状态下，右半身体（以鼻脐为正中线）自头至足出汗，活动及精神高度集中时感觉不明显。入冬及夏天吹风扇时感觉右半身凉冷，但覆被反汗出，如接触凉水右半身冷感明显加强，夏天都用温水沐浴。曾经用谷维素及维生素类等治疗少效。病历 4 年余。刻诊：周身汗出，但右半身汗冷，肤冷，不敢以右侧身体正对风扇，口不渴，二便正常，舌淡胖、苔白，脉濡细。证属中阳不足，寒湿内困，阳气不布。治拟温中散寒，甘姜苓术汤加味：炙甘草 15 g，炮姜 15 g，焦白术 15 g，生白术 15 g，茯苓 10 g，肉桂末（冲）5 g。7 剂。二诊（1992 年 7 月 11 日）：自述右半身仍稍有汗出，被覆时汗出仍明显，但吹风扇不觉凉冷。上方加炙黄芪 15 g，防风 10 g，7 剂。并予吴茱萸 3 g 研细末，于睡前合生姜捣泥外敷右涌泉穴。三诊（1992 年 7 月 20 日）：述全身无明显不适，吹风扇及洗冷水澡皆如常。随访 6 年余无复发。

（8）水肿：患者，女，42 岁，农民，2002 年 7 月 5 日初诊。患者双下肢浮肿月余，初始较轻，逐渐加重，小便减少，伴脘腹胀闷，纳谷不香，肢倦乏力，舌质淡，苔白滑，脉沉缓。经 B 超检查肝、胆、肾及小便常规检查均未见异常。辨证属脾阳虚，运化无权，水湿内停。治以温阳健脾、利水消肿。药用：茯苓 30 g，炒白术 15 g，干姜 9 g，桂枝 9 g，泽泻 9 g，大腹皮 12 g，车前子（包）15 g，炙甘草 6 g。每日 1 剂，水煎服。服上方 5 剂，水肿大消，唯腹胀纳差，上方去泽泻，加炒莱菔子 12 g，炒麦芽 12 g，再服 5 剂，病情告愈。随访至今未复发。

（9）患者，男，65 岁，2007 年 1 月 5 日初诊。患者诉双下肢乏力渐进性加重半年余。患者无明显诱因出现双下肢乏力，骑自行车时亦常因无力而摔倒，走路时亦不能快走，坐立时亦不能轻轻站起。曾就诊于当地西医院，未明确诊断，服用中西药效不显。就诊时症见：双下肢乏力，无腰困痛，无口干欲饮水，小便频数，清长，大便偏干，食纳可，无其他不适，舌质淡红，苔薄白腻，脉沉弦。辨证：阳气虚衰，寒湿下注。治法：温化寒湿。处方：甘姜苓术汤加减。炙甘草 10 g，茯苓 15 g，干姜 15 g，苍术 15 g，桂枝 10 g，猪苓 10 g，泽泻 10 g，车前子（包）15 g，续断 10 g，怀牛膝 10 g，狗脊 10 g。5 剂，水煎服，日 1 剂。

结果：上方服用 5 剂后，双下肢乏力症状较前明显好转，走路时较前有力，上方继服 1 月余，双下肢活动正常，无不适，随诊至今未复发。

按语：该患者为一老年男性，而症见双下肢乏力、小便频数清长、舌质淡、苔薄白腻，为里虚寒水湿内停之证。方中肾着汤温化寒湿；桂枝、续断、怀牛膝、狗脊助其温阳化湿之功；又以猪苓、泽泻、车前子加强祛除寒湿之效。对于本例患者西医无明确诊断，而中医根据患者的症状，辨证施治而取效，说明了中医根据症状反应总结出的辨证论治理论的科学性。

（10）患者，女，52 岁。腰痛，腰部重倦有冷痹感，两侧髋关节痛，行动拘急痛，俯仰困难，四肢倦怠无力已 5 月余，治疗无效。诊其脉沉迟，此肾着证也，肾虚而寒湿所侵，腰受冷湿着而不去，治宜温通祛寒湿为治，拟用肾着汤。白术 1 两，云苓 1 两，干姜 1 两，炙甘草 5 钱。2 剂，清水 3 盅，煎至 1 盅，温服。后以原方加桂枝尖、杜仲，共进 8 剂而愈。

（11）患者，女，38 岁，某市进修学校老师，育有一女 12 岁，2020 年 8 月 1 日初诊。长期腰冷痛，腰部怕风，腰部酸痛感，腰以下腿部怕凉，平时身体疲倦感，面部及腿部易发浮肿，大便易腹泻不成形，腹部怕凉，不敢吃水果，办公室上班，即使夏季也得开暖风，腰骶长期酸痛。舌质淡，水滑苔，白带遇冷量大，尤其冬季明显，并伴有腥味，脉沉迟。月经不正常，量少，10 天左右方能干净。彩超提示有附件炎和少量盆腔积液。中医诊断为肾着病。

拟方：甘姜苓术汤合薏苡附子败酱散。处方：干姜 15 g，炙甘草 10 g，茯苓 30 g，白术 30 g，制附子 6 g，薏苡仁 30 g，败酱草 30 g，盐杜仲 20 g，桑寄生 20 g，因是外地患者，20 剂机煎，日 2 次分服。后反馈服药 10 天后，腰部冷痛，腰部怕风感明显好转，带下及腰骶酸感也减轻。汤药服完后，诸症皆改善。

按语：《金匮要略》："肾着之病，其人身体重，腰中冷，如坐水中，形如水状，……甘姜苓术汤主之。"《金匮要略》："肠痈之为病，其身甲错……薏苡附子败酱散主之。"方证对应，所以合方有效。

（12）汤某，男，46 岁，患风性关节炎 1 年有余，病势逐渐加重，行走困难，膝关节活动有响声，疼痛难忍，曾多方治疗未效，求治于我。脉象沉紧有力，尺部见弱。治以祛风除湿散寒。处方：甘草 20 g，干姜 15 g，茯苓 20 g，苍术 20 g，桂枝 15 g，威灵仙 20 g，附子 10 g，细辛 10 g，水煎服，使出微汗。连服 4 剂而愈。

按语：甘姜苓术汤主治寒湿痹阻之证，对寒性痹证亦应有效。

（13）患者，男，27 岁，农民，1984 年 4 月 11 日初诊。患者于今晨醒后突感双下肢无力，不能站立与步履，即由家人背来就诊。诊见双下肢欠温，不能随意运动。自感腰部重着，并有胸脘痞闷、纳呆、大便稀溏。舌质淡，边有齿痕，苔白腻，脉沉迟。辨证为脾阳虚衰、复感寒湿之痿证。治拟温中散寒，健脾利湿。投甘姜苓术汤加味：甘草 9 g，干姜 12 g，茯苓 12 g，白术 12 g，桂枝 6 g，巴戟天 10 g。服 2 剂后下肢即能站立，守方继服 4 剂，诸症悉瘥。随访 3 年余未发。

按语：痿证的发生，外因多责肺热伤津、湿热浸淫，内因多责脾胃虚寒、气血虚弱、肝肾亏虚等。然外感寒湿而致痿者临床并不鲜见。秦景明的《症因脉治》指明："风湿痿软之因，或居处卑湿，或冒风雨，留着经络，则纵缓不收，痿软之症作矣"，确是独具慧眼。从上述两案来看，非独风湿，且多挟寒邪致痿。盖因寒性收引凝滞，湿性重浊黏滞，气血不利，经脉弛缓，故骤发为痿。其发病多与居处潮湿和骤淋风雨有关。其表现多以下肢痿软欠温而兼腰、肢重者为主症。有关其治疗，《张氏医通》论治痿厥中指出："一属脾湿伤肾"，主用肾着汤加萆薢，此系寒湿治法。本案即用肾着汤治疗，酌加祛湿、温经、通络之品，以治寒湿痿，收效颇捷。

（14）患者，男，58岁，农民。腰痛连及右侧腿部僵硬疼痛1个月余。2010年1月10日初诊。患者长期从事体力劳动。1个月前，因劳累而突感腰骶部重坠凉痛，逐渐加重，并放射到右臀部及右下肢至小腿外侧僵硬麻木疼痛，有右腿短的感觉，行走困难，去当地县医院查CT示L_4/L_5椎间盘突出，L_5/S_1椎间盘膨出，诊为腰椎间盘突出症，经按摩牵引及局部封闭、服药等多种方法治疗，未能奏效，痛苦异常，故求治。诊见：腰腿部凉痛伴僵硬麻木无力，走路困难，口干，无汗，无口苦、口渴，纳差，眼差，二便可，舌质暗，苔白厚滑腻，中有裂纹，脉沉紧。四诊合参，辨为太阳、太阴、少阴合病，阳虚寒凝，湿瘀互结痹着腰府，治宜温阳祛寒、化湿通络。方拟甘姜苓术汤合麻黄细辛附子汤加味：干姜、茯苓、狗脊、杜仲、威灵仙、鸡血藤各30 g，白术、炙甘草各20 g，炮附子（先煎1小时）、麻黄、细辛、怀牛膝各15 g，7服，日1服，水煎分2次服。

二诊：服药后，重坠麻痛即渐减轻，行走渐能用力，仍僵硬发凉，但程度减轻，上方将炮附子加至25 g（先煎1.5小时），继服7服。三诊：腰腿僵硬麻木感基本消失，疼痛明显减轻，已可持续行走1 km，食欲也增强了，已经阵发性疼痛两个多月的牙痛病也消失了。上方将炮附子加至30 g（先煎2小时），继服7剂，痊愈。

按语：患者久劳耗损脾肾之阳，寒湿易生，此次又因过劳伤及经脉气血，致使阳气不充，气血不畅，寒湿瘀血互结留着于腰部及下肢经络肌肉所致。症状虽在腰腿部，而病机根本在于太阴、少阴阳虚寒盛，湿邪内生。故主以肾着汤温通祛寒，化湿除痹。肾着汤证重在"腰以下冷痛"，即疼痛不仅在腰部，常连及胯及腿部。合以麻黄细辛附子汤温经扶阳，通达内外，其中附子是方中主药，"主……寒湿踒躄，拘挛膝痛，不能行步"，用之可温阳通阳，有效驱逐表里之寒湿，逐渐加量，以策安全。狗脊"主腰背强关机，缓急，周痹，寒湿，膝痛"，加之以强筋骨、通痹阻、祛风湿而利关节。杜仲"主腰脊痛，补中，益精气，坚筋骨"，加之以益肝肾、强腰膝、加强疗腰膝酸痛乏力。牛膝"主寒湿痿痹，四肢拘挛，膝痛不可屈伸，逐血气伤"，加之以活血祛瘀、通利关节，尚可引药下行。威灵仙性猛善走，长于走肌表，通经络，加之意在加强通络除湿止痛之效。鸡血藤既能行血又可补血，加之以活血补血、舒筋活络，主治肢体麻木疼痛。牙痛意外消失说明其牙痛系阳气亏虚、阴气上僭所致，服温阳药可达到温扶阳气之效。经方相合，方证相应，药症相符，故效如桴鼓。

（15）患者，女，45岁，餐饮业主，腰痛连及右侧腹痛伴小便不利20余天，2010年1月19日初诊。患者素有腰痛病史，遇阴雨、寒冷季节即感腰部酸重隐痛不适。20天前，因拎面粉上楼时突然扭伤腰部，当时即感疼痛不适，卧床休息后无缓解，日渐加重，并连及右下肢亦痛，本来行动就很困难，又出现尿急、尿频症状，小解较多，频繁蹲起，腰腿疼痛更甚，曾去市某医院诊为腰椎间盘突出症、泌尿系统感染，经按摩理疗、服药等多方治疗，效不明显，故求治。

诊见：腰及臀部、大腿后侧疼痛伴凉麻酸沉不适，夜甚，翻身转侧困难，尿急，尿频，无汗，口苦，纳差，眠差，大便可，舌质淡暗，舌体胖大、苔白腻水滑，脉沉细。腰椎CT示腰 L_4/L_5 椎间盘脱出。肾功能化验正常。四诊合参，辨证为太阳、太阴、少阴合病，湿瘀痹着，气机不利。治宜温通祛寒，除湿化瘀，舒畅气机。方拟甘姜苓术汤、麻黄细辛附子汤、四逆散合方加味：干姜、茯苓、柴胡、白芍、狗脊、杜仲各30 g，白术、炙甘草、枳实各20 g，炮附子15 g（先煎1小时），麻黄、细辛各12 g。4剂，日1服，水煎分2次服。

二诊：腰腿疼痛酸沉减轻，尿急、尿频明显好转，仍凉麻不适，已可转侧，翻身，上方将炮附子加至30 g（先煎2小时），麻黄、细辛各15 g，继服4剂。三诊：尿急、尿频消失，腰腿酸沉凉麻不适感明显减轻，已经可干轻度家务，效不更方，上方又服8服，诸症消失。

按语：患者素有寒湿腰痛病史，久则阳虚寒凝，此次又因用力不当而损伤腰部，致使瘀血与寒湿之邪互结着腰府，经络气血阳滞不通而疼痛酸麻不适。寒湿之邪不仅伤阳痹阻经络，而且可致阳郁气机失畅，气化不行而小便不利。《素问·灵兰秘典论》曰："膀胱者，州都之官，津液藏焉，气化则能出矣"，小便由膀胱所司，肾、肝、脾、肺、三焦之气机转化而正常排出为溺，故太阴少阴阳虚、阳郁、湿滞皆可影响脏腑气化功能。证属太阴、少阴寒盛湿阻，瘀血痹阻经络，脏腑气机不畅。因腰痛为主要矛盾，故主以肾着汤温中祛寒，除湿通痹。合以麻黄细辛附子汤温通阳气，散寒通络。辅以四逆散调和肝脾，疏达郁阳，宣通气机，俾土木和而气机调畅，气化复常，小便自调。二诊因腰腿凉麻甚，加重麻黄细辛附子汤量意在加强温经通络之效。加狗脊以祛寒湿，强筋骨。杜仲"主腰脊痛……坚筋骨……小便余沥"，加之以强腰膝、疗尿频。应用该方，一定要用对方中各药物的药量比例，如甘草、白术与干姜、茯苓之比为 2∶4，方可有良好的疗效。白术有治腰痛、身痛的特效，但必须用生白术，而且剂量要重，至少不能低于 20 g。

（16）患者，男，42 岁，工人，1993 年 9 月 8 日初诊。腰痛胀重坠牵及臀部已 3 年余，面浮足肿，两脚逆冷。自谓缘于抬重物出汗后。经多方诊治，未能显效。血、尿常规及免疫功能等多次检查未见异常。纳可，便溏，溲利而不多，舌根厚腻，苔淡，脉沉缓。寒湿滞着肾府，阳气不得伸行。治宜温中散湿，燠土胜水。

甘姜苓术汤主之：茯苓皮 30 g，干姜 9 g，白术 20 g，生甘草 6 g，陈葫芦壳 15 g，续断 9 g，杜仲 9 g。上药 4 剂，腰痛胀重缓解，面足浮肿退，两脚逆冷除，便成形，溲畅利。续服 7 剂巩固，已上班工作。患者病历 3 载，久治少效。析前医之治，或以肝肾不足之风湿痹痛论治而投独活寄生汤之类；或用麻黄连翘赤小豆汤清利水湿等，效总阙然。其因其症，实属肾着之为病。夫腰为肾之府，劳作汗出，受冷寒湿留滞肾府，着而不去，故名肾着。寒湿留滞腰部，肾脉受阳，阳气不行，症见体重，腰痛胀重着，腰脚冷、如坐水中，口不渴，小便利或不多，面足浮肿等。病在寒湿滞着腰部，而不在肾之本脏，故宜甘姜苓术汤温中散湿，健脾利水。俾寒散湿除，阳气复行，脾气健运，水湿渗利，即诸症自消。

（17）患者，女，40 岁，农民，身胖体壮，怕热。2006 年夏季贪凉常在自家新建房屋席地休息。寒露以后，天气转凉，患者出现腰背疼痛，身重体困，并向四肢扩散，1 个月后病情加重，入我院骨科治疗。查抗 O、红细胞沉降率、类风湿因子均正常，腰部 CT 示第三、第四、第五腰椎间盘轻度膨出，经牵引、理疗等治疗半个月后，病情同前，转求中医诊治。首诊，患者自诉身体任意部位轻微活动均引起剧烈疼痛，如折结冰衣服。每日须静卧在床，如厕需两人搀扶，夜间疼痛难入眠，身重如穿湿棉袄，再加腰带紧束，口渴不欲饮，二便正常，舌淡，苔白腻，脉沉紧。

诊断：肾着汤证。予甘姜苓术汤加附子：甘草 10 g，白术 10 g，干姜 20 g，茯苓 20 g，制附子 30 g。制附子先煎半小时，4 剂，水煎服，每日 1 剂。

服 1 剂后，患者自觉体内起热，似有汗出。服 2 剂后，汗出沾衣，痛沉稍减。服 3 剂后，汗出如洗，痛重部位汗多，痛轻部位汗少，汗后轻松，已能安睡。服 4 剂后，四肢无疼痛，无汗出，可下床活动，唯腰背部有四处不相连、手掌大小区域，汗出，仍觉疼痛重沉。上方加麻黄 9 g，助湿外出，4 剂，水煎服。后疼痛部位缩小，汗出部位减少，疼痛减轻，汗量减少。最终，寒湿并除，痛止汗尽。患者自诉身轻如燕，如脱棉装，如去枷锁，病愈出院。

按语：患者自恃身体强壮，贪凉卧地，新房湿重，寒湿同浸，遇天气转凉，阻遏阳气，先为腰部，再延四肢。表现为身体困重，僵而不利。肾为先天之本，阳气根源，表现最卓，腰重如缠万贯，背困如披湿袄，再加绳索外束，气血受阻不行，不通则痛，痛处为寒湿并重之地。干姜甘草，温中散寒；茯苓白术，健脾除湿；制附子大热，如骄阳普照，寒湿雪融，被逼汗出，汗出湿尽，阳气恢复，故汗尽痛止，邪去身安。本病例奇在见到有形之邪外出，古人认为湿邪为水，在湿证治疗中常常见不到湿邪之形，虽然在桂枝汤、麻黄汤等证中用药后也常有汗出现象，但为风寒之邪外解之象。与此病例中祛湿可见湿邪之征汗液流出不同，痛处汗出，无痛无汗，汗尽痛止。

（18）患者，女，73 岁，反复腰痛 15 年，加重 1 个月，于 2003 年 3 月 6 日就诊。患者 15 年来常因受凉后出现腰痛，冬重夏轻，活动后加重，伴形寒肢冷，腰椎 X 线显示腰椎骨质增生，常服吲哚美辛、追风透骨丸，并行推拿治疗，收效甚微。1 个月前因天气变化腰部冷痛重着难忍。用布洛芬和单纯肾着汤与独活寄生汤治疗，疼痛不减，遂来就诊。现患者腰部胀痛难忍，重着怕冷，转侧不利，晨起或天气变化后加重，伴耳鸣，视物模糊，手足不温，舌质红，舌腹静脉迂曲，苔白略腻，脉沉细。西医诊断为腰椎骨质增生，中医诊断为腰痛。辨证属肝肾两虚、筋骨失养、寒瘀阻络，治宜疏肝补肾、强筋壮骨、温经化瘀，方用疏肝补肾汤合肾着汤加味。药用：柴胡 12 g，香附 15 g，续断 15 g，杜仲 15 g，狗脊 15 g，独活 15 g，干姜 6 g，白术 20 g，茯苓 20 g，鸡血藤 30 g，甘草 6 g。每日 1 剂，水煎服，连服 3 剂。2003 年 3 月 10 日二诊，患者药后腰胀冷痛明显好转，只转侧时稍感不利，继以上方加赤芍 30 g、白芍 30 g，每日 1 剂，水煎服。连服 5 剂，诸症消失而愈。1 年后因感冒再来我处诊治，随访腰痛未再复发。

第二节　消化系统疾病

（1）患者，男，46岁，教师。慢性腹泻已6年，每于天亮前少腹胀满，脐下隐痛，肠鸣辘辘，大便溏薄，挟有积液，或完谷不化，日行多次，形瘦言微，面白无华，稍进油腻则腹泻。曾服中、西药收效甚微。脉沉细无力，舌淡苔白。此为脾肾阳虚，药用：干姜、炮姜各15 g，白术、炒山药各30 g，茯苓、木香各10 g，甘草5 g。7剂后，泄泻次数减少，鸡鸣时腹泻，腹痛减。但仍便溏。药已对症，效不更方。前方加炒党参20 g，连服10剂，腹泻、腹痛除，大便日行1～2次，已成形，胃纳大振，稍进油腻不泻。嘱服香砂六君子汤1个月。随访半年而再未复发。

（2）患者，女，8岁。患儿4岁时腹泻1个月，之后口角流涎。经多方治疗时好时犯。患儿痛苦不堪，家长急无良方，白天需换口罩围脖10余次，夜用厚毛巾围于领下。见患儿面容消瘦，口角略红微烂，流涎清稀，大便时溏，并挟有不消化物，唇舌淡，苔白而微腻，脉沉小。药用：干姜、鸡内金、茯苓各6 g，党参、白术、炒山药各10 g，甘草3 g，5剂，并用吴茱萸为末制成小饼贴足心涌泉穴固定，每日1次，5日后诸症均减，夜可不用厚毛巾围于领下。续服5剂，流涎止，纳食增，大便如常，2年后随访未再复发。

（3）患者，女，30岁，1985年1月6日就诊。平素饮食有不慎，即作腹泻。1周前饮食生冷，遂致泄泻，日6～7次，泻下清稀甚则如水样便。腹痛不显，口渴喜热饮。舌淡苔白腻，脉濡滑。证属脾胃虚寒。治以温中止泻。方用甘姜苓术汤加味：炙甘草12 g，干姜15 g，茯苓18 g，白术15 g，车前子（包）15 g。3剂。1月10日复诊：腹泻减轻，日2～3次，为稀软便。舌淡苔白，脉濡缓。减干姜量至9 g，以防温燥太过。加神曲9 g，以健脾和胃。3剂后，大便成形，日1次。诸证霍然。

按语：脾胃虚寒，不能腐熟水谷运化精微，水谷停滞，清浊混杂而下，则泄泻作矣。方中炙甘草益气健脾；干姜温脾阳，散胃寒；茯苓、白术补脾利湿。加入车前子以"开支河"，程国彭谓："凡治泻，须利小便"，即是此意。

（4）患者，男，35岁，1988年10月20日初诊。肛门流黏液物，淋漓不断5个月余。外科医师肛诊后认为是由直肠环状内痔，致使肛门括约肌闭锁不全而引起的，内科诊为"肠功能素舌"，屡进西药无效，服清热燥湿之中药20余剂，罔效。刻下肛门处时时有黏液物流出，日渐增多，矢气则粪便出，致使昼不能安，夜不能寐，痛苦不堪。曾试用节食疗法，数日，亦未见寸效，只好用纱布局部填塞，以解燃眉之急。患者自虑直肠有占位性病变，日夜苦思不得解脱。查患者面色无华，精神不振，舌质淡，苔薄白，六脉沉细。询之，尚有腹胀腰际冷痛之症。四诊合参，证属寒湿伤脾。治宜健脾除湿、温中散寒，拟甘姜苓术汤加味炒白术 20 g，茯苓 15 g，干姜 10 g，白芍 15 g，甘草 6 g，木香 6 g，焦山楂 20 g。水煎服。服药 2 剂，腹胀腰重如释，肛门处已很少有黏液物流出，又服 3 剂，诸恙消失。至今数年，身体健壮。

按语：患者肛门处流黏液，日夜无度，服清热燥湿药为何殊无寸功，细辨之，此病在谷道，乃系寒湿伤脾之肾着病。《金匮要略心典》云："肾受冷湿，着而不去，则为肾着。身重，腰中冷，如坐水中，腰以下冷痛，腹重如带五千钱，皆冷湿着肾，而阳气不化之征也……然其病不在肾之中脏，而在肾之外府。故其治法，不在温肾以散寒，而在燠土以胜水。甘草、干姜、茯苓、白术，辛温甘淡，本非肾药，名肾着者，原其病也"，可见临证谨守病机，依法遣药，乃治疗之关键。

第三节　呼吸系统疾病

五脏为病皆可生痰，而水液代谢由肺、脾、肾三脏所主，故痰饮的生成与肺、脾、肾三脏关系密切。古代医家认为，脾为生痰之源、肺为贮痰之器、肾为生痰之本，五脏之间不仅在生理上相互联系，其病理上也相互影响。如心肾不调可积水成饮而酿痰；或因肝气抑郁，木乘脾土，肝郁脾虚运化失常而生痰，或肝郁化火，木火刑金而炼液成痰；或因心肺阳虚而致脾胃宣通不力而致痰。痰邪与肾的关系最早可见于《素问·逆调论》："肾者水脏，主津液。"明代医家张景岳在《景岳全书》中云："五脏之病，虽俱能生痰，然无不由乎脾肾。盖脾主湿，湿动则为痰；肾主水，水泛亦为痰。故痰之化无不在脾，痰之本无不在肾。"清代医家叶天士言："摄肾固真，乃治痰之本。"张锡纯对于治痰之法有其独到见解，认为"痰之标在胃，痰之本在肾"，并在前人基础之上加以发挥，认为导致痰邪致病的原因主要有两点：一为肾乃封藏之本，与膀胱互为表里，膀胱之气化功能有赖于肾气盛衰，若肾气不固则可导致肾气下注膀胱，不能盛受胃中水饮而生痰。二是冲脉之血海下连足少阴肾经，上接足阳明胃经，与胃肾两脏关系密切，若肾中气化不摄，则冲气易上扰而致胃气上逆，使水饮运化不利，此又乃痰之由来也。张锡纯认为，肾之气化不利是痰涎产生的根本原因，故拟理痰汤。该方以半夏降冲胃之逆，是为君药；而重用芡实，取其收敛肾气与冲气之意，以助封藏之力；茯苓淡渗、白芍滋阴，共奏清利小便之功；芝麻、柏子仁润半夏之燥，兼能助芡实补肾。全方诸药补泻兼施，润燥通用，标本兼治，既可化痰之标，又可治痰之本。

（1）患者，女，50岁，农民。素有咳嗽史，近日天气变冷而发作频繁，咳甚不能平卧，时泛清涎，纳少怯冷，痰如泡沫清稀，便溏，曾服小青龙汤无效。脉滑小，苔白微腻。病属痰饮，当温化寒湿，和胃化饮。药用：干姜、茯苓、白术、姜半夏各5g，陈皮10g，甘草3g。5剂后咳嗽减半，纳食转佳，清涎泡沫消失，大便成形，前方加党参15g。7剂后，诸症悉除。

（2）患者，男，45岁，1982年4月2日初诊。有气管炎史10余年。近10日复作，咳嗽、痰稀白量多，咳则汗出，胸闷，不能平卧，食少、便溏。舌淡苔白腻，脉沉弦。证注：肺有寒饮，脾虚生痰上渍于肺，其标在肺，其本在脾，土不生金也。治以健脾温肺，降气化痰。拟甘姜苓术汤加味：炙甘草9g，干姜12g，白术15g，茯苓15g，葶苈子12g，苏梗9g，杏仁6g。3剂。药后咳嗽大减，饮食增加，可平卧。继用上方5剂，获愈。

按语：脾为生痰之源，肺为贮痰之器。咳嗽为肺脏之本病，肺病日久则损及脾气，即所谓"子盗母气"，故补土生金是其治也。方中干姜温肺化饮，温健脾阳；茯苓、白术健脾利湿；炙甘草益气和中；加葶苈子疏肺下气、消痰；入杏仁降气，平肺气之逆以行痰；增苏梗行气宽中，以助肺之宣降、脾之使运。

（3）患者，男，39岁，有多年慢性支气管炎病史，3年前经检查又诊断为间质性肺疾病，近因病证加重前来诊治。刻诊：咳嗽，气喘，动则加重，胸闷，痰多色白，倦怠乏力，下肢不温沉重，舌质淡，苔白厚腻，脉沉弱。辨为寒湿证与肺寒证，治当温化寒湿、宣降肺气。给予小青龙汤与甘姜苓术汤合方加味：麻黄10g，桂枝10g，细辛10g，姜半夏12g，五味子12g，白芍10g，白术6g，干姜12g，茯苓12g，红参15g，白芥子12g，厚朴12g，炙甘草9g。12剂。第1次煎35分钟，第2次煎30分钟，合并药液。每日1剂，分3服。二诊：胸闷减轻，痰量减少，以前方12剂。三诊：倦怠乏力好转，手足转温，以前方12剂。四诊：咳嗽止，仍有气喘，去厚朴，加蛤蚧1对，以前方12剂。五诊：咳喘明显缓解，以前方12剂。六诊：诸症趋于缓解，以前方治疗12余剂。随访1年，一切尚好。

按语：根据咳喘、痰多色白辨为寒，再根据下肢沉重不温辨为寒湿，因胸闷、苔腻辨为痰郁，又因倦怠乏力辨为气虚，以此辨为寒湿证与肺寒证；方以小青龙汤温肺散寒，以甘姜苓术汤温化寒湿，加人参、蛤蚧补益肺气，白芥子降肺止逆，温化寒湿，厚朴芳香下气化湿。方药相互为用，以取其效。

（4）患者，男，45岁，1996年11月7日初诊。患支气管炎8年余。10多天前不慎感寒，宿疾又作，用头孢菌素、阿米卡星等静脉滴注治疗5天无效。又用清热化痰止咳中药3剂后，反咳嗽更剧，故前来诊治。诊见：咳嗽不已，痰稀白量多，咳则汗出，胸闷，不能平卧，食少，便溏，舌淡、苔白腻，脉沉弦。X线示慢性支气管炎伴感染。诊为咳嗽。证乃了脾阳虚水泛为饮上渍于肺，其标在肺，其本在脾，治以温脾阳化痰饮。方以甘姜苓术汤加味。处方：炙甘草9g，干姜、紫苏子、紫苏梗、苦杏仁各10g，茯苓、白术各15g。水煎服，每日1剂。服药3剂，咳嗽大减，饮食增，可平卧。继用上方5剂，咳嗽已瘥。

按语："脾为生痰之源，肺为贮痰之器。"此例为患者肺病日久，子盗母气，损及脾阳，脾阳虚不能运化水湿，停而为饮，上渍于肺所致。方拟肾着汤意在补土生金。方中干姜温肺化饮，温健脾阳；茯苓、白术健脾利湿，炙甘草益气和中；加紫苏子降气化痰；苦杏仁降气平喘除痰；紫苏梗下气宽中，以助肺气下降，脾气健运。

第四节　神经系统疾病

（1）患者，女，39岁，农民。头晕，目眩，如坐舟车已2年，时常发作，每次发作历时1周，3日前头晕，恶心呕吐，面色苍白，欲泛痰涎，急送医院住院5日转轻，出院后头晕又作。症见头晕，不欲饮食，恶心呕吐，小便清长，大便时溏，脉沉迟而细弦，苔白腻，证属脾胃虚弱，水湿不化，升降失常。药用：干姜6g，白术、茯苓、姜半夏各15g，甘草3g，吴茱萸5g。5剂后饮食进，呕吐止，痰涎消，眩晕止，前方加炒党参15g，又进3剂痊愈。

（2）患者，女，47岁，微胖。患者腰腿困痛怕凉2年，加重1个月，腰腿怕凉明显，弯腰活动无明显受限。同时睡眠差10年余、眠浅多梦易醒，多次服用中药治疗乏效；肠胃不佳，喜温热饮食，食生冷则易腹痛腹泻；小便正常，时常便溏。舌淡紫，苔水滑。患者因腰痛怕凉，到一代宗师素朴中医院就诊，症状、证型清楚，给以肾着汤治疗。处方：干姜 50 g，茯苓 50 g，生白术 25 g，炙甘草 25 g。3 剂，日 1 剂，水煎分服。二诊，腰腿困痛怕凉明显缓解，自诉现睡眠极佳，安稳踏实无梦，晨起时精神好。守方 3 剂，腰腿轻微酸困，腰腿疼痛怕凉已显著减轻、近乎无，食欲增加，睡眠正常，大小便正常。治病至此，病中则止，嘱患者停汤药，饮食调养、适度增加锻炼，起居注意保暖，避风寒以善后。

（3）患者，女，12 岁，有 3 年过敏性血小板减少性紫癜病史，经检查未发现致病原因，虽服用中西药，但未能有效控制症状表现，近因下肢紫癜加重前来诊治。刻诊：下肢紫癜有的连成片状，手足不温，头晕目眩，指甲不荣，倦怠乏力，口腻不渴，舌质淡，苔白厚腻，脉沉弱。辨为寒湿证与肝血虚证，治当温阳化湿、补血养血，给予胶艾汤与甘姜苓术汤合方加味。方取川芎 12 g，阿胶 12 g，艾叶 20 g，当归 20 g，白芍 24 g，生地黄 36 g，白术 6 g，干姜 12 g，茯苓 12 g，红参 10 g，棕榈 20 g，炙甘草 10 g。6 剂。第 1 次煎 35 分钟，第 2 次煎 30 分钟，合并药液。每日 1 剂，分 3 服。二诊：紫癜略有减轻，以前方 6 剂。三诊：紫癜较前又有减轻，以前方 6 剂。四诊：头晕目眩止，以前方 6 剂。五诊：口腻基本消除，以前方 6 剂。六诊：紫癜基本消退，以前方治疗 40 余剂。随访 1 年，一切尚好。用方体会：根据手足不温、口腻不渴辨为寒湿，再根据头晕目眩、指甲不荣辨为肝血虚，以此辨为寒湿证与肝血虚证；方以胶艾汤补血养血，以甘姜苓术汤温化寒湿，加红参益气生血，棕榈收敛止血。方药相互为用，以取其效。

第五节　泌尿系统疾病

"腰冷重、小便自利"为甘姜苓术汤主症，其中"小便自利"并非小便正常，而是指小便频多或失禁。冯世纶教授将本方证归属于太阴病，多应用肾着汤治疗寒湿下侵疾病。寒湿下侵，经脉受阻：腰肌劳损、腰椎间盘突出症、坐骨神经痛、双下肢乏力、水肿及双下肢静脉曲张等。寒湿内停，下注膀胱：尿频、遗尿、尿不净及阳痿、早泄等男性前列腺疾病。

《金匮要略·肺痈肺痿咳嗽上气病脉证治》说："肺痿，吐涎沫而不咳者，其人不渴，必遗尿，小便数，所以然者，以上虚不能制下故也……甘草干姜汤以温之。"甘草干姜汤能温中生津液，是治遗尿、尿频的效方。冯教授指出，甘姜苓术汤证的辨证要点是"腰冷重，小便自利者"。这里的"小便自利"并非指小便正常，而是指"尿频"或"尿失禁"。笔者受冯教授启发，多次用本方治疗小便异常而伴见腰酸痛、口中和者，疗效显著。

（1）患者，女，38 岁。体肥而白带反多，且有秽浊气味。久治不愈。视之皆为治湿热之药。切其脉沉缓，视其苔白滑不燥。处方：白术 30 g，干姜 14 g，茯苓 30 g，炙甘草 10 g。服至 5 剂，白带减少大半，至 10 剂则痊愈。进修学生张君不解，问曰：带为湿浊之邪，味臭秽自是"湿热"所变。先生竟用"肾着汤"之温燥而又反加重干姜之剂量，而不知其理为何也？刘老曰：其人脉沉缓是为阴，是为寒湿，寒湿带下味秽，乃湿郁阳气而使之然也。今方去其寒湿则使下焦阳气不为湿邪所著，是以带止而味亦自除也。

（2）患者，男，34 岁，2013 年 7 月 5 日初诊。诉小便不利 2 年。2 年前因生活不洁致小便不利、疼痛，时有烧灼感，给予抗生素等治疗后疼痛及烧灼感消失，查验血、尿常规无异常，但余小便不利、量少、尿不净、尿等待，伴腰以下凉，会阴部坠胀不适，无尿痛，夜尿 1～2 次，大便可。西医诊断为慢性前列腺炎，屡经中西医治疗，效差。舌质淡，舌尖红，苔薄黄，脉沉细稍数。诊为六经之太阴阳明合病。辨为甘姜苓术汤合赤小豆当归散加血余炭、小茴香方证。处方：干姜 15 g，茯苓 15 g，苍术 15 g，炙甘草 6 g，赤小豆 15 g，当归 10 g，血余炭 10 g，小茴香 10 g。7 剂，每日 1 剂，水煎分 2 次温服。二诊时诉腰以下凉及小便不利缓解少半，前方改干姜为 30 g，7 剂，服法同上。三诊时诉诸症状已缓解大半，守上方继服 21 剂，诸症消失。

按语：小便不利、量少、尿不净、尿等待、腰以下凉、会阴部坠胀不适，为太阴水湿内停，舌尖红、苔薄黄，脉沉细稍数，为阳明郁热内阻，故诊为六经之太阴阳明合病；腰以下凉，且会阴部坠胀不适，结合小便不利等症状，当为太阴里虚寒致水湿内停、寒湿下侵之证，故辨为肾着汤合赤小豆当归散加血余炭、小茴香方证。"病痰饮者，当以温药和之"，方中肾着汤温化寒湿，赤小豆当归散祛热利湿排痈，血余炭止血利尿，小茴香散寒止痛；二诊后加大干姜用量，意在增强温阳力量，更有助于温化寒湿。全方共奏温化寒湿、利水通淋、化瘀排痈之功。

（3）患者，73 岁，平生小便频数，腰冷如坐水中，厚衣覆盖而坐，精液时泄不自禁，诸治并无效，如此已 10 余年矣。余诊之，心下悸，即与此方而痊愈。

（4）患者，女，44 岁。带下年余，近半个月来加重，色白清稀，绵绵不绝，少腹隐痛，头晕乏力，面色苍白，形寒肢冷，腰酸，舌胖苔白，脉小略滑。乃寒湿阻滞胞宫。药用茯苓、白术各 30 g，干姜、甘草各 10 g，苍术 20 g，煎服。4 剂后，带下明显减少，腰痛、头晕明显好转。

（5）患者，女，40 年前干校劳动，住的是泥地，睡的是秸秆床，潮湿难散，致使腰痛时发，夜间小便频频，甚至失禁。近年加重，夜尿 5～6 次，其中 3～4 次遗尿，垫尿布而睡，习以为常，舌淡白，舌苔厚如积粉，水湿欲滴。拟甘姜苓术汤附桂，处方：茯苓 40 g，白术 40 g，干姜 30 g，炙甘草 30 g，附子 15 个，肉桂 10 g。7 剂后复诊初见成效，夜尿 4～5 次遗尿 1～2 次，视舌苔仍白滑。固守原方，干姜进退于 20 g 到 45 g 时加益智仁、小茴香、覆盆子、蜂房、2 个月后，仅 1 周遗尿 1～2 次，问是否可停药。数十年治病虽一方可愈，非一日可愈，若要停药，视乎舌诊。治疗分泌物增多，如口腔黏膜疾病、遗尿、白带增多、苔白厚、水滑等，皆应处干姜，此仲景之定例。若要停药，需待舌上白厚苔已除。

按语：次方治遗尿似乎不可置信，但证如临床，便知仲景不欺我，肾着方基础方乃甘草干姜汤，此方乃治遗尿之祖方也。此方治遗尿，似乎不可思议，但证之临床，便知仲景不欺我，肾着方之基础方乃甘草干姜汤，此方乃治遗尿之祖方也。《金匮要略·肺痿肺痈咳嗽上气病脉证治》："肺痿，吐涎沫而不咳者，其人不渴，必遗尿，小便数，所以然者，此上虚不能制下故也，此为肺中冷，必眩，多涎唾，甘草干姜汤以温之"。此方以甘草为主用四两，干姜二两。肾着汤以干姜为主，干姜、茯苓用四两，而甘草、白术用二两。治遗尿时也可加重甘草用量。很多经方家医案都提及此方治遗尿，胡希恕医案便有很典型的案例。本案患者有长期坐卧湿地，寒湿入侵的病史；又有腰痛、夜尿频、尿失禁、遗尿等症状。并见舌淡白、苔厚腻如积粉且水湿欲滴之舌象，则此遗尿为寒湿无疑。冯教授指出本方证的辨证要点是"腰冷重，小便自利者"。这里的"小便自利"并非指小便正常，而是指"尿频"或"尿失禁"。其发生机制与小便不利相同，只是临床表现有别而已。本案用甘姜苓术汤加附桂，数十年之病，治疗 2 个月而愈。临床上用本方加减化裁治疗尿频、遗尿屡见奇效。

（6）患者，男，10 岁，1984 年 9 月 25 日诊。5 月初患痢疾，大便脓血，里急后重，持续 20 余天，经中西药治疗痊愈，但每次便后肛肠均有外脱。先可自回，后来逐渐加重，外脱日趋严重，需以手纸托入。曾以补中益气法治 60 余天，稍有好转。5 天前，因参加跑步活动，脱肛加重，每次须以温水坐浴 10 余分钟，才能手纸托入。刻下便多稀溏，日 2～3 次，纳食尚可，小便清长，神疲乏力，四肢欠温。活动稍甚，即见气促、头昏。视其面色淡白少华，舌淡，苔薄白，脉濡细。此乃肺、脾、肾阳气不足，虚寒内生，摄纳失司之故。治以培土为主，佐以敛肺纳肾，方选甘姜苓术汤加味。黄芪 20 g，茯苓 15 g，山药 12 g，炙甘草 10 g，炮干姜 10 g，土炒白术 10 g，大枣 10 g，百合 10 g，制附片 8 g，红参（另煎兑服）8 g。嘱其避免剧烈活动，多静少动。服药 6 剂，症状不减，连服 10 余剂而愈，随访 1 年未见复发。

按语：肺与大肠相表里，肺气亏虚，失于摄纳，亦致脱肛。肺与脾同属太阴，成子母相应，肺气（阳）虚，可通过健运脾母而治之，此培土生金之大法也。

（7）患者，男，29 岁。1958 年患输尿管结石施行手术后，患部（右小腹）经常胀闷不舒，腰际亦作引酸痛，腰以下冷而沉重，大便秘结，小便频而浑黄，口不渴，食欲睡眠均差，舌白腻而粗，脉沉细而涩。小便检查：蛋白（+++），红细胞（+++），上皮细胞（+）。一再住院治疗，并陆续使用抗生素治疗，无效。1960 年 12 月 14 日会诊，据上述脉证，认为湿伤腰肾，病名"肾着"，拟甘姜苓术汤：炙甘草 6 g，炮姜 6 g，云苓 9 g，白术 9 g，当归 9 g，杜仲 9 g，每日 1 剂。连服 24 剂，腰腹舒适，已无酸胀之感，下肢转觉温和而轻快，大便恢复正常，沉涩之脉见起，精神、饮食、睡眠均大有进步，小便检查已无异常发现。

按语：本案表现符合肾着病特征，故经用甘姜苓术汤治。以其脉来沉细而涩，故加杜仲、当归以补肾活血。

（8）患者，男，52 岁，觉腰下寒凉，腰以上无病，饮食正常，小便清白，全身倦息无力，阴茎向内回缩 1/3 以上，已经四五个月不能参加劳动，患者甚感苦恼。曾在各医院治疗，均未见效，求我医治。脉象沉弱无力。据脉证此病属少阴，下焦受寒。治用回阳祛寒法。

处方：甘草 20 g，干姜 15 g，茯苓 20 g，苍术 20 g，薏苡仁 20 g，附子 15 g，细辛 15 g，水煎服，使出微汗。

5 月 25 日复诊：2 剂药服后，病已去大半，请再拟方。原方将附子、细辛各增至 20 g。又投入 2 剂，服后病即痊愈。

按语：病已四五个月，下焦陈寒不除。非重用附子、细辛不可。"细辛不过钱"的说法是没有根据的，主要是看病证的需要与否，且甘草能"解百药毒""调和诸药"，方中有甘草 20 g，它可以起到减轻细辛、附子等药的毒性。

（9）患者，男，12 岁，1980 年 3 月 15 日来诊。遗尿 2 年余。自 1977 年冬季以来，经常晚上尿床，曾服补肾固涩药和补肾狗肉汤（以枸杞、肉桂、熟地黄等药炖狗肉）均无效。近月来，尿床次数更加频繁。白天尿频量多，纳食不佳，大便溏稀、日 1～2 次。面色㿠白少华，舌淡苔薄白，脉沉细。此乃脾肾气虚之故，以燠土胜水、缩泉止遗法治之。方用甘姜苓术汤合缩泉丸加味。炮干姜 10 g，白术 10 g，山药 10 g，茯苓 10 g，益智仁 8 g，乌药 8 g，炙甘草 8 g。嘱其于午后限制饮水，连服上方 20 余剂而康。随访 1 年，未见复发。

（10）患者，男，47 岁，1997 年 10 月 22 日初诊。患慢性肾炎 3 年余。曾服用六味地黄丸、附桂八味地黄丸等，尿蛋白一直阳性，近日又增浮肿等症，逐渐加重，前来诊治。诊见：下肢浮肿，按之凹陷，小便量少，伴脘腹胀闷，纳谷不香，便薄、每日 1～2 次，肢倦无力，舌淡、苔白滑，脉沉无力。B 超示双肾皮质部回声增强，余正常。尿常规：尿蛋白（++），颗粒管型（+），尿潜血少许。脉症合参，诊为水肿，证属脾阳虚，运化三权，水湿内停。治宜温运脾阳，方予肾着汤加味。处方：甘草 6 g，干姜 8 g，茯苓、白术、党参、泽泻各 10 g，白茅根 20 g。水煎服，每日 1 剂。坚持服药 1 个月，症状大减，但尿检仍呈阳性反应，将干姜量减至 3 g，加莲子须 6 g。同时服用肾气丸 6 g，每日 3 次。嘱其继续服药。又坚持服用 40 余天，诸症悉平，尿检正常。继服六味地黄丸巩固治疗，随访至今未复发。

按语：本例症见神疲无力，脉沉无力，尿蛋白持续阳性，知乃脾肾两虚所致。前医治肾，何以罔效，又增浮肿？殊不知患病在肾，亦有脾阳虚之候，如纳差、便溏、乏力等症。脾阳虚不能运化水谷精微，先天无以充养，运化水湿无权，则水湿内停。故用肾着汤温健脾阳，加党参助其益气健脾之力，配泽泻、白茅根利水消肿治其标，诸药相合，使脾阳复，饮食得进，化源充足，先天之本得到充养，不治肾而肾疾自愈。

（11）患者，男，44 岁，1997 年 4 月 13 日初诊。素有饮食不慎即作泄泻。1 周前因食生冷，遂致泄泻，每日 6～7 次，泻下清稀如水样便，脘腹隐隐作痛，口渴喜热饮，四肢不温，舌淡、苔白腻，脉濡滑。诊为泄泻。证乃脾阳虚，水湿不化，下趋大肠。治宜温脾阳化湿浊，予甘姜苓术汤加味。处方：

炙甘草9 g，干姜10 g，白术、茯苓各15 g，泽泻20 g，水煎服，每日1剂。服药3剂，腻苔渐化，腹泻减轻，每日2～3次，唯稀软溏便，又予原方加党参15 g，续服5剂后大便成形，每日1次，余症皆瘥。后嘱其用参苓白术丸巩固治疗。

按语：此例缘于素体脾虚，复受寒邪致使脾阳虚不能腐熟水谷运化精微，水谷停滞清浊混杂而下，则泄泻作矣。肾着汤暖土胜湿，实乃治疗此疾之良方，加泽泻取其利小便实大便之效。诸药相合，药味精简，但标本兼治，功专效宏，故取效迅捷。

（12）患者，女，24岁，1997年5月7日初诊。缘于3个月前正值经期，负重远行，以致经水淋漓不尽，因羞于治疗，一直未愈。半个月前，觉口中流涎增多，初未介意，近几天来，流涎倍增，甚则顺嘴下滴，以致无法进食，用西药阿托品后好转，但口干难忍，方来诊治。刻诊：面色无华，伴神疲无力，气短，经水淋漓，色淡无块，少腹隐痛，喜暖喜按，口中流涎多，伸舌则滴水，不能长张嘴，舌淡胖，脉细弱。证属劳倦伤脾，日久致脾阳虚，上不能摄涎，下不能统血。治宜温阳健脾，方拟甘姜苓术汤加味。处方：炙甘草6 g，干姜8 g，茯苓、益智仁各10 g，白术15 g，党参20 g，水煎服，每日1剂。服药5剂后，经水已净，口中流涎亦止，唯动则气短无力。方已奏效，续服10剂后病愈。为巩固疗效续服补中益气丸月余，随访至今未复发。

按语：此例缘于经期劳累，损伤脾气，日久致脾阳亏虚，上不能摄涎，下不能统血。故拟肾着汤温阳健脾；加益智仁温脾摄涎，党参增益气固摄之力。诸药相合，使脾阳复，脾气旺，血有所统，涎有所摄。

（13）患者，女，13岁，2006年11月4日初诊。患者家人代诉谓遗尿已达5年，曾多次服用六味地黄丸、金匮肾气丸、缩泉丸之类无效。又用针灸及西医治疗，遇尿如故。诊时症见夜尿频繁，一般5～6次，而且多数情况下患者不自知。口干不欲饮，饮水后小便频数，质清，大便偏干，3～4日一行，腰部发凉，饮食正常，舌质淡红，苔薄白，脉沉细无力。辨证属里虚寒证。治法：温中祛寒化湿。处方：甘姜苓术汤。茯苓15 g，干姜15 g，苍术15 g，炙甘草6 g。7剂，水煎服，日1剂。二诊，服上方后，症大减，夜尿1～2次，腰部凉感较前减轻，大便仍干。上方加白术15 g，继服7剂，夜尿1～2次，已不遗尿，腰部变温，大便调。嘱再进原方巩固治疗，随访至今。未再遗尿。

按语：参合患者的舌脉证；确系虚寒之象。患者阳气虚衰，阴寒水湿内停，下注于肾府，故有腰部冷重感。阳气虚，温化无力，水饮内停，津液不得上承，故口干而不欲饮。水饮内停，寒湿下注，则小便频数，而遗尿。津液虚竭，肠道失去津液濡润故便秘，此便秘当属里虚寒甚，而非实热性的阳明腑实证。舌质淡、苔薄白亦为里虚寒之明证。注意：冯教授运用肾着汤时，常用苍术代替白术，是继承胡希恕教授经验，因为苍术温化寒湿的功用较强。而在二诊时；加用白术用其润肠通便之功。冯教授临证时，重视方证相应，有是证用是方，疗效非凡。

（14）患者，男，40岁，2005年4月14日初诊。患者诉腰痛、滴白、尿频、尿不尽半年余。西医诊断为慢性前列腺炎，经西药抗生素治疗，效不显，今慕名而找冯教授诊治。症见滴白，腰困痛，小腹胀，牵至腹股沟处不适，夜尿3～4次，尿不尽，口干不欲饮，大便调。舌质淡，苔薄白腻，脉沉细。辨证：寒湿内阻，兼有气滞血瘀。治法：温化寒湿，行气活血。处方：甘姜苓术汤合当归赤小豆汤加味。茯苓15 g，干姜15 g，苍术15 g，炙甘草10 g，赤小豆15 g，当归10 g，王不留行10 g，荔枝核10 g，炒蒲黄（包）10 g，清半夏15 g，生薏苡仁15 g，车前子（包）15 g。7剂，水煎服，日1剂。结果：上方服用7剂后，腰困痛大减，小腹胀痛减轻，夜尿1～2次，滴白消失，继服上方加减约1月余，诸症消失。

按语：慢性前列腺炎属中医的"白淫""白浊""芳淋""膏淋"等范畴，临床上可出现许多症状，治疗该病时必须从患者的证入手，细致辨证方可取效。冯教授主张辨证而不主张用固定方治疗该病，或一味地补肾壮阳，这都有违中医的辨证论治精神。本例患者口干不欲饮、腰困痛、滴白、小便不利及尿不尽、舌质淡、苔微白腻、脉沉细均为里虚寒之寒湿下注证。同时，患者又有小腹胀，牵及腹股沟处，多为寒湿内阻，致气机不畅、血络瘀滞所致。故用肾着汤温化寒湿；当归、赤小豆、炒蒲黄养血活血；王不留行、荔枝核行气解郁同时加用清半夏、生薏苡仁、车前子加强祛湿之功。全方共奏温化寒湿、行气活血之功而取效。

（15）患者，男，60岁，2014年8月23日诊。有糖尿病病史14年，慢性前列腺炎并前列腺增生10余年，平时尿频、排尿无力，夜尿增多，起夜5～6次，多次查血糖、糖化血红蛋白指标正常，曾服滋肾通关丸、缩泉丸、桑螵蛸散、金匮肾气丸等均无明显疗效。半个月前自感尿频、尿急、尿道刺痛感，在县医院查尿常规：白细胞（+），尿微量蛋白指标轻度异常，医师建议用左氧氟沙星＋三金片以控制尿路感染，用药1周，尿路刺激感渐消失，但尿频加剧，每日排尿20余次，色清白而量多（24小时尿量约4000 mL），并感腰酸困重，全身乏力，下肢凉，足凉，大便稀溏，日3～4次，食欲减，来诊时患者有倦容，舌质淡，舌体胖，脉缓弱无力。因思此患虽有糖尿病，但查其空腹及餐后血糖、糖化血红蛋白及肾功能均正常，显然尿多非糖尿病所致；尿虽频而无尿痛、尿急，尿检无阳性指标，亦非尿路感染引起；经详细观察，发现其尿频而量多，色清白，口干而不渴，大便稀溏，腰酸重，身倦乏力，下肢及足凉，舌体胖质淡而脉缓弱。辨证为糖尿病日久，阴损及阳，素体阳虚，又因误服三金片等寒凉药损伤太阴、少阴阳气，形成太阴、少阴里虚寒阴证。太阴（脾）、少阴（肾）阳虚，脾失健运，肾失蒸腾，三焦气化失固，水液代谢失常而见尿频量多。寒湿着于腰部，经脉不利，则见腰部酸重，下肢及足凉。

（16）患者，33岁，带下量多如水，色微黄，反复发作5个月。月经周期基本规则，经量正常，5天净，经期无不适，纳佳，二便正常，性冷淡。生育史：1-0-0-1。末次月经为10月11日。舌偏红，苔薄腻，脉细。妇科检查：外阴无殊，阴道通畅，宫颈轻度炎症，宫体后位，正常大小，活动，质地中等，压痛，两侧附件压痛。西医诊断：①慢性盆腔炎；②慢性宫颈炎。

治法：温补脾肾，清热燥湿。处方：甘姜苓术汤合薏苡附子败酱散加味。甘草6g，炒白术12g，干姜5g，茯苓10g，薏苡仁30g，淡附片6g，败酱草15g，白芷10g，防风10g，半夏10g，5剂。

二诊：2006年11月6日。带下减少，质转稠，色白，舌脉如上。中药守上方续进7剂。

三诊：2006年11月15日。带下已除，月经11月12日来潮，经量正常，有血块，今未净，舌脉如上。治法：温补脾肾，清热燥湿。方剂：薏苡附子败酱散合肾气丸。薏苡仁30g，淡附片6g，败酱草15g，淡附片3g，桂枝3g，熟地黄12g，山茱萸10g，怀山药15g，茯苓12g，泽泻10g，牡丹皮10g，7剂。

四诊：2006年11月24日。带下未再增多。

（17）患者，25岁，妊娠45天，恶心2天，多涎，泛酸，小腹隐痛，二便正常。舌稍红，苔薄腻，脉细。治法：温胃和中降逆。处方：甘姜苓术汤加味。桂枝6g，炒白芍6g，炙甘草6g，生姜5片，大枣6个，半夏10g，陈皮10g，煅瓦楞子30g，4剂。

二诊：2006年10月25日。症状未减轻，舌脉如上。治法：温中健脾，和胃降逆。处方：甘姜苓术汤加味。炙甘草6g，干姜6g，茯苓10g，炒白术10g，半夏12g，陈皮10g，煅瓦楞子30g，3剂。

三诊：2006 年 11 月 7 日。恶心减轻，口水不多，泛酸消失，纳欠。舌淡红，苔薄腻，脉细。中药守上方去煅瓦楞子，加炒谷芽、炒麦芽各 10 g，4 剂。药后恶阻消失。

（18）患者，女，47 岁，2017 年 4 月 3 日初诊。主诉：因腰冷痛四处医治无效，由熟人介绍前来就诊。现症：腰冷，刺痛，四肢冰冷，小腹隐隐作痛，白带特别多，每日要换两三次内裤，面白，人胖，无外感，不出汗，不发热，不怕冷。二便正常，口不干，口不苦，睡眠差，食欲正常。舌质白，舌苔白，有齿痕，右脉沉滑，左脉沉滑。

分析：腰冷，刺痛，小腹隐痛，四肢令，白带多，睡眠差，舌质白，舌苔白，有齿痕，右脉沉滑，左脉沉滑，是太阴与少阴寒湿证的表现；无外感，不出汗，不发热，不怕冷，排除太阳证；口不干、口不苦，排除阳明证、少阳证。故辨证为太阴少阴寒湿证。接下来辨方证。肾气丸也可用于腰冷、腰痛，为何不选择肾气丸？肾气丸主要用于少腹不仁伴有水肿者，多表现为少腹冰冷、麻木不仁、消渴、小便频多、轻微水肿、小便不利、烦热等这些症状，患者都没有，其次干地黄八两，太过滋腻，生津太多一是会发生腹泻；二是本来此患者白带多，太阴水湿重。其次再看肾着汤，"肾着之病，其人身体重，腰中冷，如坐水中，形如水状，反不渴，小便自利，饮食如故，病属下焦，身劳汗出，衣里冷湿，久久得之，腰以下冷痛，腹重如带五千钱，甘草干姜茯苓白术汤主之"，该患者症状与病机正对应肾着汤。故经过辨别类似方子，去掉不适合的肾气丸，最终选择肾着汤与四逆汤治疗。狗脊可强腰膝、止白带，《玉楸药解》曰其可"泄湿去寒，起痿止痛……强筋壮骨，治腰痛膝疼，足肿腿弱，遗精带浊"；加桂枝有苓桂术甘汤之义，除水饮、利水湿，针对白带过多的情况；加附子有四逆汤之义，温太少两阴，温阳散寒湿之效。

辨证：太阴少阴寒湿证。

处方：甘姜苓术汤加四逆汤。

方药：炙甘草 20 g，干姜 30 g，茯苓 30 g，白术 20 g，狗脊 20 g，桂枝 15 g，附子 6 g。3 剂。附子先煎煮 20 分钟，其余药物不浸泡，再加入剩余药物煎煮 50 分钟，药汁分 4 次服完。嘱患者避寒凉，注意腰部保暖。

二诊：4 月 20 日。腰冷与疼痛减圣，白带减少，小腹稍痛，四肢转温，睡眠情况转好。其余症状同诊，效不更方。

辨证：太阴少阴寒湿证。

处方：甘姜苓术汤加四逆汤。

方药：炙甘草 20 g，干姜 30 g，茯苓 30 g，白术 20 g，狗脊 20 g，桂枝 15 g，附子 10 g。3 剂。

三诊：4 月 25 日。患者腰冷、腰痛消失，四肢暖和，其余症状均明显好转。上方抓 3 剂继续巩固。并嘱咐患者后续将肾着散打成散剂服用以确保长远疗效。无奈患者医从性较差，未坚持治疗。后来该患者介绍了很多疑难杂症患者来我处就诊，并告知笔者她的腰痛一直未复发。

（19）患者，女，36 岁，1991 年 6 月 3 日初诊。患者于 1990 年 11 月分娩并行绝育术，术后因护理失调又感冒风寒，经服药治疗后，感冒向愈，但却遗留周身恶寒症不解。半年多来，一直连续不断怕冷，身无汗，常需着棉衣厚被，昼夜无度，曾更医数人，屡屡服药从未一效。西药不详，中药多为附子、肉桂之属，有的用附子量一剂达 30 g。刻下时值仲夏气温达 30 余度，见患者愁眉不展，上身着毛衣，下身穿棉裤，头戴夹帽，但仍觉周身冷。伴有腰痛，并感小腹冷重，食欲缺乏，睡眠欠安，二便尚调，白带质稀无臭味。查体：体温 36.2 ℃，血压 16/10 kPa，血常规、肝功能均正常。舌质淡，苔薄白，六脉沉细涩。四诊合参，此乃寒湿阻遏，阳气不得温煦。治宜温脾化湿散寒，拟甘姜苓术汤加味：干姜 12 g，茯苓 15 g，炒白术 12 g，黄芪 15 g，炙甘草 10 g，炙麻黄 6 g，当归 12 g，川芎 10 g，狗脊 10 g。水煎服。服 5 剂后恶寒症状大减，腰痛腹重消失，身有微汗出。二诊时毛衣、棉裤已脱，换之以夹衣，帽子亦摘，但身体仍有寒意。再进 6 剂。服药后诸症悉平，随访至今未复发。按患者周身怕冷，乃产后体弱，复感寒湿之邪，阳气痹着不行而致，非命门火衰也，故用桂附之属不效。甘姜苓术汤中，用干姜配甘草以温中散寒，茯苓配白术以健脾除湿，方证合拍，恰中病机，故半年之疾，则霍然而愈。

第四章　类方研究及合方临床研究

第一节　甘姜苓术汤的临床应用

【原文用法与原方用量】

肾着[1]之病，其人身体重[2]，腰中冷，如坐水中，形如水状，反不渴，小便自利，饮食如故，病属下焦，身劳汗出，衣（一作表）里冷湿，久久得之，腰以下冷痛，腹重[3]如带五千钱，甘姜苓术汤[4]主之。甘草干姜茯苓白术汤方：甘草二两，白术二两，干姜四两，茯苓四两。上四味，以水五升，煮取三升，分温三服，腰中即温。

注释：[1] 着：附着、留滞。[2] 身体重：腰部重着。[3] 腹重：腰重。腹，俞本、《脉经》作"腰"。[4] 甘姜苓术汤：《备急千金要方》称之"肾着汤"。

【功效配伍】

甘姜苓术汤散寒除湿。干姜在《本草纲目》谓："元素曰：干姜……其用有四：通心助阳，一也；去脏腑沉寒痼冷，二也；发诸经之寒气，三也；治感寒腹痛，四也。"方中干姜、甘草辛甘化阳，以温中阳、散寒气；茯苓甘淡渗湿，导水湿下行；白术苦温健脾燥湿，除皮间结肿。诸药合用，能使脾阳振奋，腰部肌腠水湿得以运化。上四味药，水煮，去滓，分三次温服。服药以腰部温暖为有效。

【方证论治辨析】

甘姜苓术汤治肾着，阳气痹阻证。病证如见身体重，腰中冷，如坐水中，形如水状，腰以下冷痛，腹重如带五千钱。反不渴，小便自利，饮食如故。肾着之发病，多因身劳汗出，汗出阳虚，而久居潮湿之地，或涉水冒雨，或水中作业，使衣里冷湿，寒湿之邪侵入腰部肌腠，使阳气痹阻，着而不行。

腰为冲、任、督、带之要会，寒湿之邪侵入腰部，则影响督脉阳气通达，同时带脉约束诸脉的功能减弱，则寒湿之邪更易下注，故见身体重、腰中冷等症。本证病位在腰部，腰为肾之府，虽名肾着，但肾及其他脏腑尚无病变，仅为寒湿之邪痹着于肾之外府，所以口不渴，小便自利，饮食如故。治宜温阳散寒、健运脾土，以除腰部寒湿，方用甘姜苓术汤。

【方论】

甘姜苓术汤又名肾着汤，由仲景所立，用治因脾阳不运、寒湿之邪外袭所致的肾着病。加半夏、砂仁、陈皮理气和中；加泽泻、车前子利水渗湿；加熟附子、菟丝子温补肾阳；加海螵蛸收涩止带，均能获满意疗效。

尤怡：肾受冷湿，着而不去，则为肾着，身重，腰中冷，如坐水中，腰下冷痛，腹重如带五千钱，皆冷湿着肾，而阳气不化之征也。不渴，上无热也。小便自利，寒在下也。饮食如故，胃无病也，故曰病属下焦。身劳汗出，衣里冷湿，久久得之，盖所谓清湿袭虚，病起于下者也。然其病不在肾之中脏，而在肾之外腑，故其治法，不在温肾以散寒，而在燠土以胜水。甘草、干姜、茯苓、白术，辛温甘淡，本非肾药，名肾着者，原其病也。（《金匮要略心典》）

【用方思路】

甘姜苓术汤与苓桂术甘汤均有温阳散寒除湿的作用，方仅姜、桂之异，显然干姜温脾阳、散寒湿作用强于桂枝。肾着是以腰部肿胀、沉重、冰冷为其主要特征，寒湿尤盛，虽名肾着，但治疗却从脾论治，盖脾主肌肉，主运化水湿，故用甘姜苓术汤以温运脾土。临证寒湿重者，加独活、木瓜、薏苡仁等；腰痛者，加杜仲、续断、桑寄生等。本方临床用于治疗鹤膝风、阳痿、遗尿、带下、泄泻，以及腰肌劳损、腰椎增生、坐骨神经压迫症、慢性盆腔炎等。

【临证提要】

《金匮要略心典》云："肾受冷湿，着而不去，则为肾着……其治法，不在温肾以散寒，而在燠土以胜水。"甘、姜、苓、术，辛温甘淡，其善温振脾阳、散寒祛湿，即燠土以胜水，故用其治疗肾着病。临床凡见脾阳虚、温运失司、水湿偏盛，均可用甘姜苓术汤治疗，然而各病又不完全相同，所以需随证加减。腹泻可加肉豆蔻、吴茱萸助阳止泻，加党参健脾益气；水肿可加桂枝温阳化气，加泽泻、大腹皮、车前子利水消肿，使水湿从小便而去；内有痰饮可加半夏、砂仁、陈皮、生姜理气和中降逆，加泽泻、车前子利水渗湿；带下可加党参、山药、苍术健脾燥湿，加附子、菟丝子、杜仲温补脾肾，加海螵蛸收涩止带。另外，在临床治疗过程中，可加麻黄散寒通阳，白芥子除湿通滞；或加桂枝、牛膝温经通络；或加续断、杜仲、桑寄生补肾壮腰；或加附子温肾祛寒；或加菟丝子、补骨脂助阳散寒。另外，在预防本病发生方面，可配合针灸、按摩、理疗、拔火罐、膏贴、药物熏洗等方法，防止受凉及坐卧湿地，避免劳欲太过。

【方药解读】

甘姜苓术汤是作为辨治寒湿证的基础代表方，由甘草、白术各二两，干姜、茯苓各四两所组成，此方以温化寒湿为主治。

运用甘姜苓术汤治疗，若是辨治寒湿证，最好是用原方用量比例；若辨治以寒为主治疗，可依病变酌情调整干姜的用量；若辨治以湿为主治疗，可依病变酌情调整茯苓的用量；若是辨治夹气虚，可酌情调整白术的用量；若是辨治相兼杂病，合方运用则是最佳的选择。

1. 药用个性

（1）白术味苦、甘，性温。苦温健脾燥湿，甘温健脾益气。

（2）茯苓味淡、甘，性平。淡平渗利，甘平益气。

（3）干姜味辛，性热。辛以宣散，辛热相济旨在散寒化湿。

（4）甘草味甘，性平。补益中气。

2. 药用配伍

（1）白术与茯苓：健脾益气，既燥湿又利湿。

（2）白术与干姜：温暖脾胃，温化寒湿。

（3）白术与甘草：健脾益气燥湿。

（4）甘草与干姜：益气温阳，散寒化湿。

【类方鉴别】

一、苓桂术甘汤

苓桂术甘汤与甘姜苓术汤组成极相似。甘姜苓术汤的主要药物是干姜，苓桂术甘汤的主要药物是桂枝。而干姜散寒温中，桂枝化气，所以苓桂术甘汤主治水湿不气化、饮邪上冲引起的眩晕、水肿等；甘姜苓术汤方则主治由寒湿水饮停留腰部引起的腰冷、腰沉重疼痛、寒湿带下等证候。

1. 正宗配方组成剂量

茯苓 12 g，桂枝 9 g，白术 6 g，甘草 6 g。

2. 用法用量

水煎服，每日 1 剂，分早晚 2 次服。

3. 方歌速记歌诀

苓桂术甘化饮剂，健脾温阳化水气，饮邪上逆冲胸胁，水饮下行眩晕去。

4. 功用

温阳化饮，健脾利水。

5. 原文

心下有痰饮，胸胁支满，目眩，苓桂术甘汤[1]主之。苓桂术甘汤方：茯苓四两，桂枝三两，白术三两，甘草二两。上四味，以水六升，煮取三升，分温三服，小便则利。

6. 注释

[1] 苓桂术甘汤：茯苓桂枝白术甘草汤的简称。方中白术药量及方后语与《伤寒论》稍有不同。苓桂术甘汤治痰饮，脾虚停饮证。症见心下有痰饮，胸胁支撑胀满，目眩。痰饮停留心下胃脘，波及胸胁，气机升降受阻，胃失和降，饮邪上逆，则见胸胁支撑胀满；脾虚饮阻，清阳不升，浊阴不降，则头晕目眩。治宜温阳健脾化饮，方用苓桂术甘汤。

7. 主治

痰饮病。胸胁支满，目眩心悸，短气而咳，舌苔白滑，脉弦滑或沉紧。

8. 加减

眩晕甚者，加泽泻利水渗湿以消饮邪；咳嗽呕吐稀涎者，加半夏、陈皮以燥湿化痰；干呕、巅顶疼痛、肝胃阴寒水气上逆者，加吴茱萸以温中暖肝，开郁止痛；身颤动而水气上泛者，加附子以温散水气；脾气虚弱者，加党参、黄芪以益气健脾。

9. 方论

本方是为中阳不足、水饮内停所致之证而设，不论是伤寒吐、下之后，还是杂病痰饮内停，其致病之因，皆为中焦阳虚、脾失健运、水饮内停。饮邪既成，首当化饮，故方中以甘淡之茯苓为君。茯苓健脾利水，渗湿化饮，不但能消已聚之痰饮，且可治生痰之源。饮为阴邪，得寒则聚，得温则散，盖因温药能发越阳气，开宣腠理，通行水道，故臣以辛甘而温的桂枝温阳化气。桂枝能温中州之阳气，其与茯苓合用，既可温肺以助化饮、止咳逆，又可暖脾化气以资利水，且能平冲降逆。苓、桂相伍，一利一温，通阳化饮，对水饮留滞而偏寒者，实有温化渗利之殊功。湿源于脾，脾阳不足，则湿从中生，故又佐以白术。本方主治证是脾虚湿盛，用其健脾燥湿，恰合病机。白术得桂枝则温运之力更宏，助脾运化，使脾气健运，水湿自除。方中还佐以炙甘草，甘温和中，得白术则崇土之力倍增，合桂枝则辛甘化阳之功尤妙。苓、术配伍，则健脾祛湿之功更佳。

10. 医论

本方为治疗痰饮病的有效方剂。痰饮为人体水液代谢的病理性产物。人以水谷为本，而水液的正常代谢，有赖于脏腑的协同作用。正如《素问·经脉别论》所云："饮入于胃，游溢精气，上输于脾，脾气散精，上归于肺，通调水道，下输膀胱，水精四布，五经并行。"若肺的功能正常，水液能从正化，津血和调，则痰无由生；若肺脏功能紊乱，化失其正，则停聚而为痰为饮。可见，痰饮的产生，与肺脏的功能是否正常直接有关，尤其与肺、脾、肾三脏的关系最为密切。本方所治痰饮乃中阳素虚，脾失健运，气化不利，水湿内停所致。盖脾主中州，职司运化，为气机升降枢纽，脾的运化功能正常，则能散精归肺，若脾阳不足，健运失职，则湿滞而为痰为饮。正如《医宗必读》所云："脾土虚湿，清者难升，浊者难降，留中滞膈，瘀而成痰。"而痰之为物，随气升降，无处不到，停于胸胁，则见胸胁支满；阻滞中焦，清阳不升，则见头晕目眩；上凌心肺，则致心悸、短气而咳；舌苔白滑，脉沉滑或沉紧，皆为痰饮内停之症。本方药性偏于辛温，属阴虚火旺、湿热阻遏而生痰饮者，不宜应用。本方现代多用于梅尼埃病、慢性肾炎、高血压、慢性心功能不全、心包积液、慢性支气管炎、慢性阻塞性肺气肿、慢性结肠炎、冠心病心绞痛、小儿厌食、小儿泄泻等证属脾阳虚、水饮内停者。

11. 用方思路

苓桂术甘汤是"病痰饮者，当以温药和之"的代表方，也是温阳化饮的代表方。本方药物看似平淡无奇，但功效不凡，此乃集温化、发散、健脾、利饮于一方，不用刚燥，不用柔补，和解之意尽显其中。临证治上焦胸中痰浊壅塞者，可合瓜蒌薤白半夏汤化裁；治中焦阳虚饮盛者，可合人参汤或二陈汤化裁。临床用本方治疗慢性支气管炎、肺心病、高脂血症、冠心病、心包积液、慢性心功能不全、耳源性眩晕、慢性胃肠炎、急性羊水过多等疾病。

12. 方证论治辨析

苓桂术甘汤治脾虚水气上逆证。症见伤寒，若吐、若下后，心下逆满，气上冲胸，起即头眩，脉沉紧。若发其汗，则身体振振动摇。太阳伤寒，法当汗解，医误用催吐，或攻下法，损伤脾胃阳气，致运化不利，水饮停留。水饮停于心下，故心下逆满；胸阳不振，中焦水饮乘虚上逆，故有气上冲胸之感。脾主升，胃主降，脾虚不能升清阳，胃虚不能降浊阴，浊阴上蒙清窍，故坐起或站立时，即感头晕目眩。沉脉主里主水，紧脉主寒，脾胃阳虚，水饮内停，故脉沉紧。治用苓桂术甘汤温阳健脾，利水平冲。此证若再误用发汗，必汗出阳气更虚，经脉失之煦养，加之水湿浸渍筋肉，故身体振振动摇，不能自持。

13. 用方要点

本方为温阳化饮的主要方剂，以胸胁支满、目眩心悸、舌苔白滑为辨证要点。

14. 现代运用

本方常用于治疗慢性支气管炎、支气管哮喘、心源性或慢性肾小球肾炎所致的水肿属脾阳虚者。

（1）以眩晕为主诉的疾病，如耳源性眩晕、高血压性眩晕、神经衰弱性眩晕、低血压、椎基底动脉供血不足等。

（2）以心悸为主诉的疾病，如风湿性心脏病、冠心病、高血压性心脏病、肺源性心脏病、心律失常、心脏神经症、心脏瓣膜病、心肌炎等。

（3）以胃中有振水声为主诉的疾病，如胃下垂、消化性溃疡、慢性胃炎、神经性呕吐、胃肠神经症等。

（4）以胸胁部胀满、咳嗽为主诉的疾病，如急慢性支气管炎、支气管哮喘、百日咳、胸膜炎、心包积液等。

（5）眼科疾病，如白内障、结膜炎、病毒性角膜炎、视神经萎缩、中心性浆液性脉络膜视网膜病变等也有使用的机会。

（6）其他方面如慢性肾炎、肾结石、肝硬化腹腔积液、特发性水肿、妇科带下、羊水过多、小儿狐疝、过敏性鼻炎、耳鸣、睾丸鞘膜积液等。

15. 配伍意义

本方重用甘淡之茯苓为君，健脾利水，渗湿化饮，既能消除已聚之痰饮，又善平饮邪之上逆。桂枝为臣，功能温阳化气、平冲降逆，苓、桂相合为温阳化气、利水平冲之常用组合。白术为佐，功能健脾燥湿，苓、术相须，为健脾祛湿的常用组合，在此体现了治生痰之源以治本之意；桂、术同用，也是温阳健脾的常用组合。炙甘草用于本方，其用有三：一可合桂枝以辛甘化阳，以襄助温补中阳之力；二可合白术益气健脾，崇土以利制水；三可调和诸药，功兼佐使之用。

16. 配伍特点

四药合用，温阳健脾以助化饮，淡渗利湿以平冲逆，全方温而不燥，利而不峻，标本兼顾，配伍严谨，为治疗痰饮病之和剂。

17. 经方方论

苓桂术甘汤宗"温药和之"之旨而立，意在温阳蠲饮、健脾利水。方中茯苓量大，健脾安神，渗利水湿；桂枝辛温通阳，化气行水；白术甘温，健脾燥湿，补益中气；甘草温阳益气和中，诸药相协，补土制水以消痰饮。

18. 经方新用

（1）苓桂术甘汤配五苓散加黄芪 30 g，党参 18 g，陈皮 15 g，治疗胃下垂之胃内蓄饮。

（2）苓桂术甘汤配泽泻 15 g，半夏 15 g，制南星 9 g，生姜 30 g，治疗痰饮眩晕、恶心欲吐。

（3）苓桂术甘汤配苏子 12 g，白芥子 10 g，葶苈子 12 g，石韦 30 g，桑皮 30 g，治疗痰饮阻肺之咳逆上气。

（4）苓桂术甘汤加党参 30 g，生姜 30 g，半夏 15 g，吴茱萸 10 g，陈皮 15 g，治疗中寒胃弱、水饮呕逆。

苓桂术甘汤是苓桂剂的代表方，若运用得当，可以治疗多种疾病。因此，刘渡舟教授赞曰："药仅四味，配伍精当，大有千军万马之声势，临床疗效惊人。"

《伤寒论》："伤寒，若吐、若下后，心下逆满，气上冲胸，起则头眩，脉沉紧，发汗则动经，身为振振摇者，茯苓桂枝白术甘草汤主之。"

"伤寒吐下后，发汗，虚烦，脉甚微，八九日心下痞硬，胁下痛，气上冲咽喉，眩冒，经脉动惕者，久而成痿。"

《金匮要略》："心下有痰饮，胸胁支满，目眩，苓桂术甘汤主之。"

"夫短气有微饮，当从小便去之，苓桂术甘汤主之，肾气丸亦主之。"

通过原文得出，其主要适应证依次是头晕目眩，气上冲，心下逆满，胸胁支满，心下痞硬，短气。其中由于气上冲导致了心下逆满，心下痞硬，胁下痛，气上冲咽喉，胸胁支满，目眩，心悸胸闷一系列的症状。临床上或夹有小便不利，目赤，耳鸣。

19. 药用个性

（1）茯苓味淡、甘，性平。淡甘平相济旨在渗利益气。

（2）桂枝味辛、甘，性温。辛温旨在化气，甘温旨在化阳。

（3）白术味苦、甘，性温。苦温旨在健脾，甘温旨在益气。

（4）甘草味甘，性平。益气和中。

20. 药用配伍

（1）茯苓与白术：健脾渗湿燥湿，分消痰湿。

（2）桂枝与甘草：温阳益气，化气助阳。

（3）白术与甘草：健脾益气，化生阳气。

（4）茯苓与甘草：益气利水。

21. 加减方法

（1）咳嗽痰多，加半夏、陈皮，以燥湿化痰。

（2）心下痞或腹中有水声，加枳实，以理气行水。

（3）恶心呕吐，加竹茹、半夏、生姜。

（4）头晕较甚，加胆南星、石菖蒲。

（5）饮食不香，加厚朴、麦芽。

（6）腹痛，加白芍。浮肿甚，加泽泻、车前子。

22. 名中医用方心悟

（1）周本善（常熟市中医院主任医师）：以苓桂术甘汤（茯苓30 g，白术、桂枝各15 g，炙甘草5 g）加党参15 g，制半夏、陈皮各10 g，枳实5 g主治胃内停饮证（慢性胃炎、胃下垂、陈旧性溃疡、胃功能障碍等病中见胃内有大量积液者），寒饮伏肺证（慢性支气管炎缓解期）。凡肺脾阳虚、水饮内停证，用之多效。本方疗效与药量有关，桂枝用量需在10 g以上，茯苓、白术用量亦宜稍重。胃气上逆，时时泛吐涎沫或清水者，加吴茱萸3 g，生姜10 g；便下溏泄，甚至完谷不化者，去枳实，加炮姜5 g，益智仁10 g；四肢末清冷、畏寒，小便清长者，加附子10 g；咳吐白沫，气息短促者，去枳实，加干姜5 g，五味子10 g。

（2）夏度衡（湖南中医药大学教授）：以苓桂术甘汤合四物汤（去碍湿滋腻之地黄，易白芍为赤芍），加桂枝、远志各6 g组成"九味合璧煎"，具有温阳益气、活血祛瘀之功效。主治胸阳不展，痰浊、瘀滞扰动心脉等心悸、胸痹痛。九味合璧煎是夏教授经多年临床观察总结的有效方剂。其治疗期前收缩，无论男女，均有明显疗效，尤其改善临床症状作用明显，且无不良反应。对病毒性心肌炎、风湿性心肌炎及冠心病中出现的期前收缩均有效。其中以室性期前收缩疗效为佳，房性期前收缩次之，交界性期前收缩又次之。

（3）聂惠民（北京中医药大学教授）临床应用：①慢性气管炎：以咳清稀痰、苔薄白、舌淡、脉滑作为投药指征。可酌加贝母、紫菀等化痰止咳之品。痰湿特盛者，可合二陈汤。②眩晕：属脾阳虚弱、痰湿中阻者，以心下逆满、头眩晕、欲吐、耳鸣作为用药指征。可酌加半夏、薏苡仁、葛根等品。眩晕重者，可加泽泻。③心脏病心力衰竭：属心脾两虚、水饮停聚者，可加人参、麦冬、五味子、丹参、附子等；水肿明显者，可加泽泻、猪苓、泽兰叶等强心利湿之品。④喘证：喘咳为重，苔白水滑，脉沉弦，可酌加苏子、薏苡仁、款冬花、白果等化痰平喘之品。⑤老年性气管炎：慢性咳嗽、痰稀且多，心脾虚、湿盛为主者，可增党参、半夏、陈皮等。⑥慢性肠炎：属脾虚泄泻者，可加大白术、茯苓的用量，并可加薏苡仁、山药等健脾利湿之品；阳虚寒盛者，可酌加干姜、附子等温中散寒之品；兼腹痛为重者，可加煨木香、白芍等。⑦带下：属脾虚寒湿为重者，可加山药、炮姜、芡实等健脾利湿散寒之品。⑧胃脘痛：属脾虚湿重者可用。若痛甚，加延胡索、香附、高良姜散寒止痛；若呕逆，可加法半夏、生姜、陈皮、竹茹等降逆止呕；若脾气虚甚，可加党参、黄芪等益气补脾。⑨胃下垂：以心下逆满、胃内有振水声为用药指征，可加升麻、柴胡、枳壳等升阳益胃之品。

（4）赵明锐（名老中医）：临床上，每有因痰饮停于中焦致升降失司，清阳不升，浊气不降，痰浊上蒙清阳，遂致"起则头眩"而晕者，则用苓桂术甘汤治疗。叶橘泉（近代中医药学家）曾以苓桂术甘汤治高血压患者之兼有心悸亢进，或实际血压并不高，而患者惴惴然，常来要求测量血压，其自觉头眩肢麻，行路深惧倾跌者，屡获应效。

（5）马少武（中医专家）：对于哮喘病的春夏防治采用以苓桂术甘汤（茯苓、桂枝、白术各 15 g，甘草 5 g）加陈皮、半夏、干姜各 10 g 为主方。加味防治哮喘病 14 例，治疗结果：3 年未复发者 3 例，2 年未复发者 7 例，1 年内未复发者 2 例，复发者 2 例。脾虚甚者同服香砂六君子丸；肾虚者同服金匮肾气丸。

（6）陈尚书（中医专家）：以苓桂术甘汤（连皮茯苓 20 g，桂枝、漂白术各 10 g，粉甘草 5 g）加冬瓜皮、汉防己、泽泻各 10 g 为主方，加味治疗特发性水肿 20 例。气虚加黄芪、党参各 10 g；五心烦热加地骨皮 10 g；头面浮肿偏重加紫苏叶 7 g；下肢肿甚加车前子、大腹皮各 10 g。

（7）肖旭腾（中医专家）：以苓桂术甘汤（茯苓 15 g，白术 12 g，桂枝、甘草各 6 g）加益母草、芡实、泽泻各 15 g，白茅根 20 g 为基本方，加味治疗肾病综合征 17 例。脾虚甚加党参、黄芪、砂仁、陈皮；肾阳虚者重用桂枝，加熟附片、巴戟天、补骨脂；肾阴虚火旺加熟地黄、怀山药、知母、黄柏；血瘀者，重用益母草，加丹参、田三七；水肿甚，重用茯苓、白茅根，加猪苓、玉米须；血压高者加石决明、怀牛膝、钩藤；血尿者加琥珀、茜草根、紫珠草。3 个月为 1 个疗程。治疗结果：完全缓解 9 例，基本缓解 5 例，部分缓解 2 例，无效 1 例。

（8）谭锡三（中医专家）：以苓桂术甘汤（茯苓、白术各 9 g，桂枝 6 g，炙甘草 3 g）加台乌药 9 g 为主方，加减治疗小儿孤疝 32 例。病程最长的 2 年，最短的 1 个月；属先天性 18 例，继发性 14 例。治疗结果：痊愈 20 例，好转 8 例，无效 4 例。总有效率为 87.5%。服药最少者 4 剂，最多者 40 剂。

（9）刘永年（中医专家）：倾倒综合征是胃切除术后的一种常见并发症。主要表现进食后上腹饱胀，疼痛不适，恶心，或伴呕吐、嗳气，腹鸣胀气，腹泻等胃肠道症状。以茯桂术甘汤（茯苓 20 g，炙桂枝 5 g，炒白术 10 g，炙甘草 4 g）加陈皮、焦六曲各 10 g，姜半夏 12 g，太子参 15 g，炒枳壳 6 g，砂仁 3 g（后下），吴茱萸 2 g，炒川黄连 1 g 为主治方治疗该病。服 20 剂后吐泻未作，改用香砂六君子汤加减调治，服 10 剂，诸症悉除。

（10）褚关金（中医专家）：以苓桂术甘汤（茯苓、白术各 12 g，桂枝、甘草各 5 g）加生姜皮 5 g，当归、白芍、大腹皮、桑白皮各 10 g，鲤鱼 1 尾（500 g，去内脏）为基本方，加味治疗急性羊水过多。腹胀甚加泽泻、车前子各 10 g；气虚加黄芪 15 g；肾虚加菟丝子、桑寄生各 12 g；血虚加阿胶、何首乌各 10 g；气急喘促加杏仁 10 g。先煮鲤鱼至熟，澄清取汤，纳药煎至 250 mL。每日服 2 次。治疗结果：痊愈 22 例，有效 7 例，无效 3 例。

（11）赵广安（中医专家）：以苓桂术甘汤加泽泻为主方，加味治疗耳源性眩晕 78 例。大便难加大黄；呕吐甚加半夏。浓煎少量频服。治疗结果：治愈 55 例（70.5%），眩晕耳鸣在 1～5 天消失，听力恢复，甘油试验阴性，2 年内无复发；有效 19 例（24.4%），眩晕耳鸣 1～5 天消失，听力基本恢复，甘油试验阴性，但 2 年内偶有复发；无效 4 例（5.1%），服药 5 天后症状体征无变化。

（12）姜崇智（中医专家）：以苓桂术甘汤（茯苓 30 g，桂枝 10 g，白术 30 g，甘草 10 g）加熟附片 12 g 为主方，加味治疗病毒性角膜炎 31 例，共 35

只眼，均起病急，伴羞明流泪、疼痛、有异物感等。若兼胞轮红肿、苔黄，加甘菊花、车前子各 30 g；腰酸膝冷等阳虚之体重用附子 20～30 g；儿童剂量酌减。治疗结果：服药 7 剂翳障消退者 9 例，共 10 只眼；服 14 剂消退者 10 例，共 12 只眼。

（13）蒲德甫（中医专家）：以苓桂术甘汤治疗银屑病 10 例，痊愈 8 例，显效、无效各 1 例。显效时间最快的 3 剂，最慢的 10 剂；治愈时间最短者 2 个月，最长者 11 个月。

（14）傅昌格（中医专家）：以苓桂术甘汤加味，治疗睾丸鞘膜积液 25 例。治疗结果：痊愈 23 例，好转与无效各 1 例。以苓桂术甘汤加减治疗百日咳重症痉咳 156 例，热甚去桂枝，加生石膏；久咳伤阴加五味子；合并肺炎配合抗生素。经治 3～10 日后，痊愈 148 例，占 94.9%；好转 6 例，占 3.8%；无效 2 例，占 1.3%。

（15）王纲（中医专家）：以苓桂术甘汤（茯苓 15 g，白术 10 g，桂枝、甘草各 6 g）加益母草、芡实、泽泻各 15 g，白茅根 20 g 主治难治性肾病综合征。

（16）大冢敬节（日本汉医学家）：苓桂术甘汤以眩晕、身体动摇感、心悸亢进为适应证而应用于各种病证。本方不仅可用于眩晕、心悸亢进。凡因水分不循常道之眼疾、脚软证及其他诸病亦应用之。故此方广泛应用于心脏瓣膜病、慢性肾炎、高血压、喘息、神经衰弱、结膜炎、角膜炎和视网膜炎等。

（17）尾台元逸（榕堂）（日本汉医学家）：苓桂术甘汤治饮家眼目生云翳，昏暗疼痛，上冲头眩，睑肿。眵泪多者，加薏苡仁，尤有奇效。治雀目证，亦有奇效。

（18）成无己：茯苓以伐肾邪。桂枝能泄奔豚。甘草、大枣之甘，滋助脾土，以平肾气。煎用甘澜水者，扬之无力，取不助肾气也。（《注解伤寒论》）

（19）方有执：脐下悸者，肾乘心，汗后液虚，欲上凌心而克之，故动惕于脐下也。欲作，待作而未作之谓。（《伤寒论条辨》）

（20）柯韵伯：心下悸欲按者，心气虚；脐下悸者，肾水乘火而上克。豚为水畜，奔则昂首疾驰，酷肖水势上干之象。然水势尚在下焦，欲作奔豚，尚未发也，当先其时而治之。茯苓以伐肾邪，桂枝以保心气，甘草、大枣培土以制水。甘澜水状似奔豚，而性则柔弱，故名劳水，用以先煮茯苓，取其下伐肾邪，一惟趋下也。本方取味皆下，以畏其泛耳。（《伤寒来苏集》）

（21）尤在泾：痰饮，阴邪也，为有形，以形碍虚则满，以阴冒阳则眩。苓、桂、术、甘温中去湿，治痰饮之良剂，是即所谓温药也。盖痰饮为结邪，温则易散，内属脾胃，温则能运耳。（《金匮要略心典》）

（22）徐忠可：仲景论证，每合数条以尽其变，故如奔豚一证，由于惊发，则合四部，见其因同而证异，庶知奔豚之所自来。又即言其气从少腹冲至咽喉，以见此病之极。则又即言其兼腹痛，而往来寒热，以见此证从表未清来，而有在半表里者，则于内为多。又即言其兼核起，而无他病者，以见此证有只在太阳而未杂他经者，则于表为多。又即言汗后脐下悸，欲作奔豚而未成者，以见此证有表去之后，余邪侵肾者，则水气为多。故曰冲咽喉，曰冲胸，曰冲心，曰脐下悸，而浅深燎然。用和解，用伐肾，用桂不用桂，而酌治微妙，奔豚一证，病因证治，无复剩义。苟不会仲景立方之意。则峻药畏用。平剂寡效，岂真古方不宜于今耶。（《金匮要略论注》）

（23）王晋三：此太阳、太阴方也，膀胱气钝则水蓄，脾不行津液则饮聚。白术、甘草和脾以运津液，茯苓、桂枝利膀胱以布气化。崇土之法，非但治水寒上逆，并治饮邪留结，头身振摇。（《绛雪园古方选注》）

23. 医案举例

（1）便秘

周凤梧医案：陈某，女，52岁。大便秘结，五六日一行，坚如羊屎。伴有口干渴，但又不能饮，自觉有气上冲，头晕，心悸，胸满，每到夜间则上冲之势更甚，而头目眩晕亦更甚，周身有轻度浮肿，小便短少不利，面部虚浮，目下色青，舌胖色淡，苔水滑。此心脾阳虚，水饮上乘，津液不行之证。治以温通阳气，伐水降冲。

处方：茯苓30 g，桂枝9 g，白术6 g，炙甘草6 g。

服2剂，头晕心悸及冲气均减，反映了水饮得温则化。乃于上方加肉桂3 g，泽泻12 g，助阳消阴，利水行液。又服2剂，口干去，大便自下，精神转佳，冲气进一步好转。转方五苓散与真武汤合方，取其助阳消阴、淡渗利水，以行津液。

按语：本案便秘伴心下逆满，气上冲胸，起则头眩，小便不利，舌胖苔滑，乃心脾阳虚、水气内停所致。水气不化，津液不布，则上而口渴，下而便秘。治当从本以温阳化饮，待阳复饮化，津液布达，则便秘自行、口渴自除，此化阴霾为甘露之法也。若误用攻下，则势必雪谷冰川，谷道不行矣。

（2）泄泻（慢性结肠炎）

慢性结肠炎又称慢性非特异性溃疡性结肠炎，是一种原因不明的慢性结肠炎症。主要症状有腹泻、黏液脓血便和腹痛等。病情轻重不一。病程长，常反复发作。本病可发生于任何年龄，但以青壮年为多见，男稍多于女。本病属中医"泄泻"与"痢疾"的范畴，临床有湿热滞肠、食滞肠胃、肝气乘脾、瘀阻肠络、脾胃虚弱等类型。沈兆熊用苓桂术甘汤加味治疗1例慢性结肠炎患者，处方：茯苓30g，桂枝15g，白术10g，炙甘草6g，炮姜炭10g，党参20g，荜澄茄6g，煨木香6g，制半夏10g。连服4个月，病愈。

张宏俊医案：董某，女，42岁，1984年10月12日就诊。泄泻反复发作8年，经某医院用纤维肠镜检查拟诊为"慢性肠炎"，迭更数医，均无建树。泄泻发作时，腹痛绵绵，继则肠鸣辘辘，泻下粪便初稀溏，后则水样，无臭秽及灼热感，每日2～3次，多则5次，平素气短懒言，小便量少。观其舌淡体胖，苔灰白而腻，脉沉缓无力。粪检：除食物残渣（+），余（－）。脉证合参，乃久泻脾阳亏虚，饮邪内生，下注大肠。

处方：苓桂术甘汤加味。茯苓、白术、萆草各20g，桂枝、炙甘草各10g，水煎服，每日1剂。

服9剂，已无水泻，粪质稀溏，日1～2次，气短等症显著好转，方已奏效，予前方加党参、炒扁豆各10g，以健脾益气助运，继服12剂后，大便已成形，诸症告愈。随访1年未复发。

按语：脾阳不足，水饮内停，直注大肠，则泄泻不止，以苓桂术甘温脾阳、复运化，水饮一化，则泄泻自止。

（3）消渴

陈培建医案：徐某，男，53岁，1983年4月21日初诊。自诉近两月口咽干燥，需频频饮水，迟则燥渴难耐，饮至腹胀仍觉口渴，昼夜饮水七八暖瓶，小便清长，舌微红，苔白腻，脉濡数。查：空腹血糖108mg%，尿糖阴性。曾服清热养阴、生津止渴中药50余剂不效。该证当属湿热为患，应燥、化同施，方选平胃散合三仁汤化裁。服3剂后来诊，口渴干燥益甚要求更法治之。

处方：苓桂术甘汤。茯苓30g，桂枝9g，白术9g，甘草3g。

嘱先服1剂，观察病情。翌日来诉，口渴似有减轻，继服4剂症除。

按语：本案初治辨证有误，后经细询病情，知渴饮不止反而腹胀，是水湿不化；口渴咽干而舌苔不黄，亦非有热。当属中焦阳微，不能化气行水，津不上承于口所致。然因无小便不利，故不用五苓散渗利膀胱，而以苓桂术甘汤辅助中阳，温化水湿，土健湿化，津液四布测燥渴渐除。

（4）十二指肠溃疡

李某，男，51岁，2005年5月7日就诊。患者有溃疡病多年，近几天频发，脘腹胀痛、饭后尤甚，有时腹中辘辘作响，嗳气，形体消瘦，怕冷，舌淡胖，苔白腻，脉沉细。辨证：脾胃虚寒；治则：温阳健脾利水；方用：苓桂术甘汤加味。处方：茯苓25g，桂枝12g，白术10g，陈皮12g，法半夏9g，炙甘草6g。水煎服，每日1剂。服4剂后脘腹胀痛明显减轻，症状好转。继服8剂而愈。

（5）林某，男，31岁，1972年10月初诊。主诉及病史：经钡餐检查确诊为胃、十二指肠球部溃疡，已1年余，不断服用西药治疗，症状不见好转，曾长期服用附子理中汤及丸亦无效。诊查：主要症状为中脘部特别怕冷，而疼痛不甚显著。用自己特制的毛巾包成的棉花小垫子3个，重叠缚于脘部，外面尚需紧裹棉衣，才觉稍暖。精神不振，饮食少进，大便软溏，舌苔白滑，脉弦迟。由于体力不支，不能工作，在家休息治疗。

辨证：脾阳不足，寒饮留中。治法：温阳涤饮。苓桂术甘汤治之。

处方：茯苓30g，肉桂9g，焦白术12g，炙甘草9g。

二诊：3剂后中脘部畏冷感显著减轻，已可除去1个棉花垫子。饮食稍有增加，精神稍好，原方再进4剂。

三诊：前方服7剂后，中脘怕冷明显好转，棉花垫子已完全除去，但有时仍需将棉衣裹紧方感舒适。饮食已正常，精神转佳，欲上班工作。观其舌滑象虽除但仍有白苔，脉弦虽减而仍有弱象。乃嘱其休息数日，并服用下方，以健脾益气为主，佐以温阳涤饮。

处方：黄芪12g，党参12g，焦白术9g，茯苓18g，肉桂5g，法半夏9g，陈皮5g，炙甘草6g。服完7剂后，即可恢复工作。随访中脘怕冷一症已全除，未再复发。

（6）肺痿

范勇医案：刘某，女，19岁，1989年2月13日初诊。15岁时曾患肺结核，经抗结核治疗后痊愈。但此后渐见口吐涎沫，纳谷不馨，历时4载，逐渐加重，遂来就诊。患者曾间断服用阿托品等，但药后口干异常，停药又复唾如故，且觉背部寒冷，小便短少。舌淡、苔白润，脉沉缓。初辨为中焦虚寒，治拟理中汤加味，服药10剂未效。透思其故，此患者非脾胃虚寒，乃水湿困脾，当从饮论治，改用苓桂术甘汤加味：茯苓18g，桂枝、白术各10g，干姜、炙甘草各 6 g。

服用 1 剂，尿较多，口纳转佳。3 剂后吐唾止，背冷若失。减茯苓为 9 g，加入党参 10 g，再服。随访 3 年，未见复发。

按语：肺癌之后，肺气耗散，子病及母，脾阳难运，津液输布失常，积而为饮，致濒频吐唾，用苓桂术甘汤加味，给饮邪以出路，饮去唾止。然久病必虚，饮去证缓之后，当减少茯苓之渗利，加入党参以补虚。

（7）咳喘

孔庆武医案：姬某，男，15 岁。咳嗽、气喘反复发作 5 年余，每逢感冒加重，但近 1 年，整天咳嗽不止，已停课休养月余。曾用中西两法治疗，不但未见减轻，且逐渐出现胸痛、心悸、怔忡、咳喘不能平卧等症，于 1980 年 11 月 20 日来诊。刻下咳吐大量涎沫，恶心呕吐，胸痛背胀，口渴不欲饮，小便黄，舌质稍红，苔白滑，脉弦滑。此饮邪留积胃肠而有化热之象。饮停膀胱，气化不利，水饮上凌心肺而致。孔老用苓桂术甘汤加味，14 剂转危为安。仍以温阳利水之法，以善其后。历时半载随访，疗效巩固，未见复发。

按语：脾为生痰之源，肺为贮痰之器，饮邪停留中焦，上逆犯肺，每致咳喘。本案咳喘伴吐涎沫，渴不欲饮，呕恶，舌苔白滑，为饮停脾胃之眼目，故投苓桂术甘剂为治之得法，是获良效。

（8）患者，男，40 岁，工人。左侧阴囊肿大 50 日，曾在某医院用中药五苓散、橘核丸及西药抗感染等治疗无效，疑为肿瘤，转某院检查治疗，抽出清亮渗出液 240 mL，确诊为左侧睾丸鞘膜积液，建议手术治疗。因患者惧怕手术，转中医诊治。检查：患者左侧阴囊肿大如拳，透光试验阳性，小腹及阴囊坠胀疼痛，行走不便，伴神疲纳呆，口干苦而不欲饮，二便正常，舌质淡，苔白，脉弦滑。询知患者素嗜恣食生冷酒醴。证属脾阳受损，水湿停聚，下流阴囊为患，法当健脾利水、温阳化饮。处方：茯苓 30 g，桂枝、白术各 18 g，甘草 10 g。每日 1 剂，水煎温服。

二诊：服上方 6 剂后，阴囊肿大略有缩小，肿胀减轻，舌脉同前。继服原方 9 剂，阴囊肿胀消退大半，但水阻日久而难免有血瘀气滞，即于上方加昆布、海藻各 20 g，红花、桃仁各 10 g，川楝子、荔枝核各 15 g。再进 12 剂，阴囊肿胀消失，透光试验阴性，随访 2 年余未见复发

按语：睾丸鞘膜积液属中医学"水疝"范围，其病位在肝，病源在脾，即多因脾虚健运失职，水湿内生，进而影响肝之疏泄功能，使水饮下流停滞肝脉而成水疝之证。故用苓桂术甘汤健脾利水以治其本。病程较长，水阻络闭者，

加桃仁、红花活血通络；阴囊肿大较甚、消退缓慢者，加昆布、海藻以蠲饮散结；后期积液虽少而迟迟不消者，加荔枝核、川楝子疏肝理气散结。本病以年幼、病程短者，收效快；病程长，阴囊肿胀，时大时小者，收效慢。

（9）咳嗽：姜某，男，49岁，1971年4月5日初诊。诊见形体消瘦，素有慢性胃炎，纳差，咳嗽，痰多，胸闷，舌苔白腻而润，脉弦滑。辨为痰湿咳嗽。法宜温阳化饮，和胃降逆。方用苓桂术甘汤合二陈汤：茯苓12g，桂枝9g，白术9g，炙甘草3g，半夏9g，陈皮6g。7剂，水煎服。

按语：姜老说："此案为心下有痰饮，胸胁支满等证，该用苓桂术甘汤加减。"

本病属慢性胃炎，又患咳嗽，《黄帝内经》谓病在胃，盖脾阳不振，水饮内停，随咳嗽而上逆也。方用苓桂术甘汤温阳化饮，半夏、陈皮和胃降逆。

（10）慢性支气管炎：慢性支气管炎，简称"慢支"，是气管、支气管黏膜及其周围组织的慢性非特异性炎症。临床上常表现为慢性咳嗽、咳痰、喘息及反复发作。慢支多见于老年人，病程缠绵，迁延不愈。病发初始症状轻微，如吸烟、接触有害气体、过度劳累、天气变化或变冷感冒后，引起急性发作或加重，或由上呼吸道感染日久不愈，演变发展为慢支，到夏天转暖时多可自愈。慢支可分为单纯型和喘息型两型。单纯型主要表现为咳嗽、咳痰；而喘息型除咳嗽、咳痰外，尚有喘息并伴有哮鸣、喘鸣，且在阵咳时加剧，睡眠时明显。慢支常并发阻塞性肺气肿，甚至肺动脉高压、肺源性心脏病。其诊断主要根据临床表现和X线检查及肺功能检查来确诊。

慢支属于中医"喘证"范畴，有实喘、虚喘之分。

刘敏用苓桂术甘汤加味治疗1例慢性支气管炎患者，处方：茯苓20g，桂枝10g，白术15g，泽泻15g，丹参30g，葶苈子15g，射干10g，僵蚕10g，桔梗10g，炙甘草6g。7剂，咳减、痰少、喘缓，综上方加紫苏子15g，巴戟天15g，菟丝子15g，沉香3g。再服7剂而愈。

（11）60例均为门诊患者，男性45例，女性15例；年龄50～75岁，50岁以上者居多；病程最短3年，最长20年。60例均经放射科X线检查，其中48例提示两肺纹理增粗，12例合并肺气肿，并排除肺结核。53例体检时两肺可闻及散在的干湿啰音。血常规检查，45例有白细胞、中性粒细胞偏高，10例红细胞沉降率增快。临床表现均有不同程度的咳嗽、咳痰、胸闷、气喘等症状。中医辨证以咳嗽痰多，色白易咳，气喘，面色少华，饮食无味，大便稀软，舌苔白腻，脉缓滑等为依据。

方药组成：苓桂术甘汤加味。茯苓 20 g，炒白术 20 g，桂枝 10 g，苏子 15 g，杏仁 10 g，紫菀 10 g，款冬花 10 g，制半夏 10 g，陈皮 6 g，炙甘草 5 g。加减：寒象明显加细辛 3 g，干姜 6 g；咳痰量多夹有泡沫者加白芥子 15 g，防风 6 g；气滞者加枳壳 10 g，莱菔子 15 g；气虚者加炒党参 15 g，黄芪 15 g；咳喘甚者加白果 10 g，沉香曲 10 g。每日 1 剂，水煎 2 次，分上下午服用，1 个月为 1 个疗程，一般治疗 1 个疗程。

治疗结果：疗效判定标准如下。显效：咳嗽及临床症状、体征消失，1 个月以上未复发者；好转：咳嗽减轻，痰量减少；无效：症状无明显改变。治疗 1 个疗程后统计疗效，60 例中显效 40 例，占 66.7%；好转 15 例，占 25.0%；无效 5 例，占 8.3%。总有效率占 91.7%。

（12）王某，女，28 岁，2013 年 7 月 26 日门诊就诊。患者精神差，被人用轮椅推入诊室，自诉今晨出现心慌，自觉心中有水，并且水在心中左右晃动；胸闷气短，同时自觉左颈部动脉处跳动，面部有暗红色斑，以口鼻周围为多，易受惊吓；二便正常，舌红苔薄白，脉弦。心电图、心脏彩超、胸部 X 线均未见异常。中医辨证为水饮留于胸中。《金匮要略》曾云："病痰饮者，当以温药和之。"此为苓桂术甘汤证，用药如下：白术 15 g，茯苓 15 g，桂枝 9 g，炙甘草 6 g。3 剂，水煎服，日 1 剂。

二诊：2013 年 7 月 30 日门诊就诊，患者步入诊室，精神状态佳，自觉心慌、心中有水并且水在心中左右晃动的症状显著减轻，胸闷气短和自觉左颈部动脉处跳动症状消失；面部仍有暗红色斑，以口鼻周围为多；自觉咽部有物附着，吐之不出，咽之不下；二便正常，舌红苔薄白，脉弦。上方加半夏厚朴汤，用药如下：白术 15 g，茯苓 15 g，桂枝 9 g，炙甘草 6 g，法半夏 9 g，厚朴 9 g，生姜 15 g，苏叶 6 g。5 剂，水煎服。随访无复发。

（13）房事后腹泻：某男，38 岁。患者自诉每次房事后腹泻半年余，服参苓白术散、四神丸等无效。病因去夏劳累后用冷水洗浴，浴后又食大量西瓜，即感少腹下坠，继而又勉力入房，随后腹泻 2 次。此后凡房事后即泻，并感少腹发凉、倦怠乏力、精神不振，舌质淡，苔薄白稍腻，脉弦虚。证属脾肾阳虚、湿浊不化，拟温补脾肾、化湿止泻法。用苓桂术甘汤加味，处方：茯苓 18 g，白术 15 g，桂枝 9 g，甘草 6 g，肉桂末（冲）3 g。5 剂，每日 1 剂，水煎服，暂忌房事。

二诊：房事后未再腹泻，仍有小腹下坠感。嘱其每服 5 剂为 1 个疗程，节制房事，春节后来诉已愈。

按语：本症因过劳而正气匮乏之时，寒侵内外，中阳受伤，复加勉力入房，更伤肾阳，致湿浊不化，下走大肠而见泄泻。患者先服诸方，虽补脾肾，但未及受伤之阳气，无阳则湿无以化，故而乏效。用苓桂术甘汤温中阳化湿浊，加肉桂温复命门之火，使湿邪有制有化，又不致为害。

（14）咳而遗尿

邹维德医案：姜某，女，35岁。患者于1962年6月产第4胎，产后匝月，感受寒邪，引起咳嗽，月余而见咳嗽时小便滴出，夜间咳甚，小便淋沥尤多。中西医治疗皆不效。听诊两肺底部有稀疏湿啰音。就诊时病已逾16个月，咳痰不多而色白，纳食正常，舌苔薄白，脉象弦细。处方：茯苓15g，桂枝6g，白术9g，甘草3g。服药3剂症大减，服6剂咳止，尿遗亦愈。

按语：脾阳不振，寒饮中生，上泛于肺，肺失宣降，通调水道不利，则咳而遗尿。治用苓桂术甘温脾化饮，是培土生金而制水饮也。

二、苓桂枣甘汤

1. 原文用法与原方用量

发汗后，脐下悸者，欲作奔豚，茯苓桂枝甘草大枣汤主之。茯苓桂枝甘草大枣汤方：茯苓半斤，甘草二两（炙），大枣十五枚，桂枝四两。上四味，以甘澜水一斗，先煮茯苓，减二升，内诸药，煮取三升，去滓。温服一升，日三服。甘澜水法：取水二斗，置大盆内，以杓扬之，水上有珠子五六千颗相逐，取用之。

2. 方解

此方即苓桂术甘汤去白术、加大枣、倍茯苓也。彼治心下逆满，气上冲胸；此治脐下悸，欲作奔豚。盖以水停中焦，故用白术；水停下焦，故倍茯苓。脐下悸，是邪上干心也，其病由汗后而起，自不外乎桂枝之法。仍以桂枝、甘草补阳气，生心液；倍加茯苓以君之，专伐肾邪；用大枣以佐之，益培中土；以甘澜水煎，取其不助水邪也。土强自可制水，阳建则能御阴，欲作奔豚之病，自潜消而默化矣。若已作奔豚，肾阴邪盛，又非此药所能治，则当从事乎桂枝加桂汤法矣。

服桂枝汤，或下之，仍头项强痛，翕翕发热，无汗，心下满，微痛，小便不利者，桂枝汤去桂加茯苓白术汤主之。

按语：去桂当是去芍药。此方去桂，将何以治仍头项强痛、发热无汗之表乎？细玩服此汤，曰余依桂枝汤法煎服，其意自见。服桂枝汤已，温覆令一时许，通身漐漐微似有汗，此服桂枝汤法也。若去桂则是芍药、甘草、茯苓、白术，并无辛甘走营卫之品，而曰余依桂枝汤法，无所谓也。且论中有脉促胸满，汗出恶寒之证，用桂枝去芍药加附子汤主之，去芍药者，为胸满也。此条证虽稍异，而其满则同，为去芍药可知矣。

3. 功效配伍

茯苓桂枝甘草大枣汤温通心阳，化气利水。方中重用茯苓为主药，淡渗利水，引水下行，并能宁心定悸；桂枝散寒降逆，通阳化气利水；大枣、炙甘草与茯苓相配，健脾益气，培土制水，与桂枝相配，辛甘合化，温通心阳，防水饮上逆。四味合用，共奏温通心阳、化气利水、降饮止逆、交通心肾。甘澜水的制作法是将水扬数遍，以去其水寒阴凝之性，用之煮药则不助阴而有益于阳。钱潢《伤寒溯源集》云："用甘澜水者，动则其性属阳，扬则其性下走故也。"

4. 方证论治辨析

茯苓桂枝甘草大枣汤治欲作奔豚，阳虚饮逆证。症见自觉脐下小腹部动悸不宁，似有向上冲逆之感。

太阳病发汗后，脐下动悸，欲作奔豚，乃发汗太过，表邪虽去，但心阳却随汗而外泄，故生变证。心阳虚损，不能温暖镇摄制约下焦水饮，则水饮欲动上逆，有欲作奔豚之兆。治用茯苓桂枝甘草大枣汤温通心阳、化气利水，防止奔豚发作。

5. 方证鉴别

奔豚汤方证为肝气郁结化热上冲；桂枝加桂汤方证为心阳虚，肾中寒气上逆；茯苓桂枝甘草大枣汤方证为心阳虚，下焦水饮欲动上逆。奔豚气病，其病邪有热、寒、饮之异；病变有肝、心、肾之别，但上冲之理均与冲脉有关。临证用茯苓桂枝甘草大枣汤治疗欲作奔豚，或奔豚而心阳虚甚者，亦可重用桂枝；水饮甚者重用茯苓，再加白术、泽泻、猪苓。本方临床用于治疗神经症、神经性心悸、假性癫痫、慢性胃炎、慢性肾炎等疾病。

6. 适用人群

多瘦弱，贫血貌，易心悸脐跳，易头晕，易紧张不安，舌多淡红、肿大而有齿痕，脉虚缓。

7. 适用病证

以下病证符合上述人群特征者，可以考虑使用本方。

（1）以心悸为表现的循环系统疾病，如低血压、各种心脏病、心脏神经症、腹主动脉瘤、心源性水肿等。

（2）以心悸、失眠、眩晕为表现的神经精神疾病，如癔症、神经衰弱、失眠、奔豚、脏燥等。

（3）以腹痛、脐下悸为表现的疾病，如慢性胃炎、胃肠神经症、胃肠道功能紊乱等。

8. 加减与合方

（1）呕吐清水、腹中辘辘有声者，加白术 20 g。

（2）咳逆上气而头昏眼花者，加五味子 10 g。

9. 不适合人群与禁忌注意事项

（1）仲景原文使用甘澜水煎煮，仲景作甘澜水法："取水二斗，置大盆内，以杓扬之，水上有珠子五六千颗相逐，取用之。"

（2）药宜温服，药后忌食生冷。

10. 注家方论

（1）成无己《注解伤寒论》：茯苓以伐肾邪；桂枝能泄奔豚；甘草、大枣之甘，滋助脾土，以平肾气；煎用甘澜水者，扬之无力，取不助肾气也。

（2）方有执《伤寒论条辨》：茯苓淡渗胜水，能伐肾脏之淫邪；桂枝走阴降肾，能御奔豚于未至；甘草益气，能补汗后之阳虚；大枣和土，能制为邪之肾水。甘澜水者，操之而使其性抵于纯，不令其得以助党而长祸也。

（3）吴谦《医宗金鉴》：以桂枝、甘草补阳气，生心液；倍加茯苓以君之，专伐肾邪；用大枣以佐之，益培中土；以甘澜水煎，取其不助水邪也。土强自可制水，阳建则能御阴，欲作奔豚之病，自潜消而默化矣。

（4）陈修园《长沙方歌括》：此治发汗而伤其肾气也，桂枝保心气于上，茯苓安肾气于下，二物皆能化太阳之水气。甘草、大枣补中土而制水邪之溢，甘澜水速诸药下行，此心悸欲作奔豚，图于未事之神方也。

（5）熊曼琪《伤寒学》：茯苓桂枝甘草大枣汤方由桂枝甘草汤加大枣和大剂量茯苓组成。方中重用茯苓至半斤，为《伤寒论》群方之最，取其利小便、伐肾邪而宁心，与桂枝相配，则通阳化气利水，使寒水之气从下而利，以防水邪上逆，而绝欲作奔豚之势；桂枝甘草相合，辛甘化阳以温通心阳，心阳一复，下蛰于肾，蒸腾化气，自无下焦寒水之患，且桂枝降逆平冲，可防奔豚于未然；大枣伍甘草，培土健脾以利水气的运化。全方合用，共奏补心阳、利水气、平冲降逆之功，使奔豚止于萌动阶段。

（6）梅国强《伤寒论讲义》：甘澜水，又名"劳水"。《玉函经》作"甘烂水"。程林曰："扬之无力，取其不助肾邪也。"李中梓又说："用甘烂水者，取其动而不已，理停滞之水也。"其意是将水扬多遍，令其烂熟，可去其水寒之性而不助水邪之义。按：烂，注家多作澜。

11. 现代应用

（1）凡是脐下悸，或者是少腹里痛而有奔豚的这种情况便使用此方。

（2）带脉痛：茯苓五钱，桂枝三钱，炙甘草三钱，大枣十枚。下针足临泣。

（3）胰腺炎：肚脐的左侧（还有偶尔也会看到右侧）动悸，气会上冲胸口，心下痞，呕吐，胃痛严重。处方：茯苓五钱，桂枝三钱，甘草二钱，大枣十个，枳实五钱，桔梗两钱。只要符合这个症状，即使是胆结石或其他病因亦可使用。

（4）桂枝甘草汤是治悸的基本方。苓桂术甘汤、茯苓桂枝甘草大枣汤、茯苓甘草汤等均可视为其变方，所主也都不离一"悸"证。桂枝甘草汤所主之悸多为一过性，突发性，阵发性，故一般多顿服，中病即止。心悸明显时桂枝用量要加大，桂枝甘草之比为2∶1，必要时还可加肉桂，尤其是治疗低血压及心悸时。

（5）其他：①心窝部、胃脘处硬而悸动，不渴，心悸，茯苓杏仁甘草汤；②胃肠弱而消瘦的人，脐上部位出现悸动，古称"水分悸动"，心下胃的地方动悸，茯苓桂枝甘草大枣汤、五苓散；③胁下胀满、咳嗽引痛，水在肝，小柴胡汤，重用半夏；④身重、短气，水在脾，桂枝汤加白术、茯苓。

12. 医案举例

（1）刘渡舟医案：张某，男，54岁。主诉脐下跳动不安，小便困难，有气从少腹上冲，至胸则心慌气闷，呼吸不利而精神恐怖。每日发作四五次，上午轻而下午重。切其脉沉弦略滑，舌质淡，苔白而水滑。辨证：此证气从少腹上冲于胸，名曰奔豚。乃系心阳上虚，坐镇无权，而下焦水邪得以上犯。仲景治此证有二方，若气冲而小便利者，用桂枝加桂汤；气冲而小便不利者，则用茯苓桂枝甘草大枣汤。今脐下悸而又小便困难，乃水停下焦之苓桂枣甘汤证。处方：茯苓30 g，桂枝10 g，肉桂6 g，炙甘草6 g，大枣15枚。用甘澜水煮药。仅服3剂，则小便畅通而病愈。

（2）王某，男，29岁。2009年8月6日初诊。患者口微干，大便偏稀，日一行，胃脘及小腹部怕凉，且小腹部胀满，重按有轻压痛，食纳可，小便调，舌红、苔白微腻，脉沉细。当时考虑患者口微干、舌红为上热证，大便偏稀、胃脘部及小腹部怕凉、苔白微腻、脉沉细为下寒证，上热下寒，属于半表半里、寒热错杂之证，即六经的厥阴病。厥阴病属于半表半里，因为邪无出路，故不能采用汗吐下法，治以和解之法，又见腹部胀满，故方用柴胡桂枝干姜汤清上温下又治腹满。

结果：患者服完七服后，诉口干消失，胃脘部及小腹部怕凉变化不大，且患者自觉小腹部有股凉气向胃脘部冒，有轻压痛，大便仍偏稀。医师这次特别注意到了患者"小腹部有股凉气向胃脘部冒"，此即《伤寒论》"发汗后，其人脐下有悸者，欲作奔豚，茯苓桂枝甘草大枣汤主之"中之"脐下悸"。虽然患者没有"气从少腹起、上冲咽喉、发作欲死"之奔豚，但患者之"自觉小腹部有股凉气向胃脘部冒"亦是气上冲的表现，与苓桂枣甘汤的病机是一致的，故选用苓桂枣甘汤。处方：茯苓 50 g，桂枝 18 g，大枣 20 枚，炙甘草 6 g。7 剂，水煎服，日 1 剂。结果：患者服完 7 剂后，胃脘部和小腹部怕凉及小腹部有股凉气向胃脘部冒、腹部轻压痛等症消失，大便调，病告痊愈。

按语：苓桂枣甘汤的条文简约，且与苓桂术甘汤相差不大，以致很多人对苓桂术甘汤关注较多，而对本方则有所忽略，其实二方在临床上有很大的差别，具体如下：在病位方面，苓桂枣甘汤证亦是水饮内停，但其水饮部位偏于下焦，多在肚脐以下的小腹部，故条文曰："脐下有悸"；而苓桂术甘汤证的病位在中焦，故有"心下有痰饮，胸胁支满，目眩"及"心下逆满、气上冲胸、起则头眩、脉沉紧"等症。在药物组成方面，苓桂枣甘汤与苓桂术甘汤相比，虽只有大枣与白术之差，但其主治则大异其趣。苓桂枣甘汤中茯苓量用半斤，《神农本草经》言茯苓："主胸胁逆气，忧患，惊邪恐悸，心下结痛，寒热，烦满，咳逆，口焦舌干，利小便。久服安魂养神，不饥延年。"大量用茯苓，不仅能主胸胁逆气、惊邪恐悸，亦能散饮逐水、利小便，特别是重用则偏走于下，急泄下焦之水饮湿气。《神农本草经》曰大枣："主心腹邪气，安中，养脾，助十二经，平胃气，通九窍，补少气、少津液，身中不足，大惊，四肢重，和百药。"苓桂枣甘汤中重用大枣 15 枚，既能主心腹邪气、安中养脾，又能治大惊悸，且大枣还可治腹挛急。

总之，苓桂枣甘汤主之水饮内停偏于下焦。如小腹部怕凉、胀满、大便稀溏，或腹部有压痛，同时伴有气从小腹或脐下上冲等症，有本方应用的机会。

三、理中丸

1. 原文用法与原方用量

霍乱[1]，头痛发热，身疼痛，热多欲饮水者，五苓散[2]主之；寒多不用水者，理中丸主之。理中丸方：人参、干姜、甘草（炙）、白术各三两。上四味，捣筛，蜜和为丸，如鸡子黄许大。以沸汤数合，和一丸，研碎，温服之，日三四、夜二服。腹中未热，益至三四丸 [3]，然不及汤。汤法：以四物依两数切，用水八升，煮取三升，去滓，温服一升，日三服。加减法：若脐上筑 [4] 者，肾气动也，去术，加桂四两；吐多者，去术，加生姜三两；下多者，还用术；悸者，加茯苓二两；渴欲得水者，加术，足前成四两半；腹中痛者，加人参，足前成四两半；寒者，加干姜，足前成四两半；腹满者，去术，加附子一枚。服汤后如食顷 [5]，饮热粥一升许，微自温，勿发揭衣被。

2. 注释

[1] 霍乱：病证名，症见呕吐，下利，吐利交作。[2] 五苓散：见经方利水剂。[3] 益至三四丸：增加到 3～4 丸。益，增加。[4] 脐上筑：筑者，捣也。脐上筑，形容脐上悸动不安，如有物捣捶状。[5] 如食顷：大约吃一顿饭的时间。顷，短时间，与"久"相对。

3. 功效配伍

理中丸（汤）温中散寒，健脾除湿。理中丸，《金匮要略》称之为人参汤。方中人参味甘、微苦，性温，补中健脾益气；白术味苦、甘，性温，健脾除湿；干姜大辛大热，专温中阳、散寒气；炙甘草和中补虚。四味相合，中阳振奋，寒气云散，脾气健旺，湿气自除；中焦脾胃调和，升降有序，清阳得升，浊阴得降，吐利自止。方名"理中"，《伤寒论》云："理中者，理中焦。"此为治中焦脾胃阳虚，或太阴虚寒证的主方。理中丸可一方两用，既可制成丸剂，亦可作汤煎服。丸剂制作与服法：将四味药捣碎过筛，蜜和为丸，如鸡子黄大。服用时将一丸药研碎，用沸汤合和，温服，昼服三四次，夜服二次。服药后，腹中仍寒冷无热感者，可增大服药量，由每次一丸加至三四丸，或改服汤剂。汤剂制作：依原方用量，水煮去滓，温服，一日三次。服药后食热粥，并厚衣覆被，避风寒保暖，以助药力而温养中气。病势缓而需久服者用丸剂，病势急重者可用汤剂。

4. 标准配方

人参 90 g，干姜 90 g，甘草 90 g，白术 90 g。上药共研细末，炼蜜为丸。每服 6～9 g，每日 2 次，开水送服。临床也可用饮片作汤剂水煎服，各药用量按常规剂量酌减。

5. 作用与功效

功效温中祛寒，益气健脾。主治脾气虚弱、寒湿内阻，症见腹痛泄泻，呕吐食少，肢寒畏冷，小儿慢惊风，病后喜唾涎沫，霍乱，胸痹，舌淡苔白，脉虚弱无力。

6.临床应用

主要用于治疗病毒性腹泻、腹泻型肠易激综合征、口疮、功能性消化不良等。

（1）病毒性腹泻：在西医常规治疗的基础上应用理中丸治疗病毒性腹泻60例，与单纯西医常规治疗60例作对照，疗程3日。以治疗72小时内，粪便性状及次数恢复正常，病毒性腹泻患者全身症状消失为显效标准。结果：治疗组总有效率为96.67%，对照组为86.67%。

（2）腹泻型肠易激综合征：理中丸联合匹维溴铵治疗腹泻型肠易激综合征46例，单用理中丸治疗50例，单用匹维溴铵治疗43例，疗程4周。以腹泻、便秘等症状消失，大便正常，其他自觉症状消失，临床检验正常为显效标准。结果：理中丸联合匹维溴铵组总有效率为84.8%，理中丸组为58%，匹维溴铵组为53.5%，联合组与其他两组比较差异均有统计学意义。

（3）口疮：应用理中丸合桂倍散治疗脾肾阳虚型口疮50例，与维生素C、复合维生素B、西地碘含片治疗48例作对照，疗程5日。以用药3日以内症状、体征明显减轻，用药5日以内症状、体征消失为临床痊愈标准。结果：治疗组总有效率为96%，对照组为81%。

（4）功能性消化不良：口服理中丸联合艾灸中脘治疗脾胃虚寒型功能性消化不良32例，与奥美拉唑、多潘立酮治疗32例作对照，疗程2周。以症状、体征消失或基本消失，症状积分减少＞95%为痊愈标准。结果：治疗组总有效率为87.50%，对照组为71.88%。

本方用于治疗脾胃虚寒证。方中人参固清肃之气，使之降下；白术烁中土之湿，使之健运；干姜温中宫之寒，使其返阳；甘草调和中州之气，使之中守。

临床报道也见于治疗功能性消化不良、单纯性肠梗阻、溃疡性结肠炎、肠炎、胃下垂、功能性胃潴留、顽固性呃逆、呕吐、婴幼儿腹泻、牙痛、心悸、慢性支气管炎、多涎等证属脾胃虚寒的病证。实验研究表明，理中丸具有抑制肠蠕动、抗胃溃疡、抑制促胰液素分泌、增加肠道菌群、提高免疫系统功能、拮抗中枢神经系统抑制状态、止痛、延缓痉挛发作时间、促进血液循环等作用。

7. 方证论治辨析

理中丸治霍乱，中气虚寒证。症见上吐下泻，腹痛，寒多不欲饮水。霍乱，发病急骤，吐痢并作是其主症。《伤寒论》云："呕吐而痢，此名霍乱。"霍乱若伴头痛发热、全身疼痛等症，是表里同病。治宜据表里证候轻重而采取不同治法。若呕吐下痢，兼见发热、渴欲饮水、头身疼痛、小便不利、脉浮等症，是病证偏于表，邪在阳分，因表邪不解而里气不和，气化障碍，升降失常，清浊不分，治用五苓散外疏内痢、通阳化气、两解表里，使汗出，小便利，表里通达，则邪热散、吐痢止。若呕吐下痢，伴寒多，口淡，不欲饮水，是病证偏里，邪在阴分，因中焦脾胃阳虚，寒湿内盛，升降失常，清浊相干，治用理中丸（汤）温中散寒、健脾除湿。

8. 理中丸（汤）的随证加减法

脐上悸动，是肾虚水寒之气上冲，故去白术之甘壅，加桂枝以温阳化气、平冲降逆；呕多者，是胃寒气逆较甚，故去白术之甘壅，加生姜以和胃降逆止呕；下利多者，是脾阳不升，水湿下注，故仍用白术健脾燥湿止利；心悸者，是脾虚饮停，水气凌心，故加茯苓淡渗利水、宁心定悸；渴欲得水者，是脾虚不运，津不上承，故重用白术健脾化湿，以助运化；腹中疼痛者，是脾气虚较甚，故重用人参补虚止痛；腹中冷痛者，是脾阳虚而寒气甚，故重用干姜以增强温中散寒；腹满者，是阳虚而寒凝气滞，故去白术之甘补，加附子以辛温通阳、散寒除满。

9. 辨证要点

理中汤是温中健脾的代表方，功善振脾阳、助运化。多用于治疗脾胃阳虚，寒湿或痰饮内停所致诸病。临床上由于脾胃虚寒所致诸症，如泄泻、呕吐、胃脘疼痛、吐衄、便血、痰饮咳嗽等症，都可以用本方加减治疗。此外，如见胸阳或肾阳不足等证，亦可以本方治疗。

理中汤与小建中汤都可用于治疗脾胃虚弱之证。小建中汤所治病证，其病机为气血亏虚，脘腹失于濡养，以气血虚为主。理中汤所主病证，其病机为寒湿内盛，痰饮水湿内停，以阳虚为主。小建中汤所治心悸而烦，由气血虚、不荣而痛导致；理中汤所治胸闷、胸痛，由阳虚寒凝导致。

甘草干姜汤与理中汤都可用于治疗脾胃虚寒证。甘草干姜汤由理中汤减人参、白术而成，其健脾补中之力较弱，用于治疗脾胃虚寒轻证。理中汤用于治疗脾胃虚寒重证，且以虚为主。

理中汤与厚术生姜半夏甘草人参汤，均可用于治疗太阴病腹胀满证，前者以温补为主，治太阴纯虚之腹胀满证；后者消补兼施，主治虚中夹实的腹胀满证。

10.仲景方论

①《伤寒论》第159条：伤寒服汤药，下利不止，心下痞硬，服泻心汤已，复以他药下之，利不止，医以理中与之，利益甚。理中者，理中焦，此利在下焦，赤石脂禹余粮汤主之。复利不止者，当利其小便。

②《伤寒论》第386条：霍乱，头痛发热，身疼痛，热多欲饮水者，五苓散主之；寒多不用水者，理中丸主之。

③《伤寒论》第396条：大病瘥后，喜唾，久不了了者，胸上有寒，当以丸药温之，宜理中丸。

11.注家方论

（1）成无己《伤寒明理论》：心肺在膈上为阳，肾肝在膈下为阴，此上下脏也。脾胃应土，处在中州，在五脏曰孤脏，属三焦曰中焦，自三焦独治在中，一有不调，此丸专治，故名曰理中丸。人参味甘温，《内经》曰：脾欲缓，急食甘以缓之，缓中益脾，必以甘为主，是以人参为君。白术味甘温，《内经》曰：脾恶湿，甘胜湿，温中胜湿，必以甘为助，是以白术为臣。甘草味甘平，《内经》曰：五味所入，甘先入脾，脾不足者，以甘补之，补中助脾，必先甘剂，是以甘草为佐。干姜味辛热，喜温而恶寒者，胃也，胃寒则中焦不治，《内经》曰：寒湿所胜，平以辛热，散寒温胃，必先辛剂，是以干姜为使。脾胃居中，病则邪气上下左右，无所不至，故又有诸加减焉。若脐下筑者，肾气动也，去白术加桂，气壅而不泄，则筑然动，白术味甘补气，去白术则气易散；桂辛热，肾气动者，欲作奔豚也，必服辛味以散之，故加桂以散肾气。《经》曰：以辛入肾，能泄奔豚气故也。吐多者，去白术，加生姜，气上逆者则吐多，术甘而壅，非气逆者之所宜也。《千金方》曰：呕家多服生姜，此是呕家圣药。生姜辛散，是于吐多者加之。下多者还用术，气泄而不收，则下多，术甘壅补，使正气收而不泄也。或曰，湿胜则濡泄，术专除湿，是于下多者加之。悸者加茯苓，饮聚则悸，茯苓味甘，渗泄伏水，是所宜也。渴欲得水者加术，津液不足则渴，术甘以补津液。腹中痛者加人参。虚则痛，《本草》曰：补可去弱，即人参羊肉之属是也。寒多者加干姜，辛能散也。腹满者，去白术，加附子，《内经》曰：甘者令人中满，术甘壅补，于腹满者则去之，附子味辛热，寒气壅郁腹为之满，以热胜寒，以辛散满，故加附子。《内经》曰：热者寒之，寒者热之，此之谓也。

（2）钱天来《伤寒溯源集》：参、术、甘草，补中气而益脾，干姜温热，守中而散寒，为足太阴之专药，故能治理中焦而驱除阴慝，为脾胃虚寒之主剂也。后加减方，文理背谬，量非仲景之法。

（3）王好古《阴证略例》：大便软者宜汤，大便结者宜丸，以丸蜜润也。仲景治霍乱吐下，脾湿大胜，而用丸何也？答曰：以湿言之，岂有润之之理，此正湿已太过，津液极亡，所以转筋也。筋得血而养，故能屈伸。利下既多亡阴，失血反成枯燥，燥则所以不能屈伸也。故湿剂以润之，只用丸也，与妇人血崩过极不止而用四物汤润剂同意。

（4）陈修园《长沙方歌括》：此为温补第一方，论中言四逆辈，则此汤俱在其中。又治大病瘥后喜唾。善读书者，于喜唾二字推展之，凡脾胃虚皆是，便可悟调理之善方矣。

12. 医案举例

（1）吴球医案：治一人，暑月远行，渴饮泉水，至晚以单席阴地上睡。顷间，寒热，吐泻不得，身痛如刀刮。医曰：此中暑也。进黄连香薷饮及六合汤，随服随厥。吴诊其脉细紧而伏，曰：此中寒也。众皆笑曰：六月中寒，有是事乎？吴曰：人肥白，素畏热，好服黄连及益元散等凉剂；况途中饮水既多，又单席卧地，寒邪深入。当以附子理中汤，大服乃济。用之果效。

（2）俞长荣医案：黄某，女，35 岁。患水肿病新瘥，面部仍有轻微水肿，面色淡黄，唇色不荣。近日胃脘作痛，绵绵不休，口中干燥，大便 3 日未通，脉象沉涩，舌白而干。拟理中汤 1 剂，方用：党参 12 g，白术 9 g，干姜 6 g，炙甘草 9 g。门人问：口燥便闭而用理中汤，岂不怕使燥结更甚吗？答曰：此证乃脾虚中阳不振，运化失司，水津不布，津液不上输，故口燥舌干，不下行，故大便秘。此是太阴里虚寒，而非阳明里实热证，从患者以往病史及当前面色、脉象可知。其痛绵绵不休，腹无硬结，不拒按，是虚痛，故用理中汤温中健脾，使脾阳振奋，津液得行，所有症状即可解除。次日复诊，大便已通，口舌转润，胃脘痛随之而减，遂与六君子汤以善其后。

（3）张景岳医案：倪孝廉者，年逾四旬，素以灯窗之劳，伤及脾气，时有呕吐之证，过劳即发，余常以理阴煎、温胃饮之属，随饮而愈。一日于暑末时，因连日交际，致劳心脾，遂上为吐血，下为泄血，俱大如手片，或紫或红，其多可畏，急以延余。而余适他往，复延一时名者，云：此因劳而火起心脾，兼以暑令正旺，而二火相济，所以致此。乃与犀角、地黄、童便、知母之属，药及两剂，其吐愈甚，脉益紧数，困惫垂危。彼医云：此其脉证俱逆，原无生理，不可为也。其子惶惧，复至恳余，因往视之，则情势俱剧，第以素契不可辞，乃用人参、熟地黄、干姜、甘草四味大剂与之，初服毫不为功，次服觉呕恶稍减，而脉中微有生意。乃复加附子、炮姜各二钱，人参、熟地黄各一两，白术四钱，炙甘草一钱，茯苓二钱。黄昏与服，竟得大睡，直至四鼓，复进之，而呕止血亦止，遂加大温补，调理旬日而复健如故。

（4）王孟英医案：壬辰夏，姐丈李华甫家，多人患疫，余以一清解法治之，独其孀居不室之老姐患呕吐，下利而舌黑如煤，人皆以为同时之疫。予诊之，体丰脉弱，畏寒不渴，显系寒湿为病，遂与附子理中汤，数帖而愈。熟附片6g（先煎1小时），党参12g，干姜9g，白术12g，炙甘草6g。

（5）赵守真医案：陈某，46岁。始患伤寒未瘥，旋又伤食吐泻，自恃体健，未曾医治。迨剧乃延邹君诊治，服葛根桂枝汤加神曲、楂肉之类，表虽解而吐泻未已。又处不换金正气散止呕，宽胀消食，而吐泻得止。又转口渴尿多，次数频仍，改进人参白虎汤、甘露饮、六味地黄汤等，半月无进步，渐次面削肌瘦，神疲纳少，偃卧床第，不能起行。乃舅王君志远去秋患疟痢，吾为数日治愈，特来介绍其甥，同舟往视。患者枯瘦脱形，目炯炯有神光，面唇无华，舌胖润白，脉微无力，渴尿无次，已至饮一溲一，小便清长，尿上层无油脂。盖病始由伤寒吐泻而起，营卫已损，阴液复亏，吐泻伤脾，中焦失运，循至肺气不能下降，制约关门，肾火不能上升，蒸发津液，阴阳阻隔，上下失交，故消渴之证成。前医认为内热津干，选用凉润，此治标不知治本也。本则脾、肺、肾三脏也，因脾喜燥而恶湿，肺恶冷而喜降，肾得温而水升，气化得全，斯则无病。今三脏失职，水津不上输而唯下泄，其关键，乃不在肺之宣、肾之蒸，实则脾失升降，不能制水也。倘脾能健运，输布津液，则肺肾功能亦随之恢复，自无消渴之患。本证虽先属湿热，但因病已日久，正气渐衰，内脏不足，又一变而为虚寒，此病情阴阳转化之常规，不足异者，古人于此已有精切之论述。陈修园曰："水不自生，一由气化，一由火致。黄芪六一汤取气化为水之义也；崔氏肾气丸取火能致水之义也；七味白术散方中有藿木之香燥，而《金匮翼》谓其大能生津；理中汤方中有干姜之辛热，而'侣山堂'谓其上升水液……若以滋润甘寒为生津养液……而速其死也。"由此可知气化传变与药宜温不宜凉之精义。本证如宜凉而不宜温，何以服白虎汤、甘露饮等而病至剧变，其误显然。今据前说用理中汤温脾止渴，证以程郊倩理论，更属置信。其谓："参、术、炙草所以固中州，干姜守中，必假之焰釜薪而腾阳气，是以谷入于阴，长气于阳，上输华盖，下摄州都，五脏六腑，皆以受气矣，此理中之旨也。"此因中焦之运,而使上下升降得宜,肺布津液,肾司蒸发,何至上渴下消,陈修园执中央运四旁之说,亦即理中之旨也。于是书予理中汤:党参18g,白术15g,干姜9g,炙甘草6g。

首剂效不显,五剂病始好转,口略知味,精神微振,可能缓步。又进原方五剂,渴尿大减,接近正常。终因病过虚损,尚须大补,改与养荣汤培补气血,历时兼旬始健。夫消渴而用肾气丸者屡矣!至治以理中汤则属伊始,因知辨证论治之亟当讲求也。

(6)聂惠民医案:王某,男,7个月。患腹泻1周余。病起于喂养不当,始见呕吐1次,继则下利,大便稀薄,日行五六次。外院诊断:小儿腹泻。住院治疗1周,病情未见缓解,前来中医门诊求治。现症:腹泻频作,稀水便中有不消化之物,时有粪水从肛门流出,两目微陷,面色苍白,手足清冷,形体消瘦,神疲倦怠,腹软,时时欲睡,指纹淡而不显,苔薄白,舌质淡。证属脾肾阳虚、固摄失司而致腹泻。治以温中散寒止利,方用:党参8g,炒白术8g,干姜2g,炙甘草3g,炒薏苡仁10g,神曲10g,茯苓10g。水煎服。进药3剂,诸症皆减,守方治疗1周,大便正常。追访1年,未见复发。

【适用人群】

形体肥胖,身困体重,腰部多松软、冷重;全身关节肌肉易于酸重,易浮肿便溏,易汗出,分泌物多、清稀不臭。舌胖大,舌苔白、较厚。

【适用病证】

以下病证符合上述人群特征者,可以考虑使用本方。

(1)以腰痛为表现的疾病,如急性腰扭伤、腰肌劳损、肾结石、腰椎间盘突出症、坐骨神经痛、骨关节炎等。

(2)以腹冷痛为表现的疾病,如慢性盆腔炎、妊娠浮肿等。

(3)以分泌物清稀为表现的疾病,如带下、过敏性鼻炎、慢性支气管炎、急性胃肠炎、慢性结肠炎、急慢性湿疹等。

(4)以大小便不利、无力、失禁等为表现的疾病,如前列腺增生、肛瘘、脱肛、尿失禁等。

【加减与合方】

如见冷痛较剧,加附子、肉桂;痛剧,加川乌、草乌;腰酸甚,加杜仲、补骨脂。

（1）乏力、颈项腰背酸痛，合葛根汤。

（2）浮肿多汗者，合防己黄芪汤。

（3）腰背关节疼痛严重，并有恶寒、腹泻、四肢厥冷、脉沉者，加附子10 g。

【合方思路】

1. 寒湿证与脾胃病证

（1）寒湿证与脾胃寒热夹杂证：病变及症状表现是寒湿证伴有脾胃寒热夹杂证，如胃痛或胃满、不思饮食、喜温怕冷、口渴、喜饮热水、舌质红、苔薄黄、脉沉。对此既要治寒湿证又要治脾胃寒热夹杂证，可选用半夏泻心汤与甘姜苓术汤合方，方以半夏泻心汤清热散寒补虚，以甘姜苓术汤温化寒湿。

合方组成：黄芩9 g，黄连3 g，半夏12 g，人参9 g，大枣12枚，炙甘草9 g，白术6 g，干姜12 g，茯苓12 g。

（2）寒湿证与脾胃气虚证：病变及症状表现是寒湿证伴有脾胃气虚证，如胃痛、不思饮食、倦怠乏力、面色萎黄、舌质淡、苔薄白、脉弱。对此既要治寒湿证又要治脾胃气虚证，可选用黄芪建中汤与甘姜苓术汤合方，方以黄芪建中汤补益脾胃，以甘姜苓术汤温化寒湿。

合方组成：桂枝9 g，白芍18 g，生姜9 g，大枣12枚，胶饴70 mL，黄芪5 g，白术6 g，干姜12 g，茯苓12 g，炙甘草6 g。

2. 寒湿证与心病证

（1）寒湿证与心阳虚证：病变及症状表现是寒湿证伴有心阳虚证，如心悸或心痛、倦怠乏力、怕冷、脉弱。对此既要治寒湿证又要治心阳虚证，可选用桂枝加附子汤与甘姜苓术汤合方，方以桂枝加附子汤温补心阳，以甘姜苓术汤温化寒湿。

合方组成：桂枝9 g，白芍9 g，生姜9 g，大枣12枚，附子5 g，白术6 g，干姜12 g，茯苓12 g，炙甘草6 g。

（2）寒湿证与心血虚证：病变及症状表现是寒湿证伴有心血虚证，如心悸、失眠、多梦、健忘、头晕目眩、脉弱。对此既要治寒湿证又要治心血虚证，可选用酸枣仁汤与甘姜苓术汤合方，方以酸枣仁汤养血安神，以甘姜苓术汤温化寒湿。

合方组成：酸枣仁48 g，知母6 g，川芎6 g，白术6 g，干姜12 g，茯苓

12 g，炙甘草 6 g。

3. 寒湿证与肝病证

（1）寒湿证与肝气郁滞证：病变及症状表现是寒湿证伴有肝气郁滞证，如胸胁胀痛、情绪低落、不欲言语。对此既要治寒湿证又要治肝气郁滞证，可选用四逆散与甘姜苓术汤合方，方以四逆散理气解郁、调理气机，以甘姜苓术汤温化寒湿。

合方组成：柴胡 12 g，枳实 12 g，白芍 12 g，白术 6 g，干姜 12 g，茯苓 12 g，炙甘草 12 g。

（2）寒湿证与肝寒证：病变及症状表现是寒湿证伴有肝寒证，如胁痛、头痛、烦躁、失眠、手足不温、倦怠乏力、脉弱。对此既要治寒湿证又要治肝寒证，可选用吴茱萸汤与甘姜苓术汤合方，方以吴茱萸汤温肝散寒，以甘姜苓术汤温化寒湿。

合方组成：吴茱萸 24 g，人参 9 g，生姜 18 g，大枣 12 枚，甘草 9 g，白术 6 g，干姜 12 g，茯苓 12 g。

（3）寒湿证与肝血虚证：病变及症状表现是寒湿证伴有肝血虚证，如胁痛、头晕目眩、面色不荣、失眠、多梦、健忘、脉弱。对此既要治寒湿证又要治肝血虚证，可选用胶艾汤与甘姜苓术汤合方，方以胶艾汤补血养血，以甘姜苓术汤温化寒湿。

合方组成：川芎 6 g，阿胶 6 g，艾叶 9 g，当归 9 g，白芍 12 g，干地黄 18 g，白术 6 g，干姜 12 g，茯苓 12 g，炙甘草 9 g。

4. 寒湿证与肺病证

（1）寒湿证与肺寒证：病变及症状表现是寒湿证伴有肺寒证，如咳嗽或气喘、痰稀色白、怕冷、倦怠乏力、脉弱。对此既要治寒湿证又要治肺寒证，可选用小青龙汤与甘姜苓术汤合方，方以小青龙汤温肺散寒，以甘姜苓术汤温化寒湿。

合方组成：麻黄 9 g，桂枝 9 g，细辛 9 g，干姜 12 g，半夏 12 g，五味子 12 g，白芍 9 g，炙甘草 9 g，白术 6 g，茯苓 12 g。

（2）寒湿证与肺气虚证：病变及症状表现是寒湿伴有肺气虚证，如咳嗽或气喘、痰多色白、倦怠乏力、脉弱。对此既要治寒湿证又要治肺气虚证，可选用桂枝加厚朴杏仁汤和苓桂术甘汤与甘姜苓术汤合方，方以桂枝加厚朴杏仁汤和苓桂术甘汤合方补益宣降肺气，以甘姜苓术汤温化寒湿。

合方组成：桂枝 9 g，生姜 9 g，白芍 9 g，大枣 12 枚，厚朴 6 g，杏仁 10 g，茯苓 12 g，白术 6 g，干姜 12 g，炙甘草 6 g。

（3）寒湿证与肺气阴两虚证：病变及症状表现是寒湿证伴有肺气阴两虚证，如咳嗽或气喘、倦怠乏力、潮热、盗汗。对此既要治寒湿证又要治肺气阴两虚证，可选用麦门冬汤与甘姜苓术汤合方，方以麦门冬汤益气养阴，以甘姜苓术汤温化寒湿。

合方组成：麦冬 18 g，半夏 24 g，人参 9 g，粳米 9 g，大枣 12 枚，白术 6 g，干姜 12 g，茯苓 12 g，炙甘草 6 g。

【证治机制】

寒湿外袭，痹阻腰部，着而不去，以致腰重冷痛，名为"肾着"，此病多起于劳动汗出之后，腠理开泄，衣里冷湿，寒湿入侵，或久居卑湿之处，或淋雨涉水，寒湿侵于腰间，筋脉痹阻，气血失畅，不通则痛，以致身体困重，腰以下冷痛，如坐水中；邪着于肌里，而未伤及脏腑，故其人饮食如故，小便自利；口不渴、舌淡苔白、脉沉迟或沉缓等均为寒湿痹阻之征。尤在泾说："肾受冷湿，着而不去，则为肾着……然其病不在肾之中脏，而在肾之外腑，故其治法，不在温肾以散寒，而在燠土以胜水。"(《金匮要略心典》)

【方义分析】

方中重用干姜，散寒通痹、温中燠土，为君药。茯苓淡渗利湿，与干姜配伍，寒湿并除，为臣药。白术健脾燥湿，合茯苓更助除湿之力，为佐药。甘草调和药性，伍苓、术益增补脾助运之功，为佐使药。四药相伍，温中燠土以散寒，健脾助运以祛湿，使寒湿尽去，则腰冷重痛自除。

【临床运用】

（1）本方为治疗寒湿腰痛的常用方剂。以腰重冷痛、苔白不渴、脉沉迟或沉缓为辨证要点。

（2）腰部冷痛甚者，可加附子、细辛以助散寒止痛之力；病延日久，腰膝酸软者，可加桑寄生、杜仲、牛膝以补肾强腰。

（3）常用于风湿性关节炎、坐骨神经痛、腰肌劳损等属寒湿痹阻为患者。

【各家论述】

1.《医方考》

肾着于湿，腰冷如冰，若有物者，此方主之。肾主水，脾主湿，湿胜则流，必归于坎者，势也，故曰肾着。腰为肾之府，湿为阴之气，故令腰冷如冰；若有物者，实邪着之也。干姜，辛热之物，辛得金之燥，热得阳之令，燥能胜湿，阳能曝湿，故象而用之；白术、甘草，甘温之品也，甘得土之味，温得土之气，土胜可以制湿，故用以佐之；白茯苓，甘淡之品也，甘则益土以防水，淡则开其窍而利之，此围师必缺之义也。

2.《金匮要略心典》

其病不在肾之中脏，而在肾之外腑，故其治法，不在温肾以散寒，而在燠土以胜水。甘、姜、苓、术，辛温甘淡，本非肾药，名肾着者，原其病也。

【名中医用方心悟】

1. 王衮（怀隐）（宋代医学家）

治肾着之为病，身体冷，从腰以下痛重，宜服甘草散（于甘姜苓术汤加当归）。（《太平圣惠方》）

2. 陈言（无择）（宋代医学家）

除湿汤（甘姜苓术汤）治冒雨着湿，郁于经络，血溢作衄。或脾不和，湿着经络，血流入胃，胃满吐血……头痛加川芎二钱，最止浴室中发衄。（《三因极一病证方论》）

3. 刘完素（金代医学家）

肾着汤治胞痹、小便不利、鼻出清涕者。（《宣明论方》）

4. 聂惠民（北京中医药大学教授）

肾着汤为健脾燥湿之剂。全方共奏扶土制水、散寒渗湿之功，对寒湿停滞于腰部，甚为有效。

5. 吾子干（中医专家）

以本方专治夏秋间身体懒惰，手足酸痛，腰以下重或浮肿，或发热恶寒，泄泻腹痛，渴而引饮，其效如神。（《医方经权》）

6. 吉益为则（东洞）（日本汉医学家）

甘姜苓术汤，治心下悸，小便自利，腰中冷如坐水中，若疼重，形如水状者。（《方极》）

又，治身体重，腰冷，小便自利者，兼用应钟。(《方机》)

7. 尾台元逸（榕堂）（日本汉医学家）

《千金》用此方加杏仁，名肾着汤，治孕妇浮肿，小便自利，腰体冷痛，喘咳者。

治老人平日小便失禁，腰腿沉重，冷痛者。又男女遗尿，至十四五岁犹不已者，最为难治。此方加反鼻（蝮蛇霜）能奏效。宜随证加附子。(《类聚方广义》)

8. 浅田惟常（宗伯）（日本汉医学家）

此方一名肾着汤，用于下部腰间之水气，阴唇水肿等，有效。妇人久年腰冷带下者，加红花与之，更佳。(《勿误药室方函口诀》)

9. 汤本求真（日本汉医学家）

本方即茯苓桂枝白术甘草汤去桂枝加干姜。二方之异，于此可辨。茯苓桂枝白术甘草汤无干姜有桂枝，故有上冲目眩之证。而本方无桂枝有干姜，故无上冲目眩之证。(《中国内科医鉴》)

【现代适应证】

风湿性关节炎、坐骨神经痛等属寒湿者，可以本方加减。

1. 风湿性关节炎

风湿性关节炎是由关节软骨完整性被破坏及关节边缘软骨下骨板病变导致出现关节相关症状和体征的一组异质性疾病。本病为中老年最常见的风湿性疾病，病因机制目前了解还不充分，主要病因有二：①一般易感因素，如遗传、高龄、肥胖、性激素、骨密度、过度运动、吸烟及其他疾病。②机械因素，如创伤、关节形态异常、某些关节长期反复使用及剧烈的文体活动等。上述原因导致软骨基质合成和分解代谢失调；软骨下骨板损害使软骨失去缓冲作用；关节内局灶性炎症。主要病理改变首先为软骨变性，局灶性软化，表面粗糙，失去正常弹性，局部小凹陷、脱落等；其次是骨糜烂，脱落后软骨下骨板暴露；再次是轻度的滑膜炎。临床主要表现为关节疼痛、晨僵和黏着感，关节肿胀、压痛，活动弹响等。风湿性关节炎是风湿热的一种表现，其病因机制主要是 A 族乙型溶血性链球菌感染引起咽喉炎后的晚期并发症。该病抗原性复杂，各种抗原分子结构与机体器官抗原存在同源性，机体的抗链球菌免疫反应与人体组织产生交叉反应，导致器官损害；而导致风湿性关节炎的乙型溶血性链球菌荚膜由透明质酸组成，与人关节、滑膜有共同抗原性，这种抗原模拟自身抗原与链球菌抗体形成免疫复合物沉积于人体关节滑膜中产生风湿性关节炎；另外细胞免疫反应异常也是主要发病机制，如周围淋巴细胞对链球菌抗原的增殖反应增强，患者外周血对该抗原诱导的白细胞移动试验增强，淋巴细胞母细胞化和增殖反应降低，自然杀伤细胞功能增加；扁桃体单核细胞对该抗原免疫反应异常等。同时 A 族链球菌产生多种外毒素和酶类可直接损害关节也是重要机制。主要表现为关节结缔组织渗出、水肿等，全身较大关节游走性、对称性红、肿、热、痛、活动受限。

2. 坐骨神经痛

坐骨神经痛俗称腰腿痛，是指从腰部向臀部、大腿后方、小腿外侧直到足部的放射痛，95% 见于 L_4/L_5 椎间盘突出。引起疼痛的原因：①破裂的椎间盘组织产生化学物质的刺激和自身免疫反应使神经根发生炎症；②突出的髓核压迫或牵张已有炎症的神经根，使静脉回流受阻，进一步加重水肿，使疼痛敏感性增高；③受压神经根缺血缺氧。与坐骨神经痛相关的疾病还有梨状肌综合征，多因梨状肌炎症外伤而增生、肥大、粘连所致；某些盆腔疾病如盆腔炎症及肿瘤也可出现坐骨神经症状，所以坐骨神经痛是一组疾病，而不是一种疾病，病因复杂，以炎症、外伤、肿瘤及先天性疾病多见。

【药理作用】

1. 抗炎、抗氧化损伤作用

君药干姜可通过促进肾上腺皮质功能而具有抗炎作用，干姜的水醚提取物都有明显的抗炎作用，姜烯酮能明显抑制发生炎症的毛细血管通透性增加，抑制肉芽增生，增加肾上腺重量，减轻胸腺重量；干姜提取物可清除超氧阴离子及羟基，具有抗氧化作用。臣药茯苓所含新型羧甲基茯苓多糖对佐剂性关节炎及继发性炎症有较强的抑制作用，同时能改善炎症的全身症状；茯苓水浸膏口服可抑制小鼠接触性皮炎。佐药白术可抑制脂质过氧化过程，降低组织中脂质过氧化物含量，防止有害物质对细胞结构和功能的破坏，对抗人红细胞自氧化溶血，提高红细胞中超氧化物歧化酶活性，提高全血谷胱甘肽过氧化物酶活性，显著降低红细胞中丙二醛含量。甘草具有保泰松或氢化可的松样抗炎作用，对炎症的毛细血管通透性亢进、渗出、水肿，肉芽组织增生，以及炎症的Ⅰ、Ⅱ、Ⅲ期均有显著抑制作用，同时对免疫性炎症也有显著抑制作用；甘草也有抗氧化作用，甘草中胀果香豆素 A 有较强的清除超氧阴离子的能力，甘草光（果）、甘草酮、甘草查耳酮有较强的抑制过氧化氢溶血的作用，光果甘草定及西班牙光果甘草定 A、B 对肝线粒体过氧化损伤有保护作用。

2. 对免疫功能的影响

君药干姜可促进免疫功能，其醇提取物能明显改善荷兰鼠免疫功能，升高脏器指数，提高巨噬细胞吞噬率，对抗 5- 羟色胺。臣药茯苓及茯苓多糖既能增强细胞免疫功能，又能增强体液免疫功能；茯苓多糖及羟乙基茯苓多糖可使淋巴细胞毒性增加 20～28 倍，羧甲基茯苓多糖能明显增加特异性玫瑰花环形成率；新型羧甲基茯苓多糖可提高巨噬细胞吞噬功能，拮抗免疫抑制剂对巨噬细胞的功能抑制，使脾脏、胸腺、淋巴结重量增加，茯苓多糖还能诱生 IL-2；茯苓素对免疫功能有调节作用，能提高机体非特异性免疫功能，增强巨噬细胞功能，但对 IL-2 的产生呈剂量依赖性抑制作用，从而对植物凝集素、伴刀豆球蛋白、脂多糖诱导的淋巴细胞转化及血清抗体、脾脏细胞抗体产生能力具有显著抑制作用；茯苓煎剂能升高植物凝集素诱发的淋巴细胞转化率，使脾脏抗体分泌细胞数明显增加，提高免疫球蛋白 G 含量。佐药白术水煎剂可显著增强抗体产生能力，增强淋巴细胞转化率，增强巨噬细胞吞噬功能，促进骨髓细胞增殖反应及 IL-1、IL-2 的分泌，提高外周血白细胞数量，增加脾脏和胸腺的重量；对 T 淋巴细胞功能也有增强作用，使免疫抑制动物辅助性 T 细胞数量增加，提高辅助性 T 细胞 / 抑制性 T 细胞比值，增加 T 细胞表面 IL-2R 的表达，使 IL-2 分泌显著增加；白术多糖可促进淋巴细胞转化，显著提高 IL-2 分泌水平；白术挥发油可提高巨噬细胞活性，增强机体非特异性免疫功能。使药甘草及其多种成分对免疫功能的影响比较复杂，甘草多糖能提高网状内皮系统和单核细胞功能；甘草酸能增强伴刀豆球蛋白诱导的淋巴细胞分泌 IL-2 的能力；甘草酸二胺可提高血清中 α 干扰素水平，甘草次酸可升高淋巴细胞比率；甘草 Lx 可降低抗原量，抑制抗体形成，防治青霉素过敏性休克；甘草酸还可抑制肥大细胞释放组胺，抑制免疫球蛋白 E、伴刀豆球蛋白、化合物 48/80 诱导的组胺释放；β- 甘草次酸是人补体经典途径的抑制剂。

3. 对病原微生物的影响

君药干姜醇提取物及其所含姜辣素、姜烯酮有显著灭螺及抗血吸虫作用，不同浓度的姜辣素对曼氏血吸虫的毛蚴和尾蚴有显著的杀灭作用，并能阻止毛蚴对钉螺和尾蚴的感染；对伤寒杆菌、霍乱弧菌、沙门菌、葡萄球菌、链球菌、肺炎球菌等均有明显的抑制作用。臣药茯苓煎剂对金黄色葡萄球菌、大肠埃希菌、变形杆菌、钩端螺旋体等均有抑杀作用。佐药白术水煎剂对絮状表皮癣菌、星形奴卡菌、金黄色葡萄球菌、溶血性链球菌、脑膜炎奈瑟菌、枯草杆菌等均有抑制作用。使药甘草醇提取物及甘草黄酮类化合物对金黄色葡萄球菌、结核分枝杆菌、铜绿假单胞杆菌、大肠埃希菌、枯草杆菌、酵母菌、真菌、链球菌、幽门螺杆菌等均有抑制作用；对 HIV、肝炎病毒、水痘性口炎病毒、腺病毒Ⅲ型、单纯疱疹病毒Ⅰ型、牛痘病毒等均有抑制作用；甘草酸对柯萨奇病毒、腺病毒、合胞病毒抑制力较强，甘草多糖能抑制水疱性口炎病毒、单纯疱疹病毒Ⅰ型、牛痘病毒，β-甘草次酸能灭活 HIV；甘草酸还能抑制肝炎病毒，甘草煎剂对阿米巴原虫、阴道滴虫均有抑制作用，甘草热水提取物对华支睾吸虫也有杀灭作用。

4. 对神经、内分泌功能的影响

君药干姜甲醇提取物具有明显的镇静和镇痛作用，干姜能促进肾上腺皮质功能，显著降低肾上腺中维生素 C 的含量。臣药茯苓不仅具有镇静作用，而且其水煎剂口服可出现暂时性血糖升高而后下降的作用；研究发现茯苓的三萜类化合物，茯苓乙醇提取物使胰岛素分泌诱导活性增强，白色脂肪细胞 ST-13 前脂肪细胞的分化增强。佐药白术挥发油少量具有镇静作用，白术煎剂能抑制脑内单胺氧化酶 B 的活性，降低丙二醛含量，白术多糖还能提高学习和记忆能力，白术多糖对胰岛损伤也有一定的修复作用，同时具有降低血糖作用。甘草及其所含总黄酮对大脑中动脉局灶性缺血再灌注损伤有保护作用；甘草次酸可提高缺血再灌注大脑线粒体腺苷三磷酸酶、脑组织乳酸脱氢酶的活性，减轻脑水肿；甘草 FM100 有镇痛和抗惊厥作用；甘草可兴奋下丘脑－垂体－肾上腺皮质轴，从而显著提高神经、内分泌的调节功能，提高机体的适应性，协调其他神经、内分泌激素发挥作用。

5. 对消化系统功能的影响

君药干姜甲醇提取物有明显的镇吐作用，能抑制胃液分泌，降低胃液酸度；干姜挥发油能非竞争性拮抗乙酰胆碱、组胺对回肠的收缩效应。臣药茯苓对肝损伤有良好的保护作用，能降低肝硬化患者肝脏的胶原蛋白，促进肝内纤维组织重吸收，具有明显抗肝硬化作用；茯苓能加速肝脏再生速度，使肝脏重量明显增加，还能降低胃酸含量，预防胃溃疡发生，能松弛肠管，具有解痉作用。佐药白术煎剂具有保肝作用，能减轻肝细胞坏死，促进肝细胞再生，降低谷丙转氨酶，防止肝糖原减少；白术乙酸乙酯提取物可明显增加胆汁分泌，促进胃黏膜细胞增殖，抑制胃蛋白分泌，同时抑制胃液分泌，降低胃液酸度，对胃炎、胃溃疡有预防治疗作用；白术提取物能促进肠隐窝细胞株细胞增殖，对小肠黏膜损伤有修复作用；对胃肠肌电紊乱有一定调节作用，可显著促进胃排空及肠推进，当肠管因乙酰胆碱作用处于兴奋状态时，白术抑制之，当肠管受肾上腺素作用而抑制时，白术兴奋之，从而能使肠管活动恢复正常，所以白术对胃肠运动具有双向调节作用。使药甘草及甘草酸对多种试验性肝损伤均有明显的保护作用；甘草酸及甘草次酸对肝硬化均有抑制作用，可抑制纤维组织增生，减轻间质炎症反应，减轻肝坏死及气球样变；甘草酸二胺具有较强的抗炎、保护肝细胞膜、改善肝功能的作用；甘草酸对乙型肝炎病毒有直接抑制作用；甘草还具有显著的抗溃疡作用，可抑制胃酸分泌，直接吸附胃酸，增加胃黏膜细胞己糖胺成分，保护胃黏膜不受损伤，促进消化道上皮再生，刺激胃黏膜上皮细胞合成和释放有黏膜保护作用的内源性前列腺素；甘草 FM100 具有罂粟碱样解痉作用，抑制肠管痉挛和收缩。

6. 对心血管系统功能的影响

君药干姜甲醇提取物可使血压暂时性升高，继之下降，并与剂量有相关性，同时心率也有一定减慢，对豚鼠离体心房的自发运动有增强作用；姜酚可使心肌收缩力增加 30%，干姜可对心肌细胞缺氧、缺糖性损伤有较好的保护作用，使乳酸脱氢酶释放明显下降，细胞损伤减轻；姜酚及姜烯酮能扩张血管，促进血液循环，姜酚能抑制去甲肾上腺素对肠系膜静脉的收缩；干姜水提取物对腺苷二磷酸和胶原诱导的血小板聚集有明显的抑制作用，干姜挥发油具有抗血栓形成的作用，并能延长白陶土部分凝血活酶时间。臣药茯苓的水、乙醇、乙醚提取物均可使心肌收缩加强、心率加快，茯苓强大的利尿作用又可减轻心脏前负荷。白术煎剂和醇浸剂还可延长凝血酶原时间及凝血时间，对血小板有显著抑制作用。使药甘草提取物、甘草黄酮对多种原因引起的心律失常均有拮抗作用，甘草次酸能减少心肌梗死范围，且具有血管紧张素 Ⅱ AT1 受体的激动剂样作用，甘草酸可反应性引起血压升高；甘草次酸具有显著的降血脂和抗动脉硬化的作用，甘草中黄酮成分对腺苷二磷酸和胶原诱导的血小板集聚有较强的抑制作用，其抑制作用比阿司匹林强 17.7 倍，因而具有抗血栓形成的作用。

7. 对肾功能的影响

臣药茯苓对健康人的利尿作用并不明显，但对肾源性及心源性水肿患者却有显著利尿作用，茯苓素是利尿的有效成分，具有和醛固酮及其拮抗剂相似的结构，可与肾小管细胞浆膜醛固酮受体结合，拮抗醛固酮的活性，提高尿中 Na^+/K^+ 比值，产生利尿作用。佐药白术具有明显、持久的利尿作用，能抑制 Na^+、K^+、Cl^- 的重吸收，增加其排泄。使药甘草所含甘草酸可减轻急性缺血再灌注肾损伤，这可能是该方剂"除湿"作用的机制之一。

【附方】

防己黄芪汤（《金匮要略》）

防己一两，甘草半两，白术七钱半，黄芪一两一分（去芦）。

1. 用法

上锉麻豆大，每抄五钱匕，生姜四片，大枣一枚，水盏半，煎八分，去滓，温服，良久再服。服后当如虫行皮中，从腰下如冰，后坐被上，又以一被绕腰以下，温令微汗，（现代用法：做汤剂，加生姜、大枣，水煎服，用量按原方比例酌定）。

2. 功用

益气祛风，健脾利水。主治：风湿表虚证。汗出恶风，身重疼痛，舌淡苔白，脉浮。亦可用风水表虚证。

3. 方解

本方为调和营卫、固护肌表、健脾利湿之品，正如汪昂所云"此足太阳太阴药也"。防己大辛苦寒，通行十二经脉，开窍泄湿，为治风肿、水肿之主药；黄芪实体表虚衰；白术健脾燥湿，与黄芪同用能止汗且加强健脾祛湿的作用，为臣；甘草甘平，可缓解防己之峻烈，且能补土制水，为佐；姜、枣辛甘发散，调和营卫，是使药。

4. 方论

脉浮为风，身重为湿，汗出恶风，为表气虚，而汗出不畅，此亦卫不与营和之证。防己泄热，黄芪助表气而托汗畅行，白术、炙甘草补中气以胜湿，此亦桂枝助脾阳俾汗出肌腠之意也．

5. 功效配伍

防己黄芪汤益气除湿。方中黄芪补卫气，实腠理以御风；防己辛苦寒，通行十二经脉，祛肌腠风湿，并能开窍利水；白术补土以运化湿邪；甘草、生姜、大枣调和营卫，兼顾表虚。诸药合用益卫气，除水湿，扶正祛邪。以上药物，水煎煮，去滓，温服。服药后，出现如虫行皮中状，腰以下冰冷，是卫阳复振、风湿欲解之状，此时坐被褥上，再用被缠腰以下部位取暖，以助阳行湿，促使风湿微微汗解，疾病痊愈。气喘者，加麻黄以宣肺平喘；兼胃中不和者，加芍药以调和脾胃；气上冲者，加桂枝以平冲降逆；腰以下冰冷者，加细辛以祛散寒湿。

6. 用方思路

治疗湿病，麻黄加术汤重在微汗除湿；麻黄杏仁薏苡甘草汤重在轻清宣利燥热；防己黄芪汤重在益气固表，扶正祛邪。尤其防己黄芪汤方中黄芪既能温分肉、实腠理、补卫固表，又能托邪从表外出，同时使湿邪从小便解除，临证多用于湿痹卫气虚弱者，或水气病卫气虚弱者。后世的玉屏风散即脱胎于防己黄芪汤。此方临床用于感冒、风湿性关节炎、类风湿关节炎、急慢性肾炎、特发性水肿、结节性血管炎、狐臭等疾病。

7. 方证论治辨析

防己黄芪汤治湿病，风湿表虚证。症见身重，汗出恶风，脉浮缓。本证为风湿日久，耗伤卫气而致表虚。身重为湿邪滞留肌腠；汗出恶风为表虚卫气不固，因汗出则卫气益损，腠理更为空疏，故恶风较甚；脉浮为风客皮毛，病在体表。治宜益气除湿、固表止汗，方用防己黄芪汤。

8. 医案举例

（1）张谷才医案：何某，女，36岁。江苏如皋人，患慢性风湿性关节炎10多年，经常发作，久治不愈。近来关节酸重疼痛，恶风，稍动则汗出，头眩心悸，食少便溏，面色萎黄，舌淡苔白，脉濡缓。证属风湿在表，脾虚失运。治拟防己黄芪汤加味，以外除风湿，内健脾胃。药用：防己10 g，黄芪15 g，甘草4 g，白术10 g，桂枝10 g，威灵仙20 g，生姜3片，大枣2枚。服药10剂，关节酸痛、多汗、恶风等症均减，大便转实，饮食增进。原方加减，续服10余剂，诸症渐次消失。

（2）刘渡舟医案：王某，女，41岁，营业员。1993年1月29日初诊。常年久立，双下肢浮肿，尤以左腿为重，按之凹陷不起，两腿酸重无力，小便频数量少。查体：尿常规（－）。伴有自汗，短气，疲乏，带下量多，面色㿠白虚浮，神色萎靡，舌胖大、苔白润，脉浮无力。诊为气虚夹湿，水湿客于肌腠。当益气固表、利水消肿，治用防己黄芪汤加茯苓：黄芪30 g，防己15 g，白术20 g，茯苓30 g，炙甘草10 g，生姜3片，大枣4枚。服药14剂，下肢浮肿明显消退，气力有增。拟上方加党参10 g，又进7剂，浮肿全消，亦不乏力，舌脉如常，病愈。

（3）男，18岁，华侨，1978年4月5日初诊。主诉全身水肿2年多。患者2年前伴大量蛋白尿，在国外确诊为肾病综合征，间断服用激素治疗，效果不理想，目前收住院治疗，当日口服泼尼松40 mg/d，检查尿蛋白（+++）～（++++），24小时尿蛋白定量＞3 g。现双下肢明显水肿，按之凹陷不起，尿量不少。形体虽丰但弱不禁风，极易感冒。疲乏无力，腰酸膝软，舌淡胖，舌尖红、边有齿痕，脉沉细。辨证为脾肾两虚，水湿内停。治拟培补脾肾、利水消肿法，方取防己黄芪汤合六味地黄汤加减。生黄芪 30 g，防己 10 g，白术 10 g，炙甘草 5 g，茯苓 25 g，泽泻 10 g，生地黄、熟地黄各 10 g，怀山药 10 g，五味子 10 g，牡丹皮 10 g，石莲子 15 g，车前草 30 g，旱莲草 15 g，白花蛇舌草 30 g。每日 1 剂，水煎服。前方加减服用 30 余剂，患者自觉体力增加，感冒减少，水肿减轻，化验 24 小时尿蛋白定量为 2.3～2.2 g。守方加菟丝子 15 g，继服 45 剂，患者水肿大减，体力基本恢复，经常去院内花园锻炼，查尿蛋白（++），口服泼尼松减为 30 mg/d。前后服药 90 余剂，经治 3 个月，患者水肿消退，化验 24 小时尿蛋白微量。口服泼尼松减至 20 mg/d，乃将原方稍予加减，配成丸药，缓图收功。

（4）女，52 岁。因"发现手足黄染 2 周"求诊。患者于 2 周前洗手时偶然发现双手发黄，呈橘子黄，尤以手背为甚，腕关节以上无异常，晚间观察到双脚亦黄染，仅限踝关节以下。患者手足无疼胀及疫麻等感觉异常，皮肤黏膜无瘀点及血斑，体格检查未见消化系统体征，饮食、二便调，舌质淡，苔薄白，脉缓和。肝功能及尿常规检查结果在正常范围内，肝胆 B 超未见异常。经询问病史，排除高血压、糖尿病及结核、肝炎等病史，但曾偶有腹胀及饮食不佳等不适。考虑患者平素饮食不节，久伤脾胃，脾胃损伤则聚湿生痰，痰湿瘀积，日久化热熏蒸发黄；手足乃四末，乃脾胃所属，湿热诸经瘀于四末，故手足发黄。舌质淡、苔薄白、脉缓和乃气虚痰湿内瘀之象，故诊为黄染，治宜益气健脾、利水退黄。予患者口服防己黄芪汤加减，药物组成：黄芪 15 g，白术 15 g，防己 10 g，茵陈 10 g，鸡内金 10 g，甘草 10 g。每日 1 剂。用法：水泡中药半小时，武火先煎，待水开后 15 分钟取汁，后再加水，武火再煎，待水开后放文火煎 40 分钟取汁，头汁取气，二汁取味，两汁相合，分次口服。患者 5 剂而愈。

（5）男，24 岁，1991 年 7 月就诊。患者 1 年来大便时溏时泄，迁延反复，完谷不化，饮食减少，稍进油腻则大便次数增多，面色萎黄，神疲倦怠。舌质淡、苔白，脉细。此乃脾气虚弱，清阳之气不能升发，运化失常所致。予防己黄芪汤加味：防己 10 g，炙甘草、生姜各 5 g，大枣 5 枚，党参、黄芪、白术、茯苓、薏苡仁、怀山药各 15 g。5 剂。药后大便渐成形，纳食增加，精神好转，继服上方 15 剂而愈，至今未复发。

（6）男，45 岁，1992 年 6 月 24 日就诊。患者尿浊时发时止，发则尿色混浊，如淘米水，小腹下坠，尿意不畅，面色不华，神疲乏力，劳倦或进食油腻后更易发作。舌质淡，脉细弱。此乃脾虚气弱、精微下注，治拟健脾益气、升清固涩。防己黄芪汤加味：防己、白术、升麻、柴胡各 10 g，黄芪、党参各 15 g，甘草、生姜各 5 g，大枣 7 枚。5 剂。药后复诊，患者诉小便渐清，气色转佳。续服原方 10 剂后尿清，小便畅，精神已佳。经随访未复发。

（7）男，64 岁，1994 年 11 月 16 日初诊。患者半月前发现双下肢皮下结节数枚，大小不一，不红，轻微触痛，无发热等全身症状，平素体健。所在单位医务室当作"淋巴结炎"治疗，予注射青霉素 14 日，未见明显效果。数日前又见上肢、腹部、颈部、额部出现结节，伴有晨起眼睑浮肿、下午足肿。经做血常规、尿常规、心电图、B 超（肝脾）等检查，均未发现异常。诊见面部、眼睑、双足轻度浮肿，左前额可见 1 枚结节，颈部可见 4 枚结节，上肢、下肢、腹部可见多枚结节，其状如藤结瓜、缠绕肢体，触之质地偏硬，表面无红斑、破溃。舌质暗胖、苔薄滑润，脉软弱。西医诊断：结节性血管炎；中医诊断：瓜藤缠（气虚寒凝，瘀血阻络）。治宜益气温阳，祛瘀消肿。防己黄芪汤加减：汉防己 30 g，生黄芪 60 g，生白术 15 g，炒白芍、川牛膝各 12 g，桂枝、川芎、附子、当归各 10 g，炙麻黄、陈皮各 5 g，炙甘草 6 g。3 剂。药后症状明显减轻，浮肿消退。续以前方增损服药 42 剂，结节完全消失。后因劳累，症状出现反复，仍予原方治疗而痊。随访年余，未见复发。

（8）刘某，女，53 岁，五台县豆村镇人，1987 年 12 月 20 日初诊。病史：全身虚肿半年余，颜面时肿时浮，兼见全身麻木，继而汗出为油。病初在某医院服中药治疗，买药时将麻黄根误抓为麻黄而致全身麻木，出汗不止，经中药治疗 30 余剂而效不显。主症：面色苍白，全身虚浮，按之没指，痹挟背行，继而汗出如油，接着全身麻木，经矿医院检查尿常规无明显异常，舌质淡、胖大有齿痕，苔白腻滑，脉沉细，证属脾虚卫弱、风寒湿邪郁表，治则健脾益气、固表利湿。方拟防己黄芪汤加味：防己 10 g，黄芪 60 g，白术 30 g，炙甘草 10 g，炒薏苡仁 30 g，白茯苓 30 g，木瓜 15 g，防风 10 g，姜枣引。3 剂水煎服。二诊：服上方 3 剂，症状较前减轻，仍感麻木、汗出、畏风，苔腻、脉濡细，故在前方加麻黄根 30 g，浮小麦 30 g，附子 15 g（先煎）。续服 3 剂，水煎服。三诊：药进 3 剂，效如桴鼓，恶风、汗出明显好转，唯感四肢麻木，肿消，小便量增多，舌质红，苔仍腻，脉弦缓。再拟方益气固表、健脾渗湿，药用防己 10 g，黄芪 30 g，白术 30 g，炙甘草 10 g，生薏苡仁 30 g，木瓜 15 g，威灵仙 20 g，地龙 10 g，白芥子 10 g，附子 10 g，麻黄根 30 g。6 剂，水煎服。四诊：药进 6 剂，患者汗出明显减轻，已不畏风，但四肢仍麻木，脉舌较前好转。效不更方，以前方稍为进退，共服药 20 多剂后病遂告愈。随访多年，病未复发。

（9）张某，男，26 岁，繁峙县茶铺村人，1989 年 10 月 10 日初诊。病史：风湿性关节炎 5 年余。每逢变天、阴雨天则疼痛加重，常服泼尼松、吲哚美辛、布洛芬等抗风湿药以缓解，最近 1 周因感冒而致全身疼痛、四肢关节屈伸不利，经服上述药品不效而来求诊。主症：全身疼痛重着、烦躁、自汗、畏风，关节无变形，听诊心肺（-）。舌质淡，苔白稍腻，脉涩。当属痹证，为风湿痹阻、卫表不固。治则益气固表利湿，方拟防己黄芪汤加味：黄芪 30 g，白术 15 g，防己 10 g，桂枝 10 g，白芍 10 g，羌独活各 10 g，丹参 30 g，没药 10 g，姜枣引。3 剂。二诊：药服 1 周，痛减汗止，舌淡、苔已不腻，脉浮。前方去羌独活、没药，加豨莶草 30 g，海桐皮 15 g，3 剂，并告之曰：此乃风寒湿痹，难以根治，中病即止，不必多服，唯一之法乃自生调养为是。

（10）《备急千金要方》肾着散方，治疗腰痛效果很好，尤其后期巩固善后，在《广义经方补遗》一书中有具体讲解和医案，可以参考之，如肾着汤加桂枝、牛膝、杜仲、泽泻。

第二节　甘姜苓术汤合麻杏苡甘汤治疗
夏季脾虚湿困

麻黄杏仁薏苡甘草汤出自《金匮要略·痉湿暍病脉证并治》："病者一身尽疼，发热，日晡所剧者，名风湿。此病伤于汗出当风，或久伤取冷所致也，可与麻黄杏仁薏苡甘草汤。"

夏季时节，大自然草木繁茂，鲜花盛开，蜎飞蠕动，一片生机勃勃的景象。然而这个时期阳光炙热，酷暑难当，高温之余暴雨又时常倾盆而下，地面上湿热熏蒸，令人们颇觉烦闷不适。虽然《黄帝内经》认为春夏是"养阳气"的好季节，然而，人们在此炎热兼湿热之季，生活调理稍有不慎（贪凉饮冷、过食肥甘厚味、饮食不洁等），则极容易生病，尤其是对于脾胃虚弱体质的人群，极易感受湿邪而出现脾虚湿困的中焦病证。

一身尽疼，是说一身关节无处不疼。病在表，故发热。日晡所剧者，是说这种身痛和发热在日晡时尤剧烈。这种证候叫作风湿。风湿的成因，大都是汗出当风，或久伤取冷所致，这种风湿用麻杏苡甘汤治疗。

冯世纶教授按：汗出当风，则欲出之汗被风寒所却，瘀滞体表，久而成湿，流注关节因致炎症之变。久伤取冷，指天热汗出乘荫取凉，或用风扇空调，或突入凉水中，其致病道理与汗出当风同。所指风湿，颇似今之急性风湿性关节炎，但要审证，属于表里湿热者，可选用本方。

方解：薏苡仁，味甘，性微寒，《神农本草经》谓："主筋急拘挛，不可屈伸，风湿痹。"本方与麻黄加术汤都治风湿，且都是发汗利湿而治湿痹，但麻黄加术汤偏于治寒，故用温性的白术；而本方偏于治热，故用性寒的薏苡仁，并去桂枝。故本方适用于太阳阳明合病的湿热痹证。可见于各种急慢性风湿或无名热、急慢性肾炎、骨关节病等。

【临床应用】

临床观察发现，若患者自身脾胃不太虚弱，即使有湿浊或湿热困阻，用药之后，湿气容易消散；但是假如患者素体脾阳亏虚，难以运化水湿，即使用药治疗，湿邪也不容易清除。毕竟，缠绵难愈是湿邪致病的一大特点。在选方用药方面，不论是湿浊困脾，还是湿热蕴脾，如果在患者脾阳不甚虚的情况下，选用诸如温病派的名方三仁汤、甘露消毒丹、藿朴夏苓汤等，效果甚良。若患者脾阳虚甚，再选用上方，则难以取效，或者取效极慢，令患者失去信心，不再复诊。经反复临床验证，发现此时宜选用麻杏苡甘汤合甘姜苓术汤为好。

【配伍意义】

麻杏苡甘汤与肾着汤皆出自《金匮要略》："病者一身尽疼，发热，日晡所剧者，名风湿。此病伤于汗出当风，或久伤取冷所致也，可与麻黄杏仁薏苡甘草汤。"麻杏苡甘汤，用药较为轻灵，作用点多位于上、下二焦，中焦力量较微。麻黄、杏仁相配，一升一降，开通腠理、汗孔，取《黄帝内经》"开鬼门"之义，令湿邪由体表毛窍而散；薏苡仁乃为中、下焦之药，更趋于下焦，淡渗利湿，令湿邪从小便而走，三仁汤中薏苡仁亦是如此用意。

甘姜苓术汤，又称为肾着汤："肾着之病，其人身体重，腰中冷，如坐水中，形如水状，反不渴，小便自利，饮食如故，病属下焦，身劳汗出，衣里冷湿，久久得之，腰以下冷痛，腹重如带五千钱，甘姜苓术汤主之"。细察其方药组成，乃知其作用靶点在于中焦脾胃，而非入肾，此方纯为脾阳亏虚，水湿内停，流注于腰部而设，诚如尤在泾《金匮要备心典》所分析："然其病不在肾之中脏，而在肾之外腑。故其治法，不在温肾以散寒，而在燠土以胜水。甘、姜、苓、术，辛温甘淡，本非肾药。"肾着汤与理中汤极为相似，药味只在一味之差，去人参减其补脾之力，而加茯苓乃为增强其利湿之功，核心药物乃在干姜，温脾阳而水湿自化，从本而治也。因此，麻杏苡甘汤与肾着汤相合，开上焦、温中焦、利下焦，三点俱到，标本兼治，令脾阳一振，如离照当空，阴霾自散。若患者湿中夹热，舌苔腻中夹黄，依然可用，只需稍减干姜用量即可，无须过虑干姜助热，辨证识机，抓主要矛盾，余不足虑也。

【验案举例】

（1）患者，女，64 岁，2020 年 5 月 31 日来诊。神疲乏力 1 周余。近期雨水较多，胃纳欠佳，不欲饮食，少气乏力，全身肢体困倦，稍劳作农事即大汗出，面色萎黄，较多油垢，二便可，平素易腰酸腰痛，冬季怕冷。舌淡白，苔白腻、水滑，脉宽缓少力、沉取不足。处方：麻杏苡甘汤合肾着汤。生麻黄 8 g，杏仁 12 g，薏苡仁 30 g，炙甘草 5 g，干姜 10 g，茯苓 20 g，炒苍术 20 g。3 剂。

随访：上药仅服 1 剂，患者诉全身感觉非常舒畅，肢体沉重感明显减轻，3 剂服毕，上述症状均消失。

按语：患者为一老年女性，脾阳素虚，终日劳作于农事，遇雨天亦坚持劳作，遂极易感受水湿之邪。少气乏力，不欲饮食，肢体困倦，面色萎黄，较多油垢，汗出，舌淡白，苔轻度白腻、水滑，皆为脾阳亏虚、水湿内停之象，故治以麻杏苡甘汤合肾着汤，方药对证，一剂即显效，三剂病愈。

（2）患者，女，23 岁，2020 年 7 月 5 日来诊。头晕 2 天，伴有疲乏，头昏沉，全身无力，纳欠佳，咽不适。缘于数天前深溪漂流，衣衫尽湿，回来便感觉不适，平素易大便稀溏。舌淡红，稍有齿痕，苔中度白腻、夹黄；脉右细弦，左细濡，沉取无力。服用藿香正气液 1 天未见明显好转。处方：麻杏苡甘汤合肾着汤。生麻黄 10 g，杏仁 12 g，薏苡仁 30 g，炙甘草 5 g，干姜 8 g，炒苍术 20 g，茯苓 20 g，生姜 6 大片。2 剂。

2020 年 7 月 7 日复诊：患者诉上药服完 1 剂后，感觉身体开始有力气，头昏沉明显好转，2 剂服完，自觉病证已愈七成。现症：仍偶有头晕，身体力气未完全恢复，纳可，大便稀软。舌淡红，有齿痕，苔中度白腻、夹黄；脉细濡，沉取力欠。予苓桂术甘汤，处方：桂枝 15 g，茯苓 25 g，苍术 20 g，炙甘草 10 g，法半夏 6 g。3 剂。随访：诸症皆愈。

按语：患者因深溪漂流，感受水湿，致头昏沉、全身无力、神疲，因其舌有齿痕，平素易大便稀溏，脉象沉取无力，考虑其中焦脾阳亏虚，故治以麻杏苡甘汤合肾着汤，2 剂后诸症明显好转，唯舌苔依旧白腻夹黄，后以苓桂术甘汤善后调治而愈。

第三节　甘姜苓术汤加味治疗寒湿凝滞型慢性盆腔炎

慢性盆腔炎是指女性盆腔生殖器官及其周围组织、盆腔腹膜发生的慢性炎症性病变。中医古籍并无盆腔炎这一病名，根据慢性盆腔炎的特点，应属于带下病、癥瘕、痛经、月经不调、经病疼痛、不孕症等病证范畴。现代医学一般多采用抗生素治疗。但由于抗生素应用的不规范、不合理，导致耐药或治疗不彻底，使本病反复发作。而中医药治疗此病多能取得较好的疗效。

【一般资料】

选择 2008 年 6 月至 2009 年 6 月妇科门诊收治的寒湿凝滞型慢性盆腔炎患者 30 例，均为已婚女性，年龄 22～48 岁，平均年龄为 35 岁。产后、人工流产或宫腔手术后所致 14 例；伴月经异常 12 例，合并宫颈糜烂 5 例；原因不明 4 例；病程 2 个月～6 年。

参照《中药新药临床研究指导原则》，并结合《中医妇科学》中寒湿凝滞型盆腔炎诊断标准制定纳入标准。主要临床表现：下腹坠胀、疼痛，腰骶冷痛，常在劳累、性交及月经前后加重；带下清稀量多，白带常规检查排除阴道炎。部分患者伴有月经先期、神疲乏力及婚久不孕。妇科检查：子宫后位，正常大小或稍大，轻压痛，活动受限或粘连固定；输卵管炎症时，在子宫一侧或两侧可触及条索状物并有轻压痛；盆腔结缔组织炎症时，子宫一侧或两侧有片状增厚压痛或在盆腔一侧或两侧扪及包块，可伴有压痛。部分患者伴有骶韧带增粗、触痛。B超常提示盆腔少量积液。

【治疗方法】

以温经散寒、健脾除湿、行气止痛为主，采用甘姜苓术汤加味治疗。基本方：炙甘草 10 g，干姜 10 g，茯苓 10 g，白术 15 g，桂枝 10 g，延胡索 10 g，川楝子 10 g，柴胡 10 g。1 个月为 1 个疗程，连用 2 个疗程无效者停用。治疗期间停用其他药物，避风寒，禁房事，调情志，忌食辛辣油腻之品。小腹冷痛甚者加炮姜、小茴香、吴茱萸；腰骶酸痛者加桑寄生、杜仲、续断、狗脊；带下量多色白者加苍术、车前子，色黄者加蒲公英、金银花；久病体虚乏力者加黄芪、党参；腹中结块者加丹参、三棱、莪术、山慈菇、半枝莲。

【治疗结果】

经 1～2 个月治疗，30 例中痊愈 24 例，好转 4 例，无效 2 例，总有效率为 93%。

【典型病例】

（1）患者，女，30 岁，已婚，2009 年 4 月 2 日就诊。主诉：左下腹痛 2 年，加重 5 天。腰骶痛，遇冷加重，偶有白带量多色黄。月经规律，量中等，经行第 1～3 天下腹痛，末次月经：2009 年 3 月 2 日。孕 2 产 1。3 年前人工流产 1 次。舌淡苔薄白，脉弦细。妇科检查：已产外阴，阴道通畅，宫颈光滑，宫体后位，正常大小，压痛（＋），不活动，宫颈摇摆痛（＋），左侧骶韧带增粗，触痛（＋）。诊断为慢性盆腔炎。中医辨证为寒湿凝滞型。治以温阳除湿，祛瘀散寒止痛。方拟甘姜苓术汤加味：炙甘草 10 g，干姜 10 g，茯苓 10 g，白术 15 g，桂枝 10 g，小茴香 10 g，延胡索 10 g，川楝子 10 g，柴胡 10 g，金银花 30 g，蒲公英 30 g，三棱 15 g，莪术 15 g，丹参 30 g。水煎服，日 1 剂。连用 2 周后，腹痛减轻，腰骶痛消失。继用两周后，妇科检查宫体及双附件均无压痛。

（2）董某，女，37 岁。有多年慢性盆腔炎病史，近因病证加重前来诊治。刻诊：带下量多色白，腰沉重，小腹下坠，手足不温，大便溏泄，阴部潮湿，舌质淡，苔白腻，脉沉弱。辨为气虚寒湿证，治当益气温阳、散寒除湿。给予甘姜苓术汤与附子汤合方加味：白术 12 g，干姜 12 g，茯苓 12 g，附子 10 g，红参 6 g，白芍 10 g，山药 24 g，苍术 24 g，炙甘草 6 g。6 剂，水煎服，每日 1 剂，每日 3 服。

二诊：阴部潮湿基本消除，以前方6剂。三诊：带下减少，大便恢复正常。四诊：腰部沉重基本消除，以前方6剂。五诊：诸症悉除，又以前方12剂巩固疗效。随访1年，一切尚好。

用方提示：根据带下色白、阴部潮湿辨为寒湿，再根据腰沉重、小腹下坠辨为气虚不固，因手足不温、舌质淡辨为阳虚，以此辨为气虚寒湿证。方以甘姜苓术汤益气温阳、散寒除湿；以附子汤温阳散寒除湿；加山药益气固涩止带，苍术醒脾燥湿。方药相互为用，以奏其效。

体会：寒湿凝滞型慢性盆腔炎其主要机制为寒湿之邪蕴于子宫胞络，气血运行不畅，不通则痛。夏阳教授根据多年临床经验，认为急性盆腔炎多为实热证，慢性盆腔炎多为虚寒证，为寒、湿、瘀、虚同在。病程较长，病机复杂，其寒湿形成原因主要有五：①经期、产后（包括分娩、流产）调摄不当，正气亏虚，感受风寒邪气。《灵枢·百病始生》云："风雨寒热，不得虚，邪不能独伤人……两虚相得，乃客其形。"②素体阳虚，阴寒内盛，冲任虚寒，气血失于温运，"血遇寒则凝，得温则行"。③过于贪凉，久居湿地，寒湿之邪客于冲任、胞宫，气血失于畅行而致。《灵枢·百病始生》云："清湿袭虚，则病起于下。"④炎症急性期大量使用抗生素苦寒清热之品，导致阳气被遏或受损，脾胃运化失司，水湿内停，而寒湿凝结。《素问·阴阳应象大论》云："阴胜则阳病……阴盛则寒。"⑤病证日久迁延，热从寒化。治以温阳除湿、祛瘀散寒止痛为主。甘姜苓术汤又称肾着汤，最早见于《金匮要略》。《金匮要略·五脏风寒积聚病脉证并治》曰："肾着之病……身劳汗出，衣里冷湿，久久得之，腰以下冷痛，腹重如带五千钱，甘姜苓术汤主之。""重"即堕、小腹坠痛，"腰以下冷痛"，即腰骶部冷痛。此描述与妇科慢性盆腔炎症极为吻合。湿衣贴附于身，日久阳气痹阻，寒湿着于腰部。因腰为肾之外府，故名肾着之病。方用甘姜苓术汤主之。方中干姜、炙甘草为君，辛甘扶阳，温中散寒，臣以茯苓、白术健脾利湿，加入桂枝、小茴香增强温的作用，柴胡、延胡索、川楝子、丹参、三棱、莪术以活血化瘀、行气止痛。此类炎症一般不是纯寒症，湿郁化热则白带时黄，因此加以金银花、蒲公英清热解毒。方中清热利湿药能提高机体新陈代谢，促病邪（湿热）自小便排出。理气活血化瘀药能促进组织血流通畅，改善组织营养，进而改善局部症状。《本草经疏》："蓬莪术行气破血散结，是其功能之所长。""三棱……此所以能治一切凝结停滞有形之坚积也。"《本草便读》："丹参，功同四物，能祛瘀以生新，善疗风而散结……"现代医学研究证实丹参有抗炎、抗纤维化的作用，此三药合用对于腹中硬结有明显改善作用。慢性盆腔炎诸多证型中，寒湿凝滞型临床多见，此病反复发作，损伤机体正气，易致阴阳失衡。所以治疗过程中，顾护正气至关重要，力求祛邪而不伤正。对于部分产后或流产后，冲任虚损，瘀血滞留者，此时正气已明显虚损，单用祛邪，易使正气更虚，可加入党参、黄芪扶正。切忌凡炎症一概投以清热解毒，致阳气损而内寒盛，瘀血阻滞加重，病情更甚。在疾病发展过程中，该病多因劳累、生气、遇冷而加重，因此平时应注意讲究卫生、不能贪凉、劳逸结合、房事有度、调节情志。

第四节　甘姜苓术汤合麻黄附子细辛汤

麻黄附子细辛汤方中附子扶阳温表里而通经，麻黄发汗达腠理而祛邪，细辛温通逐饮而透邪。三药相合，配伍巧妙，相得益彰，于温阳中促进解表，于解表中不伤阳气，治内伤时可深入络隧，疏通血气，涤荡瘀饮，在固少阴之本的同时能够托透伏邪出表。所以说全方具有扶阳解表、温散寒邪、逐饮化瘀、活血通脉之功。

现代著名的经方大家吴佩衡对这个麻黄附子细辛汤的方义总结得非常精辟，他在《医药简述》中说道："此方以麻黄开腠理散在表之寒，附子温里寒而暖肾水，再得细辛温散少阴经络之寒邪，使之由阴出阳，达于太阳，借麻黄之功达肤表得汗而解，为温经解表辅正除邪之良剂。"这个麻黄附子细辛汤不仅主治少阴表证，而且治疗少阴里饮，或夹瘀血，临床实际运用大大超出条文的范畴，适应证非常广。用现代医学的话说，这个方子对全身组织器官功能有着较好的兴奋作用及改善血液循环的作用，凡辨证属阳虚感寒、表里同病，或内伤杂病、阳虚寒凝，或外寒里饮者，观其脉证，谨守病机，活用此方，或在合病中合用此方，确可收到良好的疗效。临床实践证明，麻黄附子细辛汤的确是一个配伍极为严谨合理，用途广泛，药简效宏的好方子，历代医家用此方都有出奇制胜的疗效。

胡希恕先生在《伤寒约言录》中举例说："《医贯》曰：'有头疼连脑者，此少阴伤寒，宜本方（麻附辛），不可不知。'《张氏医通》曰：'暴哑声不出，咽痛异常，卒然而起，或欲咳不能咳，或无痰，或清痰上溢，脉多沉紧，或数疾无伦……麻黄附子细辛汤温之'。"当代临床家李可老中医认为，凡病皆本气自病，一切外感必夹内伤，很少有单纯外感者，麻黄附子细辛汤为扶正托邪之法，先固少阴之本，再将伏邪托透出表，这就是麻黄附子细辛汤的重要作用所在，这个观点是很有临床意义的。临床上用这个方子的频率也是比较高的，不仅辨治外感、头痛、四肢关节风湿痹痛、鼻炎、咽－扁桃体炎、暴聋、暴哑、喉痹、皮肤瘙痒等病证，而且还常用这个方子辨治内伤病证如冠心病、脑梗死及其后遗症、心力衰竭、心律失常、心肌炎、心血管神经症等。

（1）附子，《神农本草经》曰："味辛，温，主风寒，咳逆邪气，温中，金疮，破癥坚，积聚，血瘕，寒湿踒躄。"辛能行能散，温能散寒助阳，后世医家多用其温助阳气。《本草汇言》云其"乃命门之要药""服之有起死生之殊功"。《神农本草经》中记载其能"破癥坚，积聚，血瘕"，其本在于阳气虚衰、气血凝滞不通，故而产生积聚、血瘕。《本草崇原》曰："癥坚积聚，阳气虚而寒气内凝也。"附子温阳化气，使气血得运，自然不会再生癥坚积聚。

（2）麻黄，《神农本草经》云："味苦，温，主中风，伤寒，头痛，温疟，发表出汗，去邪热气，止咳逆上气，除寒热，破癥坚积聚。"现代医家对麻黄的认识多为"发汗解表之要药"，其功效大致为发汗解表、宣肺平喘、利水消肿之类，而李士懋却强调其"发越阳气，解寒凝"的功效，也就是说麻黄不仅发散在表之寒邪，亦可发散在里之寒邪，还可助阳气的输布，消除因阳虚而产生的阴寒凝泣之象。这一点其实可以在《神农本草经》的记述中得到印证。麻黄主"发表出汗，去邪热气"，从中就可以推断出麻黄性善透散，能发越阳气。麻黄能使人"出汗"，就是因为其能鼓荡阳气，蒸腾津液，"阳加于阴"故而化汗而出，并使邪气随汗而解。《本草崇原》中记载"植麻黄之地，冬不积雪，能从至阴而达阳气于上"，从中可以看出，麻黄能将冬日闭藏于地中之阳气发越出来，以致覆盖的白雪融化。人与天地相应，麻黄作用于人，亦能将人体内的阳气发散出来，只是须强调的是当人体阳气不虚时，麻黄可据病情正常施用，但当人体阳气虚时，麻黄就须在配伍扶正药物的基础上使用且相对少用，以恐更耗伤阳气。

（3）细辛，《神农本草经》曰："味辛，温，主咳逆，头痛，脑动，百节拘挛，风湿，痹痛，死肌。"细辛的常用功效是解表散寒，祛风止痛，通窍，温肺化饮。而李士懋却认为其有"启肾阳，散沉寒，且能引麻黄直达于肾，散直入肾经之寒达于肌表而解。"为什么细辛能入肾而且还能够"启肾阳"。《灵枢·海论》曰："脑为髓之海"，《素问·五脏生成》云："诸髓者皆主于脑"，而"肾主身之骨髓"。且《神农本草经》中载细辛主"脑动"所以细辛能入髓入肾。《神农本草经》又载细辛主"百节拘挛","百"者，大也，多也；"节"者，骨节也。"百节"即涵盖了全身大大小小的骨节，更能说明细辛能入肾，且其性善于走窜，能到全身极细极微之处，故能够助肾阳的布散，将凝闭于里、于细微之处的寒邪消散。

附子善于温阳，麻黄善于鼓荡阳气、散寒凝，细辛能启肾阳，并能助附子、麻黄走窜于人身极细极微之处。三药配伍，相得益彰，共奏温阳散寒之奇功。李士懋谓其为"温阳散寒之祖方"。

【医案分析】

（1）王某，男，35 岁，2008 年 10 月 13 日初诊。患者诉：头紧憷，小腿酸，寐不安。有高血压病史 2 年，服用降压药物控制在 150/100 mmHg。脉弦拘而迟，舌淡，苔白。证属：阳虚寒凝。法宜：温阳散寒解痉。方宗：麻黄附子细辛汤主之。组方：麻黄 8 g，炮附子 18 g，细辛 7 g，干姜 8 g，半夏 15 g，茯苓 15 g，全蝎 10 g，蜈蚣 12 条。3 剂，水煎服。加辅汗三法，取汗。停服西药。

10 月 16 日二诊：药后得汗，降压药已停。头顶尚紧，寐亦可，小腿已不酸。血压 140/115 mmHg，脉弦迟无力，舌淡。上方加吴茱萸 7 g。11 月 13 日三诊：患者共服上方 14 剂，蜈蚣加至 15 条。头略沉，他症除。血压降为 120/80 mmHg，脉弦缓减。上方继服 14 剂。

按语：高血压是当今社会最常见的，亦是危害人类健康最大的慢性疾病之一，中医治疗多从肝肾或痰瘀入手，通过温阳散寒来治疗高血压的并不多见。此案中，李士懋能够用麻黄附子细辛汤治疗高血压，并取得疗效，很重要的一点是对寒邪致病的灵活理解——寒客于肌表，可以温散；寒客于血脉亦可以温散；纯阳虚而致阴寒内生亦可温散。寒主收引，血脉被寒所克，拘挛不舒，自然引起血压升高。应用麻黄附子细辛汤温阳散寒，阳气得复，阴寒得散，血脉舒展，血压自然下降。至于其头憷、小腿酸，乃是寒凝筋脉导致筋脉不舒所致。寐不安，阳气不能"精则养神"也。二诊加吴茱萸，暖肝之阳气，实亦助肾之阳气，"肝肾同源"不仅体现在"精血同源"阴的方面，也体现在阳气的相互助用上。溯本求源，灵活应用中医传统理论，去认识现代的常见病或疑难杂症，并凭借脉诊加以识别区分，辨明证型，即使再新再复杂的疾病，中医亦可以依法施治。

（2）罗某，男，44 岁，2017 年 7 月 15 日初诊。患者 7 余年前受凉后晨起出现下腰痛，无双下肢痹痛，劳累后加重，热敷或者休息后可缓解，无发热，无进行性消瘦，夜间痛甚，无午后潮热、盗汗，天气变化则腰痛加重，曾多次到院就诊，行腰椎 CT 提示 L_4/L_5 椎间盘突出，经住院药物对症治疗，症状缓解出院，但下腰痛反复发作，3 天前再次出现上诉症状，伴双侧腰腹部痹痛，今日来院就诊，患者刻诊时精神可，胃纳稍差，小便时疼痛，轻度尿频尿急症状，大便偏烂，舌质淡红、苔白厚，脉沉紧。

首诊主诉：反复下腰痛 7 年余，再发 3 天。既往史：肾囊肿病史，间断门诊对症治疗。否认有高血压、糖尿病、冠心病病史，否认有肝炎、结核等传染病病史。无输血史。过敏史：否认有食物药物过敏史。个人史：原籍出生长大，未涉足过疫区，无疫水接触史，居住地为非流行病地区或传染病地区，无烟酒等不良嗜好。家族史：否认家族中有遗传性疾病及精神病患者。

体格检查：双肾区无叩击痛。舌淡，苔白，脉弦稍沉。辅助检查：门诊 CT 示 L_4/L_5 椎间盘突出。

西医诊断：①腰肌劳损；②腰椎间盘突出症。中医诊断：腰痛。证候诊断：寒湿腰痛。治则：散寒除湿，温经通络。处方：甘姜苓术汤合麻黄细辛附子汤。干姜 10 g，茯苓 15 g，白术 10 g，狗脊 15 g，杜仲 20 g，甘草 10 g，炮附子 10 g（先煎），麻黄 10 g，细辛 6 g。4 剂，水煎去渣取 500 mL，分两次温服。

二诊：患者诉下腰疼痛减轻，尿急、尿频明显好转，仍有侧腹不适，已可转侧、翻身，上方将炮附子（先煎）加至 15 g，麻黄加至 15 g，继服 5 剂。

三诊：患者腰痛减轻，无夜间疼痛，不伴双下肢疼痛、麻痹，无其他特殊不适。

按语：患者素有寒湿腰痛病史，久则阳虚寒凝，致使瘀血与寒湿之邪互结痹着腰府，经络气血阻滞不通而疼痛酸麻不适。寒湿之邪不仅伤阳，痹阻经络，而且可致阳郁气机失畅，气化不行而小便不利。《素问·灵兰秘典论》曰："膀胱者，州都之官，津液藏焉，气化则能出矣。"小便由膀胱所司，赖肾、肝、脾、肺、三焦之气机转化而正常排出为溺，故太阴少阴阳虚、阳郁、湿滞皆可影响脏腑气化功能。证属太阴、少阴寒盛湿阻，瘀血痹阻经络，脏腑气机不畅。因腰痛为主要矛盾，故主以肾着汤温中祛寒、除湿通痹。合以麻黄附子细辛汤温通阳气，散寒通络。

（3）郑某，女，41 岁，云洋村人，2015 年 9 月 17 日首诊。腰部酸痛伴双臀部痛 3 个月余，坐卧行走均不便，经 CT 查显示 L_4/L_5、S_1 椎间盘突出 0.45 cm。未见余处异常。患者形体肥胖，口不渴，纳寐可，大小便正常，舌质淡暗，苔白稍腻，尺脉不足。予针灸腰部阿是穴（大肠俞、气海俞、肾俞）及腰痛点（取右手第二、第三掌骨合骨间）。证属寒湿腰痛，肾着汤合麻黄附子细辛汤治之。中药汤剂如下：干姜 10 g，茯苓 20 g，白术 20 g，制附子 10 g（先煎），独活 10 g，细辛 3 g，麻黄 6 g。5 剂，水煎服，日 1 剂，早、中、晚 3 服。2015 年 9 月 25 日，其亲属来诊，告知其针灸配合服药后，腰痛得以基本缓解。

按语：此证属寒湿腰痛，《黄帝内经》云："腰者肾之府，转摇不能，肾将惫矣。"

《金匮要略》："肾着之病，其人身体重，腰中冷，如坐水中，形如水状，反不渴，小便自利，饮食如故，病属下焦，身劳汗出，衣里冷湿，久久得之，腰以下冷痛，腹重如带五千钱，甘姜苓术汤主之。"

触诊：多在骶棘肌起始点有条索状剥离及棘韧带有条索状肿胀，腰肌僵硬，压痛固定明显。治法：散寒除湿，温经通络，兼以补肾。处方：肾着汤。通过补土治水温化寒湿，方中诸药实际上是主治太阴中焦寒湿的，肾属于少阴，腰为肾之外府，"着"就是中焦的寒湿下着于肾，肾受寒湿之邪。方中用白术为君，不但燥脾去湿，又能利腰脐之气。佐以茯苓之甘淡渗湿，又能化气行水，导水湿之气，从膀胱而出。更得干姜之辛温以暖土气，土气暖而湿立消。因此，时当祛寒湿为紧，则去甘缓之甘草，而加独活疗风寒湿邪所致之痹证，因其主入肾经，性善下行，尤以腰膝、腿足关节疼痛属下部寒湿者为宜。方中全非治腰之品，专在湿上打算。腰痛之由湿而成者，故可治也。

《伤寒论》原文：少阴病，始得之，反发热，脉沉者，麻黄附子细辛汤主之。此外感之寒凉，由太阳直透少阴，太阳与少阴合病。故用附子以解里寒，用麻黄以解外寒，而复佐以辛温香窜之细辛，既能助附子以解里寒，更能助麻黄以解外寒，俾其自太阳透入之寒，仍由太阳作汗而解，此麻黄附子细辛汤之妙用也。

同时结合针灸大肠俞、气海俞、肾俞及腰痛点，共奏温经通络止痛之功。

（4）患者，女，52 岁。最近 3 个月由于带孩子操劳过度，腰椎间盘突出症复发两天，求诊时值 2013 年 2 月初。患者面容呈痛苦状，面色黄暗，体格瘦弱，自诉平日不易出汗，现下腰部左侧剧烈疼痛，左臀部胀痛，左大腿后侧疼痛，伴有固定感，疼痛过膝盖，大脚趾麻木疼痛。无法独立行走及上床，无法独立脱袜。体检：腰部肌肉板直僵硬，左侧大腿抬高试验阳性。MR 提示 L_4/L_5、S_1 椎间盘突出。舌质淡、苔薄白、尺脉弱。处方：炙麻黄 20 g，制附子 30 g，细辛 10 g，生白术 30 g，茯苓 25 g，干姜 15 g，炙甘草 15 g，白芍 30 g。针刺 L_4/L_5 夹脊、委中、太溪、环跳，电温针。患者针刺结束后起床轻松。回家后仍然疼痛，夜间 9 点服药后微微发热，随即感觉腰部胀感明显，头汗出，腰臀部亦出汗，心跳加快有惶惶然之感。半夜 1 点心慌感、疼痛减轻，安然入睡。

次日续针刺，嘱患者煮药时去掉上沫，改在下午 3 点左右服药。当晚疼痛减大半，无大汗、心慌。第三日患者自行来诊，言已无痛，但腰部酸，站立过久或者带孩子弯腰时腰酸明显。予以金匮肾气丸善后。2013 年 4 月复诊，患者脸色红润，行动自如，言劳累时偶有腰部紧张感，续以金匮肾气丸善后。2013 年 6 月初复诊，言无复发、无酸感。申时膀胱经所主，与此时服药，妙。建议配合申时委中瘀络刺血或许更好。

《神农本草经》有言：附子主风寒，咳逆邪气，温中，金疮，破癥坚积聚，血瘕，寒湿，拘挛膝痛，不能行步。此例为无法行走，暗合《神农本草经》，是以为主药。麻黄主中风，伤寒，头痛，温疟，发表出汗，去邪热气，止咳逆上气，除寒热，破癥坚，积聚。细辛主咳逆，头痛，脑动，百节拘挛，风湿，痹痛，死肌，明目，利九窍。观患者不易出汗，肤色暗然，类似麻黄体质，又畏寒肢冷，温针后感舒适，舌苔白中有腻，判断为寒湿夹杂的痹证，用麻黄附子细辛汤祛寒，肾着汤祛湿。

第五节　甘姜苓术汤加味治疗腰痛

杨某，女，73 岁。因反复腰痛 15 年，加重 1 个月，于 2003 年 3 月 6 日就诊。患者 15 年来常因受凉后出现腰痛，冬重夏轻，活动后加重，伴形寒肢冷，腰椎 X 线显示腰椎骨质增生，常服吲哚美辛（消炎痛）、追风透骨丸，并结合推拿治疗，收效甚微。1 个月前因天气变化，腰部冷痛重着难忍。用布洛芬和单纯肾着汤与独活寄生汤治疗，疼痛不减，遂来就诊。现患者腰部胀痛难忍，重着怕冷，转侧不利，晨起或天气变化后加重，伴耳鸣眼雾，手足不温，舌质红，舌腹静脉迂曲，苔白略腻，脉沉细。西医诊断为腰椎骨质增生，中医诊断为腰痛。辨证属肝肾两虚、筋骨失养、寒瘀阻络，治宜疏肝补肾、强筋壮骨、温经化瘀，方用疏肝补肾汤合肾着汤加味。药用：柴胡 12 g，香附 15 g，续断 15 g，杜仲 15 g，狗脊 15 g，独活 15 g，干姜 6 g，白术 20 g，茯苓 20 g，鸡血藤 30 g，甘草 6 g。每日 1 剂，水煎服，连服 3 剂。3 月 10 日二诊，患者药后腰胀冷痛明显好转，只转侧时稍感不利，继以上方加赤芍 30 g，白芍 30 g，每日 1 剂，水煎服。连服 5 剂，诸症消失而愈。1 年后因感冒再来诊治，随访腰痛未再复发。

本案以腰部胀痛、重着怕冷、转侧不利为主症，乃肝肾两虚、复感风寒、寒瘀阻络所致。患者为老年女性，肝肾亏虚，筋骨失于濡养，加之复感风寒，内外相合，遏阻经脉，气滞血瘀，而导致腰胀痛怕冷重着，转侧不利等症。

耳鸣、眼雾亦因肝肾亏损所致。舌质暗红，苔白略腻，舌腹静脉迂曲，脉沉细乃肝肾两虚、寒瘀阻络之象。故投以柴胡疏肝理气，川续断、杜仲、狗脊、独活补肾助阳、强筋壮骨，并与肾着汤温经通络、散寒止痛，赤芍活血化瘀，鸡血藤活血通络。药症相符，诸症自愈。

第六节　甘姜苓术汤合真武汤治疗肾气亏虚型老年前列腺增生

【资料与方法】

1. 前列腺增生纳入标准

参照《最新国内外疾病诊疗标准》拟定。

（1）50 岁以上的男性，有进行性排尿困难。

（2）排尿后，直肠指诊可触到增大的前列腺，表面光滑、质韧、有弹性、中央沟消失或隆起。

（3）B 超检查测量前列腺体积及其内部结构。

（4）中医辨证为肾气亏虚型。排除其他良性、恶性病变。

2. 一般资料

同期符合上述标准的该病门诊患者 30 例，年龄 50～83 岁，平均 57 岁；病程最短 1 个月，最长 11 年。所有病例均经直肠指诊和 B 超检查确诊。

3. 治疗方法

予甘姜苓术汤合真武汤原方。药用：干姜、制附子（先煎 1 小时）、白芍、生姜、炙甘草各 10 g，茯苓 30 g，苍术 15 g。每日 1 剂，水煎取汁 200 mL，早晚两次温服。疗程最短 1 周，最长 4 周。

4. 疗效标准

参照《中医病证诊断疗效标准》中前列腺增生的疗效标准拟定。痊愈：小便通畅，症状及体征消失；好转：症状及体征改善；无效：症状无变化。结果 30 例患者中，痊愈 25 例，好转 3 例，无效 2 例，总有效率为 93.3%

【典型病例】

胡某，男，74 岁，2013 年 3 月 10 日初诊。尿频、尿急 3 年余。患者自 3 年前开始出现尿频、尿急，曾服用前列通、前列康、非那雄胺等药物，但病情未见好转，后曾在多家医院使用补肾中药治疗，但是未见病情缓解，现患者精神疲倦，小便频数，夜晚小便 10 次以上，几乎无法入睡，异常痛苦，大便可，舌红、苔薄白、脉沉。予干姜、制附子（先煎 1 小时）、白芍、生姜、炙甘草各 10 g，茯苓 30 g，苍术 15 g。6 剂，每日 1 剂，水煎服。复诊时夜尿明显减少，仅 4～5 次，继续用药 1 周，患者夜尿偶尔只有 1 次，且排便畅快。追踪半年，未再复发。

按语：前列腺增生属于中医"癃闭"的范畴。传统的治疗大多以补肾固涩为主，但临床效果并不理想。《金匮要略·五脏风寒积聚病脉证并治》载："肾着之病，其人身体重，腰中冷，如坐水中，形如水状，反不渴，小便自利，饮食如故，病属下焦，身劳汗出，衣里冷湿，久久得之，腰以下冷痛，腹重如带五千钱，甘姜苓术汤主之。"这里面的"小便自利"，使用肾着汤效果理想，而对于老年患者，身体偏于阴寒，可加用真武汤。《伤寒论》："少阴病，二三日不已，至四五日，腹痛，小便不利，四肢沉重疼痛，自下利者，此为有水气，其人或咳，或小便利，或下利，或呕者，真武汤主之。"临床实践证明，肾着汤合真武汤治疗肾气亏虚型老年前列腺增生有良好疗效。

第七节　甘姜苓术汤加减治疗寒湿腰痛

腰痛又称腰脊痛，是由外感、内伤或闪挫导致腰部气血运行不畅或失于濡养，引起的腰脊或脊旁部位疼痛。本证属于中医"痹证"范畴，常见于腰肌劳损、腰椎骨质增生、腰椎间盘病变、强直性脊柱炎等腰部病变及某些内脏病变。

【资料与方法】

84 例患者均为 2007 年 8 月至 2011 年 11 月竹山县中医院中医内科门诊患者。其中男性 53 例，女性 31 例；年龄最小 21 岁，最大 75 岁；病程最短 20 天，最长 30 年。诊断标准参照《中医内科学》。

1. 治疗方法

采用甘姜苓术汤加减治疗。

2. 基本方

甘草 10 g，干姜 15 g，茯苓 30 g，白术 15 g。可加桂枝 12 g，苍术 15 g，温经散寒燥湿；独活 30 g，牛膝 15 g，祛风湿，利腰膝，且能引药入经。寒邪偏盛，腰部冷痛痛甚者，加附片 30 g；湿邪偏胜，以痛而沉重为著者，加薏苡仁 18 g，厚朴 15 g，陈皮 15 g，祛湿散邪；以风邪为甚，见腰痛左右不定者，可加防风 12 g，祛风通络；寒凝血瘀，腰部刺痛甚者，加红花 10 g，桃仁 12 g；肾阳偏虚，腰部酸痛，伴有下肢酸软无力者，加桑寄生 20 g，菟丝子 15 g，淫羊藿 10 g。每日 1 剂，水煎分 2 次服。10 剂为 1 个疗程。

3. 疗效标准

参照《中医病证诊断疗效标准》。痊愈：腰痛全部消除，腰部活动自如，恢复正常工作；有效：腰部仍有轻微疼痛，活动正常，工作生活不受影响，但劳动后偶尔有轻微腰痛；无效：腰部疼痛与治疗前无明显变化，腰部活动受限，不能参加正常工作。

4. 治疗结果

治疗 2 个疗程后，共治愈 43 例，有效 36 例，无效 5 例，总有效率为 94.05%。

【典型病例】

邓某，男，45 岁，农民。因 2 年前谷雨前后在地里劳作淋雨，回家后觉腰部酸胀无力，发凉而沉重，转则不利，俯仰不便，每逢阴湿天气疼痛加剧，遇寒加重，得热痛减，静卧痛不减，四肢困乏，膝软无力，舌苔薄白，脉沉紧。诊为寒湿腰痛。方用甘姜苓术汤加减：甘草 10 g，干姜 15 g，茯苓 30 g，白术 15 g，桑寄生 20 g，菟丝子 15 g，淫羊藿 10 g。水煎，每日 2 次口服。15 剂后，效果明显，症状基本消失。

按语：《素问·六元正纪大论》："感于寒，则病人关节禁固，腰腫痛，寒湿推于气交而为疾也。"《医学入门》："久处卑湿，雨露浸淫，为湿所着，腰重如石，冷如水，喜热物熨……"《素问·举痛论》说："寒气入经而稽迟，泣而不行……客于脉中则气不通。"《金匮要略·五脏风寒积聚病脉证并治》"肾着之病，其人身体重，腰中冷，如坐水中……久久得之，腰以下冷痛，腹重如带五千钱，甘姜苓术汤主之。"中医认为，人体正气不足、卫外不固是痹症发生的内在基础；感受外邪是其发生的外在条件。本组病例大多为中老年人，正气渐衰，肝肾不足，气血亏虚；或因久劳而损伤经脉；或跌仆闪挫，经脉痹阻。风、寒、湿邪三气杂至，乘虚而入，痹阻经脉，气血运行不畅，筋骨肌肉失于温煦濡养，而出现腰痛。本病以肝肾不足、正气虚弱为本，风寒湿邪侵袭为标。其证以寒湿阻滞腰府、经脉不利为基本病机。治宜散寒行湿、温经通脉、益肝肾、补气血。寒湿腰痛以腰部冷痛重着，转则不利，静卧不减，阴雨天加重，舌苔白腻，脉沉为主症。中医学认为，因人体感受寒邪，寒性凝滞，经脉气血阻滞，运行不畅而致腰痛。寒为阴邪，易伤阳气，寒邪入侵，人体阳气受损，失于温煦，阴寒内生，故可加重疼痛。治以温经散寒，祛湿止痛。甘姜苓术汤又名肾着汤，出自《金匮要略》，由甘草、干姜、茯苓、白术组成，具有温经散寒、祛湿止痛之功效。方中以干姜、甘草温中散寒，茯苓、白术健脾化湿。

【资料与方法】

1. 一般资料

本组 48 例，均为门诊患者，其中男性 30 例，女性 18 例；年龄最小 24 岁，最大 62 岁；病程最短 3 天，最长 2 年。诊断标准参照《实用中医风湿病学》。

2. 治疗方法

采用加味甘姜苓术汤治疗。处方：甘草 10 g，干姜 15 g，茯苓 30 g，白术 15 g，独活 15 g，续断 20 g，杜仲 15 g，牛膝 15 g，薏苡仁 30 g。随证加减：湿邪偏盛、腰部重痛甚者加苍术；寒邪偏盛、腰部冷痛甚者加附片 30 g；寒凝瘀血、腰部刺痛甚者加红花；肾阳偏虚、腰部酸痛伴有下肢酸软无力者加桑寄生 15 g，菟丝子 15 g。水煎服，1 日 1 剂，7 剂为 1 个疗程。另外，将药渣炒后装入袋内热敷腰部，日敷 1～2 次，7 天为 1 个疗程。

3. 疗效标准

参照《实用中医风湿病学》。痊愈：腰痛全部消除，腰部活动自如，恢复正常工作；有效：腰部仍有轻微疼痛，活动正常，工作生活不受影响，但劳动后偶尔有轻微腰痛；无效：腰部疼痛与治疗前无明显变化，腰部活动受限，不能参加正常工作。

4. 治疗结果

治疗 2 个疗程后，痊愈 41 例，有效 6 例，无效 1 例，总有效率为 97.92%。

寒湿腰痛以腰部冷痛重着，转侧不利，遇阴雨天疼痛加剧为主症。《素问·六元正纪大论》"凡此太阴司天之政……终之气，寒大举，湿大化，霜乃积，阴乃凝，水坚冰，阳光不治，感于寒则病人关节禁固，腰椎痛"；《素问·举痛论》说："寒气入经而稽迟，泣而不行……客于脉中则气不通"；《金匮要略·五脏风寒积聚病脉证并治》"肾着之病，其人身体重，腰中冷，如坐水中……久久得之，腰以下冷痛，腹重如带五千钱，甘姜苓术汤主之。"遵古人之法，用甘姜苓术汤加入独活、续断、牛膝、杜仲、薏苡仁组成加味甘姜苓术汤，方中用甘草、干姜散寒温中；茯苓、白术健脾利湿；独活祛风除湿、通痹止痛；续断、牛膝、杜仲补肝肾、祛风湿；薏苡仁利水渗湿，全方共奏温经散寒、祛湿止痛之功。经临床观察，加味甘姜苓术汤治疗寒湿腰痛，只要辨证准确，确有药到病除之效。

【典型案例】

（1）男，36 岁。近半年渐觉下肢疼痛加重，而后又感腰部重坠，认为劳作伤肾，自服补肾强腰药均无效果，又到某医以"坐骨神经痛"治疗 1 个月余仍无见效，后经介绍来诊。患者行动不便，十分痛苦，询之因居简陋潮湿工棚，经常冒雨劳动，又喜冷饮。自诉腰部冷痛重着，静卧不减，并有脘腹胀闷，大便稀软。其舌淡胖有齿痕，苔白水滑。乃《金匮要略》之肾病，治宜暖土以胜水。方用甘姜苓术汤加味，药用甘草、茯苓、白术、甘姜，加麻黄以宣通阳气，加附片以温肾散寒，加桂枝、牛膝温经通络。服药 3 剂后腹胀已除，腰重坠感大减，行动自如，再服用 3 剂，诸症好转，后减去麻黄、附片，加杜仲、桑寄生、续断补肾壮腰以善其后，至今未再发病。

（2）男，72 岁。因久居潮湿，平素脾胃虚弱，导致寒湿内侵下注困着腰府，出现腰部重坠及下肢疼痛，静卧不减，遇阴冷雨天则加重。脘腹胀满，便溏，苔白腻，脉沉无力。方用甘姜苓术汤加味；药用甘草、茯苓、白术、干姜、麻黄、白芥子。本方用麻黄散寒通阳，白芥子除湿祛壅，服药 3 剂，诸症减轻。又在原方中加菟丝子、补骨脂以助阳散寒，连服 5 剂后，诸症基本消除，后以附子理中丸善后，至今未发病。

（3）女，32 岁。平素带下清稀，绵绵不断，最近两个月，腰部坠痛，食欲缺乏，小腹至腰骶且冷，两足跗肿，舌淡胖有齿印，苔白，脉沉。此乃脾虚湿盛，其腰府为寒湿困着，使带脉失约。方用甘姜苓术汤加味，药用甘草、干姜、茯苓、白术、麻黄、柴胡、莲肉、薏苡仁，服药 3 剂后腰腹坠痛消失，带下大减，后又加菟丝子、续断，再服 3 剂而告愈。

按语：腰痛之治，不可单责于肾，临床上应详细辨证。肾病腰痛，多由气候潮湿，久居湿地，加上平素脾胃虚弱，以致寒湿内生、寒湿下注困着腰府所致。临床治疗过程中，在甘姜苓术汤基础上应加上麻黄散寒通阳，白芥子除湿通滞；或加桂枝、牛膝温经通络；或加续断、杜仲、桑寄生补肾壮腰；或加附片温肾祛寒；或加菟丝子、补骨脂助阳散寒。外在预防本病发生方面，可配合针灸、按摩、理疗、拔火罐、膏贴、药物熏洗等方法，防止受凉及坐卧湿地，避免劳欲太过。

【温针灸配合甘姜苓术汤加减治疗寒湿腰痛】

腰痛是现代人较为常见的疾病，该病发病率极高，极难治愈且极易发生反复，另外严重时会引发腰椎退行性病变，为防止其病变则需要尽早进行治疗。目前在治疗腰痛时，西医多以药物进行治疗，但该治疗方式的治疗效果有限，因此需要进一步对临床疗效进行提升。有研究表明，在治疗腰痛时，采用中医辨证治疗效果更佳。

从 2018 年 5 月至 2020 年 5 月收治的寒湿腰痛患者中选取 40 例进行研究，并将这 40 例患者平均分成研究组与比照组，每组各 20 例患者，其中比照组患者中男女比例为 12：8，年龄最大值与最小值分别为 58 周岁、24 周岁，平均（41.25±2.25）周岁；研究组患者中男女比例为 11：9，年龄最小值与最大值分别为 25 周岁、58 周岁，平均（41.55±2.55）周岁。两组患者在年龄及性别等方面差异并不明显，不存在统计学院意义（P＞0.05），可对两组寒湿腰痛患者进行对比。纳入标准：均确诊为寒湿腰痛；患者均自愿参加本次研究，并在其家属知情的情况下签署相关协议。排除标准：肌肉出现萎缩现象者；合并严重内科疾病者。

1. 方法

（1）比照组患者选用甘姜苓术汤加减治疗，基础药方：干姜 10 g，甘草、白术、桂枝各 15 g，茯苓、杜仲各 30 g，并根据患者具体病证对所用药材进行加减，若患者寒凝血瘀，则需添加红花 10 g，桃仁 12 g；若患者寒邪偏盛，则需添加独活 30 g，牛膝 15 g，附片 30 g；若风邪为甚，则需添加防风 12 g；若患者湿邪偏胜，则需添加苍术 10 g，厚朴、陈皮各 15 g；若肾阳虚，则需添加桑寄生 20 g，菟丝子 15 g，淫羊藿 10 g。每日取出 1 剂药物，对其水煎后分成两次进行服用，1 个疗程为 7 天。

（2）研究组患者的甘姜苓术汤加减用法用量与比照组患者相同，另外在其基础上加入温针灸进行配合治疗，温针灸具体操作：嘱咐患者保持放松状态，指导其取俯卧位，之后进行选穴，所选穴位包括环跳、肾俞、夹脊、承山、大肠俞、命门、委中、阿是穴、腰阳关。选择完穴位后，使用 75% 酒精对其穴位进行消毒，之后选用华佗牌针灸针对其进行针灸，运针方法选择提插捻转法，具体进针深度要根据穴位而定，当患者感觉到酸麻肿胀即可。在患者得气后，在其肾俞、命门、委中、腰阳关及阿是穴的针柄上插入大概 2 cm 长的艾条，每个穴位各灸 3 壮，且留针半小时。每日进行 1 次，5 次为 1 个疗程，在结束 1 个疗程之后需要休息 2 天再进行下一个疗程，一共需要治疗 2 个疗程。

对两组寒湿腰痛患者的临床效果进行比较，疗效标准判断：若患者腰痛症状均全部消失，且腰部可活动自如，则为显效；若患者腰痛症状有所改善，且其腰部活动功能有所好转，则为有效；若患者临床症状并没有任何改善，且腰部活动功能也没有出现任何好转现象，甚至出现严重现象，则为无效。

2. 结果

研究组共 20 例，显效 15 例，有效 4 例，无效 1 例，总有效率为 95%。

对照组共 20 例，显效 10 例，有效 2 例，无效 8 例，总有效率为 60%。

腰痛为临床中常见及多发疾病之一，其又称为"腰脊病"，引发该病的原因主要分为3种：内伤、外感和跌仆挫伤；而该病主要分为4个类型：湿热腰痛、寒湿腰痛、肾虚腰痛及瘀血腰痛。其中最为常见的便是寒湿腰痛，该病的主要临床表现为腰部冷痛重着及遇寒加重和转侧不利等，其主要特点为病情较为缠绵、不易治愈及极易反复发作等。有研究表明，甘姜苓术汤主要功效为温经通络及散寒行湿，温针灸的主要功效则为温经散寒及除湿止痛，两者合在一起对寒湿腰痛患者进行治疗，其临床治疗效果显著，且可有效帮助患者缓解其腰痛症状。本文研究显示，采用温针灸配合甘姜苓术汤加减对寒湿腰痛患者进行治疗，其治疗效果优于单纯使用甘姜苓术汤加减治疗。

综上所述，选用温针灸配合甘姜苓术汤加减治疗寒湿腰痛，其临床治疗效果更佳，值得在临床中推广。

第八节　龚贵川主任医师验案举隅

【哮喘】

1. 基本情况

陈某，女，46岁，2006年7月12日初诊。

2. 主诉

支气管哮喘反复发作20年。

3. 现病史

患者20年前的一次感冒后发作支气管哮喘，经治疗后痊愈，但受凉后易复发，近年来发作频繁，先后到重庆多家三甲医院及北京某三甲医院治疗，给予沙美特罗替卡松粉吸入剂，发时吸入，立即缓解。刻诊：体胖，满月脸，脸色暗，发作及睡觉时喉中有痰鸣、张口抬肩，痰清稀，口不干，舌淡红、苔白如粉，脉略沉弦。

4. 诊断

哮喘。

5. 辨证

风寒外束，内有宿饮。

6. 治法

温肺化饮，止哮平喘。

7. 方药

小青龙汤加减：麻黄 6 g，桂枝 10 g，白芍 15 g，五味子 10 g，干姜 6 g，细辛 6 g，法半夏 15 g，炙甘草 6 g。10 剂，水煎服，每日 1 剂，早、中、晚饭后温服。

8. 治疗经过

患者服 10 剂后来诊，高兴诉哮喘发作缓解，痰鸣减轻，舌质淡红、苔白腻，脉略沉。效不更方，仍服前方，减少用沙美特罗替卡松粉吸入剂的次数。继服 10 剂后，症状又缓解了许多，偶尔发作，鼻干，痰黏，舌红、苔白，脉沉，改用清热化痰定喘的定喘汤加射干：射干 15 g，麻黄 6 g，杏仁 12 g，桑白皮 15 g，黄芩 10 g，半夏 12 g，苏子 15 g，款冬花 15 g，白果 15 g，甘草 6 g。10 剂，水煎服，每日 1 剂，早、中、晚饭后温服。继服 10 剂后，脸色恢复，痰黏减轻，痰少、鼻不干，近期未发作，舌红、苔白，脉沉，仍服前方 5 剂，症状消除。经治疗 5 次后，复诊，未发作，痊愈。

按语：肺主呼吸之气，有主司呼吸运动的生理作用。肺主呼吸，肾主纳气，肺、脾、肾在生理上相互影响，"脾为生痰之源，肺为贮痰之器"，脾失健运，则湿聚生痰，痰多则壅遏肺气，故咳嗽频作，《注解伤寒论》中小青龙汤："寒邪在表，非甘辛不能散之，麻黄、桂枝、甘草之辛甘，以发散表邪。水停心下而不行，则肾气燥。《黄帝内经》曰：肾苦燥，急食辛以润之。干姜、细辛、半夏之辛，以行水气而润肾。咳逆而喘，则肺气逆，肺欲收，急食酸以收之。芍药、五味子之酸，以收逆气而安肺。"患者支气管哮喘病史 20 年，喉中有清稀痰，里有宿疾，饮邪作怪，受凉外感引动内饮，病情发作，常用沙美特罗替卡松粉吸入剂，导致水湿潴留体内，饮邪更加重，满月脸、脸色暗，用小青龙汤温化痰饮，药证相合，故收显效。服用几十剂温药后，阳气来复，病愈之兆，改用清热化痰定喘的定喘汤收功。龚贵川主任医师在治疗哮喘多用经方，随证加减，疗效较佳。

【吐酸】

1. 基本情况

张某，男，44 岁，2006 年 5 月 18 日就诊。

2. 主诉

反复吐酸水 3 个月。

3. 现病史

患者有慢性胃炎病史，曾在多家二级医院及一家三甲医院就诊，胃镜：非萎缩性胃炎，胆汁反流性胃炎。诊断为胆汁反流性胃炎，先后给予口服兰索拉唑胶囊、埃索美拉唑镁肠溶胶囊，治疗 3 个月症状未缓解，现症见脘腹胀闷，反酸，吐酸水，胸后烧灼感，纳呆，大便干，舌质淡，苔白腻，脉弱。查：上腹腹肌紧张，压痛，无反跳痛。

4. 诊断

吐酸。

5. 辨证

脾寒胃热，虚实错杂，升降失调。

6. 治法

温脾清胃，降逆止酸。

7. 方药

半夏泻心汤加减：黄芩 10 g，黄连 10 g，法半夏 12 g，党参 15 g，炙甘草 6 g，干姜 6 g，蒲公英 30 g，蚕沙 15 g，海螵蛸 20 g，煅瓦楞子 20 g，薏苡仁 30 g，陈皮 12 g，旋覆花 10 g（包煎），代赭石 10 g（包煎）。水煎服，每日 1 剂，早、中、晚饭后温服。

8. 治疗经过

5 日后复诊：反酸、吐酸水、胸后烧灼感减轻，脘腹胀闷、大便干消除，舌质淡，苔白腻，脉弱，前方去旋覆花、代赭石、蚕沙，加山药 15 g，服 30 余剂后症状消除。

按语：脾属土，为中焦，承担着化生气血的重任，脾胃同为"气血生化之源""后天之本"。《伤寒论》："但满而不痛者，此为痞，柴胡不中与之，宜半夏泻心汤。" 此病例为脾寒胃热、虚实错杂、升降失调所致，脾寒则脘腹胀闷、纳呆；胃热则反酸、胸后烧灼感、大便干；升降失调则吐酸水。治宜清胃热、温脾阳、降逆止呕，予寒热并用之半夏泻心汤加减治愈。

【腰痛】

1. 基本情况

马某，男，46 岁，2006 年 5 月 12 日来诊。

2. 主诉

腰部疼痛 27 年。

3. 现病史

20 多年来，一直腰部疼痛，能忍受，有紧束感。腰椎 X 线检查、MRI 检查无异常，经过多地治疗，效果不佳，反复问患者职业、工作、受伤史，得知他 18 岁参军到西藏，夜间站岗 2 小时，长期在冰天雪地里工作。现腰疼痛、紧束感、不轻松，喜按喜温，按揉后感觉略缓解，功能活动稍受限，腰部压痛，口干喜热饮，舌红、苔白黄腻，脉弦紧。

4. 诊断

腰痛。

5. 辨证

寒湿阻滞化热。

6. 治法

温阳散寒，除湿清热。

7. 方药

桂枝芍药知母汤加减：麻黄 10 g，桂枝 10 g，白芍 15 g，制附子 10 g（先煎 30 分钟），苍术 15 g，细辛 10 g，防风 20，知母 6 g，独活 10 g，姜黄 15 g，乌蛸蛇 15 g，炙甘草 6 g。5 剂，水煎服，每日 1 剂，早、中、晚饭后温服。

8. 治疗经过

复诊：患者诉腰部疼痛微好转，觉腰部稍变暖，舌红、苔白腻，脉弦，仍服前方加薏苡仁 30 g，5 剂，水煎服，每日 1 剂，早、中、晚饭后温服。配合电针、推拿、艾灸每日 1 次，10 日为 1 个疗程，取穴：双侧肾俞、三焦俞、气海俞乃命门、腰阳关、阿是穴。三诊：诉腰部疼痛好转，继续口服中药配合中医非药物治疗，2 个月后症状全消而愈。

按语：中医认为"腰为肾之府"，寒湿之邪侵袭腰部，导致局部气血运行不畅、经络痹阻而产生腰部疼痛等症状。患者 20 多年前感受寒湿，现腰部疼痛、紧束感、不轻松、喜拍打，寒湿阻滞明显；苔白黄腻，有入里化热之征；口干喜热饮乃寒湿伤阳。故用温阳散寒、除湿清热的桂枝芍药知母汤对证，20 多年顽疾消除。

第九节　基层中医的验案三则

【咳嗽】

1. 基本情况

严某，女，67岁，2023年5月4日初诊。

2. 主诉

咳嗽1个月余，加重5天。

3. 现病史

患者1个月前因咳嗽、咽痒、少痰、凡咳嗽就流尿，自行购药治疗后好转，难言之隐未告知医者。5天前，因天气忽冷忽热而症状加重，现咽痒咳嗽，少痰，咳逆气急，鼻煽，口苦，汗出，食欲缺乏，随咳嗽出现小便失禁，舌苔薄白，脉浮滑。自诉每日需要用卫生巾，影响日常生活，迫切希望得到治疗。

4. 诊断

咳嗽。

5. 辨证

肺失宣降，外感风邪，邪热壅肺。

6. 治法

宣肺止咳，清肺平喘。

7. 处方

麻杏石甘汤合利咽汤加减：炙麻黄8 g，杏仁8 g，石膏24 g，甘草6 g，蝉蜕8 g，木蝴蝶8 g，枇杷叶20 g，牛蒡子10 g，地龙6 g，百部10 g，陈皮10 g，鸡内金20 g。3剂，水煎服，每日1剂，早、中、晚饭后温服，每次200 mL。

8. 治疗经过

口服3剂中药后，二诊患者心情大好，诉咳嗽好转，随咳嗽流尿症状明显好转，已不用卫生巾，现口干欲饮，食欲差，痰少而黏且难咳，舌质红少苔，脉弦。考虑邪在少阳，经气不利，郁而化热，久咳伤阴，应和解少阳、滋阴润肺，继续口服小柴胡汤加减：柴胡12 g，黄芩10 g，甘草6 g，枇杷叶20 g，陈皮12g，茯苓12 g，百部10g，鸡内金20 g，建曲15 g，百合20 g，南沙参

10 g，玉竹 10 g，防风 10 g。3 剂，水煎服，每日 1 剂，早、中、晚饭后温服，每次 200 mL。三诊无明显不适，痊愈，患者满意。

按语：五脏六腑，皆令人咳，非独肺也。肺失宣降，风热袭肺，肺气上逆，故咳嗽；风伤肺者，喉痒。凡咳嗽动引百骸。肺与膀胱相别通，肺为水之上源，膀胱为水之下源。肺失宣降使得此患者咳嗽引起小便失禁，用麻杏石甘汤加利咽汤宣肺止咳、清肺平喘，加地龙有平喘、利尿之功，疗效甚佳。

【淋巴结炎】

1. 基本情况
盘某，女，53 岁，2023 年 2 月 16 日初诊。

2. 主诉
右侧耳部及颈部疼痛 15 天，加重 3 天。

3. 现病史
患者 15 天来反复出现双颌红肿疼痛，初发时就近医治，用药（不详）后缓解。3 天前自觉肿胀加重，来院时右侧耳下及右侧胸锁乳突肌中段可见肿大，局部皮温不高，按压稍疼痛，扪及包块，质硬，边界清晰。口干欲饮，小便黄、大便干结，舌红，苔厚腻，左关弦、右脉滑数。

4. 既往史
有甲状腺功能亢进、甲状腺腺瘤病史 20 余年，经手术治疗后恢复可；慢性胃炎病史。

5. 诊断
淋巴结炎。

6. 辨证
痰核（痰火内结）。

7. 治法
清热解毒，化痰散结。

8. 处方
小柴胡汤加化痰散结方加减：竹叶、柴胡 15 g，黄芩 10 g，生地黄 15 g，甘草 6 g，丹参 10 g，夏枯草 20 g，川芎 10 g，红花 8 g，赤芍 15 g，蒲公英 15 g，陈皮 15 g，香附 20 g，化橘红 6 g，猫爪草 15 g，当归 10 g。5 剂，水煎服，每日 1 剂，早、中、晚饭后温服，每次 200 mL。患者因为病情反复，较焦虑，每日对患者进行心理开导，并嘱患者饮食清淡，忌辛辣燥热之品。

9. 治疗经过

第 1 日，患者双颌红肿疼痛，以右侧耳部疼痛尤为明显，自觉肿胀。静脉滴注头孢呋辛钠、克林霉素抗感染，地塞米松抗炎止痛；口服小金胶囊消肿散结，一清胶囊清热治疗。

第 2 日查房，以右侧耳部疼痛明显，左侧颈部也出现包块伴疼痛，故行颈部 CT 了解有无占位病变，颈部 CT：双侧颈部多发淋巴结，右侧颈后下部淋巴结肿大，建议进一步增强 CT 检查。胸部 CT：支气管炎、右肺中叶、左肺上叶舌段少许纤维灶。腹部及泌尿系统彩超：近脾门处中等回声结节，疑附脾，继续治疗。

第 3 日查房，仍诉右侧耳部及颈部疼痛不适，自觉肿胀不适，并感左侧颈部出现包块，感肿胀疼痛不适，查体：体温 38.5 ℃，右侧耳下及右侧胸锁乳突肌中段、左侧颈部可见肿大包块，局部皮温不高，按压稍疼痛，扪及包块，质硬，边界清晰。口干欲饮，小便黄、大便干结，舌红，苔厚腻，左关弦、右脉滑数。停用克林霉素、地塞米松，改用左氧氟沙星，加用酮咯酸氨丁三醇止痛、赖氨匹林解热镇痛，请中医科会诊后给予口服中药小柴胡汤加化痰散结方治疗。

第 4 日患者仍诉双侧颈部包块疼痛不适，低热微咳，体温 37.5 ℃，未持续升高，口干欲饮，小便黄、大便干结，舌红，苔厚腻，左关弦、右脉滑数。继续口服中药小柴胡汤加化痰散结方治疗。

第 6 日查房，患者诉右侧耳部及左侧颈部疼痛不适较前稍缓解，自觉肿胀较前稍缓解，咳嗽痰少，查体：体温 36.8 ℃，右侧耳下及右侧胸锁乳突肌中段、左侧颈部可见肿大包块，患者自诉病情好转，要求停用静脉用药，继续口服中药治疗，继续观察。

第 9 日查房，患者诉右侧耳部及左侧颈部疼痛不适较前明显缓解，自觉肿胀较前明显减小，疼痛感消失，咳嗽，痰黄稠，未见发热，余无特殊。继续口服中药治疗。

第 10 日查房，患者诉右侧耳部及左侧颈部疼痛较前明显缓解，包块明显减小，查体：生命体征正常，右侧耳下及右侧胸锁乳突肌中段、左侧颈部未见淋巴结肿大，局部皮温不高，按压轻度疼痛。此患者经过中西医结合治疗后病情好转，要求出院带中药，5 剂，水煎服，每日 1 剂，早、中、晚饭后温服，每次 200 mL。患者出院后 1 周随访，双颌无红肿疼痛，耳部及颈部无不适。2

个月后随访未复发，身体康健。

按语：《慎斋遗书》有："痰核，即瘰疬也，少阳经郁火所结。"而经络系统遍布全身内外上下，可以根据患病部位有哪条或哪几条经络通过而辨其与何经相关，治疗时对应相应的部位经络。此患者发病部位在颔下、耳后，少阳经行于头侧部，所以偏头痛、耳后可辨为少阳证。病在少阳经，故选用小柴胡汤。小柴胡汤出自《伤寒论》，具有和解少阳之功效，故前人喻"为阳枢机之剂，和解表里之总方"。中西医结合治疗，予以抗感染、止痛、抗炎，口服中药清热解毒、化痰散结，小柴胡汤加化痰散结方加减治疗，加红花、丹参活血祛瘀，加香附、陈皮行气，加夏枯草、蒲公英、猫爪草、化橘红化痰散结、消肿止痛。愈后疗效较佳，患者满意。

【中药结合三伏贴治疗腰痛】

1. 基本情况

刘某，男，59岁，2019年7月12日初诊。

2. 主诉

腰痛反复5年，加重4天。

3. 现病史

患者5年前，腰部胀痛伴双下肢疼痛，经口服药物治疗后缓解，常因天气变化受凉后加重疼痛，经久不愈，反复发作，辅助检查：腰椎生理曲度变直，L_3/L_4、L_4/L_5 椎间盘左后方突出。曾多次到上级医院检查治疗，效果不佳。影响日常工作，非常苦恼。4天前，因吹空调后自觉受凉出现腰痛伴左下肢胀痛明显，遂来就诊。

4. 刻下症

腰部胀痛伴左下肢放射性疼痛，腰部酸软沉重感，受凉后加重疼痛，喜温喜按，睡眠、食欲可，大便时干时稀。舌淡红、苔白腻，右尺脉沉紧、左尺脉略沉。查体：下肢直腿抬高试验和加强试验（＋）。

5. 诊断

腰痛。

6. 辨证

寒湿痹阻，肝肾亏虚。

7. 治法

温经散寒，祛湿除痹；补肝肾，强筋骨。

8. 处方

葛根汤加独活寄生汤加减：葛根 30 g，麻黄 6 g，桂枝 10 g，，白芍 15 g，干姜 6 g，独活 20 g，桑寄生 20 g，防风 10 g，川芎 10 g，当归 6 g，细辛 3 g，杜仲 20 g，牛膝 10 g，茯苓 12 g，熟地黄 30 g，骨碎补 15 g，补骨脂 15 g，狗脊 12 g，木瓜 20 g。7 剂，水煎服，每日 1 剂，早、中、晚饭后温服，每次 200 mL。配合中医针刺、艾灸、推拿、耳穴等治疗，手法用补法，10 日为 1 个疗程。间隔 2 日继续下一个疗程。每年行三伏天穴位贴敷治疗。

9. 治疗经过

首诊：口服中药葛根汤加独活寄生汤加减 7 剂，结合针刺、推拿、艾灸、耳穴治疗。针刺选穴：患者取俯卧位，放松，用 75% 酒精棉球消毒皮肤，选用 0.25 mm × 50 mm 1.5 寸长毫针和 0.30 mm × 75 mm 3 寸长毫针直刺，取穴：双侧肾俞、三焦俞、气海俞及左环跳、秩边、委中、阳陵泉、昆仑、阿是穴、腰痛点。手法用补法，留针，连接电针仪器，根据患者的耐受程度调整电流强度，留针 20 分钟。推拿、艾灸治疗每日 1 次。耳穴压丸，取穴：神门、腰、坐骨、臀，常规消毒后按压穴位，3 日更换。

患者每日进行针灸、推拿等治疗，手法用补法，10 日 1 疗程。间隔 2 日继续下一疗程。每日观察患者病情。

2019 年 7 月 13 日二诊：患者第 2 日门诊就诊，腰部胀痛略有好转，但仍有左下肢放射性疼痛，继续治疗。

2019 年 7 月 19 日三诊：患者第 8 日门诊就诊，中药已服完，腰部胀痛明显缓解，左下肢放射性疼痛有明显好转，喜温喜按，睡眠、食欲可，二便调。舌淡红、苔白，脉沉。继续口服中药葛根汤加独活寄生汤加减 7 剂，结合针刺、推拿、艾灸、耳穴治疗。选穴上做调整，交替选穴双侧肾俞、三焦俞、气海俞、委中，以及左环跳、秩边、阳陵泉、昆仑、阿是穴、腰痛点、太溪。

2019 年 7 月 26 日四诊：患者在半个月后就诊，症状明显缓解。继续口服中药独活寄生汤加骨碎补、补骨脂、狗脊、木瓜，14 剂。告知患者正处于三伏天，可做三伏贴穴位贴敷治疗。患者同意，用中药独活 30 g，寄生 30 g，羌活 30 g，川芎 20 g，当归 20 g，赤芍 30 g，延胡索 30 g，葛根 30 g，麻黄 15 g，桂枝 10 g，制川乌 20 g，制草乌 20 g，陈皮 20 g，苍术 20 g，牛膝 30 g，黄柏 20 g，乌梢蛇 20 g，细辛 6 g，巴戟天 20 g，肉苁蓉 20 g，肉桂 20 g，生白芥子 15 g。1 剂，专人专方，研末备用，将姜汁、蜂蜜适量加入中药粉，调和均匀后贴敷到双肺俞、脾俞、胃俞、肾俞、气海俞、足三里及关元等穴位。每次贴敷 4～6 小时，自行取下，10 日贴敷治疗 2 次。嘱患者如有皮肤瘙痒勿抓挠，立即取下敷贴即可，若出现水疱应来院就诊。

2019 年 8 月 10 日五诊：患者经门诊口服中药 28 剂并配合中医适宜技术治疗 3 个疗程后，症状明显缓解，无腰痛，无下肢疼痛。继续穴位贴敷治疗，并告知患者次年在三伏天行三伏贴穴位贴敷治疗，分别在入一伏、二伏、三伏日期，10 日贴敷 2 次。

痊愈后随访：2023 年 8 月 15 日，电话回访，无身体不适。患者连续三伏贴治疗 3 年后诉感冒减少，发病次数减少，腰痛明显好转，疗效佳，心情愉悦。

按语：腰为肾府，乃精气所藏。《备急千金要方》："凡腰痛有五：一曰少阴，少阴肾也。十月万物阳气皆衰，是以腰痛。二曰风痹，风寒着腰，是以腰痛。三曰……痛不止，引牵腰脊，皆痛。"足太阳经发病使人腰痛，好像担负着沉重的东西一样，此患者反复出现腰痛，且受凉后加重疼痛，喜温喜按，大便稀溏，舌淡红、苔白，右尺脉沉紧、左尺脉略沉。发病在督脉、膀胱经，冷痛沉重湿也。中药有"理、法、方、药"，针灸有"理、法、方、穴、术"，运用中药配合非药物治疗，使用三伏贴外治法，对穴位刺激，能够达到通经络、止痹痛的效果，激发身体阳气，达到治病、防病的目的，药术结合，广大群众疗效甚佳，患者满意。

参考文献

［1］陈明，刘燕华，李芳.刘渡舟验案精选［M］.2版.北京：学苑出版社，2007：142.

［2］李加保.甘姜苓术汤临证新用［J］.医药世界，2006（7）：184.

［3］徐永红.甘姜苓术汤的临床运用心得［J］.江西中医药，2001，32（6）：30.

［4］翟凤荣，王云光.甘姜苓术汤临床应用举隅［J］.中国中医药信息杂志，2006，13（3）：83.

［5］杨茂福，张阳生.防己黄芪汤应用举隅［J］.中医药研究，1995（3）：38-39.

［6］江从舟.防己黄芪汤加减治疗结节性血管炎12例［J］.浙江中医杂志，1997（5）：213.

［7］陆家武.防己黄芪汤临床应用一得［J］.浙江中医杂志，1994（4）：177.

［8］李红宇.防己黄芪汤加减治疗单纯手足发黄36例［J］.广西中医药，2010，33（3）：42.

［9］陈明，刘燕华，李芳.刘渡舟验案精选［M］.2版.北京：学苑出版社，2007：110-111.

［10］王道瑞，祝肇刚，薛钜夫.《金匮要略》心传——祝谌予课徒实践录［M］.北京：人民卫生出版社，2008：27-28.

［11］王兴华.张谷才从脾胃论治验案［J］.湖北中医杂志，1986（4）：10.

［12］张玉珍.中医妇科学［M］.北京：中国中医药出版社，2002：313-319.

［13］程泾.实用中西医结合不孕不育诊疗学［M］.北京：中国中医药出版社，2000：659.

［14］金维新.不孕症的诊断与中医治疗［M］.北京：科学出版社.1992：184.

［15］赵凯.抗免Ⅰ号片治疗女性血清抗精子抗体阳性不孕疗效观察［J］.四

川中医，2001，19（4）：57.

［16］ 金伯泉.医学免疫学［M］.5版.北京：人民卫生出版社，2008：13.

［17］ 梅全喜，毕焕新.现代中药药理手册［M］.北京：中国中医药出版社，1998：324，538.

［18］ 唐声菴，唐啸秋.真武汤临床应用点滴经验［J］.中医杂志，1965（7）：39.

［19］ 郭子光.心律失常的凭脉辨治［J］.成都中医药大学学报，1996，19（1）：10.

［20］ 方略.尚友堂医案［M］.上海：上海中医学院出版社，1993：42.

［21］ 胡陵静，李配富.李配富疏肝补肾汤治疗腰痛经验［J］.中华中医药杂志，2005（5）：302.

［22］ 李永健，邱若虹.四逆汤临床新用［J］.中医药研究，2001，7（2）：22.

［23］ 王新民，罗湛滨，张思奋.重用温阳药临床应用经验［J］.上海中医药杂志，2006，40（3）：26.

［24］ 周建宣.吴光烈应用大黄甘草汤的经验［J］.中医杂志，1993，34（2）：85-86.

［25］ 唐茂清.大黄甘草汤的临床运用［J］.实用中医内科杂志，1990，4（1）：46.

［26］ 姜宏伟，黄勇，于作义.大黄甘草汤治疗小儿厌食症［J］.中国民间疗法，2000，8（2）：38.

［27］ 刘兴旺，王磊.大黄甘草汤治疗新生儿疾病［J］.浙江中医杂志，2000（2）：84.

［28］ 张亚东，解小成，房松.大黄甘草汤治疗抗肿瘤药物性肾损害10例［J］.中医杂志，2004，45（4）：259.

［29］ 吴继良.大黄甘草汤抢救有机磷农药中毒应用体会［J］.实用中西医结合临床，2006，6（6）：39-40.

［30］ 董素琴.大黄甘草汤临证治验举隅［J］.中医研究，2003，16（1）：63-65.

［31］ 赵振兴，赵翠巧，侯绍敏.大黄甘草汤治疗呕恶86例观察［J］.河北中医药学报，2001，16（4）：28.

［32］ 陈贵廷，薛赛琴.最新国内外疾病诊疗标准［M］.北京：学苑出版社，

1991：807.

［33］周仲瑛.中医内科学［M］.北京：中国中医药出版社，2003：515-522.

［34］田德禄.中医内科学［M］.北京：人民卫生出版社，2002：392-334.

［35］国家中医药管理局.中医病证诊断疗效标准［S］.南京：南京大学出版社，1994：201-202.

［36］张爱民，徐银银，刘健，等.甘姜苓术汤加味治疗寒湿腰痛的疗效探讨［J］.临床医学工程，2020，27（8）：1053-1054.

［37］杨银花.三伏天温针灸治疗寒湿腰痛的疗效及护理［J］.当代护士，2019，26（12）：76-78.

［38］林霞.温针灸联合小针刀疗法治疗寒湿型腰痛的效果探讨［J］.当代医药论丛，2019，17（19）：177-179.

［39］谢鼎苏.干姜人参半夏丸治疗妊娠呕吐不止［J］.湖南中医学院学报，1989（3）：141.

［40］周步君.干姜人参半夏汤加味的临床运用［J］.北京中医，2002，21（6）：359.

［41］李武忠.干姜人参半夏汤证治举隅［J］.四川中医，1985（12）：31.

［42］陈明.金匮名医验案精选［M］.北京：学苑出版社，2000：547-548.

［43］许叔微.许叔微伤寒论著三种［M］.北京：人民卫生出版社，1993：154.

［44］江瓘.名医类案［M］.北京：中国中医药出版社，1996.

［45］俞长荣.伤寒论汇要分析［M］.福州：福建科学技术出版社，1985：173.

［46］何淑英.白术散治妊娠恶阻［J］.四川中医，1987，6：37.

［47］郑爱国.七味白术散治疗小儿病举隅［J］.湖南中医学院学报，1988（3）：39.

［48］杨清志.七味白术散在儿科临床运用举隅［J］.新中医，1992（1）：44.

［49］郭忠民.钱氏七味白术散的临床运用［J］.新中医，1985（11）：39.

［50］许毓政.健脾化痰活血法治疗无症状型高脂血症60例［J］.湖南中医杂志，2000，16（5）：26.

［51］王兴华.张谷才从脾胃论治验案［J］.湖北中医杂志，1986（4）：10.

［52］陈明，刘燕华，李芳.刘渡舟临证验案精选［M］.北京：学苑出版社，

1996：112.

［53］ 苗祥东. 参苓白术散治疗哮喘 26 例［J］. 天津中医药，2003，20（5）：73.

［54］ 海崇熙. 防己茯苓汤加味治验四则［J］. 国医论坛，1989（2）：18.

［55］ 秦伯未. 谦斋医学讲稿［M］. 上海：上海科学技术出版社，1978：153.

［56］ 贺昌. 膀胱结石三例治验［J］. 江西中医药，1959（10）：30.